MALADIES DES ABEILLES

Maladies des abeilles, 3e édition

ISBN : 978-2-85557-900-9

Éditions
FRANCE AGRICOLE
7 rue Touzet Gaillard
93486 Saint Ouen Cedex

AGRI PRODUCTION

Apiculture

MALADIES DES ABEILLES

3e édition

Dr Samuel Boucher

Éditions FRANCE AGRICOLE

PRÉFACE DE LA PREMIÈRE ÉDITION

Les apiculteurs ont été trop longtemps bien seuls dans leurs ruchers face aux affaiblissements et aux mortalités de leurs colonies d'abeilles. En France, depuis 250 ans, les vétérinaires ont pris en charge la lutte contre les maladies des animaux de toutes espèces mais les abeilles ont été quelque peu oubliées. Heureusement, sous l'impulsion du professeur Monique L'hostis, a été créé, il y a dix ans, un diplôme post-universitaire d'apiculture – pathologie apicole. Plus de 200 vétérinaires ont suivi cet enseignement et sont devenus les acteurs du sanitaire dont la filière avait besoin. La loi d'avenir pour l'agriculture d'octobre 2014 a permis à des techniciens sanitaires apicoles d'exercer la médecine vétérinaire et de devenir eux aussi des acteurs du sanitaire, sous l'autorité et la responsabilité des vétérinaires. Le réseau d'encadrement sanitaire, voulu par le plan de développement durable de l'apiculture lancé par le Ministre Stéphane Le Foll en 2013, est maintenant en place.

Le docteur Samuel Boucher préside la commission apicole de la Société nationale des groupements techniques vétérinaires (SNGTV) et, à ce titre, travaille à mettre en place, au profit des apiculteurs, les actions pertinentes de protection des cheptels apiaires financées par la Direction générale de l'alimentation et la Commission européenne dans le cadre du programme apicole européen.

Il contribue aussi à la mise en place de l'observatoire des mortalités et des affaiblissements des colonies d'abeilles (OMAA) qui permettra dans les mois qui viennent d'objectiver et de suivre les problèmes de santé des colonies d'abeilles.

Son ouvrage prolonge son action et montre sa volonté permanente d'informer et de former les apiculteurs à la conduite sanitaire de leurs ruchers. Parfaitement documenté, il fait le point sur l'ensemble des pathologies et prédateurs de la ruche. Il sera utile.

Les apiculteurs exercent un métier complexe et difficile, mais qui est sans doute un des plus beaux métiers du monde, et combien indispensable car, au-delà de la production de miel et de gelée royale, ils soutiennent la pollinisation des cultures dont dépend un tiers de la production agricole marchande. Ils peuvent aujourd'hui compter sur un réseau d'acteurs du sanitaire disponibles et compétents. Merci à Samuel pour sa contribution à l'amélioration de la santé des colonies d'abeilles.

Dr François Gerster
Inspecteur général de la santé publique vétérinaire
Coordonnateur ministériel du plan de développement durable de l'apiculture

PRÉFACE DE LA DEUXIÈME ÉDITION

Pendant des millénaires, comme le témoignent les peintures rupestres de la grotte de la Aragna en Espagne, l'apiculteur était un chasseur/cueilleur pour qui la notion de pathologie apicole était très probablement inconnue. C'est au début du siècle dernier, en Angleterre, que s'est répandue l'acariose, la première grande épizootie chez les abeilles mellifères qui avait alors quasiment exterminé les abeilles noires locales. Depuis, compte tenu de son rôle clé dans le maintien de la biodiversité et de l'alimentation, l'abeille a été l'insecte sur lequel scientifiques et philosophes ont le plus écrit et cherché. Aujourd'hui, être apiculteur impose, plus que jamais, de maîtriser le contexte et les conditions sanitaires de l'abeille, compte tenu des modifications climatiques et environnementales, de l'apparition de nouveaux parasites, et de l'introduction de nouveaux prédateurs liés aux échanges internationaux.

Lorsque Samuel Boucher, m'a fait l'honneur de me demander de préfacer cette deuxième édition, je n'ai pas hésité un instant. Docteur vétérinaire, diplômé Inter écoles ONIRIS/ENVA d'apiculture et pathologie apicole, Samuel est aussi un homme du terrain. Curieux de nature, il s'est intéressé à la santé des éléphants du zoo de Vincennes à ses débuts professionnels. Bien connu et reconnu internationalement dans le milieu cunicole et colombicole, il est devenu aujourd'hui, un spécialiste des troubles et des maladies de l'abeille. De plus, il possède une excellente connaissance des conditions pratiques et des contraintes de travail auxquelles les apiculteurs doivent faire face, et il s'implique aussi dans la résolution des problèmes de mortalités des abeilles, liés aux intoxications par les pesticides.

Cette nouvelle édition est enrichie de nouveaux chapitres, de mises à jour et d'actualisation des données. Partageant aussi, avec le lecteur, les nouvelles connaissances acquises au travers de ses nombreux voyages et expériences apicoles en France, et à l'étranger, ainsi que les progrès accomplis dans le domaine de la prévention et du traitement des affections des plus bénignes aux plus graves. Son objectif précis est atteint : présenter un manuel facile à consulter sous une forme condensée. Pour y parvenir, l'auteur a rassemblé et exposé de façon aisément assimilable les connaissances nécessaires permettant de diagnostiquer et de lutter efficacement contre maladies et parasites des abeilles.

Cet ouvrage pratique est un nouveau « vade-mecum », destiné aussi bien aux apiculteurs qu'aux vétérinaires. Il sera le partenaire utile, en matière de prophylaxie, associé à des critères de sélection rigoureux au sein des stations d'élevage apicoles. Il aura aussi sa place dans toutes les bibliothèques apicoles et dans tous les centres de formation apicole, tel un outil pédagogique qui accompagnera ceux qui ont la charge des formations à l'apiculture : la « haute couture » de l'agriculture.

Frank Alétru
Président du Syndicat National d'Apiculture.
Président de l'European Professional Beekeeping Association

PRÉFACE DE LA TROISIÈME ÉDITION

Samuel Boucher, vétérinaire et apiculteur, est un passionné, à double titre. La nouvelle édition de cet ouvrage, actualisée, en témoigne. Ses qualités professionnelles et humaines, mises au service de l'apiculture, méritent le respect. Sa volonté est de partager ce qu'il sait, ce qu'il vit. Je suis très honoré qu'il m'ait demandé d'écrire cette préface.

Depuis de nombreuses années, la Société Nationale des Groupements Techniques Vétérinaires (SNGTV) est le moteur de la mobilisation accrue des vétérinaires dans la filière apicole.

Conscients de l'importance des insectes pollinisateurs dans l'écosystème, à l'échelle de la planète, nous avons ainsi créé, en 2009, une commission apicole SNGTV. Il en a été membre dès le départ et en est actuellement le président, mission qu'il assure avec brio.

L'objectif de la SNGTV dans ce domaine, comme pour toutes les filières de productions animales, est de diffuser les connaissances en pathologie apicole vers les vétérinaires, les techniciens sanitaires apicoles et les apiculteurs.

Ceci se traduit par des formations à destination de toutes les parties prenantes, lors de sessions dédiées, des ateliers pendant les Journées Nationales des GTV, des publications dans le Bulletin des GTV et des revues scientifiques, des communications dans des sessions de l'Académie Vétérinaire de France.

Les thèmes abordés concernent notamment la pathologie apicole et en particulier la varoose, *Aethina tumida*, l'épidémiosurveillance, la biosécurité, les intrants et les contaminants des ruchers.

Samuel Boucher représente la SNGTV dans le comité spécialisé apicole du Conseil National d'Orientation de la Politique Sanitaire Animale et Végétale (CNOPSAV).

Il représente également les vétérinaires dans l'observatoire des mortalités et des affaiblissements de l'abeille mellifère (OMAA), placé sous l'égide de la Plateforme d'épidémiosurveillance en santé animale (Plateforme ESA).

Il relaie l'expertise des praticiens auprès de la Fédération nationale du réseau de développement apicole (ADA France), de la section apicole de GDS France, de l'Institut technique et scientifique de l'abeille et de la pollinisation (ITSAP), de la Fédération nationale des organisations sanitaires apicoles départementales (FNOSAD).

Pour toutes ces actions, et du fait de son expérience, Samuel Boucher a toute légitimité pour commettre cet ouvrage, véritable référence française en pathologie apicole, dans un objectif de diffusion du savoir vers tous les acteurs de la filière.

Aristote a écrit : « *tous les êtres humains, par nature, désirent le savoir* ». Cet ouvrage y contribue.

Christophe BRARD
Président honoraire de la SNGTV
Membre de l'Académie Vétérinaire de France

REMERCIEMENTS

Écrire un livre n'est pas un acte solitaire. J'aime partager mes connaissances mais elles ne sont pas innées. Ce que je sais sur l'apiculture, l'abeille et ses maladies m'a d'abord été transmis par des apiculteurs amateurs ou professionnels que j'ai eu plaisir à écouter. J'ai toujours cherché à tester leurs conseils – souvent avec succès – dans mes propres ruchers.

J'ai également pu bénéficier des cours du Professeur Monique L'Hostis, professeur agrégé de parasitologie à l'École Nationale Vétérinaire de Nantes (aujourd'hui renommée ONIRIS) et de Jean-Paul Faucon, chef de l'unité pathologie de l'abeille au CNEVA (aujourd'hui appelé Anses). Ces cours ont largement et efficacement été complétés par le suivi des nombreux et passionnants conférenciers m'ayant permis d'obtenir le Diplôme Inter écoles ONIRIS/ENVA d'apiculture et pathologie apicole. Merci à Monique pour avoir créé ce cours vétérinaire contre vents et marées et merci à tous les conférenciers qui ont su partager leurs connaissances sans retenue.

Ce sont eux qui m'ont donné le goût de la recherche bibliographique en pathologie apicole, l'envie d'approfondir mes connaissances. C'est relativement facile aujourd'hui, le plus dur étant de faire le tri dans l'immense littérature scientifique concernant les abeilles.

Enfin, depuis quelques années, une communauté de vétérinaires, de techniciens sanitaires apicoles et de scientifiques passionnés par l'apiculture se densifie. J'y ai rencontré de nombreux amis, tous « mordus » de pathologie apicole, avec lesquels j'ai grand plaisir à travailler. Ils partagent leurs grandes connaissances et leur amitié. Benoît, Bénédicte, Benjamin, Caroline, Cédric, Christophe, Claire, Claude, Fayçal, Florentine, Frank, François, Gérald, Jacques, Jean-Marie, Jean-Luc, Jean-Philippe, Julien, Laurent, Ludovic, Lydia, Marie-Pierre, Maud, Mehdi, Monique, Pascal, Pascale, Philippe, Pierre-David, Nicolas, Raïssa, Samuel, Sébastien, Sophie, Stéphanie, Yves…

Merci aussi à tous les apiculteurs amateurs ou professionnels que j'ai pu rencontrer en France ou dans le monde entier au cours de mes visites et de mes voyages, ils m'ont tous appris quelque chose.

Merci enfin à mes associés qui, depuis trois décennies, me font confiance et me laissent « travailler » en apiculture.

Dr Samuel BOUCHER, vétérinaire

SOMMAIRE

PARTIE VI
Les intoxications chez les abeilles et autres pollinisateurs

PARTIE VII
Analyser, gérer la biosécurité, certifier la bonne santé et prescrire : des actions vétérinaires en apiculture

PARTIE VIII
Organisation du sanitaire en apiculture en France

I

GÉNÉRALITÉS

1 CLASSIFICATION DE L'ABEILLE MELLIFÈRE *APIS MELLIFERA* PARMI LES AUTRES INSECTES

Définition des races

Il existe sur terre de nombreuses familles d'abeilles. On parle d'« insectes apiformes ». Toutes ces familles ne donnent pas de miel, mais toutes sont utiles. Beaucoup sont pollinisatrices, tout comme les bourdons employés à cet effet *(photos 1 à 9)*.

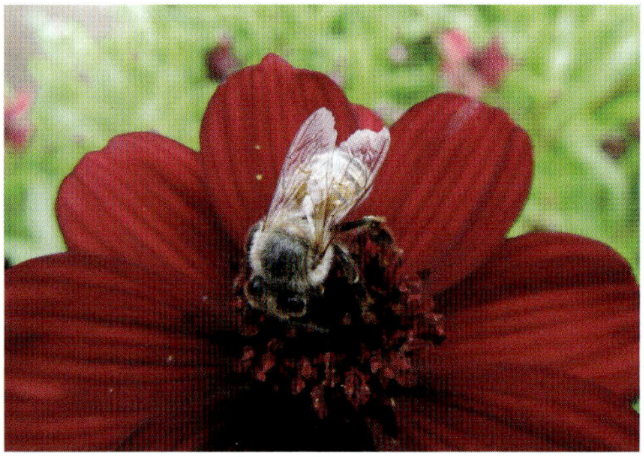

Photo 1 *Abeille italienne butinant sur un cosmos chocolat.*

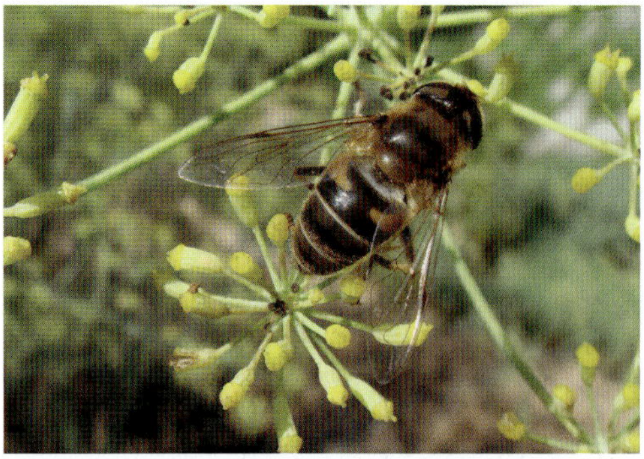

Photo 2 *Nombreux sont les insectes pollinisateurs sauvages pouvant être confondus avec des abeilles domestiques. Ici un syrphe.*

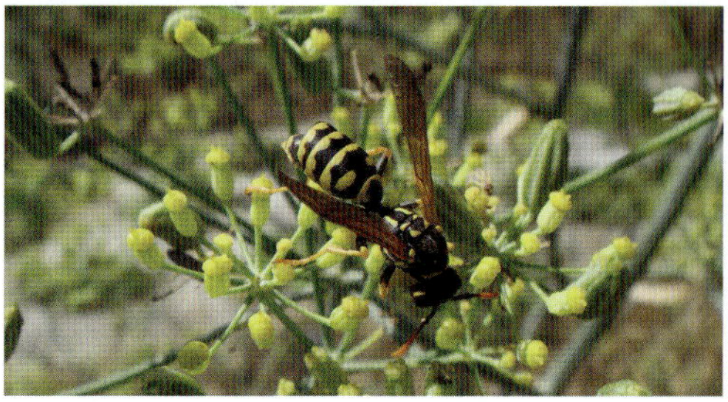

Photo 3 *Les guêpes pollinisent peu mais les mâles se chargent parfois de la récolte du nectar sur les fleurs et représentent donc une source de contamination possible pour l'abeille domestique.*

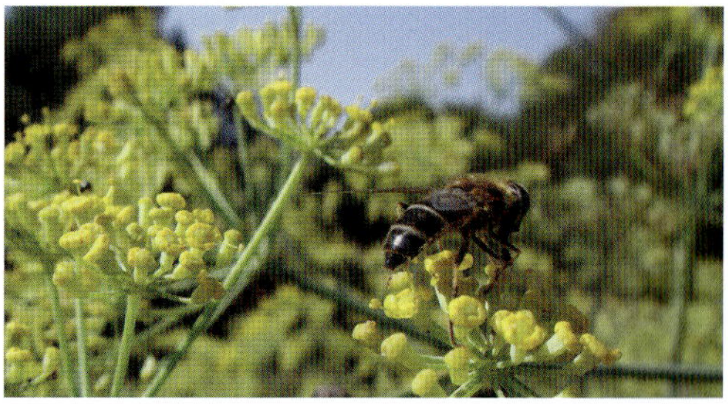

Photo 4 *Est-ce une abeille que l'on peut voir sur cette fleur de fenouil, ou bien s'agit-il d'un autre insecte ?*

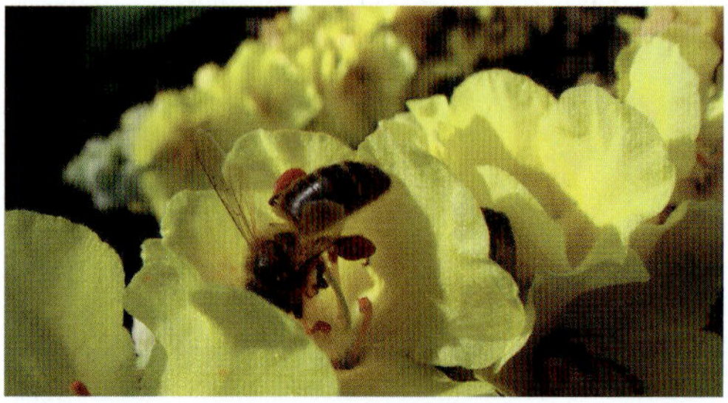

Photo 5 *Des pelotes de pollen de molène bien formées : belle récolte. Un caractère de « productivité » pouvant être sélectionné.*

En 2009, Charles D. Michener proposait une classification des apiformes ainsi répartie :

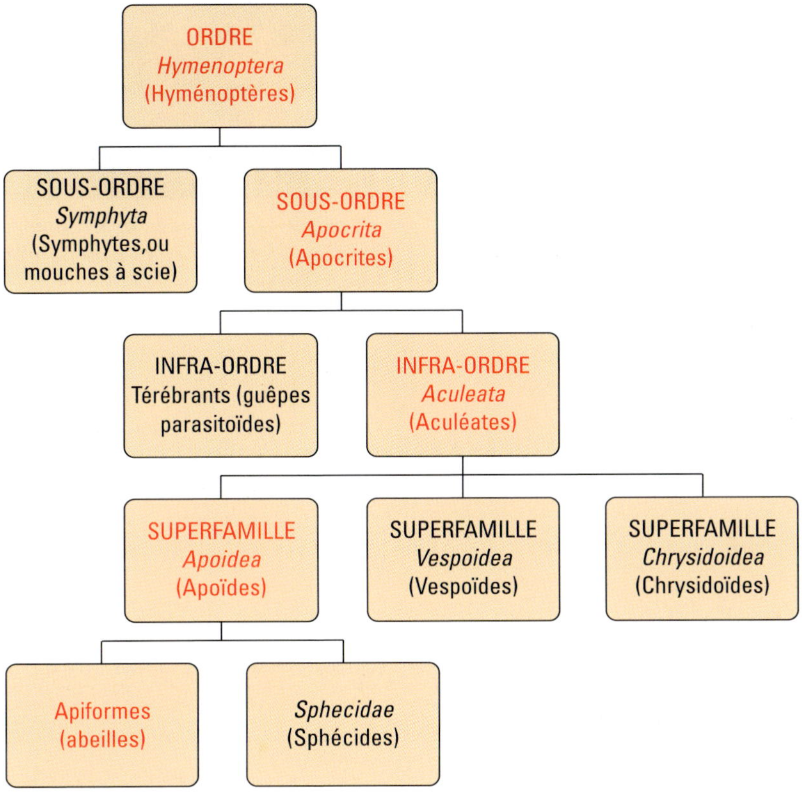

Figure 1 *Classification des Hyménoptères*

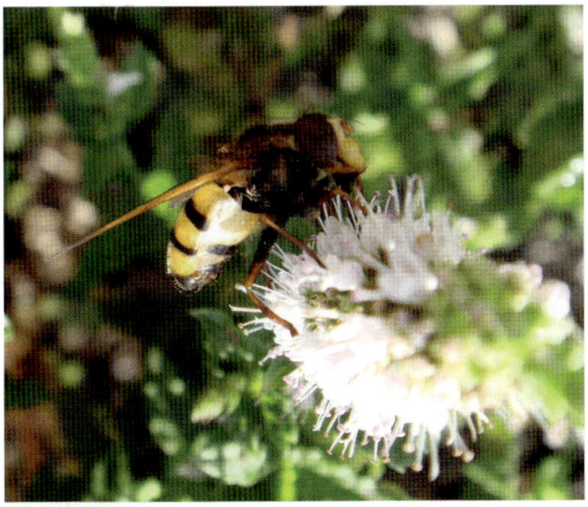

Photo 6 *Insecte pollinisateur ressemblant à une abeille.*

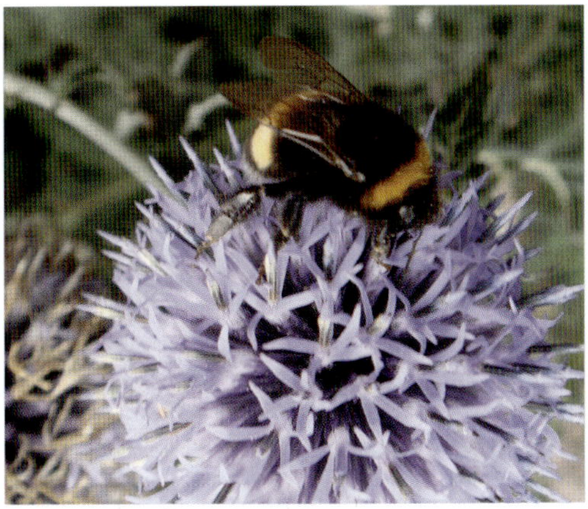

Photo 7 *Le bourdon : un autre pollinisateur domestique à ne pas confondre avec le faux bourdon, mâle d'Apis mellifera.*

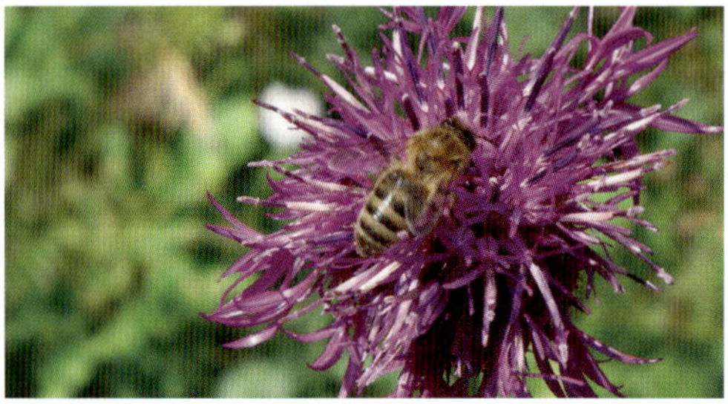

Photo 8 *Abeille « croisée » récoltant sa nourriture sur une centaurée.*

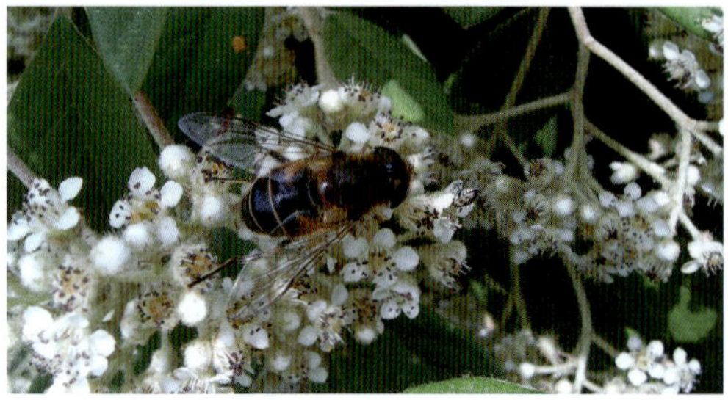

Photo 9 *Le cotonéaster est une plante très mellifère qui attire bon nombre de pollinisateurs.*

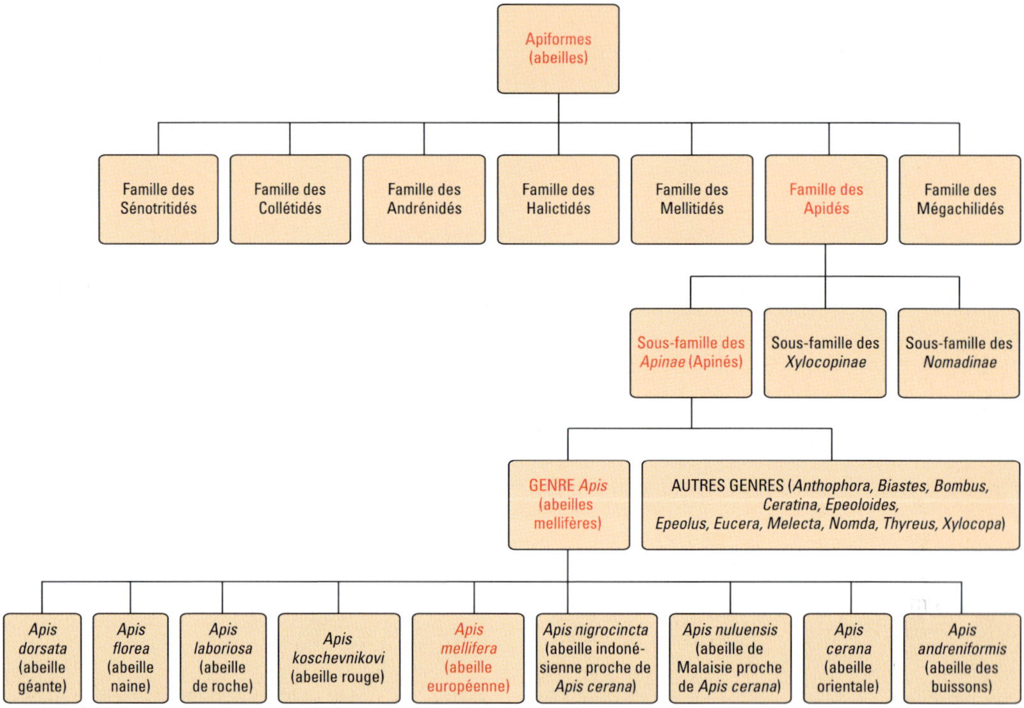

Figure 2 *Classification des apiformes d'après Michener, 2009*

Le groupe comporte sept familles, dont celle des Apidés, qui comporte elle-même 14 000 espèces. C'est au sein de la sous-famille des Apinés que l'on trouve les abeilles mellifères du genre *Apis (photos 1, 5, 8 et 11).*

Parmi toutes les abeilles, les espèces d'abeilles mellifères du genre *Apis* ne sont que neuf.

Leur caractéristique commune : la production de miel. Elles en produisent bien plus qu'il n'en faut à la colonie, laissant ainsi à l'homme la chance de goûter au miel excédentaire. Elles fondent toutes une colonie et bâtissent des rayons de cire pour élever leur couvain et stocker leurs réserves. Elles ont différents moyens de communication au sein de la colonie. Ce sont des insectes sociaux, qui se répartissent les tâches : la reine pond et les ouvrières font le reste *(photos 12 à 14)*.

Chez l'abeille géante tropicale (*Apis dorsata*), qui peut faire la taille de l'un de nos frelons européens, soit 2,5 cm, les nids sont spectaculaires et peuvent atteindre 2 m de long. Il n'y a pourtant par colonie qu'un seul rayon suspendu à une solide branche. Un arbre, en revanche, peut abriter plusieurs colonies. On observe ces abeilles entre le Pakistan et le Vietnam, en Inde et en Indonésie. Elles changent d'habitat au cours de l'année, migrant sur des distances allant parfois jusqu'à 200 km. La colonie fait des arrêts tous les 5 km pour se nourrir.

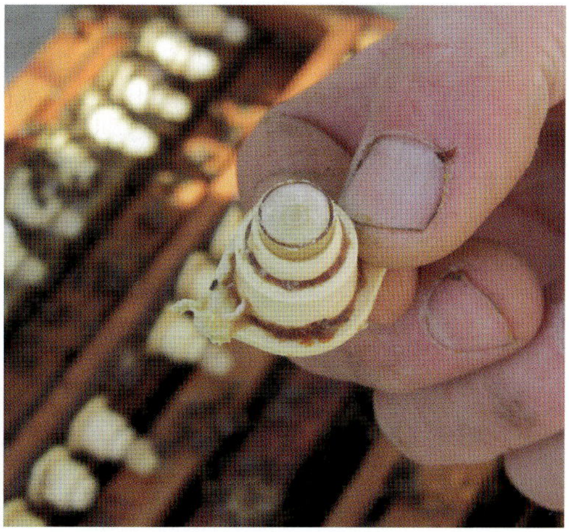

Photo 12 *Gelée royale dans une cellule artificielle : promesse d'une future reine sélectionnée.*

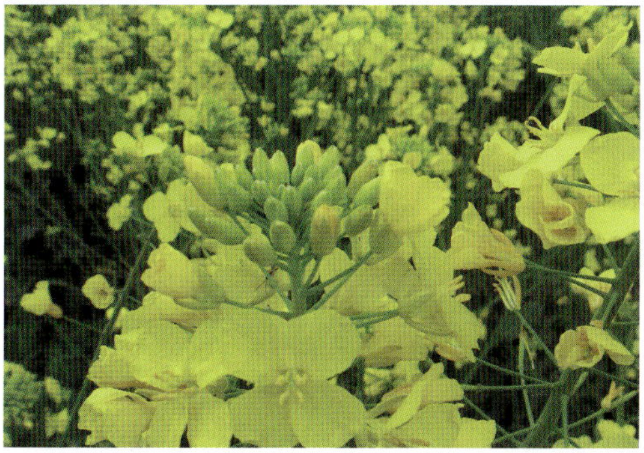

Photo 10 *Le colza semence est butiné par* Apis mellifera. *Les cultivateurs louent les services des colonies chez les apiculteurs.*

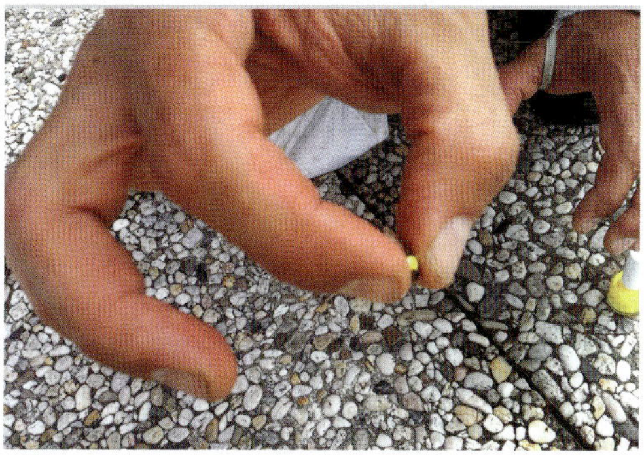

Photo 13 *Manière correcte de tenir une reine pour la marquer : ne pas appuyer sur l'abdomen.*

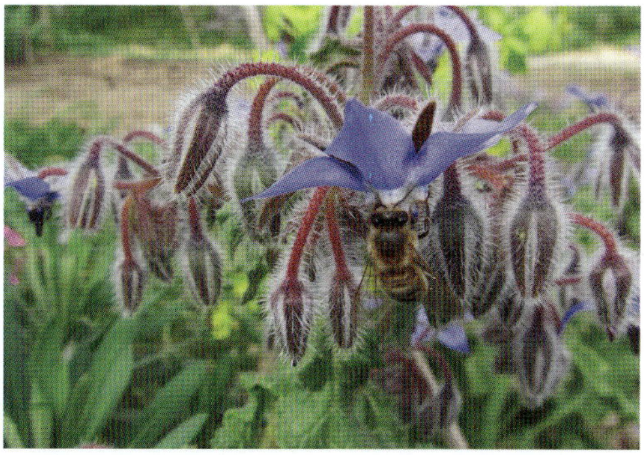

Photo 11 *La bourrache est une plante très mellifère.*

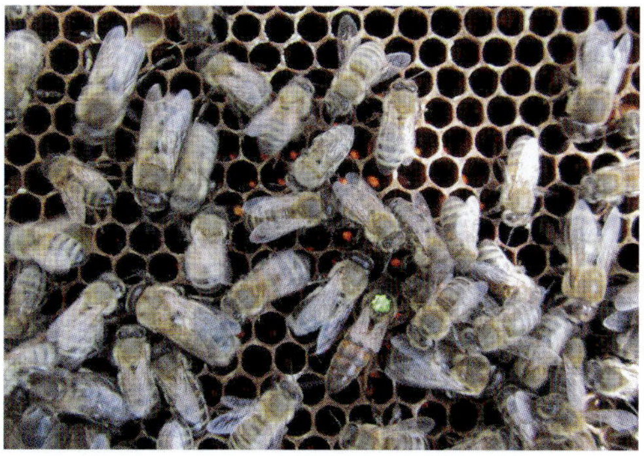

Photo 14 *Marquage de la reine : seule technique permettant de connaître l'âge de la reine en vue de pratiques apicoles.*

Apis laboriosa, ou abeille mellifère de roche, a longtemps été considérée comme une sous-espèce d'*Apis dorsata*. Elle est aussi grande, mais n'a pas la même façon de communiquer ni les mêmes phéromones que l'abeille géante. Elle vit au Népal et au Bhoutan. Son corps est noir et recouvert de poils couleur d'ambre la protégeant du froid lié à son écosystème. Elle aussi fabrique des nids suspendus, mais elle les installe sous des surplombs rocheux, à flanc de falaise. L'hiver, elle migre dans des régions boisées et se place sur un rayon qui ne sera pas construit, en vue de l'élevage des ouvrières.

Il existe également, parmi les abeilles mellifères, *Apis florea*, ou abeille naine. Elle ne mesure que 9 à 10 mm (moins de 1 cm). Son rayon ne fait pas plus de 30 cm de diamètre. Elle le bâtit autour d'une branche. Le miel est stocké dans la partie renflée du nid, qui s'enroule autour de la branche. Elle s'adapte bien aux conditions difficiles des plaines d'Asie du Sud et du nord de l'Inde. On la trouve aussi dans les îles indonésiennes, dans le golfe Persique, ou encore en Afrique de l'Est. Elle a la tête noire et le corps orangé. Elle est peu offensive et préfère abandonner son nid plutôt que de lutter contre d'éventuels prédateurs, comme l'homme. Il semblerait qu'elle n'ait pas de phéromones d'alarme. En revanche, elle se défend très bien contre les fourmis : elle enduit la branche menant à son nid de propolis, qui colle ces dernières avant qu'elles n'atteignent leur but.

Il y a encore plus petit : *Apis andreniformis*, ou abeille des buissons. Elle mesure environ 8 mm de long. Elle vit en Asie du Sud-Est, et notamment à Bornéo. Son nid est très petit et ne mesure pas plus de 10 cm de diamètre. En revanche, elle sait se défendre et peut devenir offensive si un prédateur cherche à l'attaquer.

Quant à l'abeille orientale *Apis cerana*, c'est la cousine de notre abeille européenne *Apis mellifera*. Il est même possible d'accoupler ces deux espèces (mâle et reine) ensemble, mais les œufs n'éclosent pas. Il semblerait qu'elles aient des ancêtres communs lointains. L'abeille orientale est présente en Inde, en Asie du Sud-Est, à Bornéo, au Sri Lanka, en Chine, au Japon. *Apis cerana* possède quatre rayures sur l'abdomen, alors qu'*Apis mellifera* n'en a que trois. En cas d'attaque, elle aussi préfère abandonner la ruche, mais elle sait très bien se défendre contre les intrusions, en émettant un sifflement provoqué par le bruissement de ses ailes. Ce bruit peut faire fuir un ours. Elle sait aussi se défendre contre le frelon asiatique : en cas d'attaque, elle attend que celui-ci se pose, l'entoure et fait bruisser ses ailes pour dégager une chaleur de 45 °C, ce qui provoque chez lui une hyperthermie mortelle. L'abeille orientale tolère quant à elle une chaleur de 50 °C. Elle sait aussi se défendre contre *Varroa destructor*, un parasite redoutable pour nos abeilles (voir chapitre correspondant). Dans un premier temps, elle essaie de lui mordre les pattes et de découper sa cuticule. Si elle n'y parvient pas, elle se secoue violemment, montrant ainsi à ses congénères qu'elle a besoin d'aide. Les autres abeilles s'empressent alors de la nettoyer.

L'abeille rouge, ou *Apis koschevnikovi*, est présente dans les forêts tropicales de Bornéo et de la péninsule Malaise, à Java, à Sumatra, ou encore dans le sud de la Thaïlande. Elle est plus rouge que les autres abeilles mellifères. Elle vit dans les cavités que présentent les arbres, où elle construit plusieurs rayons.

Apis nuluensis est présente à Bornéo et en Malaisie. Elle habite les forêts de montagne, où on la retrouve jusqu'à 3 500 m d'altitude. Elle est proche d'*Apis cerana*, avec laquelle elle partage des comportements identiques. On la considère encore comme une sous-espèce de l'abeille orientale.

Apis nigrocincta est seulement présente sur quelques îles indonésiennes (Célèbes et Sangir) ou philippines (Mindanao). Elle bâtit son nid dans des cavités. Elle est plus grosse qu'*Apis cerana*, et possède une tête plus claire.

Pour finir, *Apis mellifera*, qui est notre abeille européenne, notre « mouche à miel ». Ses ancêtres sont originaires d'Asie, comme pour *Apis cerana*. Elle est présente sur l'ensemble du territoire africain (sauf dans les déserts arides) et en Europe, jusqu'au cercle polaire arctique. L'espèce présente de nombreuses races, qui se différencient par leurs aspects physiques ou leur comportement. On peut en dénombrer 25 dans le monde entier, toutes interfertiles. L'abeille européenne construit d'importants rayons, dans lesquels elle stocke beaucoup de miel.

Au nord des Alpes, on trouve *Apis mellifera mellifera* (l'abeille noire) ; au sud des Alpes vit l'abeille ibérique, *Apis mellifera iberica*. C'est en Autriche que l'on retrouve l'abeille carniolienne, *Apis mellifera carnica*. *Apis mellifera ligustica*, abeille italienne, prolifère, comme son nom l'indique, plus au sud, en Italie. Le croisement entre *A. mellifera mellifera* et *A. mellifera ligustica* a permis l'obtention d'une nouvelle race synthétique : l'abeille Buckfast, très présente en Europe (Europe centrale, Europe de l'Est et Europe de l'Ouest).

Par rapport aux autres espèces, les abeilles de l'espèce *Mellifera* n'essaiment pas beaucoup, pour peu que les conditions

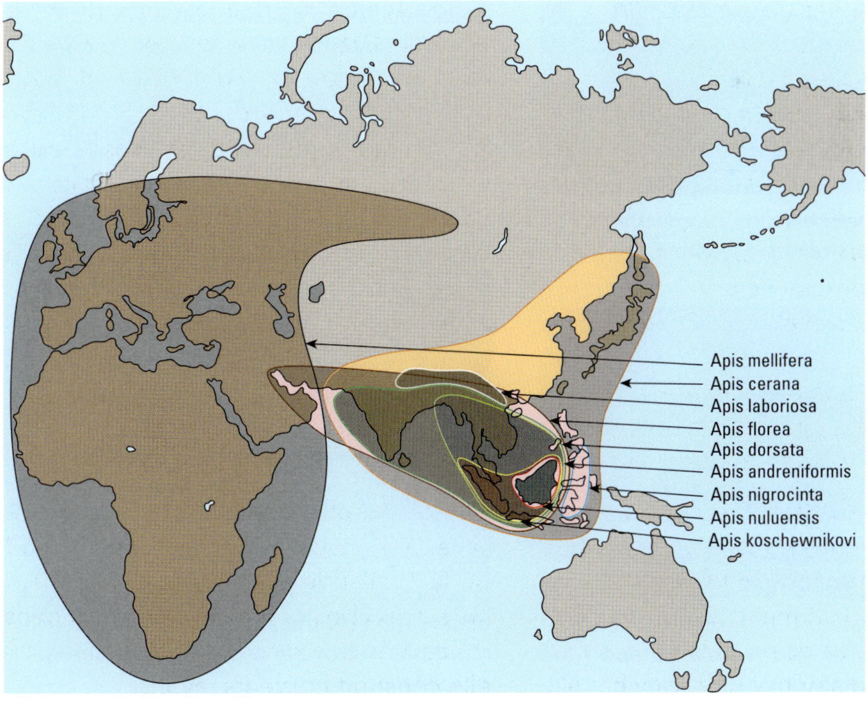

Figure 3
Répartition des espèces d'abeilles
Source : D'après Yves Le Conte, *Le traité Rustica de l'apiculture*, Rustica Éditions.

qu'on lui offre soient à son goût (réserves, espace, etc.). C'est ce qui permet à l'homme de l'élever en ruche. Il existe des différences notables entre les races. Elles sont dues à des mutations naturelles qui ont été sélectionnées *(photos 15 à 19)*. Les diverses races d'abeilles sont déterminées par biométrie, c'est-à-dire par le biais de mesures anatomiques : mesure des bandes abdominales, taille des poils, couleur de l'abdomen, largeur du tomentum, longueur de la langue, index cubital, transgression discoïdale, etc. Elles peuvent aussi l'être grâce à des marqueurs moléculaires (mitochondriaux et nucléaires), qui permettent d'établir des filiations entre les races d'abeilles. Ces dernières ont des particularités comportementales propres à leur groupe (essaimage, propolisage, tenue au cadre, etc.) *(photos 20 à 26)*.

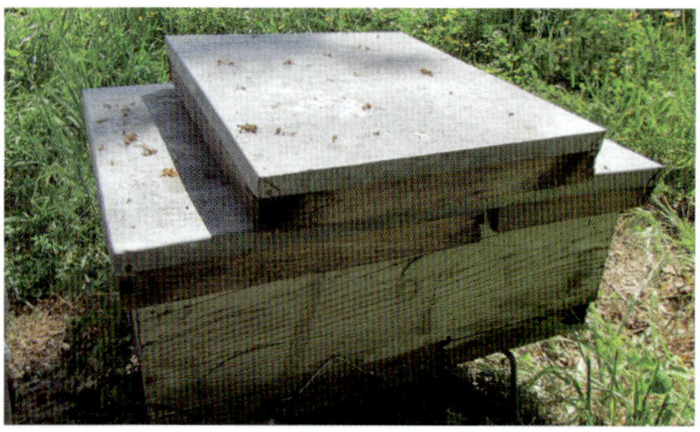

Photo 15 *Ruche d'élevage permettant d'élever plusieurs reines ensemble.*

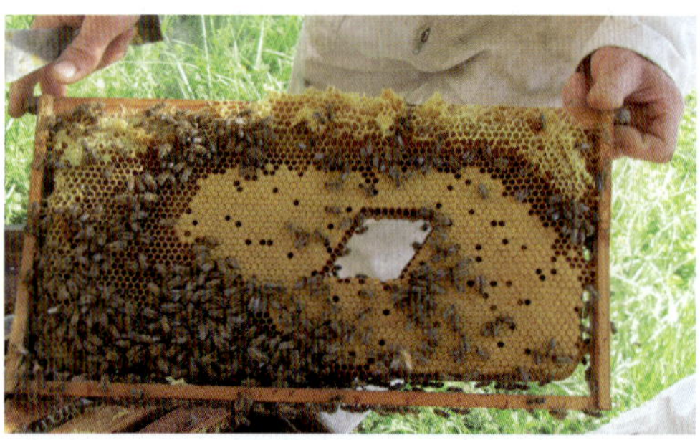

Photo 16 *Préparation du cadre en vue de la sélection d'abeilles nettoyeuses : étape 1, on retire un losange de couvain operculé.*

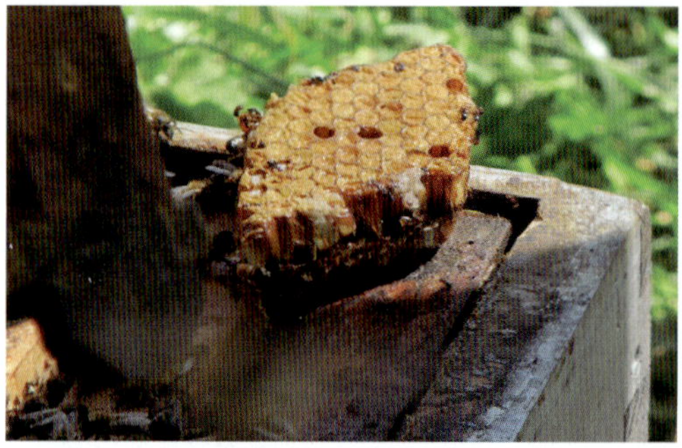

Photo 17 *Préparation du cadre en vue de la sélection d'abeilles nettoyeuses : étape 2, on congèle le morceau prélevé.*

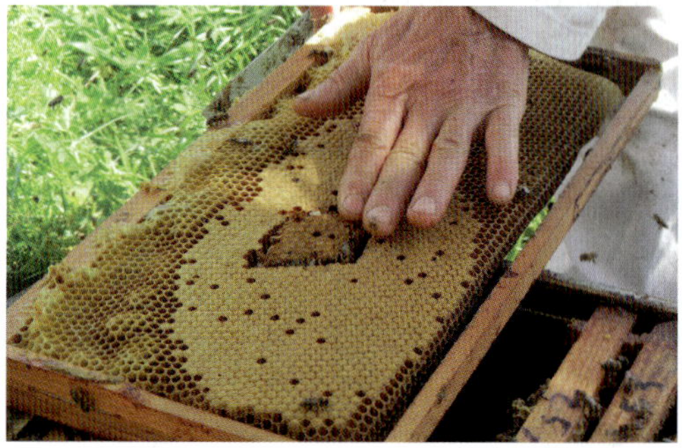

Photo 18 *Préparation du cadre en vue de la sélection d'abeilles nettoyeuses : étape 3, on remet le morceau de couvain et on attend que les abeilles nettoient. Plus elles le font rapidement, plus la colonie est « nettoyeuse », ce qui est le gage d'une colonie saine.*

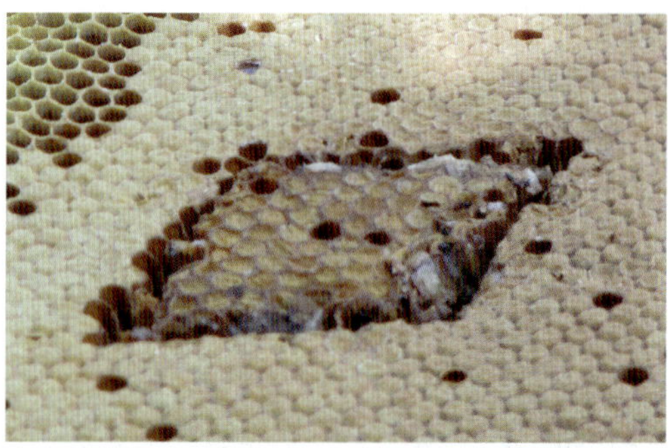

Photo 19 *Préparation du cadre en vue de la sélection d'abeilles nettoyeuses : étape 4, observation du travail réalisé. Ici, les abeilles n'ont pas nettoyé le cadre. Elles ne seront pas sélectionnées.*

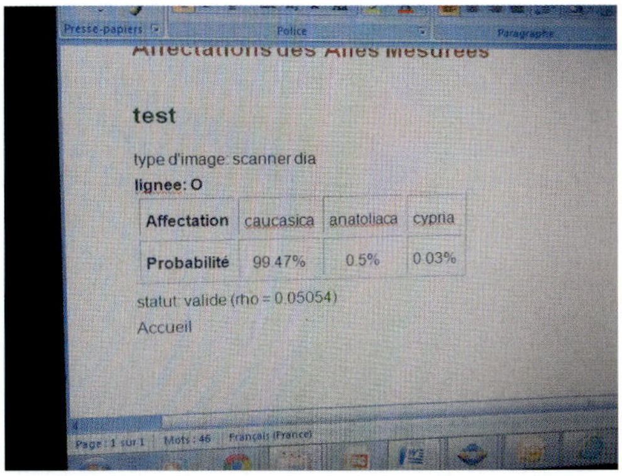

Photo 20 Logiciel permettant d'estimer la « pureté » d'une souche d'abeilles mellifères à partir de l'observation des ailes.

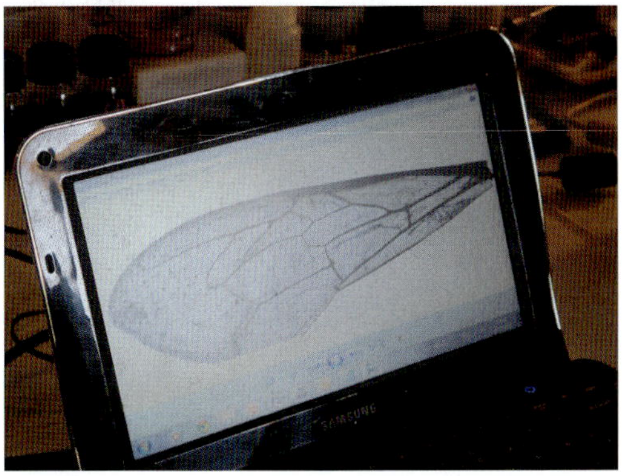

Photo 21 Observation d'une aile en vue de déterminer les caractéristiques raciales d'une souche d'abeilles.

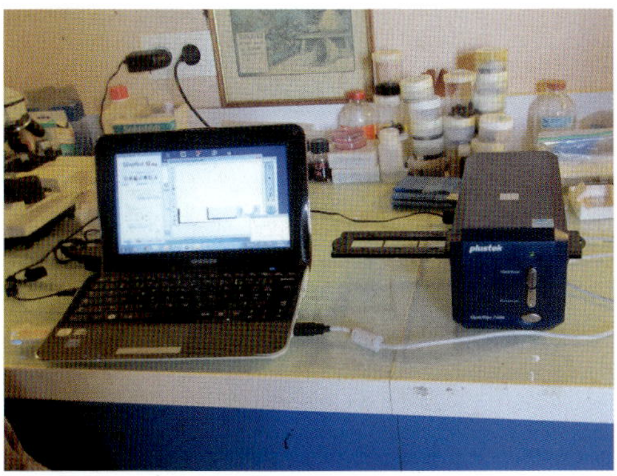

Photo 22 Matériel permettant de déterminer la race d'une abeille à partir de son aile : ordinateur relié au lecteur d'images.

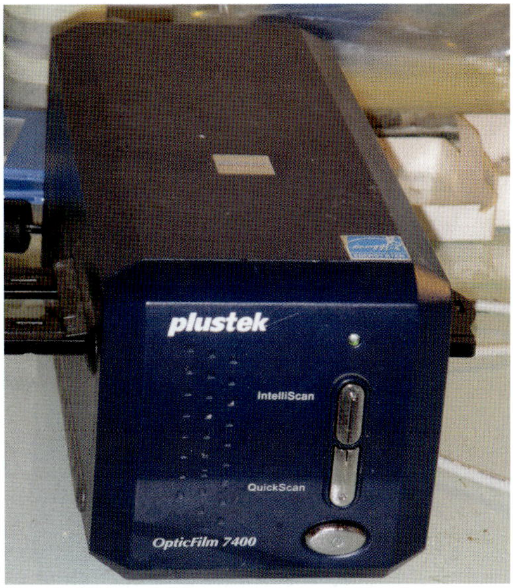

Photo 23 Matériel permettant de déterminer la race d'une abeille à partir de son aile : lecteur d'images.

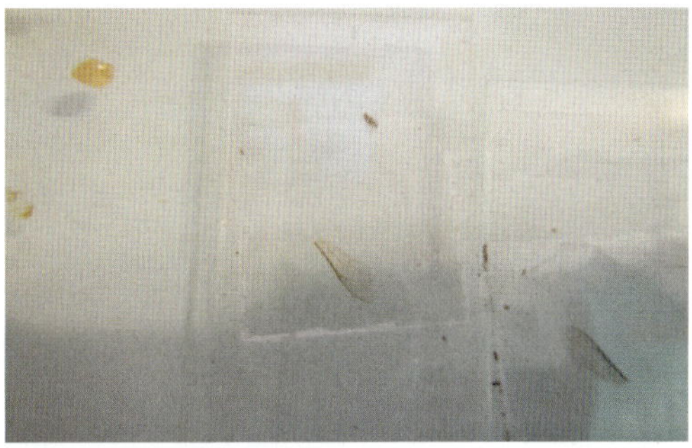

Photo 24 Préparation de l'aile afin de déterminer la race.

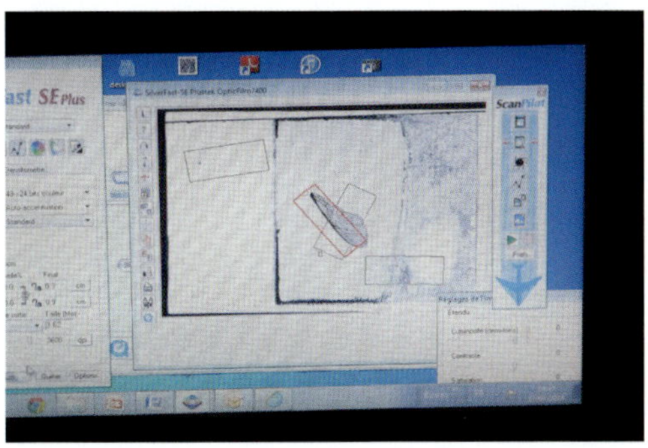

Photo 25 Logiciel permettant de déterminer la race d'une abeille à partir de son aile.

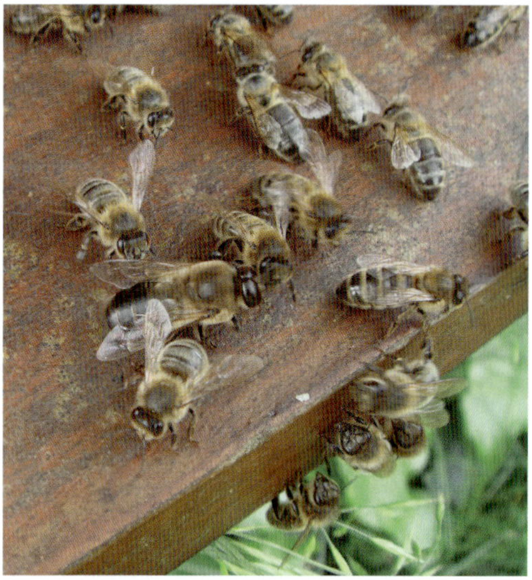

Photo 26 *Savoir distinguer un mâle d'une ouvrière est primordial dans la sélection. Les mâles d'autres races peuvent « contaminer » une souche sélectionnée.*

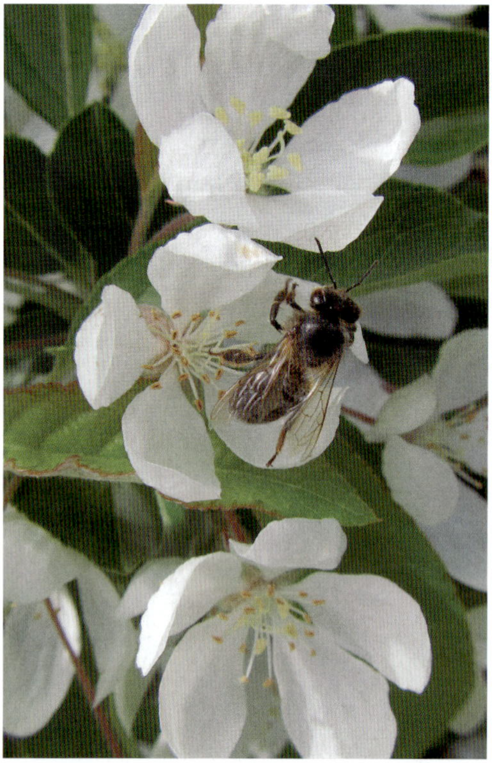

Photo 27 *Abeille noire « locale » butinant sur un pommier.*

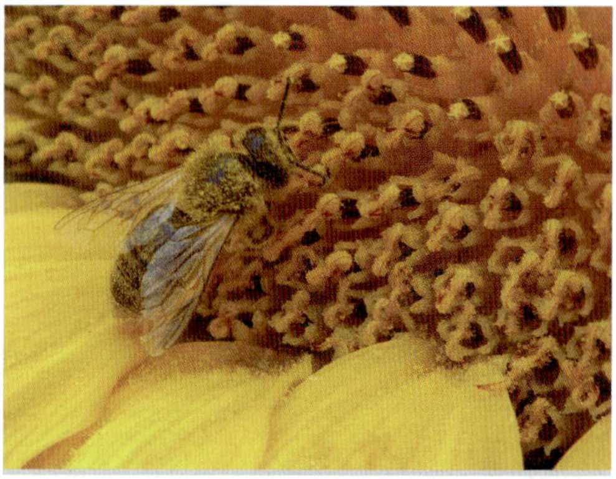

Photo 28 *Abeille sélectionnée butinant sur un tournesol.*

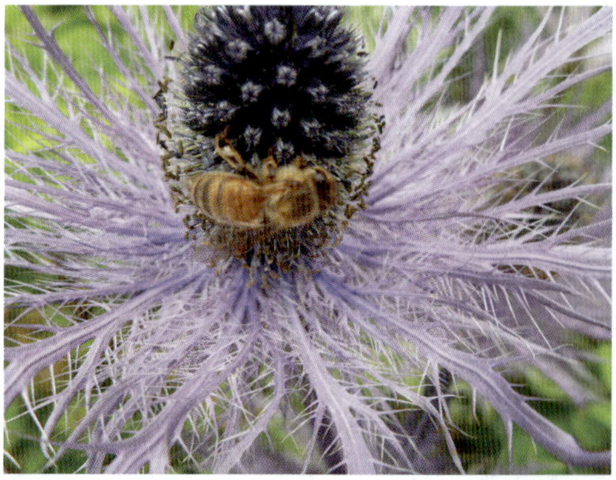

Photo 29 *Abeille italienne jaune sur un chardon des Alpes (*Eryngium alpinum*), qui ne correspond pas à son biotope originel.*

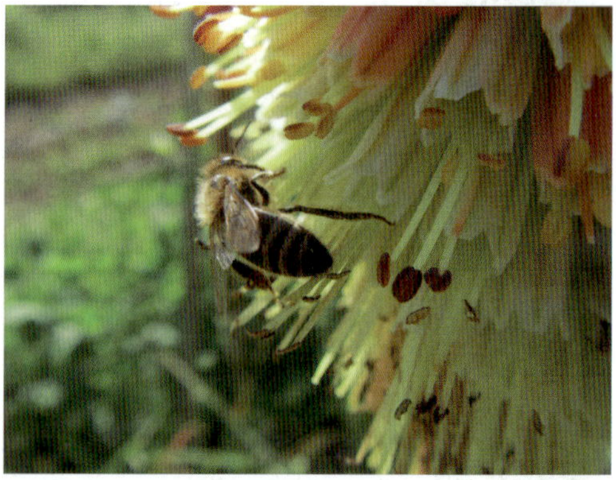

Photo 30 *Les abeilles peuvent butiner sur des fleurs cultivées dans les jardins. Par exemple, elles affectionnent particulièrement le tritoma (*Kniphofia*) ou tison de satan.*

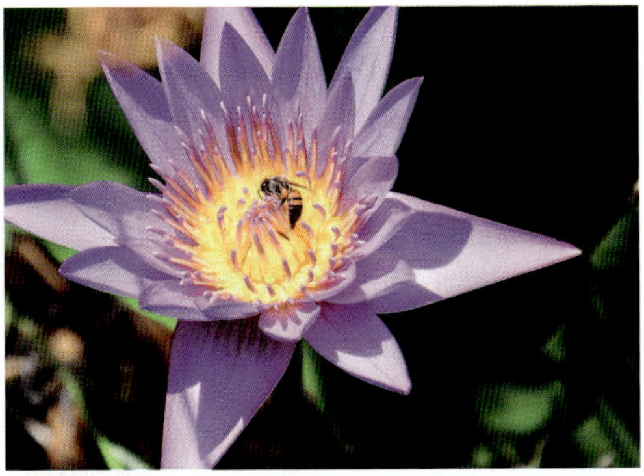

Photo 31 *Abeille polyhybride africanisée en Guyane française. Les abeilles importées à l'origine en Guyane (*Apis mellifera mellifera, Apis mellifera iberica *ou* Apis mellifera ligustica*) ont été croisées par erreur avec l'abeille africaine* Apis mellifera scutellata *ce qui a conféré à l'hybride un caractère agressif exacerbé. Les journalistes ont parlé de « l'abeille tueuse ».*

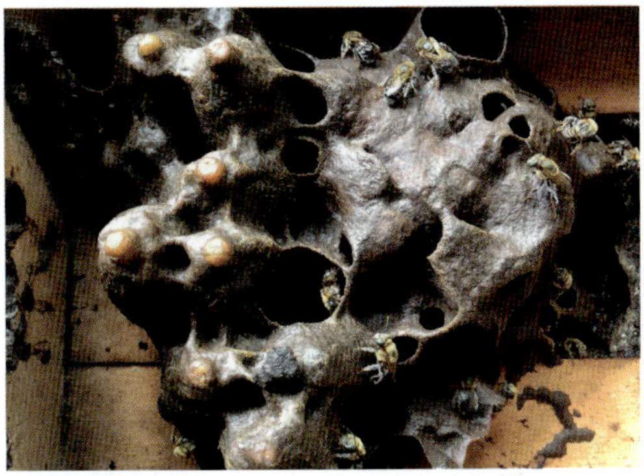

Photo 33 *Un autre exemple d'abeille mellifère qui n'est pas du genre* Apis *mais du genre* Melipona*. On les retrouve dans les forêts tropicales.*

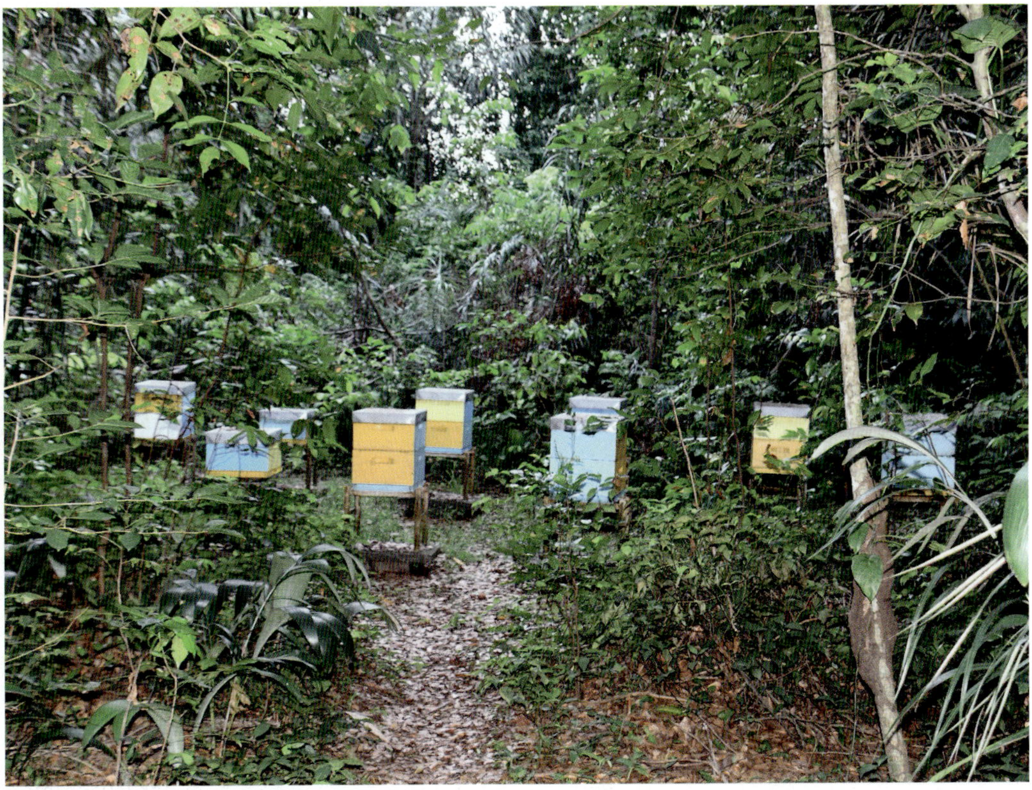

Photo 32 *Rucher d'abeilles africanisées en Guyane française.*

Tableau 1 Principales races d'abeilles domestiques

Race	Origine	Longueur de la langue (mm)	Indice cubital (mm)	Couleur	Qualités	Défauts
mellifera	Europe (Europe de l'Ouest et Europe du Nord)	6,05 à 6,35	1,4-2,1	Noire	Rustique Résistante Bonne capacité d'adaptation	Essaimeuse Agressivité Langue courte gênant la pollinisation des légumineuses et les récoltes sur les acacias Accepte mal les remérages en cas de forte miellée
ligustica	Italie	6,5	2-2,7	Jaune	Douce Produit beaucoup de couvain Développement du couvain précoce	Pillarde Sensible aux maladies Hiverne mal Agressive en croisement
caucasica	Géorgie	7,2	1,7-2,3	Grise à beige	Douce Précoce Bonne sur acacia ou luzerne (longue langue) Hiverne bien Récolte beaucoup de propolis	Sensible à la nosémose Propolise les cadres à l'excès
carnica	Péninsule des Balkans	6,6	2,3-3,2	Grise	Douce S'adapte à différents climats Se développe bien au printemps Hiverne bien Peu sensible à la dérive	Essaime facilement Construit moins bien que les autres Récolte moins de pollen
iberica	Espagne	6,44		Noire		
sahariensis	Oasis du Proche-Orient	7,5 à 8	2,71	Jaune cuivre à brun foncé	Bon hivernage Douce Longue langue Aire de butinage étendue Couvain compact	Essaimeuse Tient mal le cadre
cecropia et *macedonia* (proches)	Grèce				Peu essaimeuses Fécondes Douces Couvain compact	Irrégularité des rayons Sensibles à la nosémose Propolisent beaucoup

Source : tableau adapté d'après Gilles Fert, *L'élevage des reines*.

LES ABEILLES DOMESTIQUES : COLONIES, CASTES, INDIVIDUS

2

Pour bien comprendre les maladies des abeilles et savoir établir un diagnostic, il est bon de savoir de quoi on parle. C'est pourquoi nous avons placé ce chapitre en début d'ouvrage, même s'il semble assez éloigné des maladies de l'abeille. Avant de décrire des lésions ou un comportement anormal, il est nécessaire de connaître la normalité.

Les abeilles sont des insectes sociaux qui forment des colonies permanentes, également appelées « superorganismes ». Les individus faisant partie de la colonie ont des tâches précises à effectuer et un rôle important à jouer. C'est grâce à cette cohésion sociale forte que le superorganisme peut vivre et se multiplier durant plusieurs années, et ce, alors même que la vie de chaque insecte est éphémère.

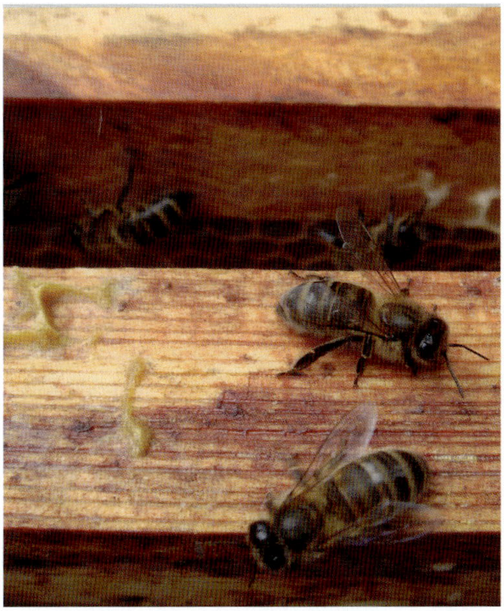

Photo 34 *Ouvrières sur les cadres.*

On dénombre trois castes au sein d'une colonie : la reine, mère de tous les individus du superorganisme, les mâles, ou faux bourdons, essentiellement destinés à la reproduction, et les ouvrières, qui effectuent des tâches adaptées à leur âge *(photos 34 à 38)*.

Ces dernières représentent 95 % de la colonie, soit 30 000 à 60 000 individus par colonie. Elles ne sont pas fécondées et vivent entre 5 et 6 semaines au

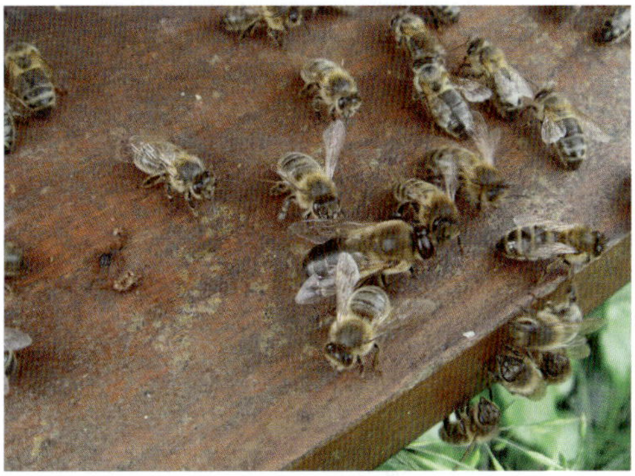

Photo 35 *Le mâle, ou faux bourdon, vit au milieu des ouvrières tant qu'il peut être utile à la colonie. S'il n'a pas fécondé de reine vierge, il est tué à la fin de la saison.*

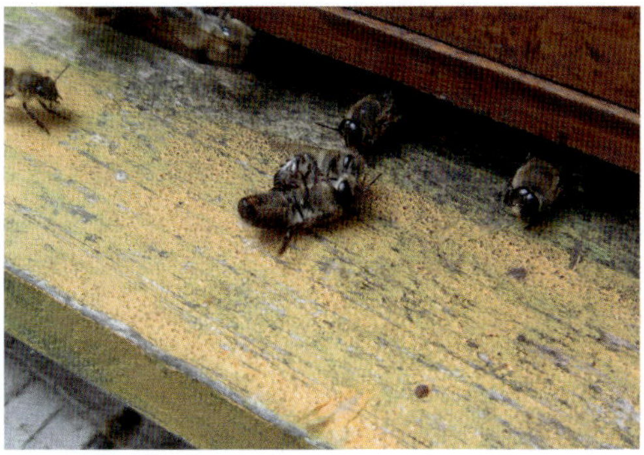

Photo 36 *Faux bourdon tué et sorti de la ruche.*

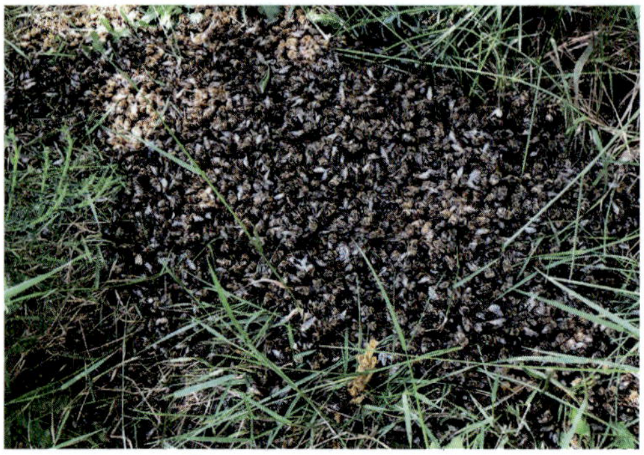

Photo 37 *Il peut arriver qu'en cas de disette, en saison d'élevage, suite à une sécheresse par exemple, les abeilles tuent l'ensemble des mâles présents. On peut observer alors des tapis de faux bourdons morts devant la ruche.*

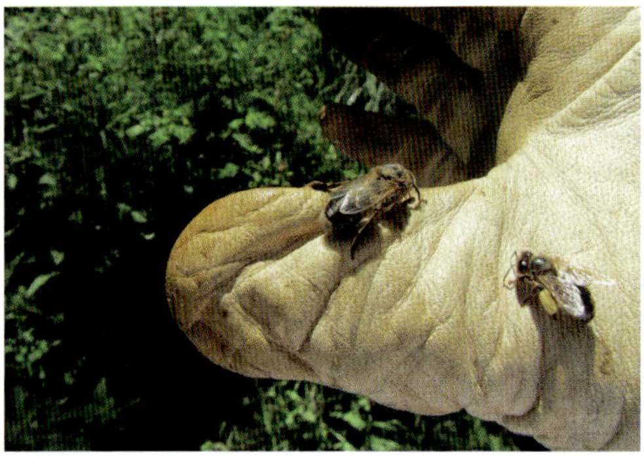

Photo 38 *Ouvrière (en bas) et faux bourdon (en haut).*

printemps et en début d'été, et entre 6 et 8 mois si elles naissent en automne (on les nomme alors « abeilles d'hiver » ; elles doivent faire en sorte que l'hiver se passe bien, afin que la colonie puisse redémarrer son activité et sa multiplication au printemps). Les ouvrières deviendront butineuses 30 à 36 jours après la ponte de l'œuf. Elles sont toutes destinées à accomplir des travaux utiles pour la colonie. Les jeunes abeilles, tant que leur corps n'est pas assez robuste (il faut attendre une vingtaine de jours) pour affronter le milieu extérieur, s'occupent exclusivement des travaux d'intérieur. La régulation des tâches se fait grâce à la sécrétion de phéromones par les différents individus. Parmi les travaux à effectuer, on peut répertorier le nettoyage des alvéoles, l'alimentation et l'operculation du couvain, les soins à la reine, les soins aux ouvrières, l'alimentation des adultes, la construction et l'entretien des rayons, la réception du nectar, le ramassage du pollen, le stockage du nectar, la ventilation, le gardiennage, ou encore le butinage.

De sa naissance jusqu'à l'âge de 30 à 50 jours, la jeune abeille dite « nettoyeuse » prépare les cellules à recevoir un œuf ou à stocker de la nourriture. Ce nettoyage, réalisé par 15 à 30 ouvrières, prend une quarantaine de minutes. Il consiste à supprimer les débris laissés par les nymphes écloses, puis à lécher et à polir le fond et la paroi de la cellule *(photo 39)*.

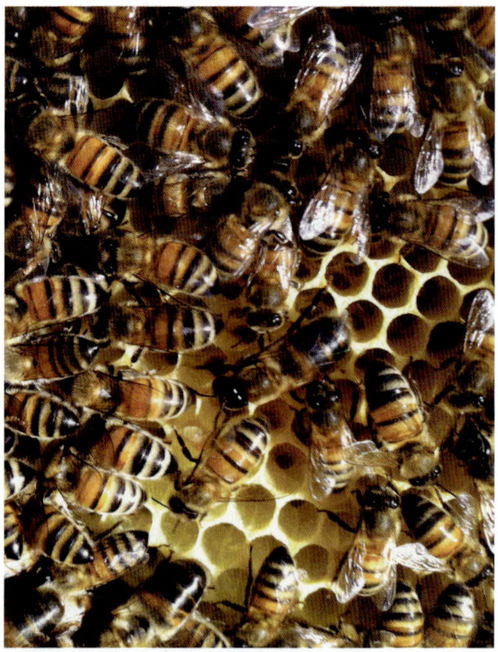

Photo 39 *Jeunes ouvrières préparant les cellules au stockage du miel.*

À partir du sixième jour, la jeune abeille a des glandes suffisamment développées pour devenir « nourrice ». La nourriture des larves est en grande partie produite par les glandes hypopharyngiennes et mandibulaires des ouvrières. La nourrice évalue l'âge et la caste des larves (sur la base de signaux chimiques et mécaniques), puis, si son inspection le lui commande, distribue dans les cellules, près de la bouche des larves et en quantités variables, des sécrétions, du pollen, ou encore du miel *(photos 40 et 41)*.

Les « maçonnes » sont quant à elles âgées de 1 à 50 jours. Elles construisent, en groupe, les alvéoles et les réparent si besoin. Le gros œuvre est le fruit d'un travail collectif coordonné par l'émission de phéromones. Les glandes cirières des maçonnes produisent de petites écailles de cire, qui sont ensuite malaxées avec de la salive et mises en place. Les réparations, l'operculation avec de la cire, ainsi que le colmatage avec de la propolis sont exécutés par des ouvrières de tous âges. Il s'agit d'activités plutôt individuelles *(photos 42 et 43)*.

Les abeilles « manutentionnaires », âgées de 15 jours environ, déchargent les butineuses qui rentrent à la ruche de leur fardeau de pollen et de nectar. Ce dernier est aspiré par la receveuse depuis les pièces buccales que la butineuse laisse ouvertes, puis il est régurgité et ingurgité à de nombreuses reprises. Sa déshydratation et l'ajout d'enzymes donnent du miel ne contenant plus que 18 % d'humidité, qui est ensuite stocké dans

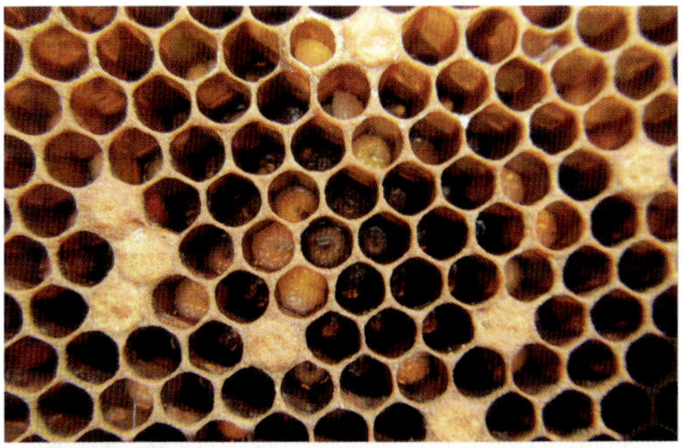

Photo 40 *Larves baignant dans la gelée nourricière.*

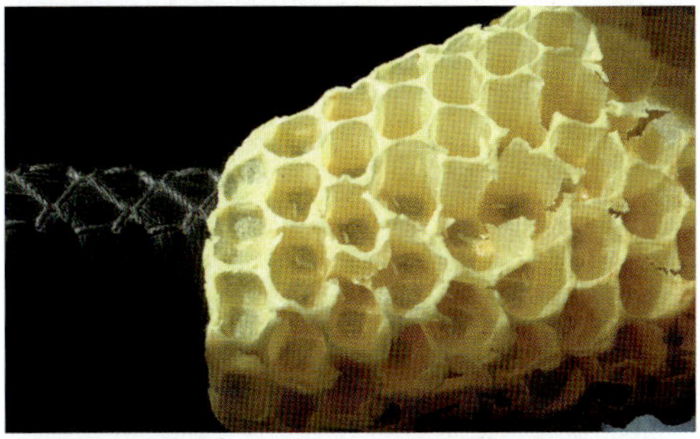

Photo 41 *Les nourrices distribuent une certaine quantité de nourriture aux œufs venant d'être pondus.*

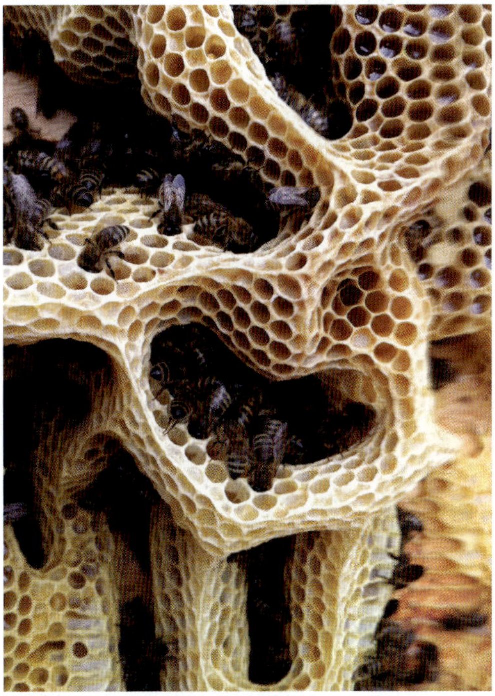

Photo 42 *Les maçonnes produisent de la cire grâce à leurs glandes cirières. Une construction non dirigée peut donner un résultat très artistique.*

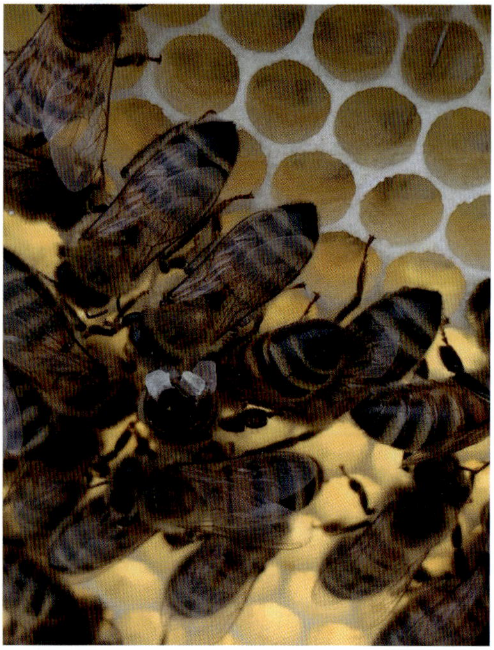

Photo 43 *Plaques de cire sécrétées par les glandes cirières prêtes à être utilisées pour la construction des alvéoles. (Photo aimablement prêtée par Mehdi Hakimi).*

les cellules des différents cadres. Ces cellules ne sont recouvertes d'une fine pellicule de cire (opercule) que lorsque la déshydratation du miel est suffisante. Le pollen est quant à lui mélangé à un peu de miel et de salive pour former le « pain d'abeille », qui est ensuite stocké dans les cellules, près du couvain.

La « ventileuse », âgée de moins de 18 jours, crée un courant d'air permettant de diminuer l'hygrométrie, le taux de CO_2 et la température au sein de la ruche. Cela favorise la déshydratation du nectar. Installée à la sortie de la ruche, l'abdomen pointé vers le haut, la ventileuse bat des ailes. Son travail se coordonne souvent avec celui de la porteuse d'eau. L'apport d'eau et les courants d'air permettent en effet d'abaisser la température au sein de la ruche, afin d'assurer le développement optimal du couvain (entre 32 °C et 36 °C) *(photo 44)*.

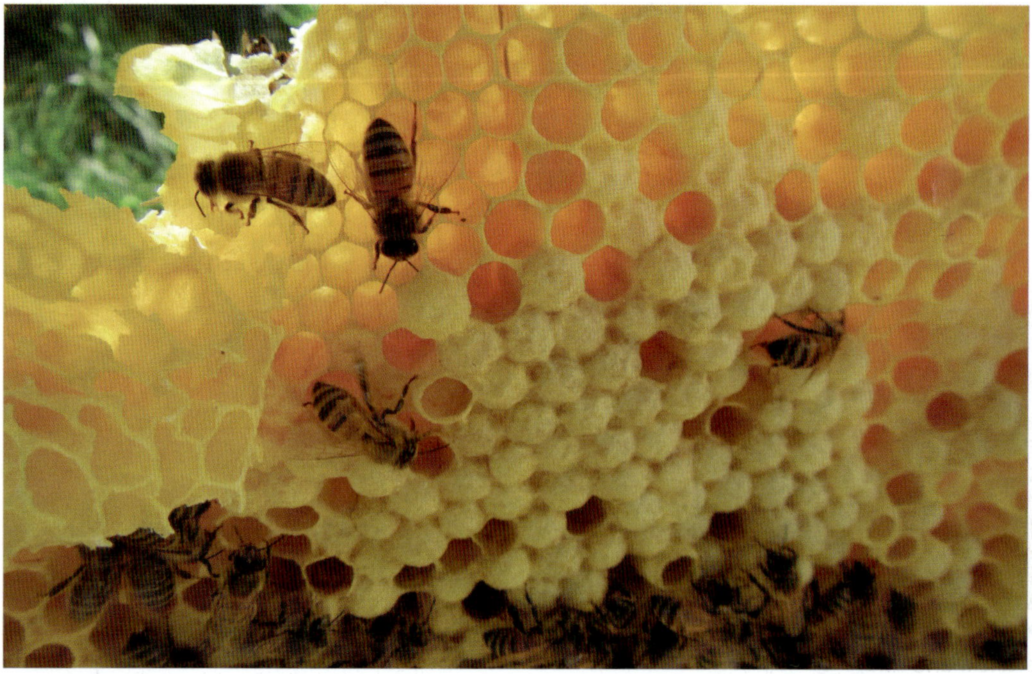

Photo 44 *Abeilles ventileuses dérangées par l'ouverture de la ruche.*

La « gardienne », qui a entre 12 et 25 jours, tient le rôle du vigile. Elle reconnaît l'odeur des butineuses et s'assure que les abeilles entrant dans la ruche font bien partie de la colonie. Cela évite le pillage. En cas de besoin, elles préviennent, à l'aide de phéromones d'alerte, les soldates, qui se chargeront alors d'intimider et de faire sortir l'intrus. Il se peut même qu'elles soient obligées de lui injecter du venin, ce qui entraînera la mort de l'abeille responsable de la piqûre *(photos 45 et 46)*.

L'abeille ouvrière finit sa vie en tant que « butineuse ». C'est une tâche dangereuse : voilà sans doute pourquoi ne butinent que les abeilles âgées, qui ont moins de valeur pour la colonie. Une ouvrière peut butiner dès l'âge de 21 jours. Elle est chargée de récolter dans l'environnement les éléments nutritifs nécessaires à la colonie. C'est la distance parcourue en vol (et donc les efforts à produire) qui détermine sa longévité. On estime qu'elle vit en moyenne 4 ou 5 jours. Elle commence par quelques vols de reconnaissance, puis enregistre le chemin jusqu'aux différents lieux de récolte. Pour informer les autres du lieu choisi pour le butinage, elle effectue une sorte de danse. La butineuse aspire le nectar se trouvant au fond de la corolle des fleurs ou le miellat (exsudé par les insectes). Elle ramasse le pollen à l'aide de ses peignes, puis forme des pelotes

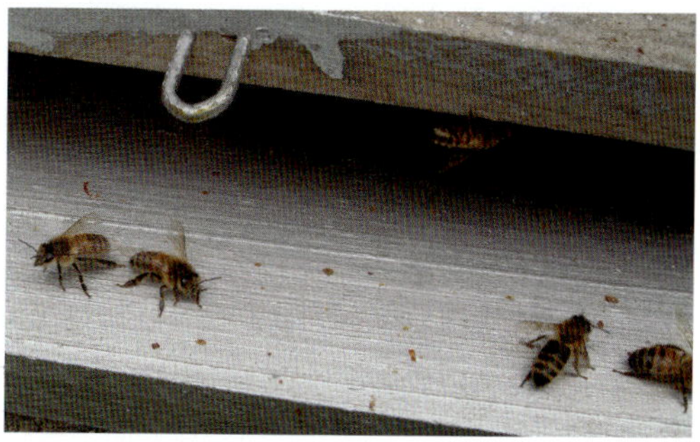

Photo 45 *La gardienne bat le rappel et indique l'entrée de la ruche à ses congénères. Elle sait aussi rejeter les intrus.*

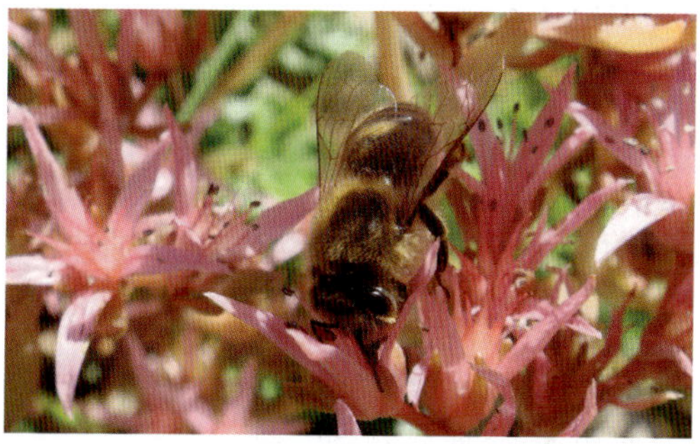

Photo 47 *Abeille butineuse : un travail réservé aux plus âgées.*

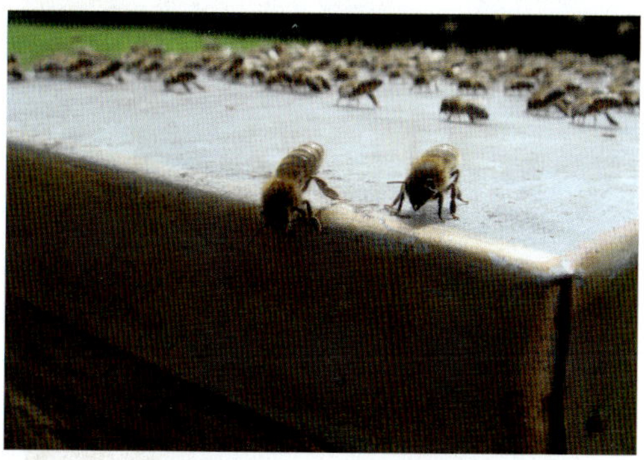

Photo 46 *Gardiennes battant le rappel sur le toit d'une ruchette, lors d'un essaimage.*

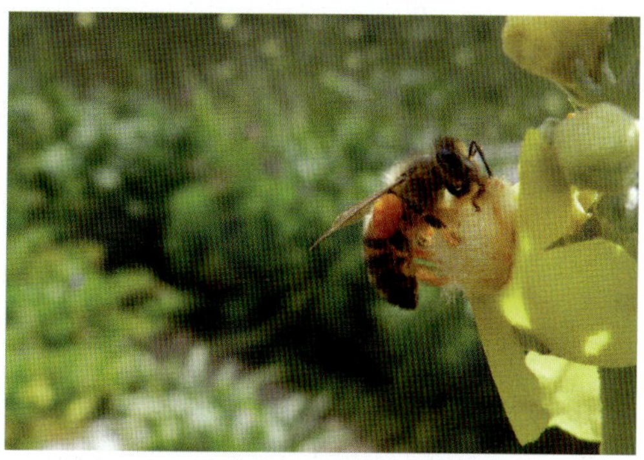

Photo 48 *Les butineuses accumulent le pollen sur leurs pattes, afin de le ramener à la ruche.*

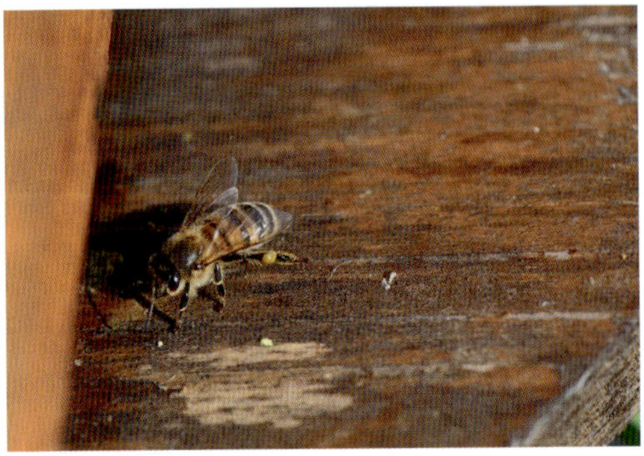

Photo 49 *Butineuse rapportant de la propolis à la ruche.*

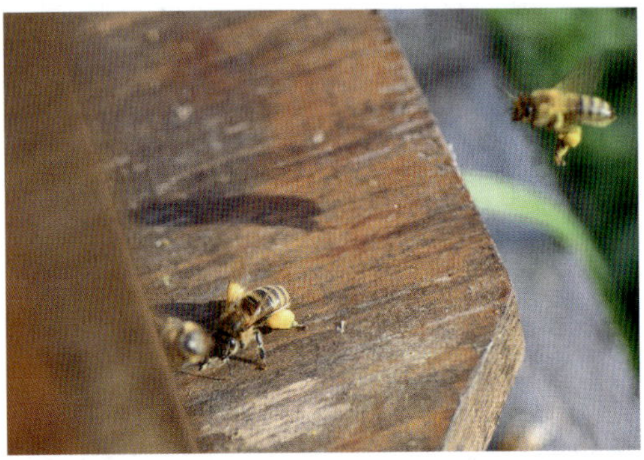

Photo 50 *Butineuse rapportant le pollen à la ruche.*

en ajoutant un peu de miel, pelotes qu'elle transporte sur ses pattes, dans des corbeilles à pollen *(photos 47 à 50)*.

Les **mâles**, ou **faux bourdons**, ne sont que quelques centaines. Leur rôle est essentiellement lié à la reproduction. Ils ne vivront qu'une poignée de semaines. Une fois qu'ils ont fécondé une reine, ils meurent. Les autres sont éliminés par les ouvrières au début de l'hiver *(photos 51 à 53)*.

La **reine** est la seule femelle fécondée de la colonie. Elle est plus grosse et beaucoup plus longue que l'ouvrière. Son abdomen, plus clair, dépasse largement les ailes. Elle sécrète des phéromones permettant la cohésion des individus au sein de la colonie. C'est la mère de tous les membres de cette dernière. Si elle pond un œuf fécondé, il en sortira une femelle ; si elle pond un œuf non fécondé, cela donnera un mâle par parthénogenèse. Selon les écotypes, la reine peut atteindre l'âge de 4 ou 5 ans, voire plus mais, en pratique, surtout si la lignée est sélectionnée pour sa productivité, elle est renouvelée tous les deux ans. En effet, c'est dans sa jeunesse qu'une reine est la plus productive *(photos 54 à 57)*.

Une reine âgée produit souvent un couvoir plus lacunaire.

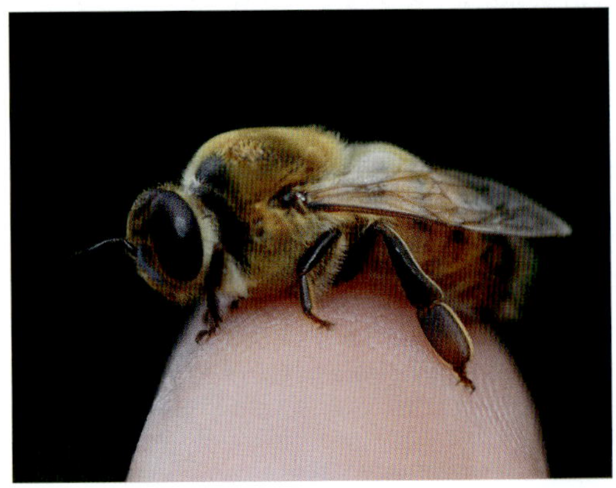

Photo 51 *Mâle, également appelé « faux bourdon ».*

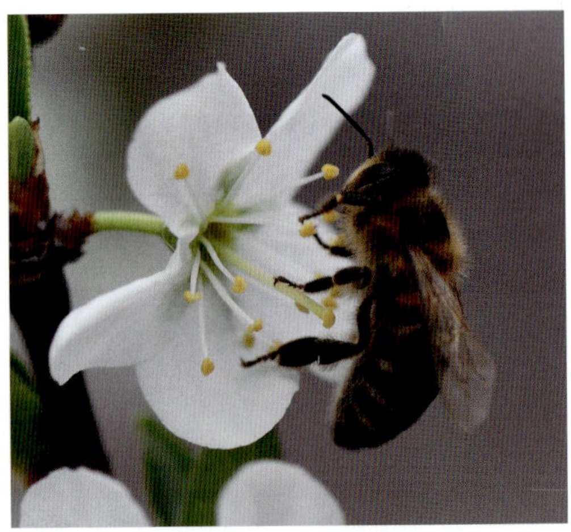

Photo 52 *L'ouvrière a des yeux moins volumineux et un corps moins gros.*

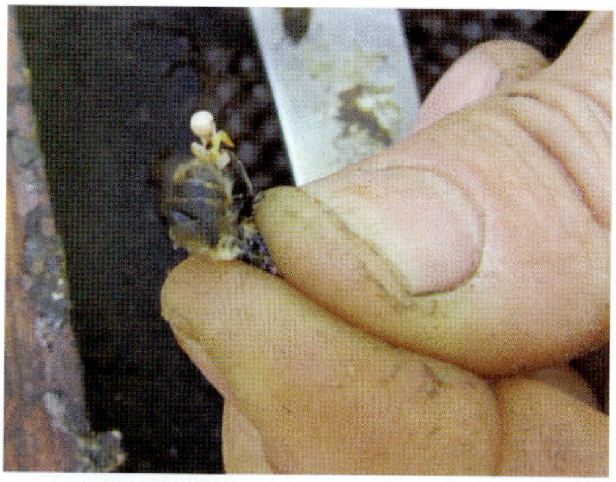

Photo 53 *Organes sexuels du faux bourdon.*

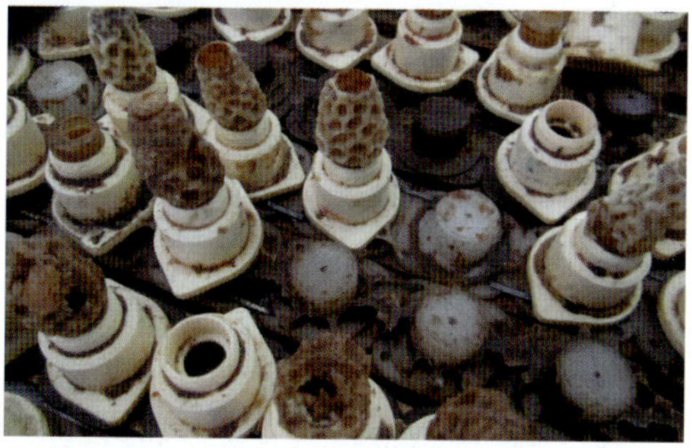

Photo 54 *Cupules ayant servi à l'élevage des reines sélectionnées.*

Au sein d'une colonie, plusieurs reines sont élevées en même temps. La première à naître sera en général celle qui deviendra reine. En effet, à son retour de vol de fécondation, elle repérera les cellules royales et tuera les sœurs, non destinées à essaimer, n'ayant pas encore émergé. Si une autre reine est déjà née, une bataille s'engagera et aboutira à la mort d'une des deux. Celle qui piquera l'autre en premier gagnera. La jeune reine effectuera un vol nuptial et se fera féconder par des mâles provenant de diverses colonies plus ou moins éloignées. C'est pourquoi il est très difficile de garder une lignée « pure ». Il faudrait pour cela élever des mâles destinés à encombrer le territoire, ce qui diminuerait les chances des faux bourdons autochtones. On parle de fécondation dirigée.

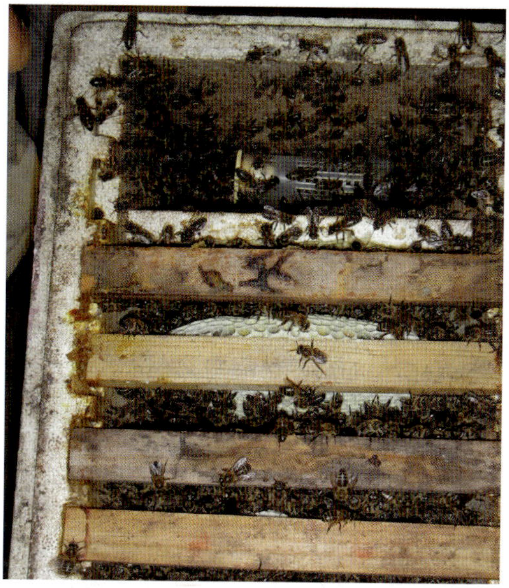

Photo 55 *Nucleus permettant de démarrer un essaim artificiel à partir d'une reine sélectionnée.*

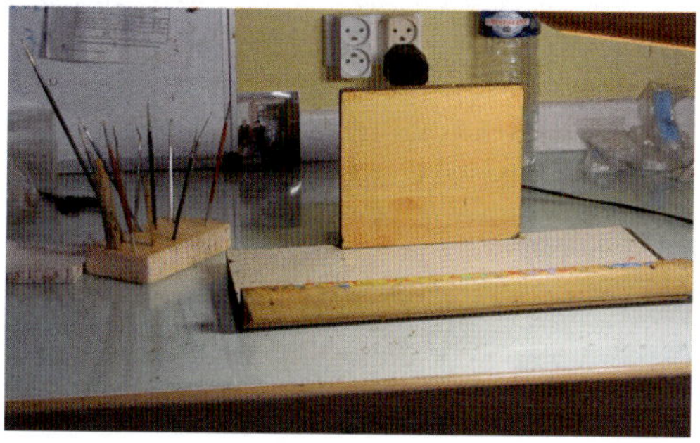

Photo 56 *Table et matériel permettant de réaliser le « picking » dans le but d'élever les reines sélectionnées.*

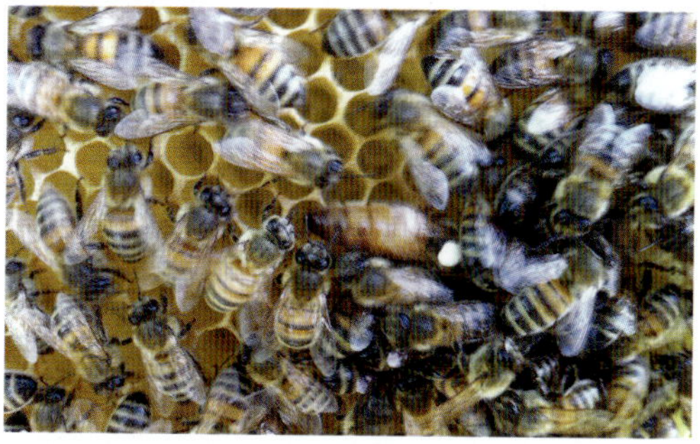

Photo 57 *La reine bouge vite. Le marquage permet de la repérer rapidement.*

À l'état sauvage, la colonie d'*Apis mellifera* vit dans les arbres creux, dans les cavités naturelles. Une fois l'abeille domestiquée, l'homme lui a fourni des abris pour sa colonie. Ce furent d'abord des troncs creux, des paniers, etc. Il y avait néanmoins un gros inconvénient : il fallait détruire la ruche pour extraire le miel. L'invention de cadres amovibles permit alors une plus grande rationalisation des récoltes destinées à l'homme et un meilleur entretien. Aujourd'hui, ces cadres sont toujours utilisés par les apiculteurs français travaillant avec *Apis mellifera (photo 58)*.

Dans ces « ruches », les abeilles bâtissent trois types de cellules (ou alvéoles), à l'aide de cire qu'elles synthétisent grâce à leurs glandes cirières. La plus grande de ces cellules est destinée à abriter la future reine durant sa croissance. On la nomme « cellule royale ». Il y en a peu dans une colonie. Les abeilles construisent essentiellement des cellules destinées à abriter les œufs, les larves et les nymphes d'en grande quantité. L'ensemble constitue le couvain. Enfin, elles bâtissent, lorsque le besoin s'en fait sentir, des cellules plus grandes destinées à la croissance des mâles. Autour de ces cellules, les ouvrières mettent en place des alvéoles qui serviront à abriter les réserves, c'est-à-dire le pollen et le miel *(photo 59)*.

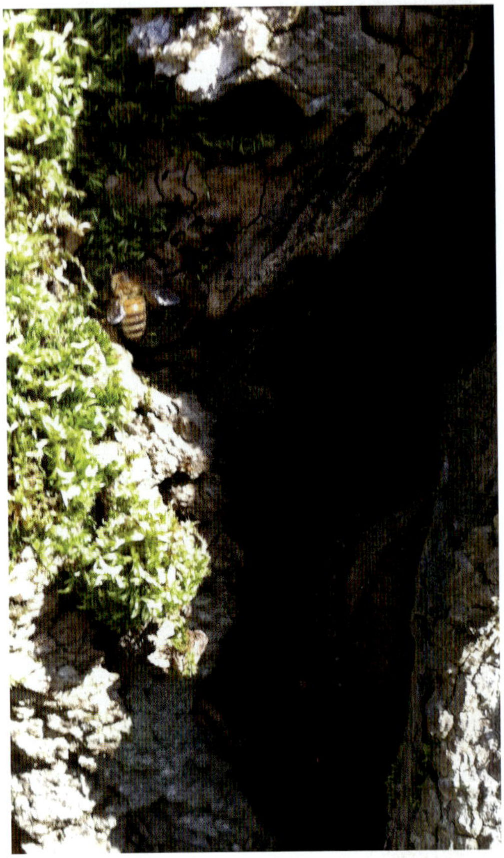

Photo 58 *Cavité d'arbre habitée par une colonie d'abeilles « affranchies ». La colonie est dite férale.*

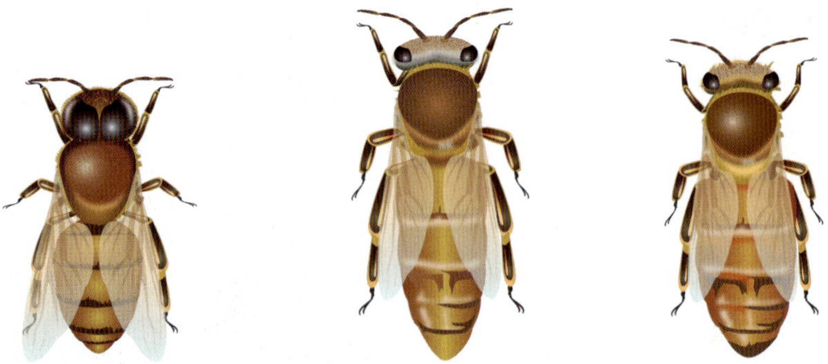

Figure 4 *Faux bourdon, reine et ouvrière : comparaison*
Source : d'après S. David

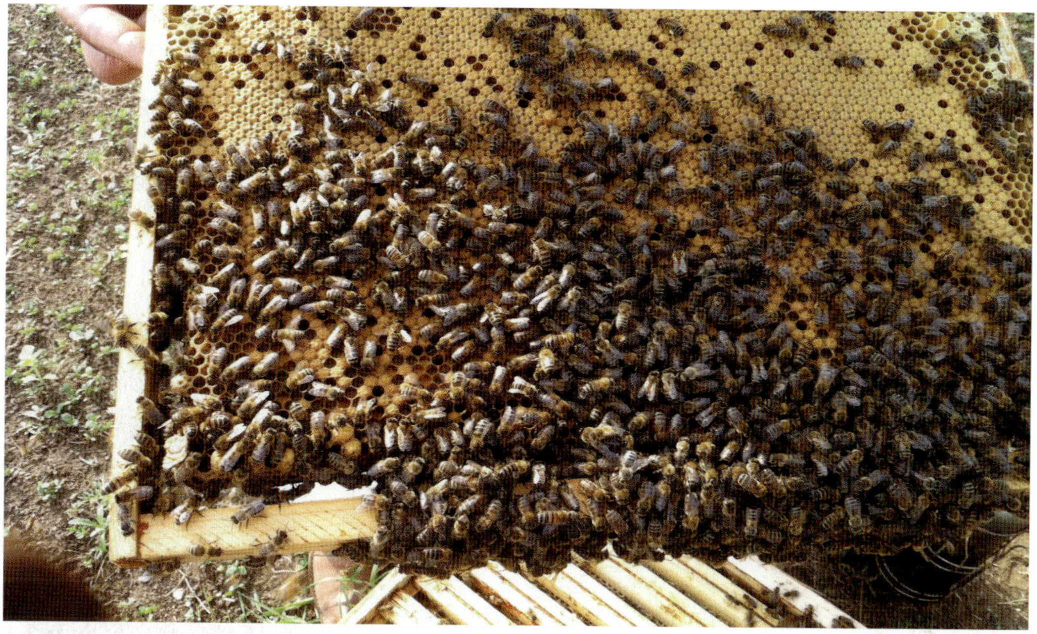

Photo 59 *Beau cadre abritant le couvain d'ouvrières.*

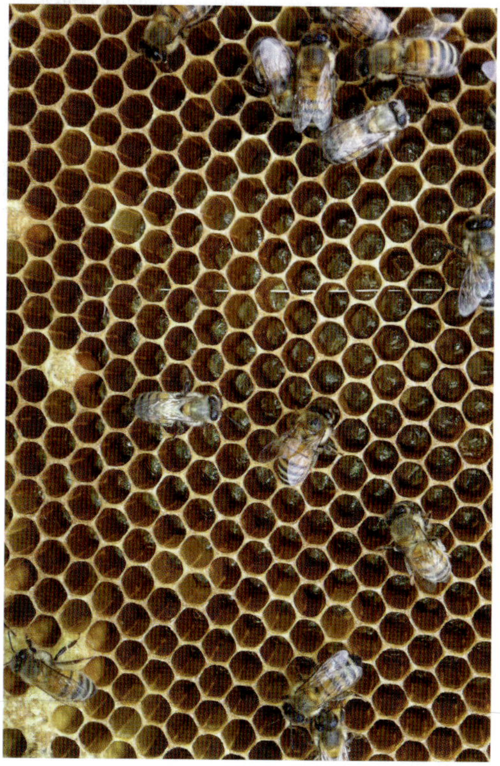

Photo 60 *Belle ponte.*

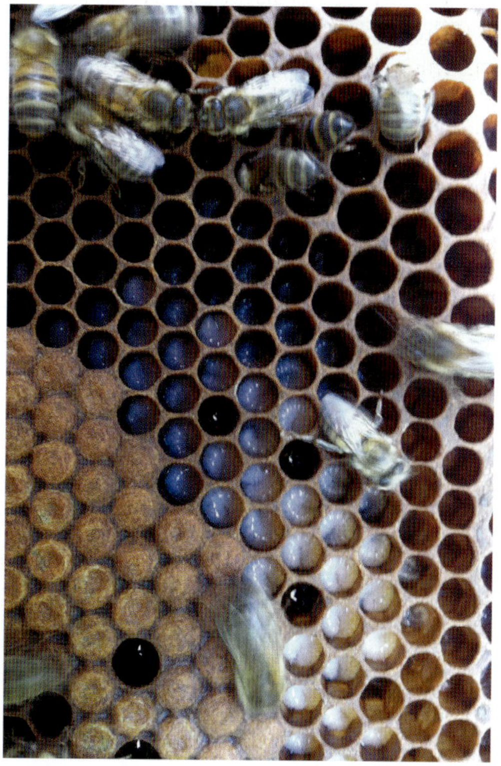

Photo 61 *Larves non operculées et couvain operculé.*

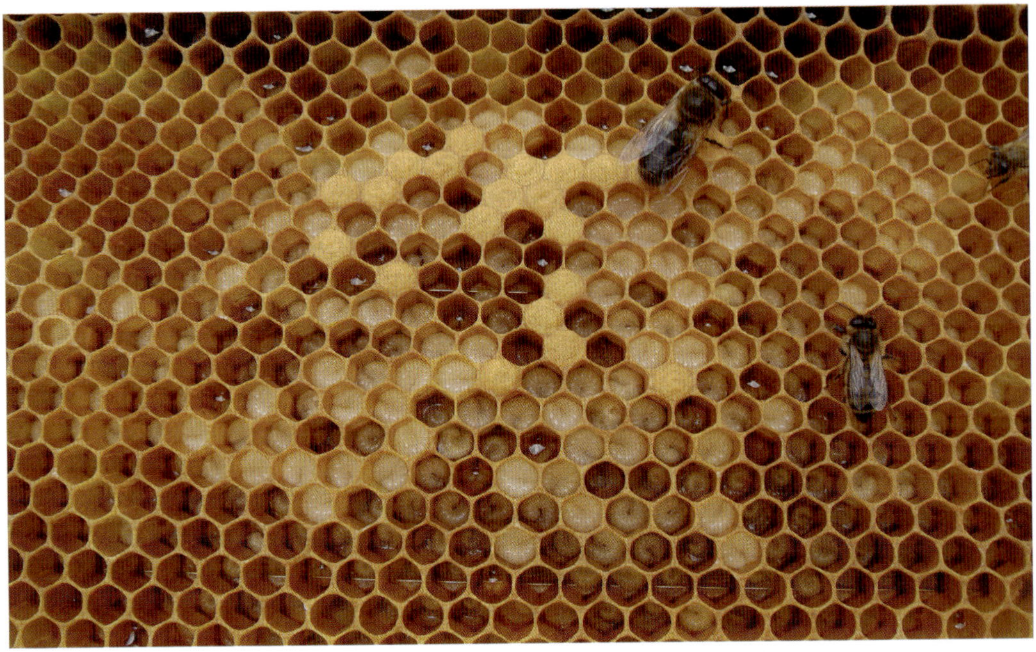

Photo 62 *Cellules en cours d'operculation.*

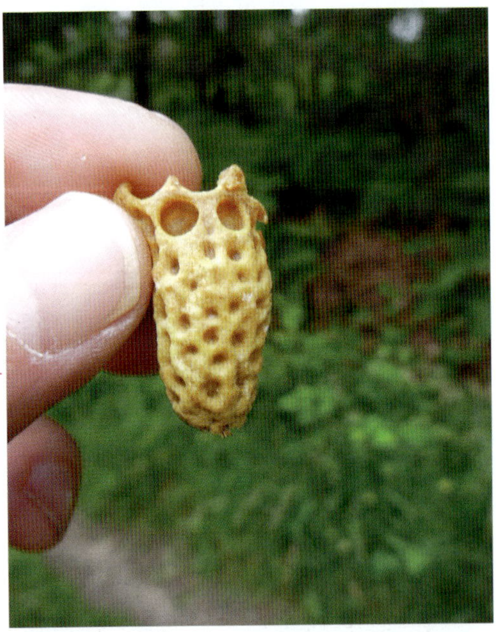

Photo 63 *Cellule royale dont une reine vierge va sortir.*

L'œuf est pondu au fond de l'une des alvéoles par la reine. S'il a été fécondé, il donnera une femelle (reine ou ouvrière). Il mesure 1,5 mm de long. Son incubation est de trois jours, et ce, pour tous les types d'individus présents au sein d'une colonie. Après l'éclosion, la larve grandit très vite. La masse de l'œuf est multipliée par 900 pour une ouvrière et par 1 700 pour une reine. En effet, les larves qui donneront une ouvrière ou une reine ne sont pas alimentées de la même façon *(photos 60 à 62)*.

La larve destinée à produire une reine reçoit une nourriture riche en gelée royale (sécrétions des glandes hypopharyngiennes, sécrétions des glandes mandibulaires, et un peu de miel). C'est ce régime particulier qui va permettre de produire une reine. Les larves d'ouvrières ont moins de chance et reçoivent une gelée nourricière plus pauvre en gelée royale (sécrétions des glandes hypopharyngiennes, sécrétions des glandes mandibulaires, miel, pollen, enzymes digestifs, eau) *(photo 63)*.

Tableau 2 Nombre de jours de développement des abeilles

Stade	Reine	Ouvrière	Mâle
Œuf	3	3	3
Larve	5,5 à 6	6	6,5 à 7
Nymphe	7 à 7,5	12	14 à 14,5
Total	16	21	24
Masse à l'émergence (mg)	178 à 292	81 à 151	196 à 225

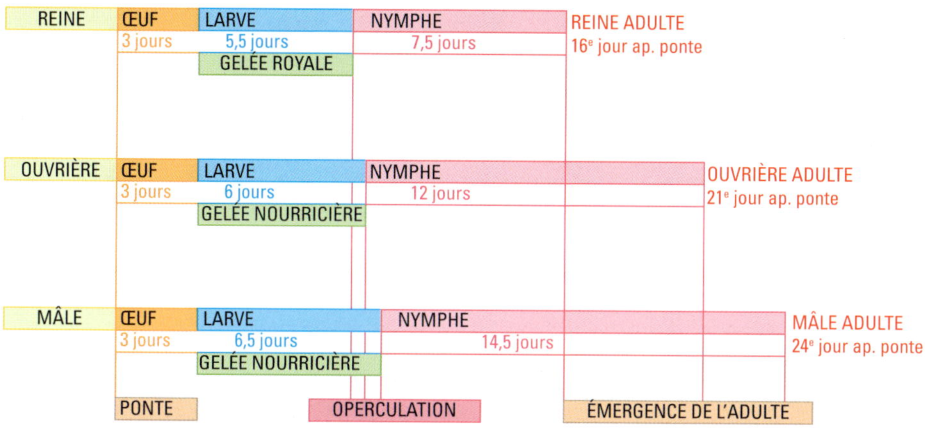

Figure 5 Cycle évolutif des trois castes d'abeilles
Source : tableau réalisé par Nicolas Vidal-Naquet

Le stade larvaire se déroule dans un couvain ouvert. Cela permet aux ouvrières de nourrir les larves. Ce stade dure 6 jours chez les ouvrières et 6,5 jours chez les mâles. La larve mue et se transforme en nymphe dans le couvain désormais operculé, nymphe qui se transformera en adulte en 7,5 jours pour une reine, 12 jours pour une ouvrière, et 14,5 jours pour un faux bourdon. La jeune abeille possède des téguments souples. Elle est un peu plus claire, il est donc facile de la repérer. Elle prendra en quelques jours l'aspect d'une ouvrière classique.

Au total, il est classiquement admis que le développement d'une ouvrière dure 21 jours, quand celui d'une reine se fait en 16 jours et celui d'un mâle en 24 jours. Cela aura des incidences non négligeables en pathologie.

Mais attention, le développement d'une reine issue d'élevage peut être plus court (il faut en tenir compte quand on pratique la sélection). En effet, il faut 16 jours de l'œuf à la naissance mais si on fait naître une reine après un orphelinage, 13 jours peuvent suffire car l'élevage royal débute généralement sur un œuf de 1 à 3 jours.

La colonie présente tout au long de l'année des phases successives tenant compte de l'environnement local et du climat. Il est possible de les résumer comme suit, sachant qu'il peut y avoir des variations non négligeables entre le nord et le sud du pays.

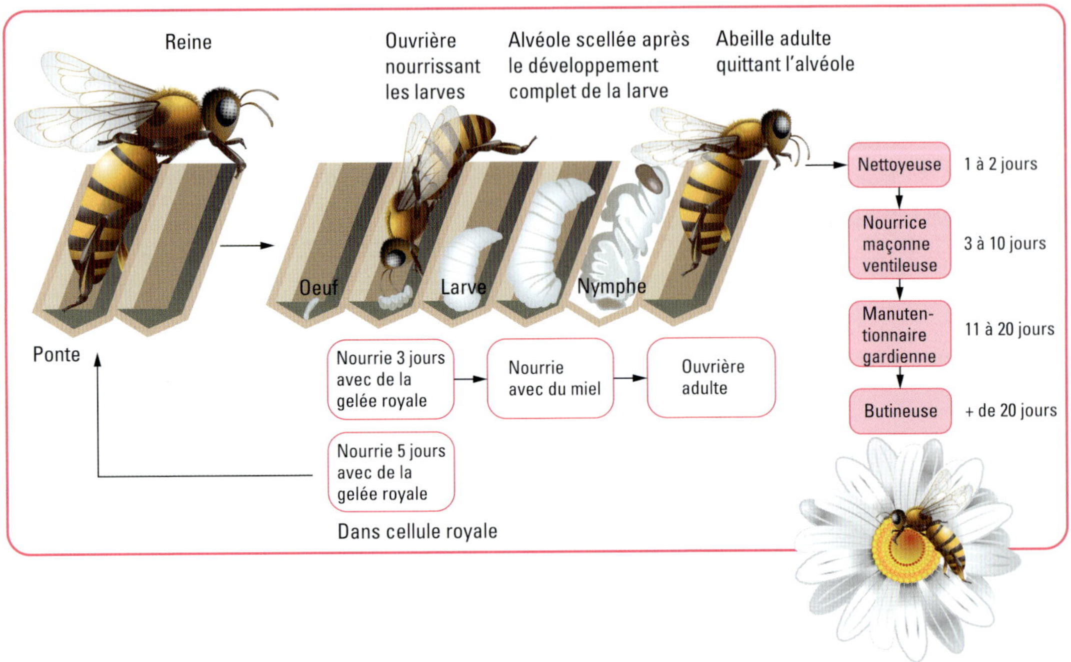

Figure 6 *Vie d'une abeille sociale*
Source : d'après S. David

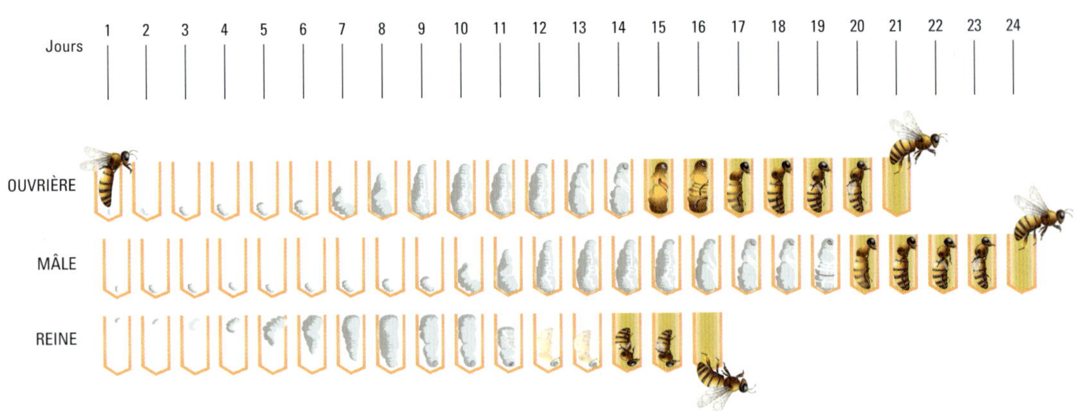

Figure 7 *Développement comparatif des trois castes*

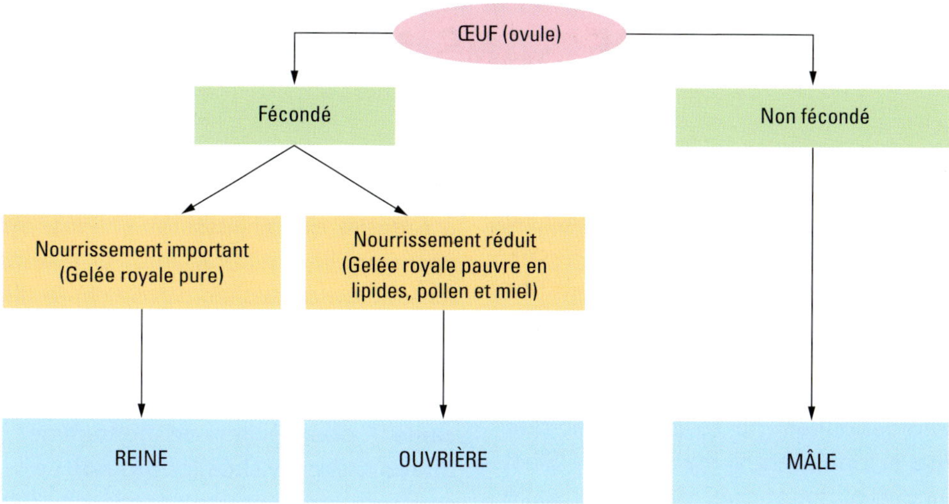

Figure 8 *Explication de la présence de trois castes*

Tableau 3 *Évolution de la colonie en fonction de la saison*

	Hiver	Printemps		Été	Fin d'été/automne
	Nov./fév.	Mars/avril	Mai/juin	Fin juin/ début août	Août/octobre
Floraison	0	0 à +	+++	++	+
Pollen	0	++	+++	++	+ à 0
Activité	0	+	++	++	+
	Sauf vol de propreté	Réduite aux périodes ensoleillées	Intense (essaimage)	Intense	
Nourriture	Réserves	Réserves et nectar	Nectar	Nectar	Nectar, puis réserves
Ponte	0	En hausse progressive	En hausse et effet de seuil	En baisse progressive	En baisse jusqu'à la fin de la ponte
Poids de la ruche	En baisse Consommation des réserves de miel	En baisse, mais s'équilibre avec la masse des entrées de nectar	En forte hausse (première miellée), puis stagne progressivement	En forte hausse (seconde miellée)	Stagnation et arrêt du stockage par arrêt des miellées

3 OUVRIR UNE RUCHE ET OBSERVER LA COLONIE SANS NUIRE

Le matériel nécessaire

Avant l'ouverture d'une ruche, il faut se protéger à la fois pour rassurer l'apiculteur débutant et pour éviter les piqûres (les cas d'allergies graves sont rares, mais les œdèmes gênants sont fréquents et durent trois ou quatre jours). Beaucoup de professionnels ne se protègent que la tête et travaillent à mains nues. C'est beaucoup plus pratique, mais déconseillé à une personne non habituée.

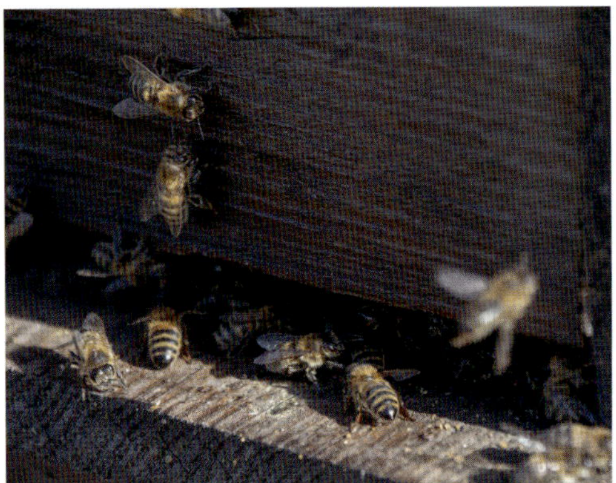

Photo 64 *Observer l'activité au trou de vol avant d'enfumer est important pour déceler des comportements anormaux.*

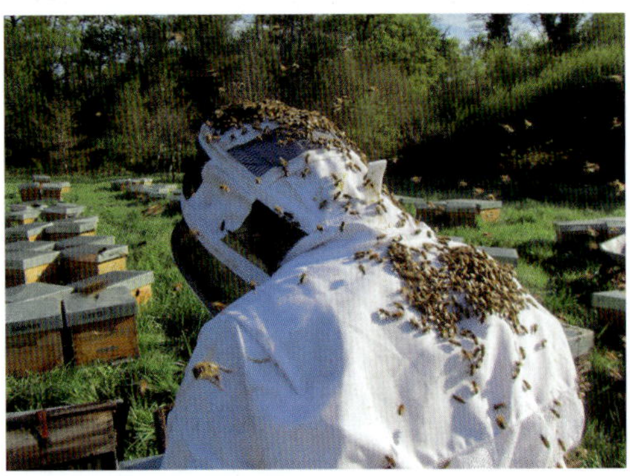

Photo 65 *Il est indispensable de se protéger pour faire de l'apiculture.*

Il existe actuellement de très bonnes tenues intégrales *(photo 65)*. On veillera à prendre des chaussures solides, ayant une semelle antidérapante, et éventuellement renforcées (en cas de chute d'une ruche sur le pied). Le vétérinaire pourra les recouvrir de pédisacs (dont l'inconvénient est de rendre les semelles glissantes) pour éviter de contaminer les autres ruchers visités *(photo 66)*. Le voile sera suffisamment large et ses mailles pas trop serrées, afin de permettre une observation correcte des insectes. On veillera à ne pas le mettre trop près de la figure. Il est déconseillé de visiter des ruches tête nue car, en cas de panique, les abeilles se prennent dans les cheveux. Le pantalon doit être épais (un jean convient très bien). Les gants seront en peau d'agneau (souple et protectrice) ou en matière synthétique (facile à désinfecter).

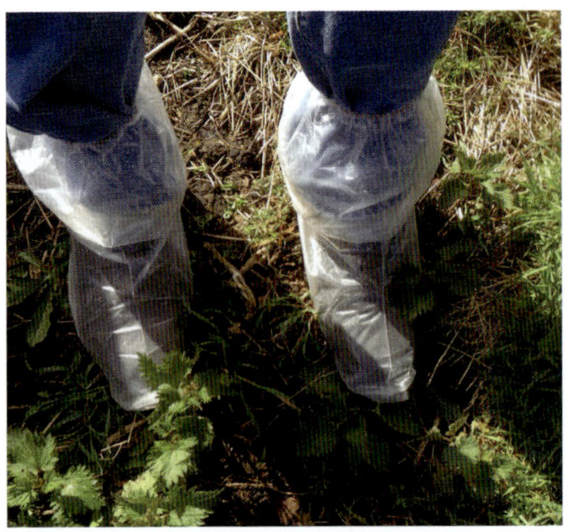

Photo 66 *Les pédisacs se mettent sur les chaussures lorsque l'on passe d'un rucher à l'autre : cela permet d'éviter les contaminations. C'est un matériel jetable.*

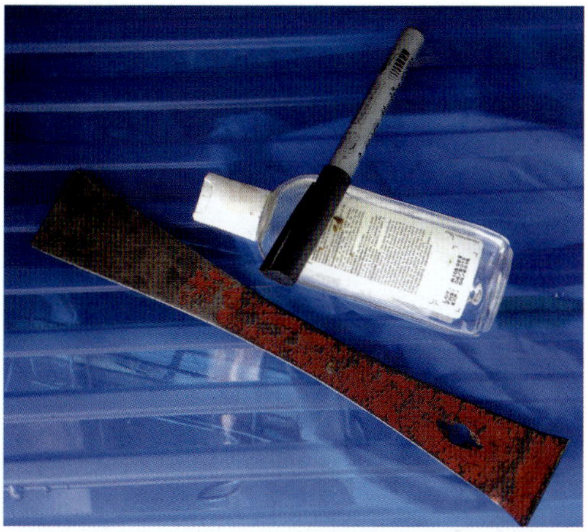

Photo 67 *Matériel nécessaire lorsque l'on ouvre une ruche : lève-cadre, gel hydroalcoolique désinfectant et crayon pour écrire sur le toit de la ruche.*

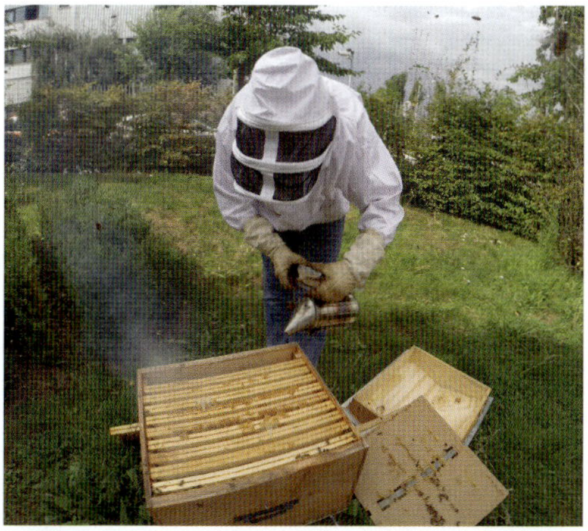

Photo 68 *L'enfumoir doit délivrer une belle fumée peu chaude pour ne pas gêner les abeilles.*

Le vétérinaire pourra les recouvrir de gants jetables. On devra les enduire de gel hydroalcoolique (avoir un petit flacon dans sa poche est indispensable) à chaque fois que l'on observera un cadre contaminé *(photo 67)*. En cas de travail à mains nues, il est conseillé d'ôter ses bagues ou son alliance car, en cas de piqûre, les doigts gonflent.

La technique d'ouverture

Ensuite, il faut « calmer » les abeilles. C'est l'enfumoir qui tient ce rôle. La fumée froide envoyée dans la ruche pousse les abeilles à se gorger de miel et les rend inoffensives. Il faut prendre le temps de bien préparer l'enfumage. Quand il est correct, on entend un bruissement prolongé : l'agressivité des abeilles a alors diminué *(photo 68)*.

On doit également préparer le lève-cadre et le gel hydroalcoolique dont il sera enduit à chaque nouvelle ouverture de ruche.

Tout doit se faire dans le calme. On observe d'abord l'activité de la colonie. On cherche les abeilles mortes autour de la ruche, ainsi que d'éventuels prédateurs ou les traces qu'ils ont pu laisser, puis on se place derrière le trou de vol. On observe les alentours pour juger des réserves potentielles immédiatement accessibles *(photo 64)*.

On prévient les abeilles en faisant passer un peu de fumée à travers le trou de vol, puis on enlève le toit et le couvre-cadres. On les décolle et on les pose à l'envers, devant la ruche (les abeilles rentrent seules, mais on peut aussi les pousser d'un mouvement brusque pour les décrocher et les faire pénétrer dans le corps de ruche). En saison de production, il faudra peut-être enlever la hausse et la déposer sur le toit placé à l'envers : cela évitera de souiller les cadres. On met ensuite le porte-cadres sur l'un des côtés (si l'on n'en a pas, on crée au sol, tout près de la ruche, une zone propre, afin d'y poser les cadres enlevés sans les salir) *(photo 69)*.

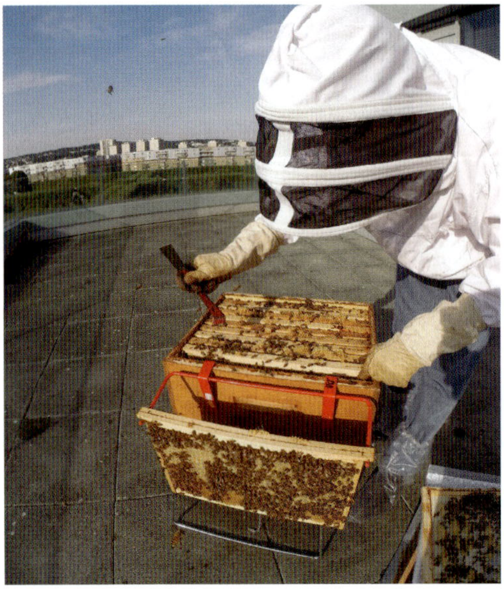

Photo 69 *Le porte-cadres permet de ne pas poser les cadres par terre : une bonne précaution pour éviter tout contact avec les contaminants du sol.*

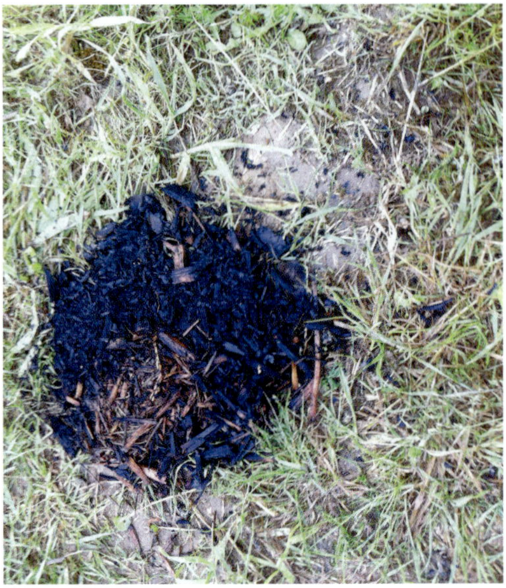

Photo 70 *Le feu doit toujours être totalement éteint lorsque l'on quitte le rucher.*

Lorsque les abeilles menacent, on les enfume sur le dessus des cadres. Ensuite, on retire le premier cadre situé sur le côté (on parle de « cadre de rive »). On l'observe, puis on le place sur le porte-cadres, ou debout sur la partie du sol qui a été nettoyée. On dégage les cadres un à un en les observant, puis on les réinstalle, en commençant par la place laissée par le cadre de rive.

On observe les insectes (reine, faux bourdons, jeunes ouvrières ou butineuses), leur couvain (operculé ou ouvert) et les réserves (miel, pollen…).

Il est de coutume de laisser une petite note résumant les diverses observations sur le toit de la ruche. Aujourd'hui, des logiciels donnent la possibilité de les consigner sur un tableur, ce qui permet une meilleure tenue du registre d'élevage. On peut ainsi faire des comparaisons d'une année sur l'autre.

À la fin de la visite, on éteint complètement l'enfumoir, et on s'assure que le feu ne peut pas prendre dans les broussailles situées à proximité *(photo 70)*.

La visite doit durer environ un quart d'heure et ne doit pas être réalisée s'il fait moins de 12 °C. On ne quitte son voile que lorsqu'il n'y a plus d'abeilles à proximité.

LE RISQUE DU MÉTIER D'APICULTEUR : L'ENVENIMATION

4

L'apiculteur est souvent au contact de ses abeilles durant la saison apicole. Son travail dérange parfois les insectes qui peuvent alors le piquer et lui injecter du venin lorsqu'elles se sentent menacées ou dérangées. La plupart des accidents proviennent du comportement nerveux et maladroit des hommes. Le venin des hyménoptères, et en particulier celui des abeilles, est une substance complexe toxique destinée à tuer ou paralyser leurs agresseurs pour se défendre.

De nombreux insectes peuvent provoquer un envenimement, mais le groupe médicalement le plus important est de loin celui des Hyménoptères aculéates (dont les guêpes, frelons et abeilles) responsable de l'essentiel des accidents, qui, en de très rares cas, peuvent être mortels.

Les abeilles, insectes sociaux vivant en groupe, sont craintes par l'homme qui voit en elles un risque de piqûres multiples. Si certaines souches ont été sélectionnées pour leur extrême douceur, d'autres – notamment les colonies dérivées de l'abeille africaine qui s'est croisée en 1957 accidentellement avec les abeilles brésiliennes domestiques préalablement introduites par les colons – représentent un réel danger. En cas d'attaque, l'abeille brésilienne est capable de faire appel à un nombre impressionnant de congénères et de poursuivre la victime sur plusieurs kilomètres *(photo 71)*.

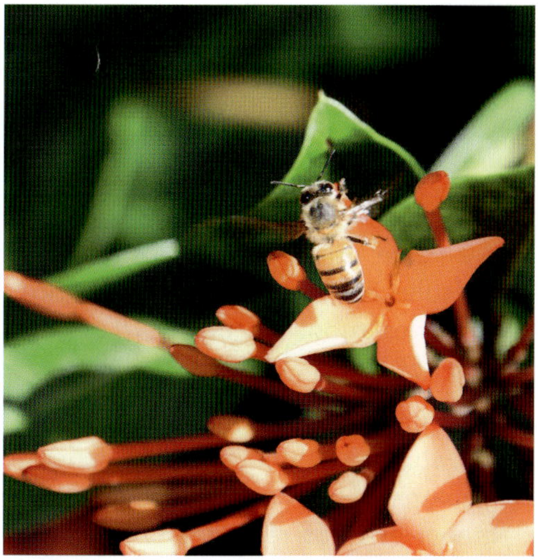

***Photo 71** Abeille brésilienne croisée avec* Apis mellifera scutellata, *l'abeille africaine.*

Mais le venin d'abeilles possède aussi un potentiel allergène important lié à certains de ses composants. De plus en plus utilisé à des fins thérapeutiques il est aussi l'objet de nombreuses études.

L'appareil vulnérant des abeilles

Qui pique ?

Les glandes à venin sont dérivées de l'oviscapte, organe de l'appareil génital femelle qui permet de guider l'œuf au moment de la ponte. Les faux bourdons sont donc dépourvus de dard et ne piquent pas. Seules les ouvrières et les reines sont susceptibles de piquer. Si elle possède un aiguillon, la reine fécondée adulte ne pique pas l'apiculteur. Son dard est plus lisse que celui des ouvrières ce qui lui permet de piquer plusieurs fois. Elle s'en sert donc lorsqu'elle est jeune pour vaincre les autres reines potentielles. Une fois ses ovaires développés, elle ne pourra plus le faire.

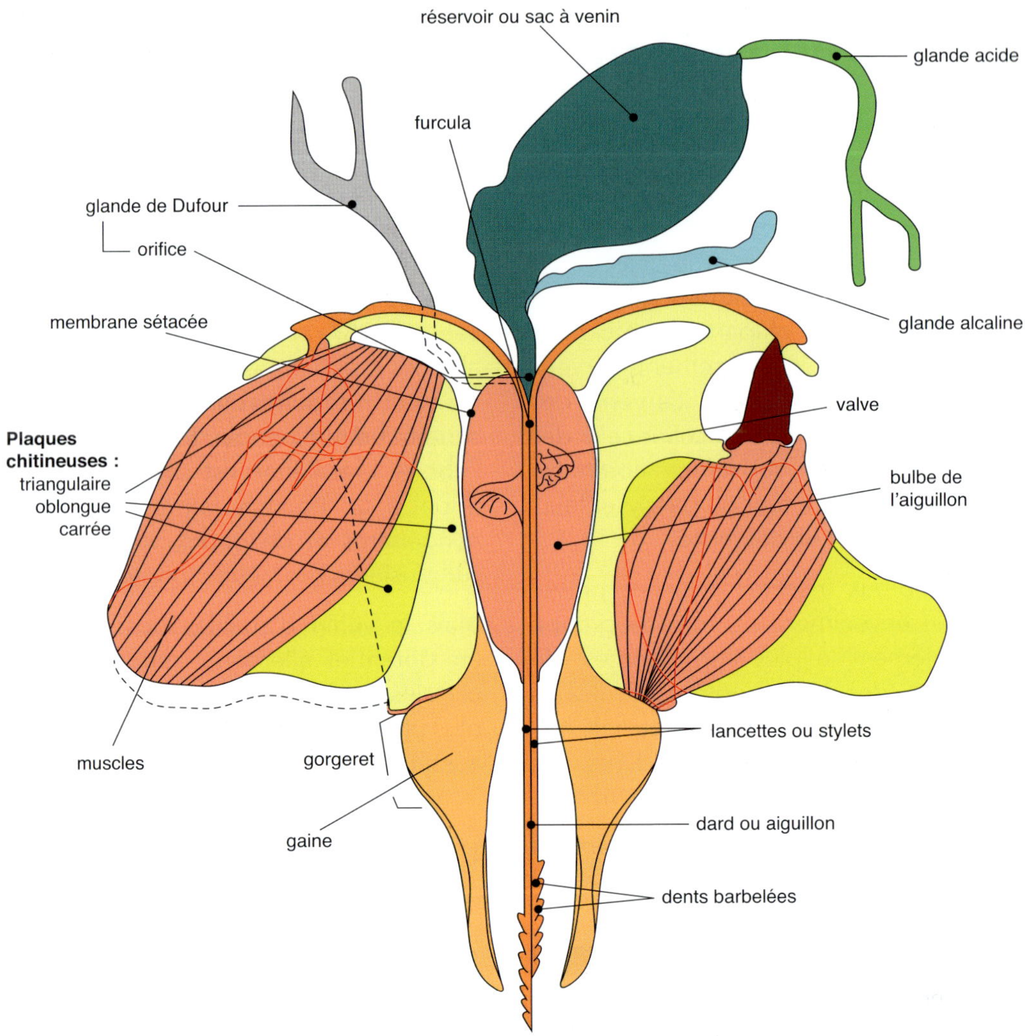

Figure 9 Schéma de l'appareil vulnérant de l'abeille

Anatomie de l'appareil vulnérant et son fonctionnement

L'appareil vulnérant est situé près du rectum. Il est constitué de deux glandes vénéripares : la glande acide (qui sécrète un liquide très acide) et la glande alcaline (qui sécrète un liquide faiblement alcalin et non toxique). Elles sont actives 2 à 3 jours après la naissance des abeilles.

Ces sécrétions se déversent dans le réservoir à venin et c'est un venin très acide qui résulte de ce mélange. Les glandes vénéripares montrent un pic d'activités vers le 15e jour de vie de l'animal.

Le venin est aspiré et injecté par le dard grâce à un ensemble rétractile actionné par quatre muscles principaux, deux protracteurs et deux rétracteurs. L'aiguillon comporte deux stylets longs et creux, adossés l'un à l'autre pour former un

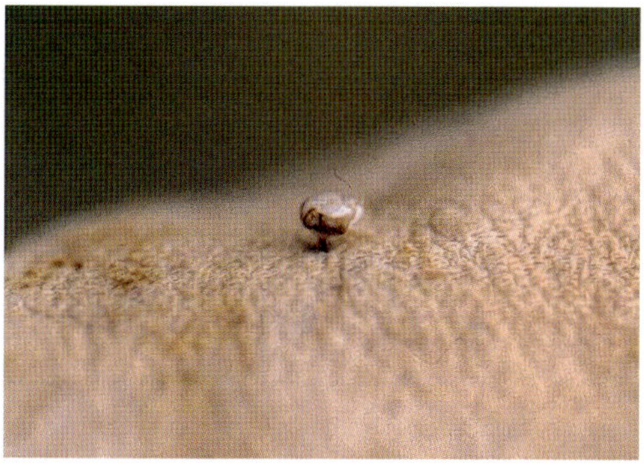

Photo 72 Dard piqué sur un gant de peau : on voit le sac à venin encore attaché.

sillon interne bien hermétique et coulissant dans une pièce de chitine renflée, le gorgeret. À leur extrémité, les lancettes sont munies de dents barbelées (barbules), neuf chez l'ouvrière domestique, cinq chez les femelles fécondes.

Les ouvrières meurent après avoir piqué. En effet, leur aiguillon prend la forme d'un harpon qui s'enfonce dans la peau des vertébrés, peau qui se referme et empêche les crochets du dard d'en ressortir. Pour s'échapper, l'abeille déchire son abdomen et le dard, accompagné de la poche à venin, reste sur la peau de la victime *(photo 72)*. Éviscérée, l'abeille est donc condamnée. En revanche, si elle pique un revêtement chitineux, le dard peut se rétracter.

La poche à venin d'une ouvrière est animée de spasmes permettant la vidange des 0,2 à 0,3 mg de venin (plus pour une reine) même après la séparation du corps de l'abeille.

Le venin

Composition

Le venin d'abeilles est composé à 90 % d'eau mélangée à des substances chimiques variées (enzymes, peptides, amines biogènes). Plus ces sucs digestifs sont concentrés, plus le venin est puissant. Toutefois, la dangerosité de l'animal venimeux dépend également de son agressivité et de la dose de venin injectée. Les composés du venin d'abeille les plus importants en termes de toxicité sont la phospholipase A2 et la mellitine et la hyaluronidase.

Tableau 4 Composition du venin d'abeilles

Amines biogènes
Histamine, Dopamine, Noradrénaline, GABA, Polyamines
Peptides
Kinines, Peptide-MCD, *Mellitine*, Apamine, Inhibiteur de protéase
Enzymes
Hyaluronidase, Estérases, *Phosphomonoestérase acide*, Protéases, α-Glucosidase, *Phospholipase A2*, Lysophospholipase
Les molécules allergéniques sont indiquées en italique.

La mellitine et l'apamine qui ne se retrouvent que dans le genre *Apis* caractérisent le venin d'abeilles.

Mode de fonctionnement

Un venin en général peut être :

- cytotoxique et il détruit alors les cellules. Il peut provoquer de vives douleurs, une altération des muscles, des cellules cardiaques et des cellules sanguines.
- neurotoxique et il affecte alors le système nerveux, provoque le blocage de l'influx nerveux c'est-à-dire la paralysie progressive des muscles qui conduit généralement au décès par arrêt du système respiratoire.
- hémotoxique et il affecte alors la circulation sanguine dans les tissus, il

provoque des hémorragies ou des formations de caillots.

Chez l'abeille, chaque composé du venin a une action spécifique :

- *amines biogènes* : l'histamine est présente dans tous les venins et dans celui d'abeilles en particulier. Sous l'action de différentes enzymes elle est libérée et tend à entraîner une augmentation de la perméabilité capillaire, une diminution de la pression artérielle et une contraction de la musculature lisse bronchique. La réaction en cas de piqûre simple reste localisée mais elle peut revêtir une plus grande ampleur, avec un œdème locorégional important et persistant, une hypotension marquée et des phénomènes de cytolyse (hémolyse). On parle alors de réaction anaphylactoïde, où n'entrent pas en jeu les phénomènes immunologiques (allergie) liés à la présence d'IgE (immunoglobulines) ;
- *peptides spécifiques* :
  - *la mellitine,* peptide de 26 acides aminés, est l'un des principaux composants toxiques du venin d'abeille (elle est absente dans les venins de guêpe). Elle possède une activité hémolytique, par atteinte des phospholipides membranaires et potentialisation de l'action des phospholipases, un effet hypotenseur par vasodilatation capillaire, et une action histaminolibératrice. C'est le mieux connu des composants du venin, le type même des polypeptides ayant une activité cytolytique. Chez l'abeille, la grande affinité de la mellitine pour les phospholipides membranaires est un facteur de potentialisation de la phospholipase, aboutissant à une destruction irréversible des fonctions membranaires, ayant pour conséquence la libération de composants cellulaires de haut poids moléculaire, et, en cas de piqûres multiples, d'une hémolyse importante,
  - *l'apamine,* peptide de 18 acides aminés, neurotoxique capable de franchir la barrière hémato-méningée, stimulant du système nerveux central et périphérique,
  - *le peptide-MCD* est un histaminolibérateur puissant augmentant la perméabilité capillaire ;
- enzymes :
  - *la hyaluronidase* est une enzyme non toxique par elle-même, mais qui agit comme un facteur de diffusion

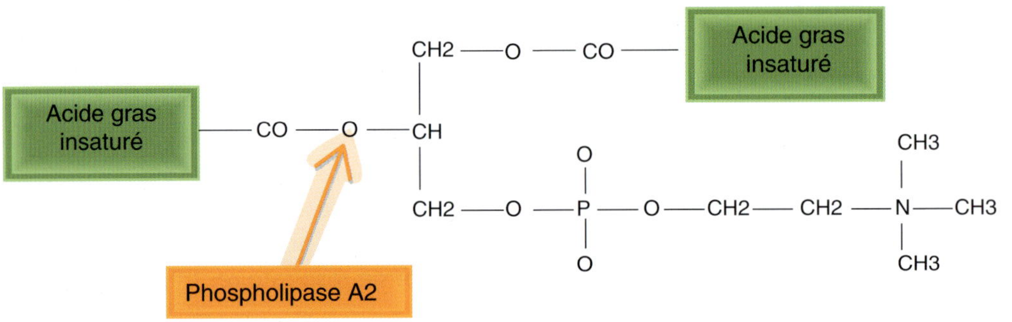

Figure 10 Catalyse des phospholipides par la phospholipase A2

du venin, capable par conséquent de majorer l'effet des composants toxiques. Elle permet de couper l'acide hyaluronique et ouvre par ce fait les espaces intercellulaires. La hyaluronidase, en rendant les tissus plus lâches et plus perméables, facilite la diffusion du venin ;
- *les phospholipases* attaquent les phospholipides membranaires. La phospholipase A2 a pour rôle de catalyser l'hydrolyse (la découpe en plusieurs produits) des phospholipides. Elle catalyse la desacylation des phospholipides en position 2, libérant des lysophospholipides et des acides gras à longue chaîne. Elle permet ainsi de modifier la perméabilité membranaire, la barrière chimique est alors perturbée. La présence d'une lysophospholipase complète l'action de la phospholipase, et favorise la cytolyse, la destruction de la cellule. Cela a pour conséquence de provoquer des réactions inflammatoires douloureuses.

Manifestations cliniques

La réaction locale non allergique

La réaction habituelle chez l'homme à une piqûre d'abeille reste locale et bénigne même si elle est douloureuse. L'action combinée des principaux composés du venin a pour conséquences les symptômes connus d'une piqûre d'abeilles (gonflement, douleur…). Le venin est inoculé dans l'hypoderme où il diffuse très rapidement. Cela entraîne une réaction locale montrant une papule œdémateuse et érythémateuse généralement inférieure à 2 cm et qui est générée par la libération d'histamine modifiant

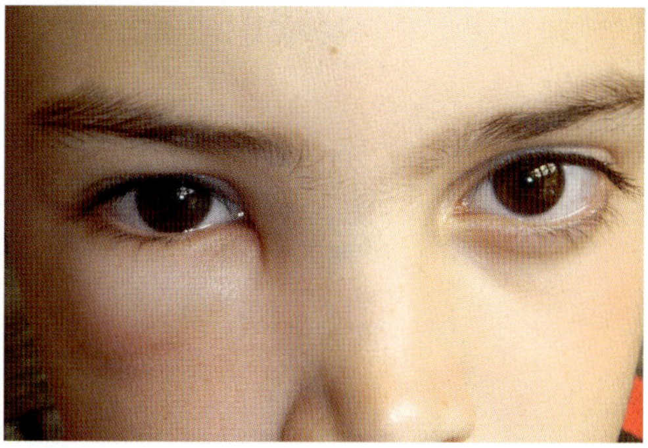

Photo 73 *Enfant piqué au front, l'œdème se déplace sous la paupière et sur l'aile du nez.*

la perméabilité capillaire *(photo 73)*. Elle disparaît en quelques heures. La localisation de la piqûre a également son importance. Les piqûres du visage, de la bouche, de la langue, entraînant un œdème local important gênent et peuvent empêcher l'air de gagner les voies respiratoires.

Les réactions allergiques (ou immunologiques)

Le réel danger que présente le venin d'abeille réside dans sa grande réactivité allergénique. La prévalence des réactions anaphylactiques concerne 0,3 à 7,5 % de la population générale, et 14 à 32 % des apiculteurs. En France, la mortalité annuelle liée à une anaphylaxie sévère après piqûre d'hyménoptère est estimée à 0,48 par million d'habitants. En effet, nombre des protéines contenues dans le venin sont de puissants allergènes (elles sont indiquées en italique dans le *tableau 4*).

Ces réactions allergiques sont déclenchées par les anticorps de la classe des IgE. En effet, l'inoculation du venin peut entraîner, outre la synthèse d'IgG spécifiques, celle d'IgE qui ont la capacité de se fixer sur des récepteurs membranaires

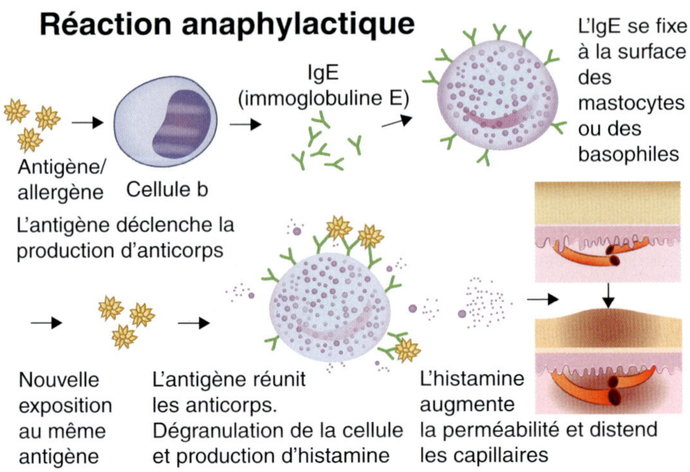

***Figure 11** Schématisation d'une réaction anaphylactique*

des mastocytes et des basophiles sanguins. Lors de la réintroduction d'antigènes, à l'occasion d'une nouvelle piqûre, le simple contact avec les enzymes du venin citées précédemment entraîne un regroupement massif des anticorps avec les enzymes. Il se forme un pontage entre deux molécules d'IgE par l'intermédiaire de l'antigène, pontage qui constitue la première phase d'un processus d'activation aboutissant à une dégranulation cellulaire. Celle-ci correspond à une libération de médiateurs primaires préformés (histamine, sérotonine) et de médiateurs secondaires néoformés (leucotriènes, prostaglandines) qui déclencheront le phénomène clinique d'anaphylaxie.

Les réactions allergiques varient selon l'intensité et le mécanisme physiopathologique mis en jeu. Elles augmentent avec l'âge. Les symptômes sont visibles quelques minutes après la piqûre et ils augmentent en général en intensité d'une fois à l'autre. Mais il arrive aussi qu'on observe le passage d'une réaction bénigne à une réaction grave sans gradation.

Les réactions locorégionales

Elles apparaissent dans les 30 minutes (maximum quelques heures) suivant la piqûre. Elles provoquent un œdème douloureux et prurigineux de plus de 10 cm de diamètre, avec une extension régionale possible (jusqu'à deux articulations) et une durée supérieure à 24 heures. Les tests cutanés et/ou les IgE spécifiques au venin d'hyménoptère en cause sont positifs dans 30 à 80 % des cas, mais seuls 5 à 15 % des individus ayant présenté une réaction locorégionale risquent d'évoluer vers une réaction systémique lors de la prochaine piqûre.

Les réactions systémiques immédiates (ou réactions anaphylactiques)

Les réactions anaphylactiques ont été classées par Müller selon 4 stades de gravité. Elles surviennent dans l'heure qui suit la piqûre. Un patient ayant eu une première réaction généralisée présente un risque de réaction systémique

Tableau 5 Classification des réactions anaphylactiques selon leur gravité aux piqûres d'hyménoptères

Stade	Signes cliniques
I	Urticaire généralisée, prurit, sensation de malaise général et d'anxiété
II	**Stade I + symptômes suivants :** angio-œdème, oppression thoracique, douleurs abdominales, nausées, diarrhée
III	**Stade II + symptômes suivants :** dyspnée, dysphagie, dysphonie, sibilants, stridor laryngés, confusion, impression de mort imminente
IV	**Stade III + symptômes suivants :** hypotension, collapsus cardiovasculaire, perte de connaissance, détresse respiratoire

de l'ordre de 40 à 60 % lors d'une nouvelle piqûre. En cas de mastocytose, les réactions anaphylactiques peuvent être sévères.

Les réactions retardées et semi-retardées

Elles restent plutôt rares et apparaissent quelques heures à quelques jours après la piqûre. Leur mécanisme physiopathologique n'est pas toujours connu ; elles peuvent correspondre à des manifestations cutanées (urticaire retardée, pseudo-maladie sérique), neurologiques (encéphalopathie, polyradiculonévrite), rénales (glomérulonéphrite) ou hématologiques (thrombopénie, anémie, CIVD) ou Coagulation IntraVasculaire Disséminiée.

Le diagnostic d'une allergie au venin se fonde sur deux types de critères :

- Critères anamnestiques : l'existence d'une réaction locorégionale persistant 24 heures ou plus, la notion de réactions d'intensité croissante avec la répétition des piqûres sont des éléments d'appréciation importants en faveur d'une sensibilisation au venin.
- Critères immunologiques :
  - *In vivo :* tests cutanés effectués avec des venins injectés par voie intradermique. Ces tests sont potentiellement dangereux, et l'intradermo-réaction doit commencer à des concentrations de 10^4 ou 10^3 µg/ml.
  - *In vitro :* recherche d'IgE sériques spécifiques par « radio allergo-sorbent-test » ou RAST. La présence d'IgE spécifiques ne reflète cependant pas nécessairement la sensibilité au venin, et les résultats obtenus doivent être rapprochés des tests *in vivo* et de l'anamnèse avant d'affirmer l'existence d'une sensibilisation.

Une allergénicité croisée entre venins de guêpes et d'abeilles existe, mais elle est faible et sans conséquences cliniques. Elle est plus importante si la parenté taxonomique est proche, et peut alors avoir des traductions cliniques (abeilles-bourdons). En conclusion, la recherche d'une sensibilisation, et une éventuelle désensibilisation thérapeutique doivent tenir le plus grand compte de l'espèce d'Hyménoptère responsable.

Les réactions toxiques

Les piqûres multiples, lorsqu'elles atteignent ou dépassent la cinquantaine, peuvent entraîner un syndrome toxique dû aux propriétés pharmacologiques des composants du venin. L'effet des amines vasoactives, en particulier l'histamine, contenues dans le venin peut mimer une réaction anaphylactique IgE médiée et donner un tableau clinique analogue à celui d'un choc anaphylactique. On parle alors de choc anaphylactoïde. Une envenimation massive peut conduire à la rhabdomyolyse, à l'insuffisance rénale aiguë, puis à la défaillance multiviscérale. Le diagnostic différentiel de l'allergie vraie est posé grâce au contexte (piqûres multiples) et aux symptômes cliniques (réaction retardée, absence d'urticaire). La dose létale médiane (DL50) n'est pas établie avec certitude mais elle est comprise entre 1,3 et 3,5 mg de venin par kilogramme de masse corporelle. Il faudrait ainsi au minimum 600 piqûres pour provoquer la mort d'un homme de taille et poids moyens.

Soins à donner à la victime

La majorité des piqûres d'abeilles ou de guêpes sont douloureuses mais banales. Elles ne nécessitent donc aucun traitement particulier. Si le dard est resté fixé à la plaie, il est important de le retirer soigneusement en faisant glisser sur la peau une lame de couteau, un lève cadre ou tout autre objet plat et fin, voire un ongle, afin de ne pas comprimer le réservoir à venin.

Si toutefois la douleur semble intense, si la piqûre a eu lieu dans les voies buccales ou que les piqûres sont nombreuses, il ne faut pas hésiter à recourir à un médecin, voire les urgences pour les cas alarmants. Une réaction locale importante justifiera la prescription de corticoïdes oraux pendant 2 ou 3 jours. Pour éviter ou traiter un œdème laryngé et bronchique, des pulvérisations intrabuccales d'adrénaline peuvent être utilisées.

Traitement des réactions allergiques systémiques

Le traitement d'urgence de la réaction systémique repose sur la prise immédiate d'antihistaminiques, associés à l'adrénaline intramusculaire à la dose de 0,3 à 0,5 mg chez l'adulte et 0,2 à 0,3 mg chez l'enfant pour les stades II, III et IV. Par son action vasoconstrictrice, ses effets sur la diminution de la perméabilité capillaire, sur la relaxation de la musculature lisse bronchique, son action cardiaque inotrope positive, l'adrénaline est le véritable antagoniste physiologique des médiateurs de l'anaphylaxie. L'injection sera renouvelée dans les cas graves en l'absence d'amélioration cliniquement décelable au bout de 10 minutes. Tout apiculteur ayant présenté une réaction allergique systémique doit avoir une trousse d'urgence comprenant un antihistaminique, un bêta-2 mimétique inhalé à courte durée d'action, un corticoïde et 2 stylos auto-injecteurs d'adrénaline (0,3 mg pour un adulte, injection à renouveler à 15 minutes en cas de non-amendement des symptômes). Le patient sera éduqué à l'utilisation du stylo préalablement. Il doit être adressé à un allergologue compétent dans la prise en charge de l'allergie aux venins d'hyménoptères. Il réalisera des tests cutanés, un dosage d'IgE spécifiques, mesurera la tryptase de base pour dépister une mastocytose et proposera une immunothérapie spécifique si le patient a présenté une réaction systémique grave, ou une réaction systémique légère à modérée avec des facteurs de risque de réaction sévère lors d'une piqûre ultérieure ou s'il est très exposé au risque. En pratique, elle est proposée à tous les patients ayant présenté une réaction systémique avec bilan allergologique positif (IgE spécifiques et/ou tests cutanés). Seule l'immunothérapie spécifique permettra en effet l'induction d'une tolérance face à d'éventuelles piqûres ultérieures, évitant ainsi la survenue d'une anaphylaxie mortelle. Plusieurs protocoles ont été décrits : avec augmentation rapide des doses sur un ou plusieurs jours, avec doses d'entretien mensuelles pendant 3 à 5 ans, et parfois à vie en cas de mastocytose.

Traitement des réactions allergiques locorégionales

Le traitement consiste en l'association d'un antihistaminique et d'un dermocorticoïde. En cas d'atteinte articulaire, une courte corticothérapie orale peut être proposée.

La prophylaxie des accidents graves consiste :

- À savoir si on est allergique au venin afin d'éviter au maximum les risques de piqûre ;
- À prévoir : une trousse d'urgence, en cas de piqûre, contenant une seringue prête à l'emploi d'adrénaline (1 ml à 0,025 %), une ampoule de corticoïde soluble injectable, un nébuliseur d'adrénaline pour pulvérisations buccales, avec une fiche d'instructions pour l'utilisation ;
- À poser l'indication d'une désensibilisation. On traitera par désensibilisation les adultes ayant présenté une réaction générale, même modérée, et ayant des tests immunologiques positifs. Chez l'enfant, où les réactions fatales sont très rares, les indications d'une désensibilisation seront plus restrictives.

5 OBSERVATION CLINIQUE D'UNE COLONIE : MES ABEILLES SONT-ELLES BIEN PORTANTES ?

Comment mesurer l'état de santé d'une colonie ? Comment savoir si elle est saine et suffisamment populeuse pour accomplir toutes les tâches nécessaires à sa survie ? Comment savoir si elle pourra passer l'hiver sans encombre ?

Les experts réunis par l'Anses ont récemment fait une très bonne synthèse de ces questions, dont ce chapitre s'est largement inspiré.

Au cours d'une année, le dynamisme de la colonie varie. En pleine saison apicole, en été, la population se compose d'environ 40 000 à 60 000 abeilles, essentiellement des ouvrières, mais aussi quelques mâles et une reine. L'hiver, la population décroît et tombe à 15 000 sujets environ (il n'y a alors plus que des ouvrières et la reine, les mâles ayant été tués avant l'hiver). Cette population domestique vit au milieu d'abeilles dites « sauvages ». Elles sont soit réellement sauvages, soit échappées d'un rucher de production. Elles ont ensemble de nombreux échanges (fécondation des reines par des mâles sauvages, pillage, butinage sur les mêmes lieux, etc.).

Outre les saisons, l'évolution numérique de la colonie dépend également de différents paramètres, comme l'âge de la reine (une reine âgée pond moins bien qu'une reine plus jeune), l'espèce ou la race (certaines abeilles sont très productives, d'autres moins), le milieu de vie (un type d'abeilles sera mieux adapté à un écosystème qu'un autre ; on parle alors d'« écotype »). Bien entendu, l'état des réserves disponibles pour la récolte (pollen, nectar et eau) contribue aussi au bon développement de la colonie.

Cette dernière présente quatre phases de développement.

- La phase de développement, ou « explosion démographique », qui débute à la fin de l'hiver. La reine pond alors beaucoup (1 500 à 2 000 œufs par jour) et les ouvrières récoltent abondamment pollen, nectar, ou encore miellat. Durant cette période, elles ne vivent pas longtemps (5 à 6 semaines). La colonie est donc renouvelée régulièrement. Cette phase peut être stimulée artificiellement par un apport de sucre ou de pollen.
- La phase de reproduction, qui comporte la production de mâle, et parfois l'élevage d'une nouvelle reine en vue de l'essaimage d'une partie de la colonie en compagnie de l'ancienne reine. Les mâles sont produits dès la fin de l'hiver, mais les essaimages ont plutôt lieu au printemps (avril à juin). L'essaimage, moyen naturel de dupliquer une colonie, est à suivre avec attention. La colonie, en attendant que la nouvelle reine ne produise, se voit amputée d'une partie de ses ouvrières, ce qui peut la mettre en danger. L'apiculteur peut essayer de réduire cette capacité d'essaimage (en enlevant les cellules royales, en augmentant l'espace réservé à la colonie, etc.). La récolte de miel sera alors plus abondante.
- La phase de préparation à l'hivernage, qui débute en fin d'été. La population

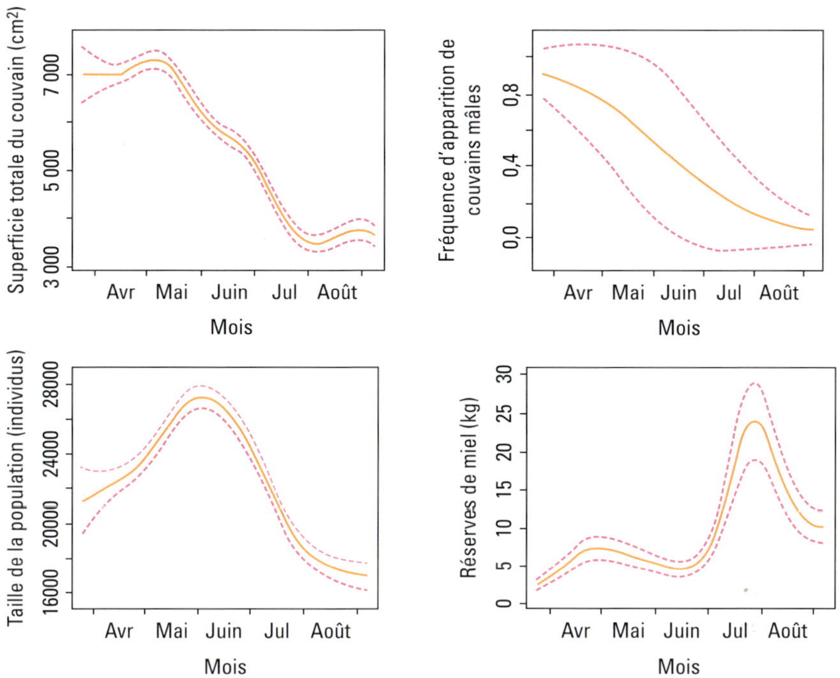

***Figure 12** Évolution saisonnière des paramètres d'une colonie d'abeilles domestiques en zone agricole intensive : couvain, couvain de mâles, taille de la population d'abeilles adultes, réserves de miel*

diminue naturellement. Les ouvrières produites passeront l'hiver. On parle alors d'« abeilles d'hiver ». Leur durée de vie est plus longue. Les réserves doivent être suffisantes, et l'apiculteur peut être amené à les réapprovisionner (avec du candi, par exemple) en vue de l'hiver.

- La phase hivernale. La population est réduite au maximum. Les abeilles se regroupent (on dit qu'elles se « grappent ») autour de la reine, qui a arrêté de pondre.

Tout le monde est d'accord pour dire que la taille de la colonie est révélatrice de la force de cette dernière, et donc de sa santé. Une colonie dite « faible » est en effet souvent en mauvaise santé. Elle ne pourra pas récolter assez de nourriture et aura du mal à résister aux agresseurs. L'évaluation de la taille de la colonie est donc à relativiser et doit se référer à une situation habituelle en des circonstances comparables. C'est là que l'expérience de l'apiculteur – ou du vétérinaire apicole –, qui connaît bien l'écosystème et sait interpréter ce qu'il voit en fonction des saisons et des éléments de la nature, a toute son importance.

Il observe la colonie et son environnement à l'aune de l'expérience acquise au fil des années.

Il s'intéresse d'abord au **niveau de population** des abeilles adultes. Sauf essaimage récent, la colonie doit être au niveau attendu pour la saison et la région (voir *figure 12*).

Il évalue ensuite le **niveau de ponte** de la reine. Bien entendu, l'hiver, il est normal que l'on observe quelques semaines sans ponte. Néanmoins, cette dernière doit aboutir à une augmentation du nombre d'ouvrières et de mâles en saison de reproduction. Elle permet aussi de renouveler les abeilles mortes. Il faut que moins de 10 % des cellules soient inoccupées. Une reine vit en moyenne trois ans, et au maximum cinq ans. Les jeunes reines étant plus prolifiques, les apiculteurs sacrifient parfois les reines âgées, afin de favoriser la venue d'une reine plus jeune. Ces dernières années, on a noté que les reines avaient une durée de vie plus courte (environ une année).

L'apiculteur, après avoir évalué le niveau de ponte, s'intéresse au niveau d'activité de la colonie. Bien entendu, il faut également le mettre en relation avec la saison et les conditions climatiques (un jour froid, ou trop venteux, les abeilles ne sortiront pas, ou peu). L'activité de butinage est estimée au niveau du trou de vol, grâce à l'observation des rentrées de pollen ou de nectar. Plus les réserves sont proches de la ruche, plus il y a d'activité. Les abeilles peuvent en effet parcourir de longues distances pour trouver de la nourriture, mais cela se fait au détriment de leurs réserves (une abeille qui parcourt 5 km a besoin de plus d'énergie qu'une abeille qui parcourt 500 m).

Le niveau de mortalité **normal** des abeilles doit être estimé. On considère que la mort d'une ouvrière sur cent par jour est une valeur de référence normale. En pleine saison, cela représente entre 400 et 500 abeilles.

L'apiculteur (ou le vétérinaire) cherche ensuite à estimer le degré d'agents infectieux présents dans la colonie. Attention, la découverte de signes cliniques de loque, tout comme la présence de quelques symptômes ou parasites, ne veut pas dire que la colonie est affaiblie. Il y a souvent un portage dit « sain » de nombreux agents potentiellement pathogènes qui ne s'expriment pas, ou peu. Là encore, l'expérience permettra de déterminer s'il faut ou non intervenir.

L'examen clinique de la colonie et d'éventuels examens complémentaires permettront au praticien de poser un diagnostic (y a-t-il une maladie et, si oui, laquelle ?) et un pronostic (degré de gravité).

Pour réaliser **l'examen clinique de la colonie**, on évalue, comme on le ferait pour un animal, les fonctions essentielles à la vie de cette dernière et à son développement. Ainsi, on observe l'état de développement théorique d'une colonie placée dans les mêmes conditions, en tenant compte de la race et de l'environnement (saison, climat, nourriture). Quelques données épidémiologiques (nombre de colonies atteintes, épizootie, mouvements d'animaux, contexte régional, etc.) sont également à prendre en compte dans le diagnostic.

L'historique de la maladie (anamnèse) et les commémoratifs (antécédents, âge de la reine, circonstances d'apparition) ont toute leur importance. Ce sont ces éléments qui orienteront le praticien dans son diagnostic. Ainsi, la gestion technique du troupeau (transhumance, changement de reine, type de production, miellées...) et la gestion du parasitisme sont des éléments indispensables à la compréhension de l'avènement de la maladie. Sans ces éléments, le diagnostic pourrait être faussé. Le praticien doit donc être rompu à l'exercice du diagnostic vétérinaire, mais aussi à l'observation des abeilles. Le non-initié peut aisément confondre un aspect physiologique avec une lésion. L'examen clinique permet d'apprécier la santé de la colonie.

Parallèlement à cet examen, il est important d'estimer les données de production afin d'avoir une idée de la santé de la colonie. La différence de masse de la ruche entre deux pesées, effectuées dans les mêmes conditions, peut donc être un critère intéressant d'évaluation de la santé, d'autant que le poids total des abeilles reste globalement constant sur une période courte. Aujourd'hui, il peut être mesuré par des balances connectées placées sous la ruche elle-même.

Les données spécifiques de production (mesure du poids des hausses, quantité de pollen prélevé dans les trappes à pollen) peuvent ainsi être des paramètres utiles. La surface du pain d'abeille stocké dans les alvéoles, autour du nid à couvain indispensable à l'élevage, est également une donnée intéressante. De même, une colonie en bonne santé est capable de produire de grandes quantités de cire, afin d'étendre les constructions sur lesquelles elle pourra stocker ses réserves. Afin d'objectiver et de suivre les récoltes de la colonie, la pesée de la ruche est couramment utilisée. Elle peut être réalisée de façon simple, continue et automatisée, grâce à une balance placée sous la ruche et directement reliée à un système informatique.

Comme pour les autres espèces, le diagnostic peut être confirmé (ou infirmé) par la réalisation d'**examens complémentaires** (autopsie, analyses bactériologiques, examens parasitaires, examens virologiques, toxicologiques...). Il faut alors réaliser des prélèvements. La manière de les faire est primordiale. Ils doivent en effet permettre une interprétation dans de bonnes conditions. Les agents infectieux ou chimiques se dégradant rapidement, on doit les réaliser le plus tôt possible après l'apparition des troubles. Les échantillons doivent correspondre à ce que le laboratoire demande (matrice ciblée – couvain, abeilles, miel, etc. – en quantité suffisante). L'envoi doit se faire rapidement et dans certaines conditions indiquées par le laboratoire (sous couvert du froid, en urgence...). Les échantillons seront toujours accompagnés d'un descriptif complet et précis du rucher et du contexte (taille du rucher, environnement, suivi, descriptif des troubles, photos, etc.). Cela permettra au laboratoire d'aider le praticien dans sa démarche diagnostique. Ceci est encore plus important dans le cas d'une suspicion d'intoxication.

Il est rare que les troubles observés, souvent peu spécifiques, soient évocateurs d'une cause en particulier. Ils peuvent aussi relever d'un déterminisme multifactoriel. Dans ce cadre, une cause d'affaiblissement peut permettre l'expression clinique d'un portage sain : l'apparition d'une maladie n'est alors que la conséquence d'une cause primaire. Il peut parfois y avoir un laps de temps important entre l'exposition à cette cause primaire et les manifestations cliniques. Dans cette hypothèse, un suivi régulier des ruches permettra la détection précoce d'un affaiblissement associé à une cause primaire et pourra prévenir l'effondrement tardif de la colonie. Dans ce contexte multifactoriel, et après une analyse (dont les résultats devront être joints aux prélèvements) attentive des troubles, de l'historique et du contexte, de multiples examens de laboratoire seront prescrits.

On peut également, dans un laps de temps plus court, effectuer l'**examen clinique de l'abeille adulte** elle-même. Cet examen complète bien celui de la colonie, ce superorganisme. Il s'agit alors d'observer attentivement un nombre significatif d'individus habitant la ruche (des ouvrières, des mâles, et si possible la reine).

Ainsi, on trouve parfois des anomalies morphologiques sur certains individus : port anormal des ailes, forme et taille des ailes, forme et taille de l'abdomen, couleur de l'abdomen, absence de poils, langue sortie en permanence, présence de parasites... On peut aussi noter des symptômes identiques à ceux que l'on observe sur d'autres animaux (diarrhée, troubles du comportement, comme l'agressivité, incapacité à voler, rassemblement, rejet des butineuses). On essaiera d'évaluer le nombre des sujets présentant ces symptômes afin de relativiser leur importance.

Comme on le ferait pour les autres animaux, on évaluera le nombre d'abeilles mortes et leur localisation (devant la ruche, éparpillées, en tas, non retrouvées, etc.). Des tests rapides et faciles à réaliser pour un vétérinaire équipé d'un microscope permettront de détecter précocement une maladie, comme la loque, la nosémose, ou encore l'acariose.

Certaines maladies ne s'observant que sur le couvain – qui assure l'avenir de la colonie –, il est indispensable d'en faire l'examen clinique. Certains symptômes peuvent être relevés dans le couvain ouvert et/ou fermé. On cherchera par exemple des larves desséchées ou de couleur (ou de forme) anormale, ainsi que la présence d'écailles, d'opercules percés ou bombés, d'odeurs anormales, ou encore de parasites ou de larves d'insectes. Les loques, certains parasites et quelques virus peuvent affecter le couvain. Certains toxiques peuvent également nuire au développement des larves, en empêchant par exemple leur mue. Toutes les anomalies du couvain, quelles qu'elles soient, doivent être considérées comme extrêmement graves. Dans certains cas, et lorsque la colonie en est capable, le travail des fossoyeuses (comportement hygiénique) est suffisamment efficace pour nettoyer rapidement les alvéoles atteintes. Le couvain semble alors en « mosaïque ». Dans certains cas, seuls des examens répétés à intervalles réguliers et une observation attentive peuvent permettre de dépister une affection du couvain. Étant donné le cycle de croissance du couvain (21 jours pour l'ouvrière, entre l'oviposition et l'émergence), il est conseillé d'effectuer une visite par mois, en période de développement, pour vérifier son état de santé *(photo 74)*.

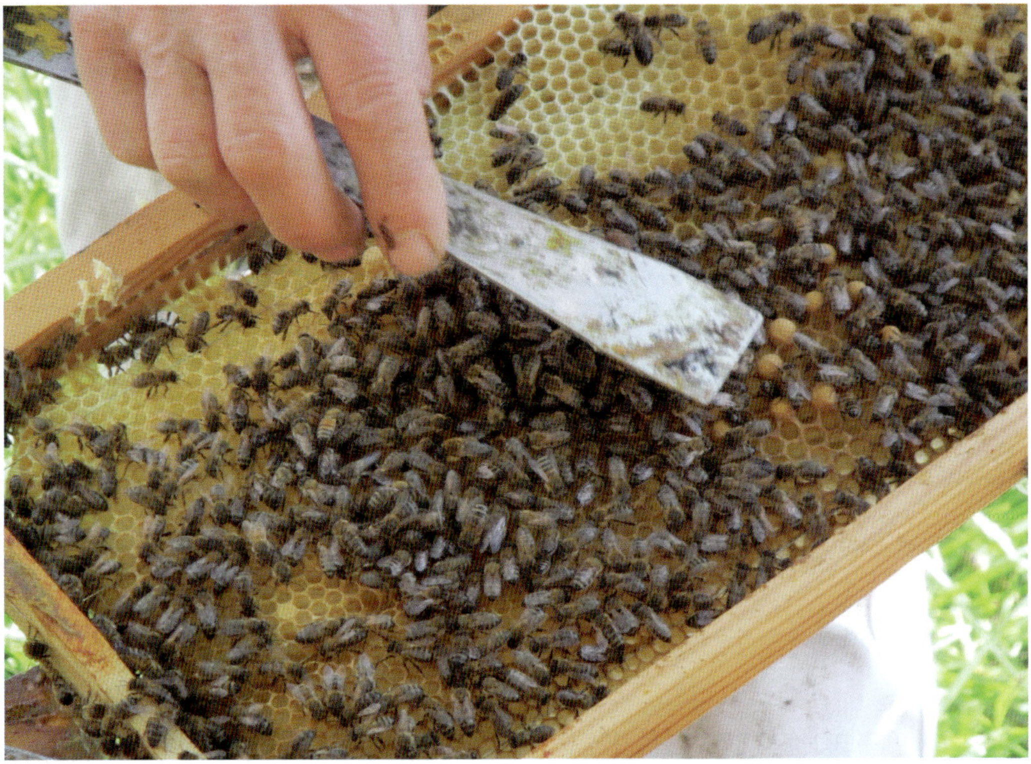

Photo 74 *Observation d'un couvain mâle.*

6 AUTOPSIE DE L'ABEILLE OUVRIÈRE *APIS MELLIFERA* – MORPHOLOGIE, ANATOMIE DE L'ABEILLE (OUVRIÈRE, REINE, MÂLE)

Réaliser une autopsie d'abeille n'est pas à la portée de tout le monde, et il est préférable de laisser faire un spécialiste. Ce chapitre est d'ailleurs inspiré d'articles et d'un TP dispensé par l'Anses. Toutefois, il peut être utile de savoir comment elle se pratique. Elle permet en outre de découvrir l'anatomie de l'abeille.

Matériel et produits nécessaires

- Une loupe binoculaire de bonne qualité ou un microscope optique destiné aux dissections. Ils doivent l'un comme l'autre être équipés d'une source lumineuse. En général, on grossit l'image 20 fois.
- Une paire de ciseaux fins à cuticules de 9 mm de long. Ils doivent être bien aiguisés, afin de permettre une coupe propre des tissus les plus durs.
- Une pointe aiguisée avec un manche.
- Un scalpel avec une lame pointue n° 3.
- Quelques pipettes Pasteur.
- Des pinces fines ayant un bout pointu et un mors plat.
- Une anse en métal.
- De la cire ou de la paraffine pour fixer l'abeille (on peut aussi utiliser de la colle forte à prise rapide, si l'on désire aller plus vite).
- Quelques plateaux à dissection réalisés avec des boîtes métalliques d'environ 8 cm de diamètre. On doit pouvoir y faire couler de la cire. Les boîtes en matière plastique peuvent convenir aussi : cela dépend de la température de la cire fondue. Si l'on utilise la méthode consistant à coller l'insecte à la colle forte, des boîtes de Petri suffisent.
- Un bec Bunsen.
- De l'alcool dénaturé à 90°, qui sera ensuite dilué (30 % d'alcool, 70 % d'eau, sachant qu'un mélange 50/50 fonctionne également).
- Un liquide de fixation trouvé dans le commerce (le formol auparavant employé à cet effet est actuellement délaissé car considéré comme dangereux pour le manipulateur).
- Une substance permettant de tuer les abeilles (soufre), ou de quoi les mettre dans le froid.

De nombreux autres produits peuvent être nécessaires, et en particulier de la gélose ou des liquides de culture pour bactériologie, de la paraffine et des colorants pour les lames destinées aux études histologiques. Tout cela dépend du travail à effectuer *(photos 75 à 77)*.

Préparation des abeilles

Les abeilles doivent être fraîches et récemment sacrifiées. Les reines et les mâles, du fait de leur taille, sont plus faciles à manipuler. Les organes reproducteurs ne sont visibles que sur eux.

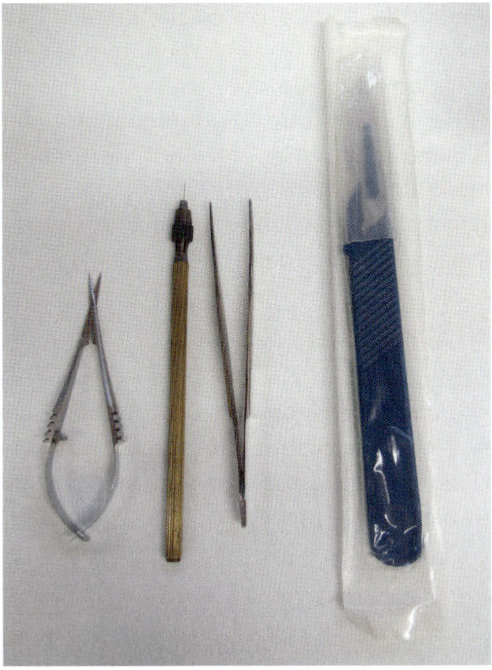

Photo 75 *Matériel nécessaire pour réaliser l'autopsie d'une abeille.*

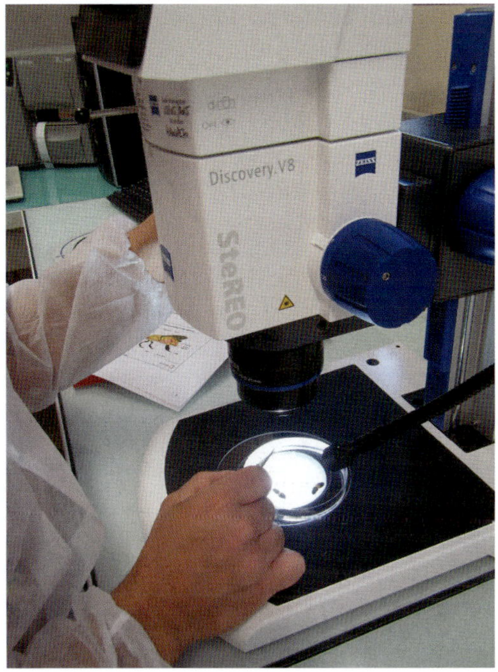

Photo 76 *Une bonne loupe est indispensable.*

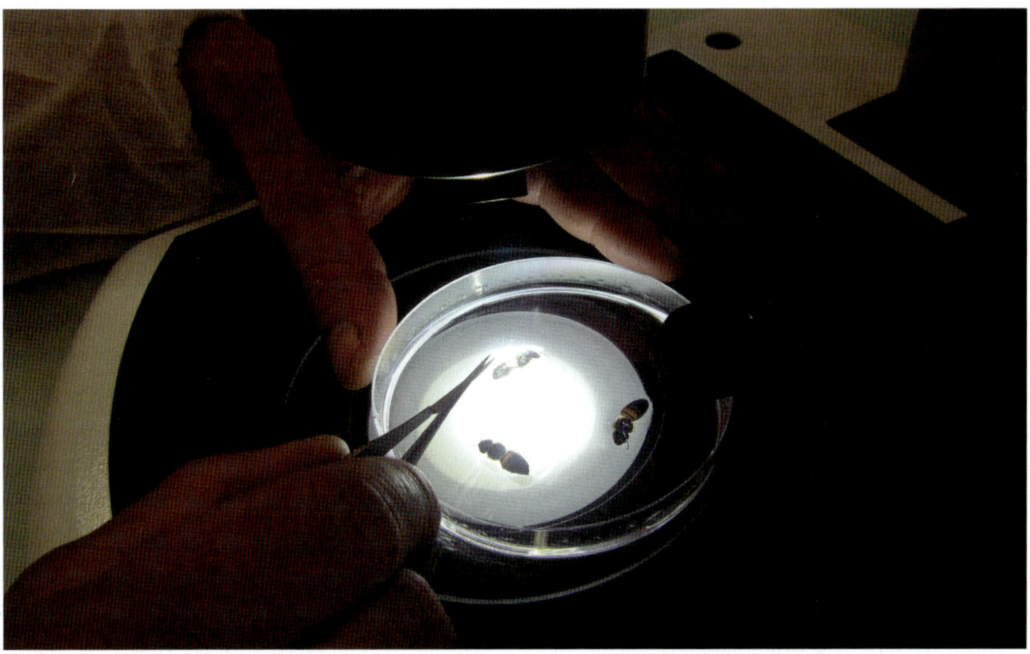

Photo 77 *Manipuler les instruments nécessite une certaine dextérité.*

Les abeilles tuées sont plongées dans de l'alcool mélangé à du liquide de fixation et à de l'eau, afin d'empêcher la décomposition de l'insecte. Il faut donc mélanger 70 % d'alcool à 90 °C, 5 % de formol pur et 25 % d'eau. Le formol pénètre rapidement et durcit les tissus mous.

Montage en vue de la dissection

On place les abeilles le dos vers le haut, le ventre sur le fond de la boîte. On coupe les ailes, les pattes et le proboscis avec les ciseaux. On essuie l'insecte avec un papier buvard. À l'aide d'une anse chauffée, on prend un peu de cire et on la place dans la boîte métallique (ou en plastique dur). On dépose ensuite l'abeille sur l'abdomen. On met de la cire sur les côtés de l'insecte pour bien le fixer au plateau de dissection. Il doit être à demi enfoui dans la cire. On laisse refroidir un peu, puis on verse le liquide de dissection, de manière à recouvrir l'abeille. On place le plateau sous le microscope. Tout est prêt pour l'autopsie !

Une technique plus simple consiste à coller l'abeille avec une colle forte sur le fond d'une boîte de Pétri. On verse ensuite le liquide de dissection sur l'insecte. Un petit truc à retenir, quelle que soit la méthode de fixation choisie : l'insecte doit être bien recouvert, afin d'éviter que ne se forment des reflets lumineux gênants au moment de regarder à travers la loupe ou le microscope *(photos 78 et 79)*.

Dissection

On commence par l'abdomen, on poursuit avec le thorax, puis on termine par la tête. Les débris de dissection sont chassés avec un peu de liquide envoyé à l'aide d'une pipette (ou d'une pissette).

L'abdomen

On insère la pointe des ciseaux sous un tergite situé à droite du corps, puis on coupe la paroi et on continue à ouvrir sur tout le côté droit de l'abdomen. On relie les deux traits de coupe, puis on tourne le plateau pour faire la même chose à gauche. On soulève délicatement le plastron, afin de découvrir les organes abdominaux. On observe d'abord la face interne du plastron, puis les organes :

- le cœur et les cellules graisseuses ;
- les muscles abdominaux ;

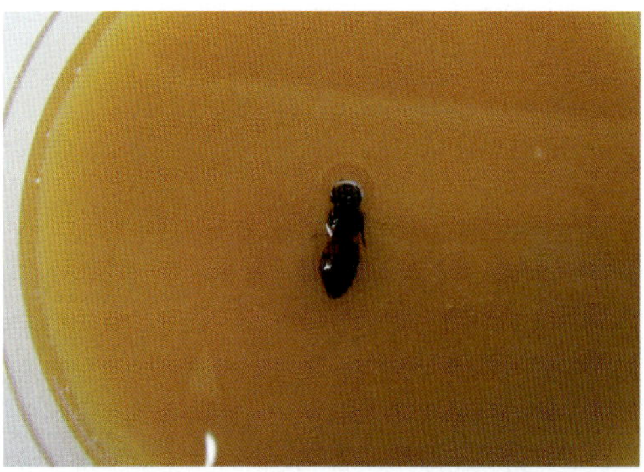

Photo 78 *Technique consistant à couler l'abeille dans de la cire avant son autopsie. Il faut au préalable couper les pattes et les ailes.*

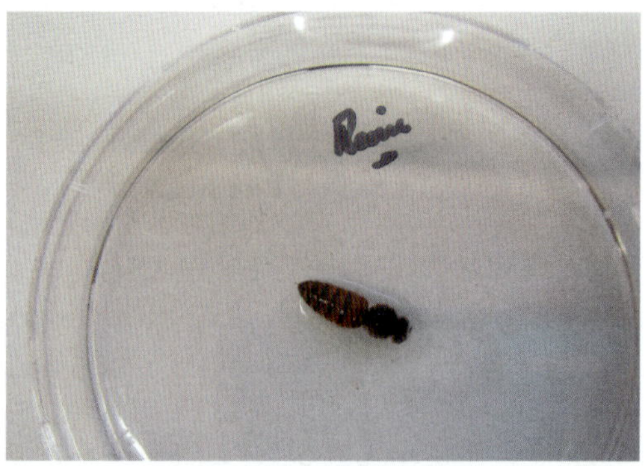

Photo 79 *Technique simplifiée consistant à coller l'insecte avant la dissection.*

- le rectum (plein ou vide, selon l'activité de l'abeille) ;
- l'intestin grêle ;
- les tubes de Malpighi ;
- les trachées (tubes argentés).

À l'aide d'une aiguille que l'on passe sous le rectum et le ventricule, on soulève le tube digestif. On observe alors l'intestin grêle, le ventricule, le pylore, le proventricule et l'œsophage, qui entre dans le thorax. On coupe l'œsophage et le rectum, et on enlève le tube digestif.

On voit alors les ganglions. On retire le diaphragme. Le dernier ganglion est relié à l'appareil vulnérant, qui est visible. On observe les muscles abdominaux. Il est possible d'examiner les ovaires sur les reines (et quelques ouvrières) *(photos 80 à 86).*

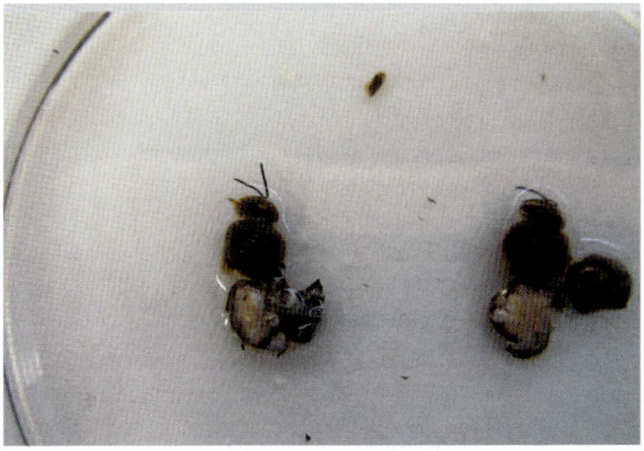

Photo 80 *Ouverture de l'abdomen.*

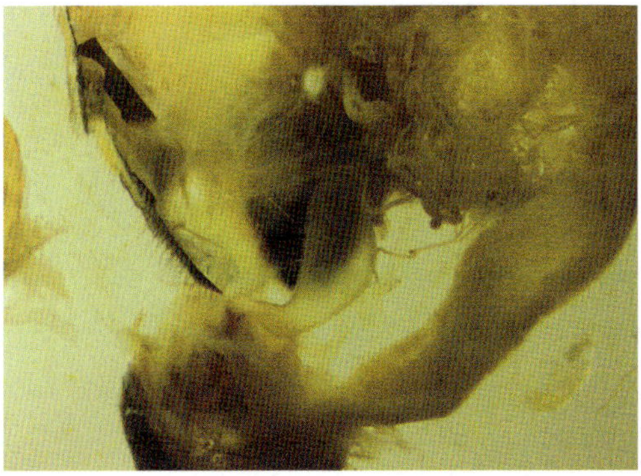

Photo 81 *Appareil vulnérant.*

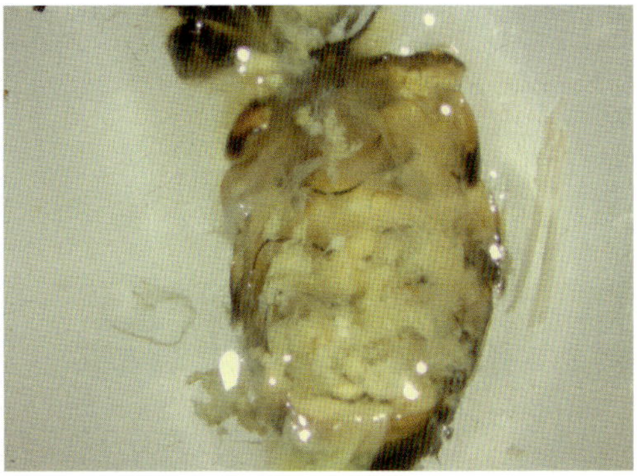

Photo 82 *On aperçoit un ganglion.*

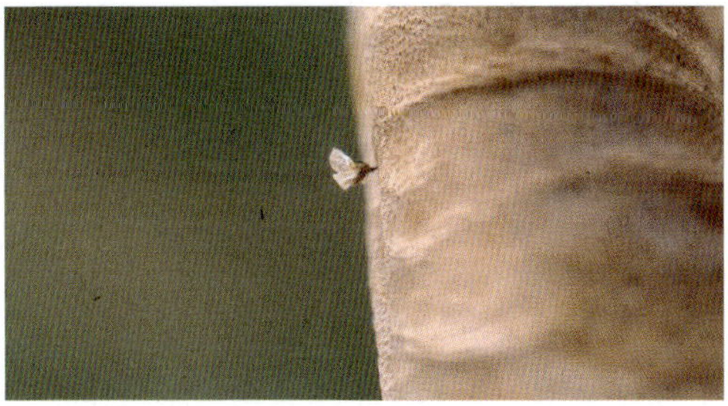

Photo 83 *Dard planté dans un gant.*

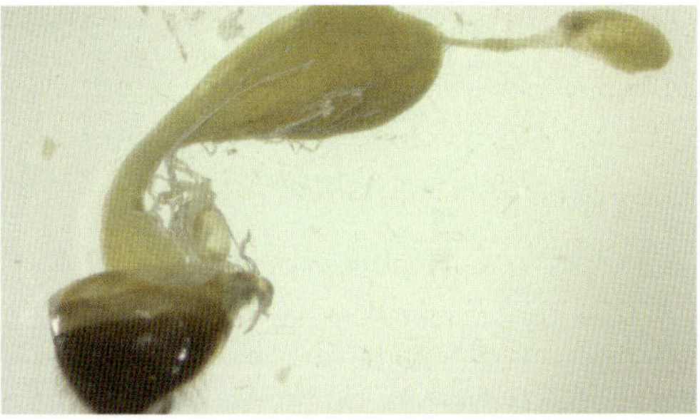

Photo 84 *Tube digestif d'une ouvrière.*

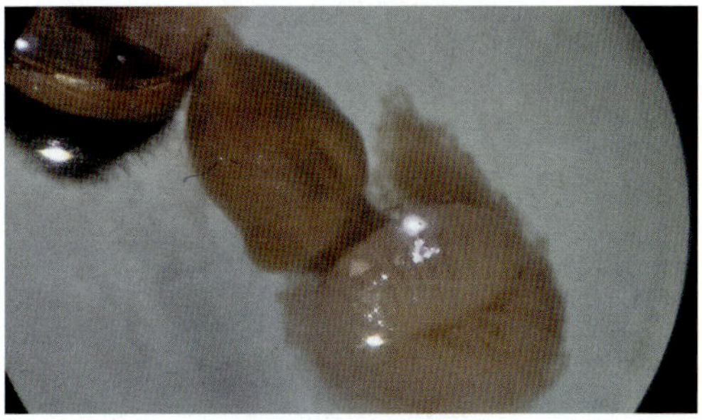

Photo 85 *Tube digestif d'une ouvrière avec tubes de Malpighi en second plan.*

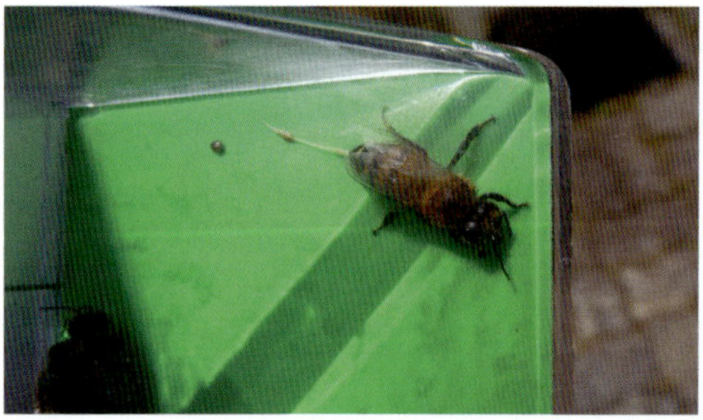

Photo 86 *Ouvrière venant de piquer. Son abdomen se vide : elle va mourir.*

Le thorax

L'observation des muscles chez une abeille fraîche non fixée est quasiment impossible, car ils sont souples et élastiques. Il faut fixer les tissus de l'abeille pour bien les apercevoir. À l'aide du scalpel, on sectionne longitudinalement et en son milieu le toit du thorax, fermement attaché aux muscles du vol. Il faudra s'aider d'une lame et effectuer un mouvement de balancier (de gauche à droite) pour le séparer des muscles. La cuticule doit être coupée et ôtée. On réalisera la même opération avec la cuticule présente au niveau du thorax.

On retire ensuite les muscles à l'aide d'une pince. On observe alors l'œsophage, qui traverse le thorax. On voit aussi les glandes salivaires et l'aorte. Enfin, on examine le système nerveux thoracique *(photos 87 à 90)*.

La tête

On coupe avec les ciseaux pour retirer la cuticule située entre le proboscis, les yeux et le haut du front. On observe les rétines pourpres des trois ocelles. On élargit en

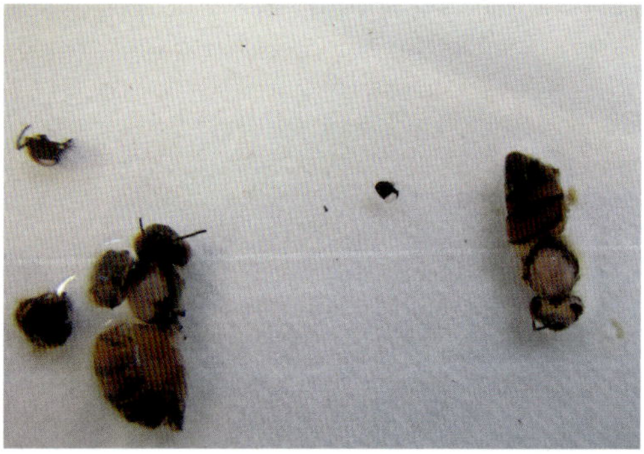

Photo 87 *Ouverture du thorax et de la tête.*

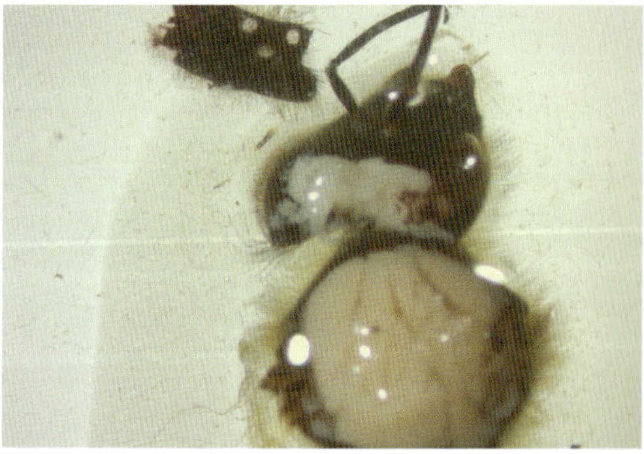

Photo 89 *Muscles thoraciques ; intérieur de la tête.*

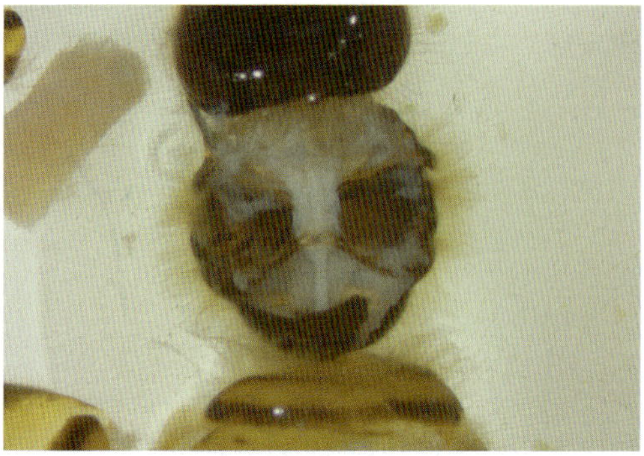

Photo 88 *Œsophage.*

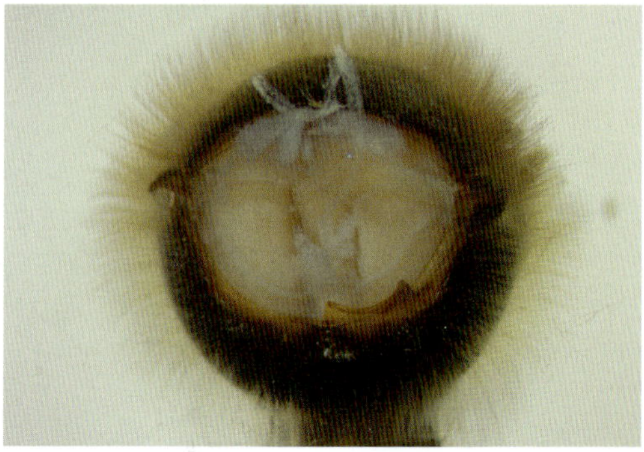

Photo 90 *Trachées thoraciques.*

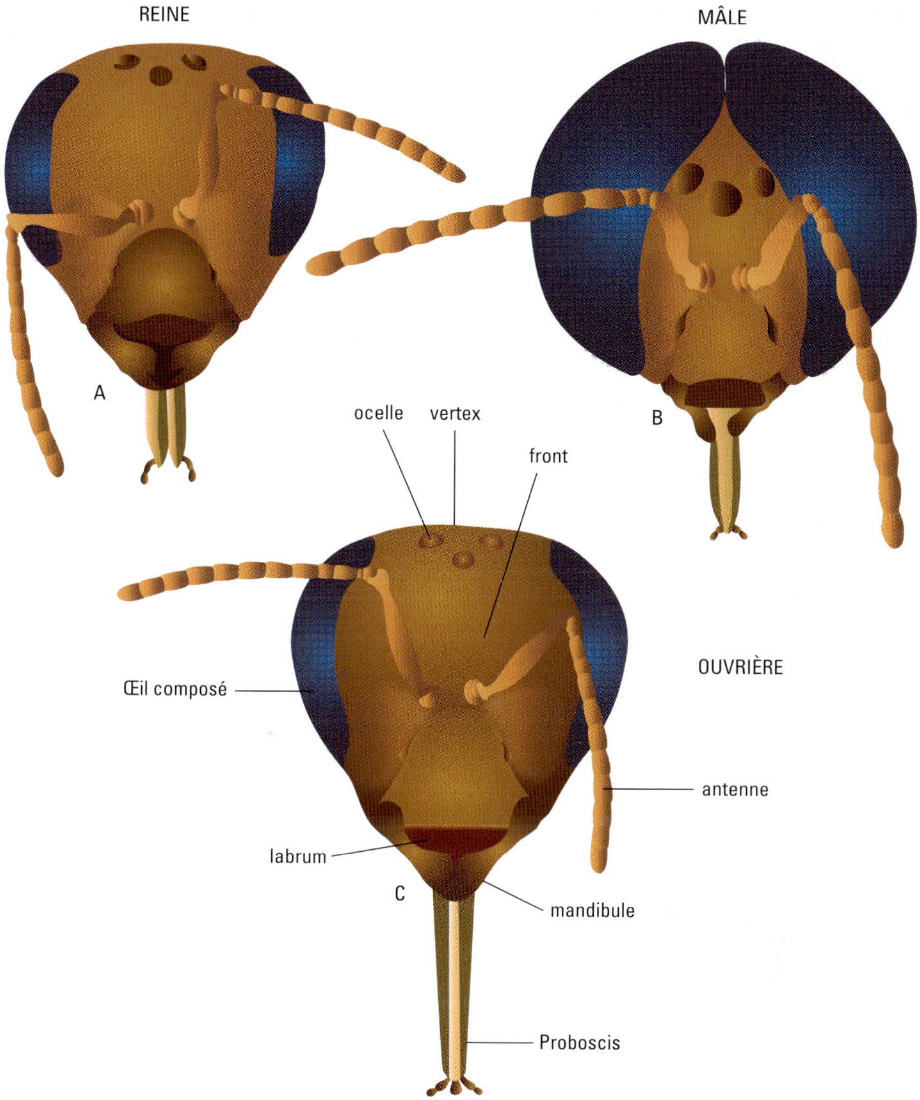

***Figure 13** Anatomie externe de la tête.*

coupant une partie des yeux composés. Après avoir retiré un grand sac trachéal, on observe le cerveau, les lobes optiques reliés aux yeux, les glandes hypopharyngiennes situées à l'avant du cerveau, et l'hypopharynx. On retire les glandes pour observer les glandes mandibulaires. On agrandit l'ouverture jusqu'aux antennes, ce qui permet d'examiner les lobes des antennes, ainsi que leurs nerfs *(photo 91)*.

Les organes génitaux sont visibles chez la reine ou les mâles. On procède de la même manière pour autopsier les individus de ces castes. On peut aussi effectuer des coupes transversales sur les insectes, afin de mieux comprendre les relations entre les différents organes *(photos 92-93)*.

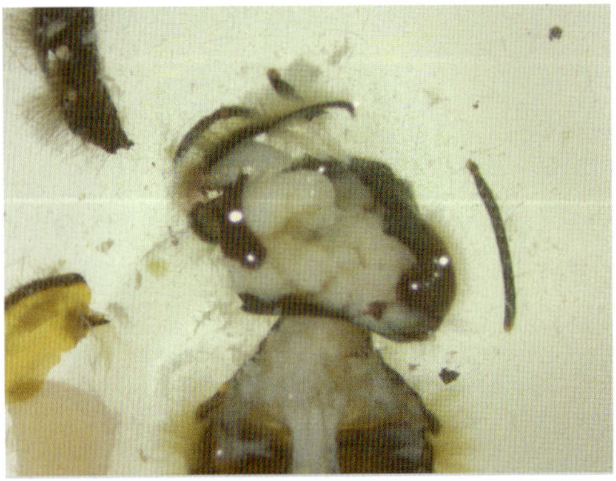

Photo 91 Glandes hypopharyngiennes et œsophage.

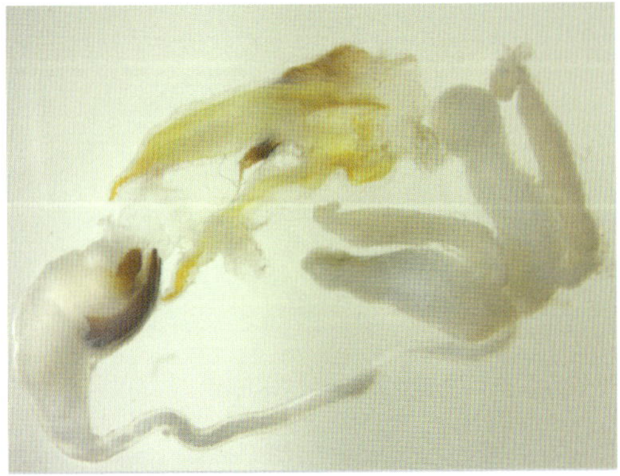

Photo 92 Organes sexuels mâles.

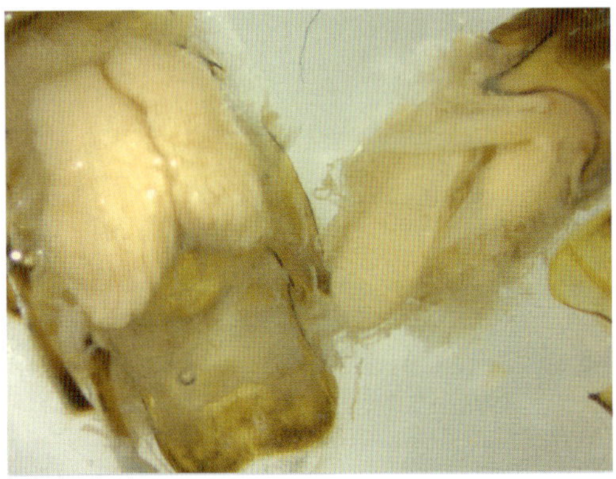

Photo 93 Organes sexuels femelles (reine).

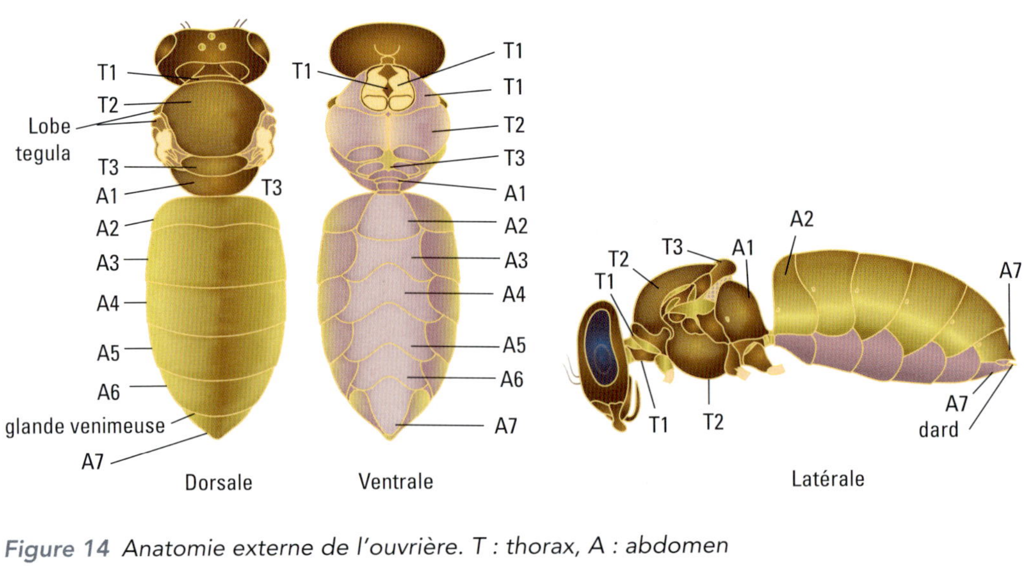

Figure 14 Anatomie externe de l'ouvrière. T : thorax, A : abdomen

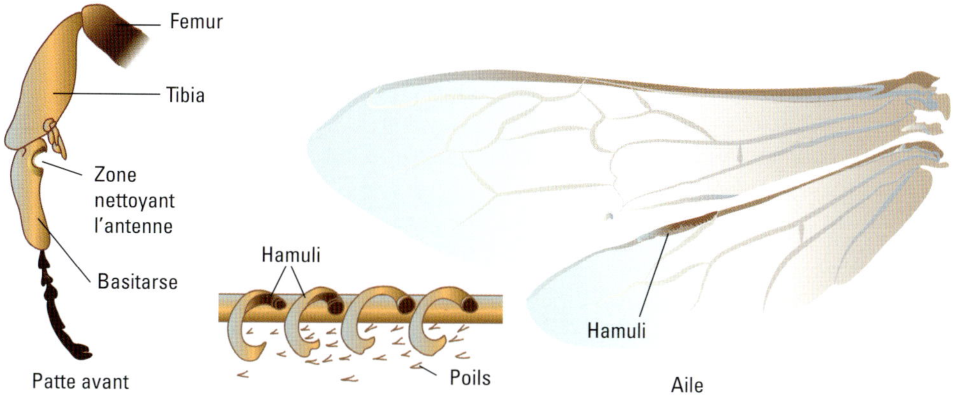

Figure 15 *Anatomie externe de l'aile et d'une patte avant*

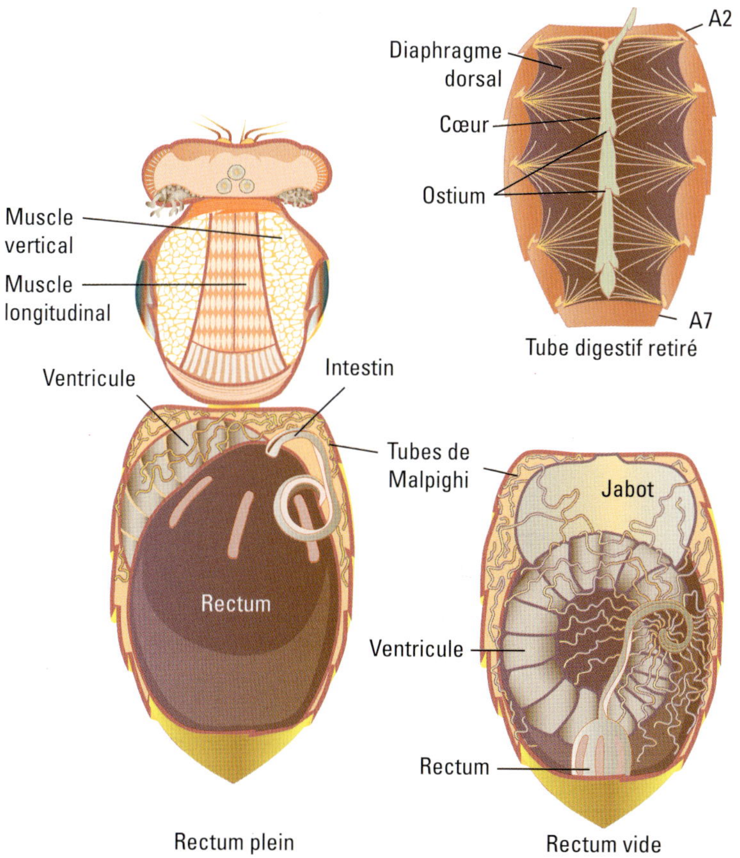

Figure 16 *Anatomie de l'appareil digestif*

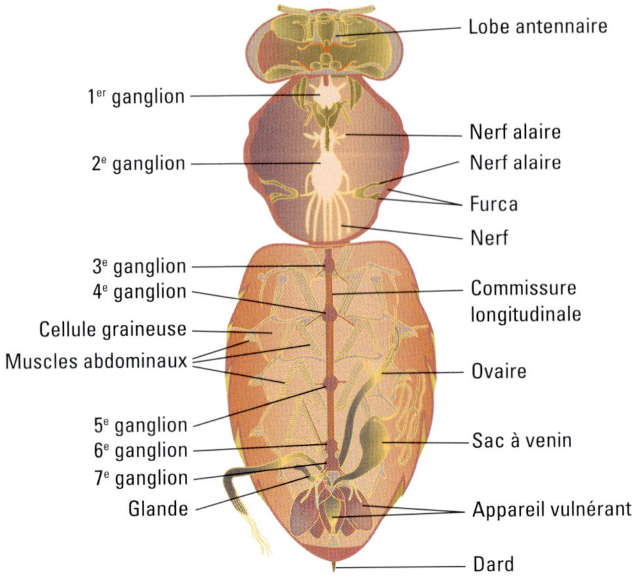

Figure 17 Principaux ganglions nerveux

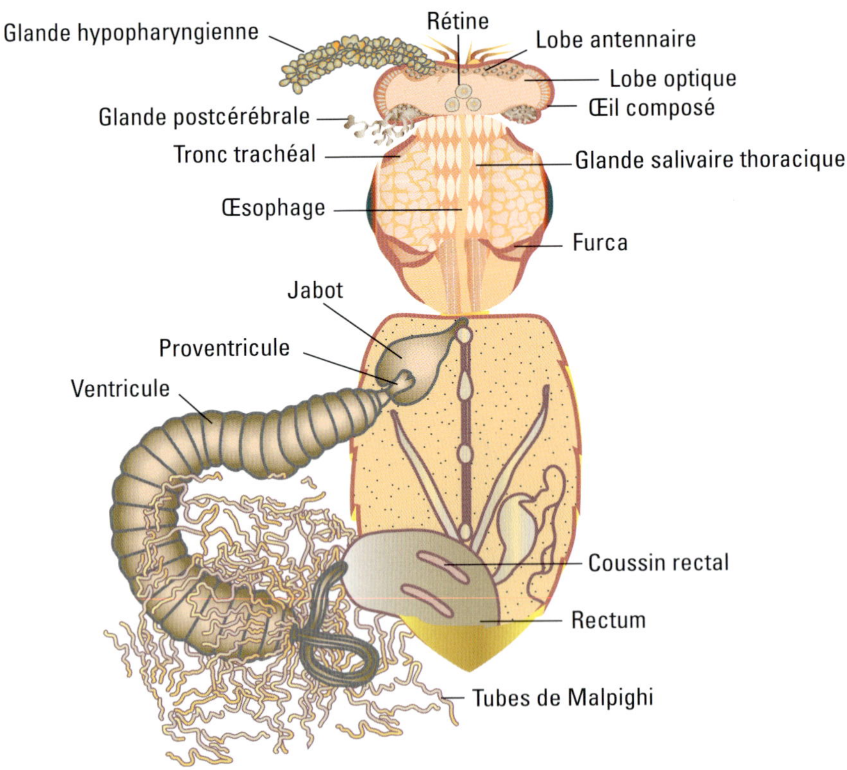

Figure 18 Anatomie interne de la tête, du thorax et de l'abdomen, avec tube digestif récliné

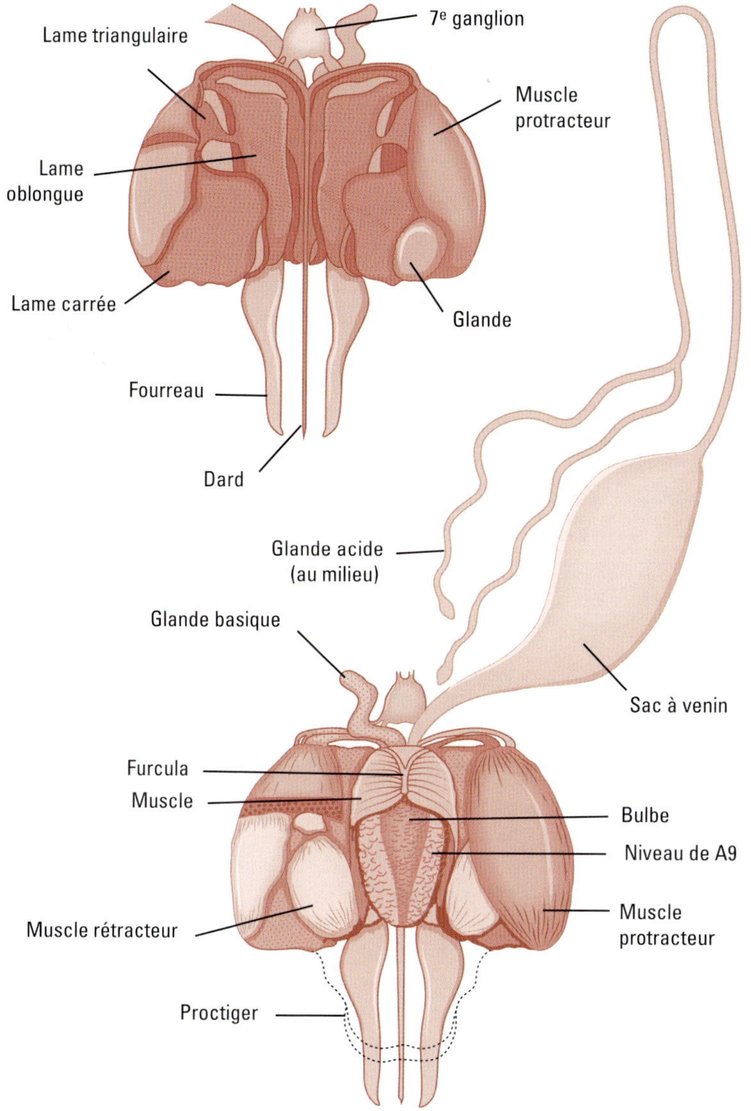

Figure 19 *Appareil vulnérant*

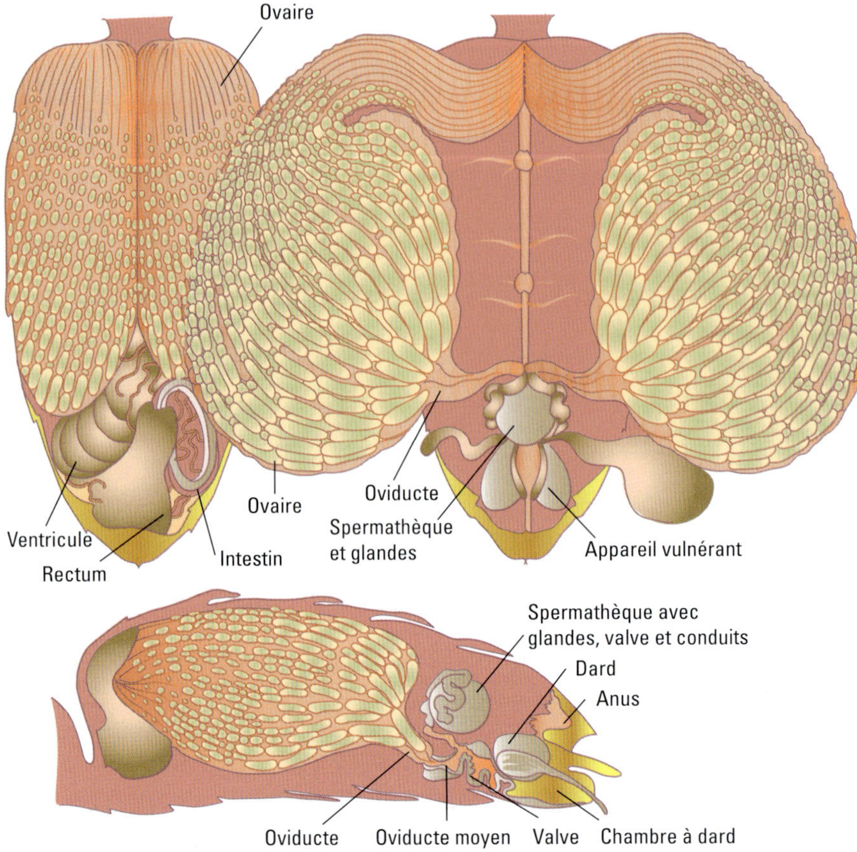

Figure 20 Appareil sexuel femelle

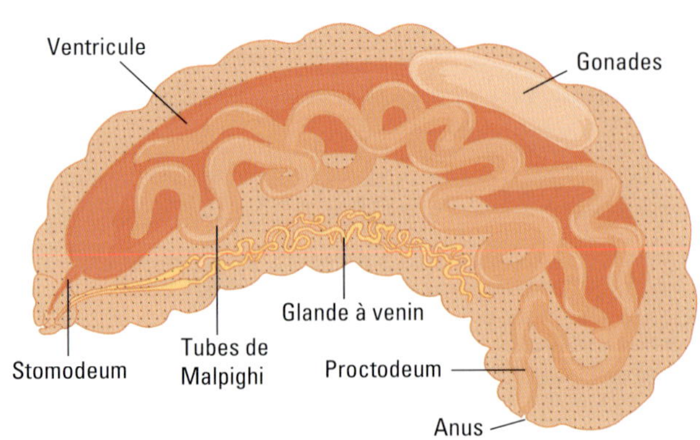

Figure 21 Anatomie interne d'une larve

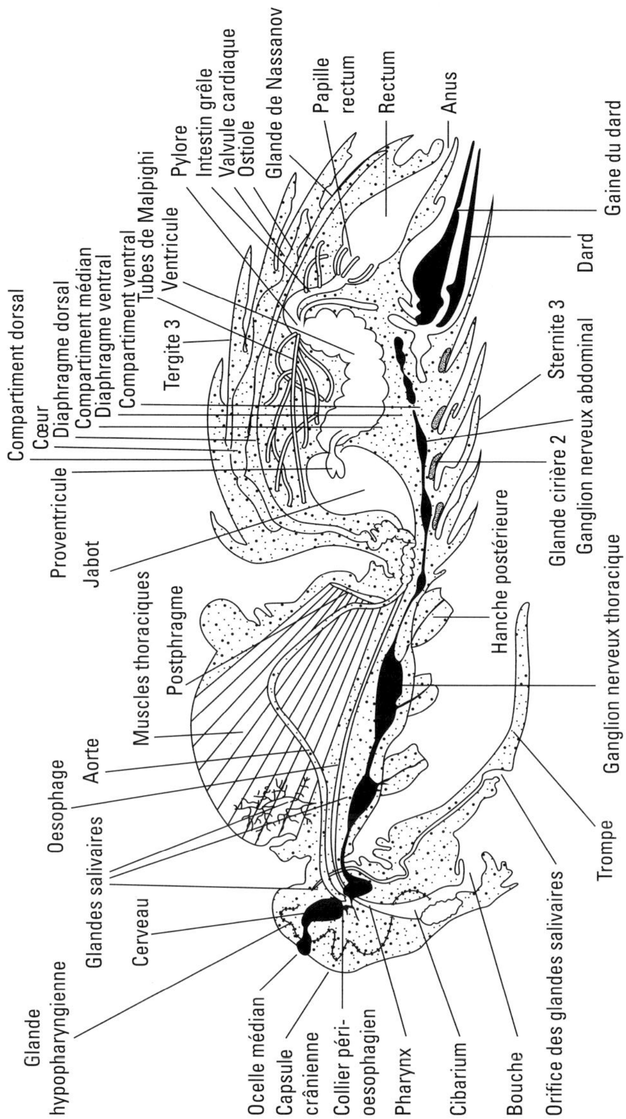

Figure 22 Coupe schématique de l'anatomie interne de l'ouvrière

7 COMMENT L'ABEILLE SE PROTÈGE-T-ELLE DES AGENTS PATHOGÈNES ? IMMUNITÉ CHEZ L'ABEILLE

L'immunité désigne la capacité d'un organisme à lutter contre ce qui lui est étranger (substances, agents pathogènes...). On parle de réaction immunitaire.

On a l'habitude pour les vertébrés de définir une immunité naturelle (dite immunité innée) et une immunité « acquise » (cellulaire et humorale), liée à la mémoire d'un organisme lorsqu'il est confronté plusieurs fois au même agent.

Cette immunité acquise semble ne pas exister chez les insectes qui, pour autant, arrivent quand même à transmettre une information immunitaire à leur descendance.

L'immunité naturelle ou innée n'est pas spécifique d'un agent infectieux. Elle fait intervenir :

- des barrières naturelles (par exemple la cuticule que rencontre un agent infectieux avant de pénétrer dans l'organisme) ;
- des molécules permettant de lutter contre un agent pathogène ;
- des cellules (plasmatocytes, granulocytes...).

L'immunité acquise qui répond à chaque fois que l'organisme rencontre à nouveau un agent pathogène permet la vaccination. Elle se caractérise donc par une mémoire immunitaire et une spécificité. Malgré l'absence de ce type d'immunité chez l'abeille, des travaux concernant sa vaccination ont été publiés.

Mais, parallèlement à l'immunité innée, l'abeille bénéficie aussi d'une **immunité sociale** liée à sa vie structurée en groupe. On a en effet l'habitude de parler de colonie chez les abeilles, entité prise comme une superstructure gérée globalement comme un seul individu. Si la colonie se protège « socialement », c'est à l'échelon individuel que cela se joue d'abord *via* l'immunité individuelle. En effet, un seul individu malade au sein de la colonie et ce sont tous ses membres qui peuvent souffrir. Pourtant, l'abeille n'est, semble-t-il, pas la mieux armée pour faire face aux agressions microbiennes. En effet, l'étude de son génome a montré qu'elle dispose de moins de gènes impliqués dans les défenses immunitaires que d'autres insectes.

En outre, l'immunité de l'abeille évolue avec son âge. Les jeunes abeilles qui restent dans la ruche au début de leur vie vont être moins au contact des dangers biologiques que leurs ainées butineuses. Elles disposent d'une immunité moins forte. Les abeilles d'hiver, qui vivent plus longtemps que les abeilles d'été, ont été quant à elles montrées plus sensibles aux infections virales que les ouvrières d'été.

Alors, comment font les abeilles pour lutter face aux agents pathogènes ?

L'immunité innée individuelle

Il y a d'abord des **barrières physiques** qui empêchent les agents d'entrer dans le corps des abeilles mais également des **enzymes circulantes** qui bloquent leur circulation et des **cellules immunitaires**.

La barrière cuticulo-épidermique qui recouvre le corps des abeilles est étanche chez l'adulte. Elle est très importante pour lutter contre une invasion fongique par exemple. Toutefois, elle est incomplète à l'état larvaire d'où l'envahissement possible des larves par *Ascosphera*. C'est également lorsque cette barrière est endommagée (trous faits par Varroa, blessure…) que les agents pathogènes peuvent envahir l'organisme.

La membrane péritrophique chitineuse de l'intestin antérieur est également étanche et représente un filtre à bactéries et à virus.

L'immunité humorale (assez liée cependant à l'immunité cellulaire) consiste d'une part, dans l'activation de cascades protéolytiques (coagulation et mélanisation) et, d'autre part, dans la synthèse de peptides antimicrobiens. Ainsi, la membrane péritrophique secrète le lysozyme, enzyme impliquée dans la défense contre les infections bactériennes, notamment à Gram +. Elle lyse le peptidoglycane des bactéries (un constituant de leur paroi) entraînant ainsi la destruction de la paroi et donc la mort de l'agent pathogène. Le lysozyme se retrouve dans l'hémolymphe des larves, des nymphes et des adultes et se trouve plus concentré si l'individu est infecté.

À côté du lysozyme, une douzaine d'autres peptides antimicrobiens non spécifiques présents dans l'hémolymphe ont une action intéressant la défense immunitaire de l'abeille. Ainsi, la gluco-oxydase va permettre de fabriquer de l'eau oxygénée (H_2O_2) aux propriétés désinfectantes alors que la phénoloxydase (oxydoréductase impliquée dans les processus de reconnaissance du non-soi et d'encapsulation chez les invertébrés) agira en oxydant les dérivés de la tyrosine pour former des substances toxiques (les quinones), elles-mêmes polymérisées en mélanine, participant ainsi au phénomène d'encapsulation puis de mélanisation des corps étrangers aboutissant à leur destruction. On peut aussi citer les défensines qui se fixent sur la membrane des micro-organismes cibles sous forme de pores multimériques ce qui conduit à la lyse de la cellule cible, l'apidaecine qui a la capacité de bloquer la production de protéines dans des bactéries potentiellement dangereuses, l'hymenoptaecine etc. Beaucoup de ces substances sont synthétisées au niveau du corps gras puis libérés dans l'hémolymphe.

L'équipe de Jules Hoffmann (prix Nobel 2011) a mis en évidence en 1996, le premier récepteur transmembranaire de l'immunité innée capable d'activer l'expression de gènes du système immunitaire chez la drosophile. Ce récepteur, appelé Toll, est activé en réponse à une infection fongique ou bactérienne (par des bactéries de type Gram +). Cette infection déclenche l'activation d'une cascade de signalisation intracellulaire qui aboutit à l'expression de gènes codant notamment pour les puissants peptides antimicrobiens qui détruisent les envahisseurs fongiques ou bactériens. Les chercheurs du laboratoire de Jules Hoffmann ont découvert l'existence d'une deuxième voie de réponse immunitaire chez la drosophile répondant essentiellement à des infections par des bactéries de type Gram-. Cette voie (appelée IMD pour *Immune Deficiency*) est distincte de celle des récepteurs Toll/TLR et est proche de la voie du *tumor necrosis factor* (TNF) 2 de l'homme impliqué dans la destruction des cellules cancéreuses.

Enfin, les cellules épithéliales de l'intestin permettent parfois l'adsorption de certains virus sur des récepteurs spécifiques, virus qui sont détruits par des interférons que ces cellules produisent localement. Cette forme d'immunité antivirale de type ARN interférence existe aussi chez d'autres espèces.

Mais on peut dire aussi que la flore intestinale, comme chez les mammifères, est un lieu d'intense compétition pour les nutriments ce qui est généralement défavorable à la germination des spores bactériennes ou fongiques. Le pollen, par ailleurs, ou le pain d'abeille, sont chargés en *Lactobacillus* et en *Bifidobactérium* qui ont sans doute au moins un rôle protecteur par encombrement stérique de l'intestin. Tous les animaux, y compris les abeilles, sont associés à une communauté diversifiée de micro-organismes, communément appelée microbiote. Celui des abeilles est susceptible d'aider à la santé de l'hôte. Cependant, les impacts de la plupart des éléments du microbiote sur la santé des abeilles sont mal connus encore. Souhaitons que le développement d'études avec les nouvelles technologies de séquençage à haut débit puisse nous aider à mieux comprendre son rôle dans les défenses immunitaires.

L'immunité cellulaire individuelle des abeilles est seulement innée. Elle est peu comparable à celle des mammifères. Leur espérance de vie, de quelques semaines à quelques mois, ne permet pas de se forger une véritable mémoire immunitaire.

L'abeille possède cependant des cellules immunitaires qu'on retrouve dans son hémolymphe. On les nomme les hémocytes. Ils jouent un rôle essentiel dans l'immunité innée. Les principaux types de cellules sont spécialisés dans la phagocytose, la mélanisation et l'encapsulation.

Le système circulatoire ouvert fait des hémocytes des médiateurs de signaux idéaux pour les cellules et les tissus en réponse à des infections et des blessures. Il est assez difficile de se repérer parmi les différents types d'hémocytes circulant chez les abeilles. Selon les publications, les auteurs peuvent nommer un même type de cellules de façons différentes. En outre, ces cellules varient selon l'alimentation ou l'infection étudiées. Ainsi, par exemple, si une colonie manque de pollen, son nombre de plasmocytes diminuera au profit des granulocytes, un peu comme si la différenciation et la spécialisation des cellules en étaient affectées. De même, la proportion de chaque type de cellule varie selon que la larve est infectée (par exemple par *Paenibacillus larvae* sous forme végétative) ou non. En élargissant, un peu on peut supposer que chez les abeilles mellifères, les stimuli par des agents infectieux, les xénobiotiques, les modifications de régime alimentaire, la transhumance, la saison, certaines pratiques apicoles, l'âge et la caste sociale peuvent se refléter dans l'abondance et les types de leurs hémocytes. On peut résumer (et sans doute donc fausser un peu la réalité) en écrivant qu'il existe trois types d'hémocytes principaux qui fonctionneraient à différents stades de développement et suite à des stimuli environnementaux variés :

- les plasmatocytes de forme allongée ou fusiforme représentent la majorité des hémocytes. Ils ont des fonctions phagocytaires essentielles et antimicrobiennes. Chez la larve L5 ils représentent 85 % des hémocytes ;

- des granulocytes, plutôt arrondis ou ovales ont peu de granules contrairement à ce qu'on observe chez d'autres insectes. Chez la larve L5 saine ils représentent 13 % des hémocytes ;
- les autres hémocytes sont en nombre restreint. Mais on pourrait en citer de nombreux.

Un peu comme chez les macrophages des mammifères, lors du processus de phagocytose, le plasmatocyte se lie à la cible pathogène grâce à des récepteurs particuliers formant le phagosome. S'ensuit un engloutissement de la cible et une maturation du phagosome par fusion et fission avec des endosomes et des lysosomes. Ceci conduit à la lyse des organismes phagocytés sous l'action de plusieurs enzymes lysosomiques.

L'encapsulation correspond quant à elle à l'adhésion de plusieurs hémocytes autour des envahisseurs de grande taille qui sont trop gros pour être phagocytés. À la fin de cette encapsulation, des enzymes sont libérées à la surface des particules ou des envahisseurs exogènes et des zones de mélanisation sont alors observables.

Bien que souvent décrites comme deux réponses distinctes de l'immunité innée, les réponses humorale et cellulaire sont étroitement liées puisque de nombreux facteurs humoraux régulent l'activité des hémocytes et vice-versa.

L'immunité sociale

La coopération des insectes peut accroître l'efficacité des soins du couvain, la recherche de nourriture ou la défense contre les prédateurs. Ces avantages sont considérés comme l'une des principales raisons pour lesquelles, par exemple, les insectes sociaux (fourmis, termites, certaines abeilles, guêpes, frelons…) sont devenus des espèces dominantes dans de nombreux habitats. Cependant, la vie en groupe social présente également des inconvénients : les maladies infectieuses peuvent potentiellement se propager plus facilement entre les membres du groupe qu'au sein d'individus vivant seuls. La transmission est facilitée car la densité est élevée et les contacts fréquents. L'abeille en outre pratique l'échange de nourriture par la trophallaxie, autre source de contamination potentielle *(photo 94)*.

La vie en groupe permet aussi aux colonies d'insectes sociaux de développer des stratégies de défenses immunitaires collectives contre les agents infectieux. On parle **d'immunité sociale**. Elle résulte de la coopération des individus du groupe pour lutter contre le risque accru potentiel de transmission d'une maladie.

L'immunité sociale est complémentaire de l'immunité innée et elle est essentielle pour l'abeille. Elle remédie aux insuffisances de chaque abeille à se défendre contre certains dangers biologiques. Les individus œuvrent pour une même action de défense collective.

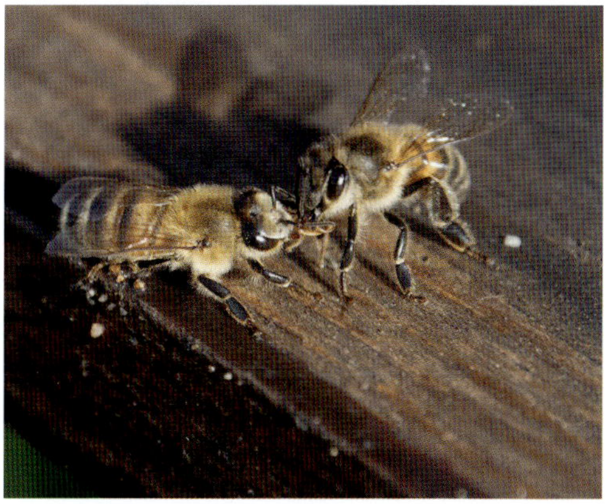

Photo 94 *Abeilles pratiquant la trophallaxie : une source de contamination potentielle.*

Les défenses collectives consistent en des adaptations comportementales, physiologiques et organisationnelles de la colonie qui empêchent l'entrée, l'établissement et la dissémination d'un agent pathogène.

Les insectes sociaux ont développé des défenses antiparasitaires collectives sophistiquées, par exemple, *via* un comportement de nettoyage collectif pour éliminer les parasites. Les abeilles peuvent en effet solliciter l'épouillage mutuel (allo-nettoyage) auprès de congénères de la colonie.

D'autres défenses sont activées à la demande, par exemple la fièvre sociale chez les abeilles, par laquelle de nombreuses abeilles augmentent simultanément leur température corporelle en activant les muscles de leur thorax pour tuer les champignons de leur ruche par la chaleur. L'abeille *Apis cerana* a par ailleurs mis en place une défense similaire à l'égard du frelon asiatique qu'elle entoure dans une « boule thermique » d'abeilles le chauffant et l'asphyxiant jusqu'à sa mort. Un facteur commun de ces défenses sociales est qu'elles reposent sur une action collective ou des comportements altruistes d'individus infectés au profit de la colonie.

Les parasites vrais et les bioagresseurs comme les papillons ou les coléoptères peuvent entrer dans la colonie activement, mais tous les autres agents infectieux sont apportés à la colonie passivement par des individus hôtes. Ils sont ensuite transmis horizontalement entre les individus. Les insectes sociaux tentent d'intervenir à chacune de ces étapes de l'infection/infestation.

Les performances de défense de l'hôte peuvent cependant être limitées par le cycle biologique de la colonie. Par exemple, les abeilles se nourrissent de fleurs dont la disponibilité fluctue dans le temps et l'espace. Elles doivent les partager avec d'autres pollinisateurs, de leur espèce ou non. Les ressources ne peuvent donc pas être utilisées par une seule colonie. Les fleurs sont donc souvent des foyers d'infections et d'échanges d'agents pathogènes.

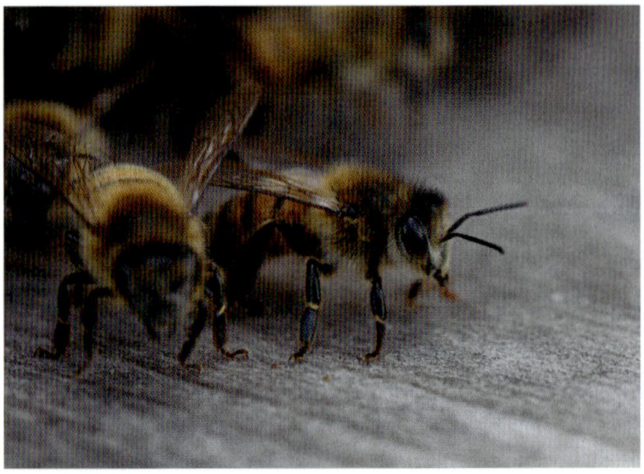

Photo 95 *Gardiennes spécialisées attendant la rentrée des butineuses pour les accueillir.*

On pourrait dire que l'abeille a tout compris de la biosécurité. Face à un risque infectieux elle va adopter un comportement logique de protection. On peut répertorier ses stratégies en plusieurs phases.

Elle va réduire l'arrivée de l'infection ou de l'infestation

Lorsque les insectes sociaux vivent dans des nids fermés, comme les abeilles, ce sont les butineurs qui sont les plus susceptibles de contracter un agent pathogène au cours de la recherche de nourriture. Ce sont donc généralement les individus les plus âgés qui accomplissent cette tâche risquée. Si l'une d'elles se contamine ou s'infeste, les « gardes spécialisés » qui contrôlent l'entrée du nid attaquent la butineuse contaminée et l'empêchent de

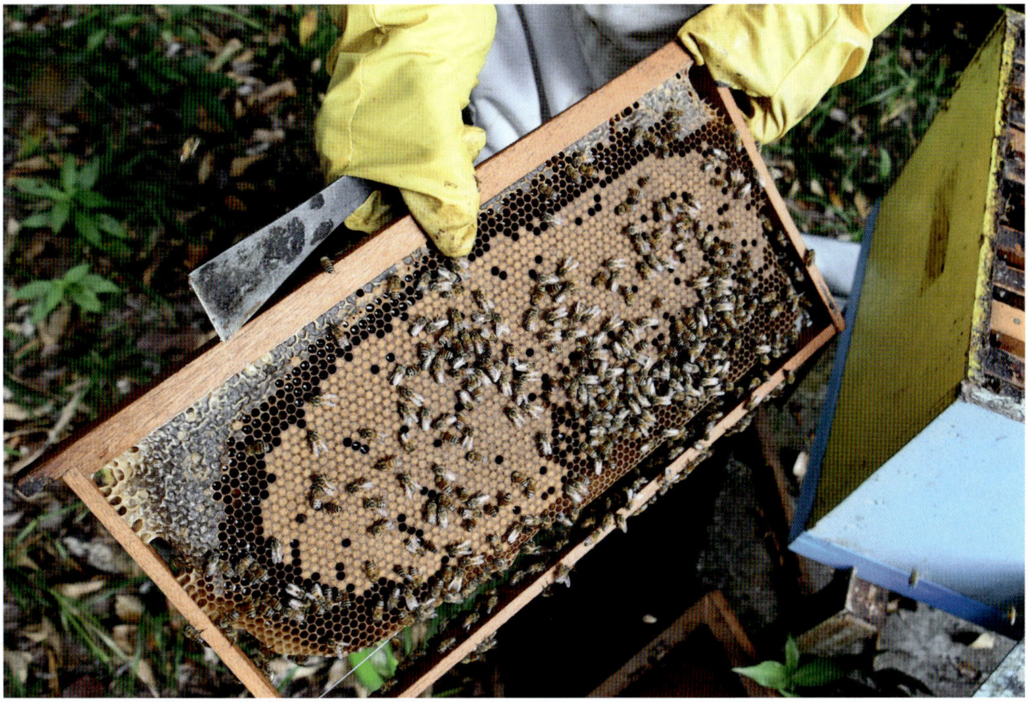

Photo 96 *Couvain d'abeilles africanisées en Guyane : les larves mortes ont été enlevées par les ouvrières et les cellules nettoyées pour maintenir un bon degré de propreté à la colonie.*

rentrer à son retour à la ruche *(photo 95)*. En outre, afin de garder la ruche la plus saine possible, les abeilles évitent de déféquer dans la ruche mais font un vol de propreté leur permettant d'aller vider leur rectum en dehors de la ruche. Ce n'est que lorsqu'elles sont malades et ont de la diarrhée (en cas de nosémose ou de mauvaise alimentation par exemple) qu'elles n'arrivent pas à respecter cette règle.

Elles réduisent l'installation de l'agent pathogène dans le nid.

Lorsque malgré tout l'agent infectieux est arrivé au sein du nid, la colonie doit l'empêcher de s'établir. L'hygiène des nids doit donc être parfaite *(photo 96)*.

Les insectes sociaux désinfectent souvent leur nid avec des substances antimicrobiennes qui sont soit collectées dans l'environnement, soit auto-produites. Les abeilles collectent et appliquent de la propolis sur les éléments qu'elles ne peuvent pas sortir de la ruche. Il s'agit d'une substance antimicrobienne récupérée sur les bourgeons d'arbres. Elle est utilisée par les ouvrières pour désinfecter le fond des alvéoles avant que la reine n'y ponde un nouvel œuf. On retrouve la propolis sur les parois à l'intérieur du corps de ruche et dans les interstices du bois où elle permet de lutter contre l'intrusion de microbes et sert aussi à maintenir une certaine étanchéité. La viabilité du couvain et l'espérance de vie des ouvrières sont significativement améliorées dans les colonies produisant de plus grandes quantités de propolis. On sait d'ailleurs sélectionner des souches d'abeilles produisant beaucoup de propolis en vue de son exploitation dans

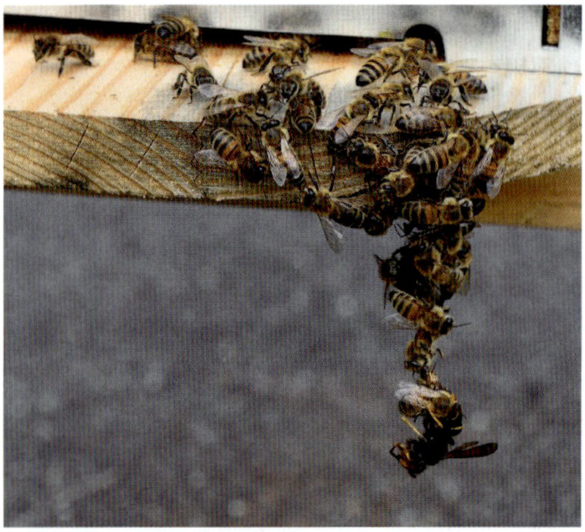

Photo 97 *Sortie d'un frelon asiatique mort, entré auparavant dans la ruche, par les abeilles qui l'ont d'abord entouré puis sorti en alliant les forces de chacune. Au final il sera déposé sur le sol devant la ruche.*

l'industrie pharmaceutique ou cosmétique *(photo 98)*.

Par ailleurs, si un individu meurt, larve, nymphe ou adulte, il est immédiatement sorti de la ruche par ses congénères. Loin du groupe et le corps est exposé à la lumière. Il perd alors de sa contagiosité *(photo 97)*. On utilise cette capacité de l'abeille à nettoyer pour sélectionner des colonies tolérantes à différents agents pathogènes. On parle de test hygiénique qui consiste à mesurer la rapidité d'une colonie à faire disparaitre une zone de couvain morte. Plus elle nettoie rapidement la zone, plus elle est considérée comme nettoyeuse. Ce caractère peut se sélectionner.

Mais les abeilles appliquent aussi leur comportement hygiénique sur les déchets comme les restes de nourriture qui peuvent moisir et devenir une source potentielle de contamination de la ruche. La gestion des déchets implique donc une séparation spatiale stricte des zones de nidification propres et des décharges de déchets.

Les infestations parasitaires peuvent être contrôlées en les gardant localement sous contrôle. Les abeilles du Cap « encapsulent socialement » et affament ainsi les abeilles parasites qui pénètrent dans leur nid. On a décrit également ce phénomène face à *Aethina tumida*, fait prisonnier dans une coque de propolis. Ces comportements au niveau de la colonie sont analogues à la réponse d'encapsulation du système immunitaire physiologique individuel des insectes, qui rend inoffensif un parasite entrant.

Elles vont réduire la propagation des parasites entre les membres du groupe.

Malgré ces précautions, un parasite peut s'établir dans le nid. Dans ce cas, des efforts doivent être faits pour empêcher le parasite de se propager entre les membres du groupe. L'épouillage est une des stratégies trouvées par les abeilles face à *Varroa*. On note aussi que les zones du couvain sont centrales ce qui éloigne la reine des zones périphériques qui sont aussi des zones d'entrée des parasites venant de l'extérieur. En outre, la reine est particulièrement protégée. Elle est entourée et soignée de manière intensive par de jeunes travailleurs qui n'ont jamais quitté la protection du nid et sont donc moins susceptibles de la contaminer.

Chez l'abeille domestique, ce sont des ouvrières spécialisées qui exterminent le couvain infecté. Il y a ainsi moins de risque de contaminer toute la colonie que si tous les individus étaient chargés de cette tâche. Ce n'est que lorsque toutes les autres mesures sont inefficaces et qu'une épizootie majeure se produit (c'est vrai également si les cires sont trop chargées de contaminants toxiques)

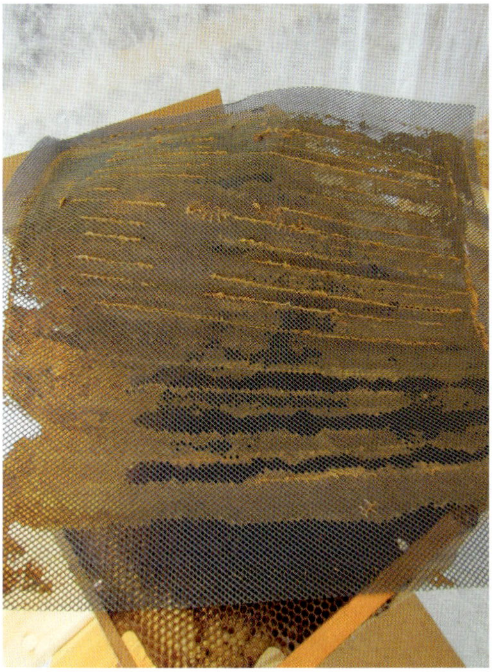

Photo 98 *Propolis déposée en grande quantité sur une grille destinée à sa récolte en Slovénie.*

que les individus en bonne santé abandonnent complètement le nid et se déplacent vers un nouvel habitat, laissant les individus infectés derrière eux. L'essaimage est connu pour assainir une colonie.

Ces comportements sociaux reposent sans doute sur de subtils encodages du génome que les scientifiques n'ont que très partiellement élucidés.

Une vaccination des abeilles est-elle possible malgré l'absence de système immunitaire acquis ?

En 2014, une équipe autrichienne a exposé des reines à des spores de la bactérie responsable de la loque américaine. Les chercheurs ont montré que leurs progénitures avaient une meilleure résistance à cette maladie.

Ils ont suggéré une explication de ce phénomène. En se nourrissant, la reine est mise au contact d'agents bactériens. Les agents pathogènes sont détruits dans son système digestif, mais pas complètement. Des débris de la paroi cellulaire des bactéries y subsistent. Or, ce sont précisément les structures moléculaires présentes à la surface de la paroi qui permettent de déclencher la réponse immunitaire contre les agresseurs. Mais comment la reine transfère-t-elle cet antigène de son système digestif jusque dans ses œufs ?

Cela passe par le corps gras. C'est là que la reine produit le vitellus, cette réserve nutritive que va exploiter l'embryon pour se développer dans son œuf. On y retrouve la vitellogénine sur laquelle différents types de bactéries s'accrochent. Elle peut donc les transporter jusque dans les œufs. Cette exposition à des débris de bactéries serait suffisante pour induire une réponse immunitaire chez les individus. La vaccination – involontaire – des petites abeilles par leur mère serait donc possible. Un vaccin contre la loque américaine est d'ailleurs commercialisé.

8 L'ABEILLE DANS UN MONDE EN MUTATION

Le réchauffement climatique va mettre à mal les pollinisateurs actuels dont les abeilles domestiques. Durant l'été, elles auront à supporter des épisodes de chaleur et de sécheresse plus fréquents, plus longs et plus intenses. Des conditions extrêmes qui impliquent de faire évoluer les pratiques apicoles pour protéger les abeilles du stress thermique néfaste à leur santé.

La terre se réchauffe comme le montrent les travaux du Groupe intergouvernemental d'experts sur l'évolution du climat (GIEC). Et avec la hausse des températures, l'écosystème des abeilles se modifie, les phénomènes climatiques extrêmes (canicule, tempêtes, inondations...) s'accentuent. Météo France a expliqué que dans 80 ans, le sol sera aussi sec qu'il l'est dans les situations sèches extrêmes d'aujourd'hui. Le développement printanier des espèces végétales avance en moyenne de 2,3 jours par décennie et s'accélère ces dernières années.

Selon une enquête de FranceAgrimer publiée en 2021, 84 % des apiculteurs étaient inquiets et estimaient que les changements climatiques ont un impact négatif sur la production de miel.

Les conséquences générales de la chaleur et de la sécheresse sur les colonies d'abeilles

De manière générale, l'abeille s'adapte au stress thermique, froid comme chaud. La colonie est capable de thermoréguler dans une certaine mesure. En hiver, les abeilles adaptées à nos climats réduisent la colonie au minimum, afin de limiter la consommation des ressources stockées. Elles « se grappent » jusqu'à l'arrivée des beaux jours, protégeant la reine et le couvain (réduit à cette période) du froid et limitant l'activité de la colonie. Elles auront auparavant accumulé de l'énergie en fin d'été dans les « corps gras » et prévu des réserves de miel suffisantes pour passer l'hiver. Si le couvain se refroidit, il meurt. Au printemps, elles sortent de leur léthargie, la ponte reprend et la colonie croit jusqu'à multiplier le nombre d'individus par 5. À cette période, la colonie consomme beaucoup. Si le froid revient subitement et durant plusieurs semaines, il est nécessaire de surveiller les réserves au risque de voir les abeilles mourir de faim. C'est particulièrement vrai avec les abeilles hybrides sélectionnées pour se développer rapidement au printemps. On note moins ce phénomène avec les abeilles dites « de souche locale ». La moyenne nationale de mortalité hivernale tourne aux alentours de 25 à 30 % par an. S'il fait trop chaud, les abeilles entrent plus d'eau dans la ruche, la déposent sous forme de fines gouttelettes et la font s'évaporer en battant des ailes pour extraire la chaleur et garder une température au cœur de la grappe d'environ 20 à 35 °C. Le flux d'air engendré par cette activité permet à la colonie d'évacuer chaleur et humidité à l'extérieur. Tout cela bien entendu dans certaines limites.

Mais le réchauffement climatique, en modifiant la flore, modifie aussi les ressources alimentaires des abeilles et par là-même leur production. En favorisant les sécheresses, il rend plus difficile l'accès à l'eau pour les insectes mais empêche aussi certaines espèces végétales de produire du nectar favorisant ainsi la famine des abeilles mellifères. Ces périodes de disette ralentissent le développement du couvain, la reine, moins bien nourrie, arrête de pondre. Il y a moins de jeunes abeilles nourricières et c'est un enchaînement qui peut aboutir à l'affaiblissement la colonie qui, de ce fait, se trouve mal armée pour lutter contre le développement exponentiel des frelons à la même époque.

Dans les conditions extrêmes, le manque d'eau peut entraîner la disparition de floraisons et l'abeille disparaît alors du territoire. Elle déserte. En effet, au-delà de 45 °C pendant plusieurs jours, la colonie déménage et cherche un lieu plus accueillant, moins ensoleillé. Or, selon l'Anses, « 90 % des espèces végétales à fleurs dépendent uniquement des insectes pollinisateurs, dont les abeilles, pour leur reproduction ». L'impact du réchauffement climatique sur les abeilles aura des conséquences directes sur notre propre alimentation si nous n'aidons pas l'abeille à s'adapter.

Avec le réchauffement, toujours selon l'Anses, l'Europe pourrait être un territoire plus favorable à l'installation de bioagresseurs comme *Aethina tumida* ou le frelon *Vespa orientalis* voire certains parasites comme *Tropilaelaps clareae*, espèces d'origine africaine ou asiatique. Avec les températures clémentes, les premières gelées tardent de plus en plus à arriver et les frelons asiatiques (*Vespa velutina*), déjà bien implantés en France, restent encore bien actifs en automne, période où ils empêchent les abeilles de récolter sereinement et prélèvent des abeilles destinées à passer l'hiver, alors même que la colonie diminue naturellement. La préparation à l'hivernage s'en trouve perturbée.

Les adaptations à prévoir dans les pratiques apicoles, gérer le stress thermique au niveau de l'exploitation

Contrairement à ce qui était observé dans le passé, les famines sont désormais de plus en plus fréquentes en plein été. Outre la baisse de production de nectar par manque d'eau, la faible diversité florale, les grandes cultures, et l'arrachage des haies favorisent aussi des périodes où il n'y a plus de ressource à disposition pour les pollinisateurs.

Face à ces nouvelles conditions pouvant être extrêmes, le soutien des colonies passe par l'isolation des ruches existantes et l'emploi de matériaux plus isolants pour leur construction : bois plus épais, ajout d'isolants thermiques y compris en été, espacement d'air aménagé entre le toit et le couvre-cadre, emploi de mousse. La simple peinture des ruches en blanc permet de baisser la température intérieure de 5 °C. Ces adaptations ont permis de venir à bout des fontes de cires estivales observées essentiellement sur les ruchettes mal isolées durant les périodes de grande canicule. De plus, l'apiculteur doit désormais inclure dans ses charges récurrentes la possibilité d'acheter des produits de nourrissement destinés aux périodes estivales sans ressources (sirops essentiellement). Il doit aussi fournir de l'eau à ses animaux à certaines périodes de l'année où les abeilles ont du mal à en trouver dans la nature. Et plus il fait chaud, plus il leur en faut.

Enfin, la lutte contre les bioagresseurs se met en place. Depuis 2022, un « plan de lutte national contre le frelon asiatique » voit le jour. Il a été mis à jour en février 2024. Il met en œuvre le piégeage de printemps des fondatrices en faisant appel à trois types de pièges sélectifs n'ayant en principe pas d'impact sur l'entomofaune et une réduction du stress en automne à l'aide de matériels comme des harpes électriques électrocutant les frelons en vol, les muselières protégeant l'entrée des ruches ou encore les portières spécifiques empêchant le frelon de rentrer dans la structure. De plus en plus d'apiculteurs se questionnent sur la pertinence de continuer à produire des essaims tardifs En effet, ils n'ont pas le temps de grossir avant l'hiver et meurent avant le printemps, les ouvrières, stressées par les frelons en vol stationnaire devant la planche d'envol, n'osant pas sortir pour récolter pollen et nectar. Les réserves sont insuffisantes pour passer l'hiver. En outre, la reine, mal nourrie, ne pond pas assez pour préparer suffisamment d'abeilles d'hiver dans ces nouvelles colonies.

Mais une réflexion plus générale sur le réchauffement de notre planète amène aussi certains apiculteurs à revoir leur pratique de la transhumance (qui se fait parfois avec des semi-remorques sur de longues distances). Les transhumances sont mieux réfléchies, les distances sont plus courtes pour limiter l'impact carbone de l'activité apicole. Enfin, beaucoup plantent ou replantent des arbres et des haies en choisissant scrupuleusement des espèces végétales capables de résister à la chaleur et de produire du pollen et du nectar en fin d'été et en automne, période où désormais les abeilles continuent à butiner.

Le réchauffement climatique a donc un impact certain sur les colonies d'abeilles mellifères et oblige l'apiculteur, comme

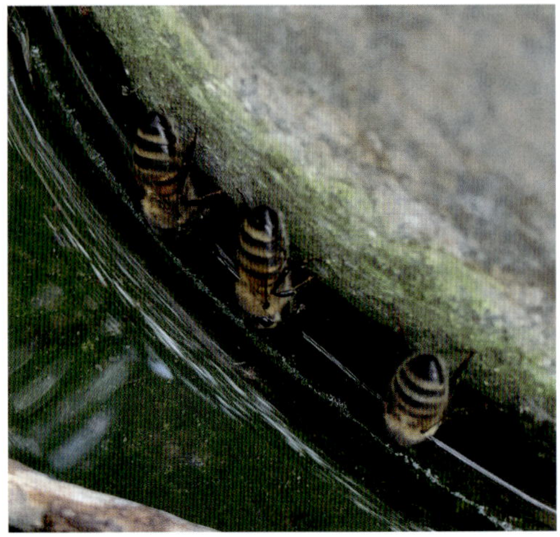

Photo 99 *abreuver les abeilles devient parfois indispensable en période de sécheresse.*

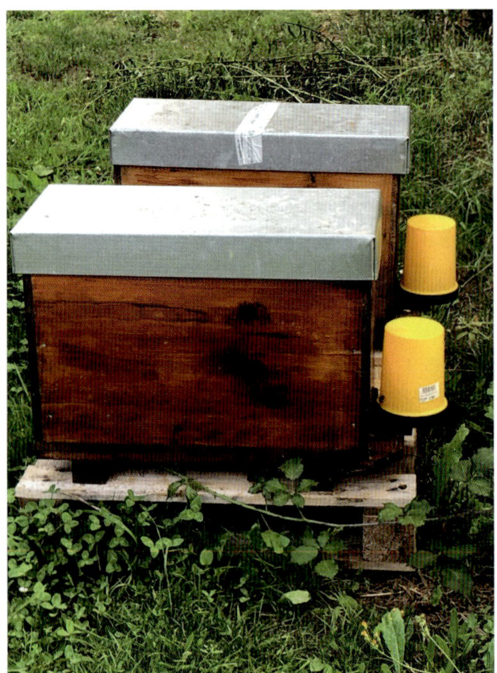

Photo 100 *nourrir en période de disette : une nouvelle activité estivale.*

l'insecte qu'il élève, à changer certaines habitudes.

Une forte plasticité génétique

L'abeille mellifère est présente naturellement partout dans le monde, des déserts africains aux montagnes des Alpes, des toundras aux régions humides. Elle possède le matériel génétique nécessaire pour s'adapter à des conditions extrêmes. Quand on l'observe chez nous, en France métropolitaine, on voit qu'elle ne sort pas quand il fait froid ou quand il pleut, qu'elle ventile plus ardemment lors de canicules pour maintenir la température de la ruche suffisamment basse pour empêcher les cires de fondre, qu'elle adapte son activité aux ressources disponibles. Le réchauffement climatique va lui imposer de modifier son comportement mais elle est génétiquement capable de s'adapter. Si on lui apporte de l'eau, elle peut vivre dans le désert de l'Arizona, si on l'aide à isoler son habitat, elle produit très bien en Suède... Encore faut-il ne pas appauvrir, par une sélection mal menée, le potentiel génétique de cette espèce domestiquée.

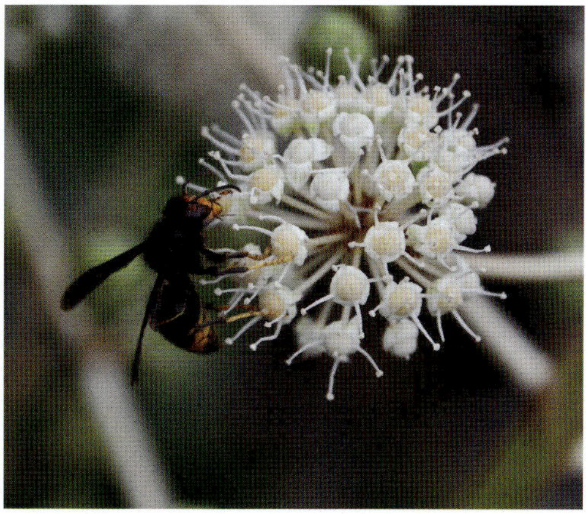

Photo 101 Vespa velutina : *le réchauffement climatique lui a permis d'envahir l'Europe de l'Ouest.*

II

PRINCIPALES MALADIES BACTÉRIENNES

1 LA LOQUE AMÉRICAINE DUE À *PAENIBACILLUS LARVAE*

La loque américaine était semble-t-il déjà connue – sous le nom de « rouille » – durant l'Antiquité. En effet, Pline et Aristote ont décrit cette affection. C'est en 1885 que Cheshire et Cheyne soupçonnèrent la nature bactérienne de l'agent de la loque, confirmée par White en 1904. En étudiant cette maladie venue de New York – maladie qu'il nomma « loque américaine » –, ce chercheur mit en évidence *Bacillus brandeburgiensis*, bacille qui porte aujourd'hui le nom de *Paenibacillus larvae*. Le mot « loque » désigne la maladie faisant que les larves « tombent en loques ». On distingue « loque européenne » et « loque américaine ». Cette maladie est appelée *American Foulbrood* (AFB) par les Anglo-Saxons.

Importance de la maladie, abeilles concernées

La loque américaine est présente dans le monde entier. *Paenibacillus larvae* peut produire plus d'un milliard de spores par larve infectée. Elles seules provoquent la maladie.

Sur le plan européen, la loque américaine est une maladie à déclaration obligatoire. En France, au moment de la rédaction de ce livre, elle était classée danger sanitaire de catégorie 1. En cas de contamination, vous devez immédiatement prévenir les services vétérinaires de la direction départementale de la protection des populations (DDPP), qui enverra un vétérinaire mandaté afin de mettre en œuvre l'éradication de la maladie dans un rayon de 3 km autour de votre rucher. C'est la seule maladie autochtone des abeilles qui soit prise en compte lors des échanges et des importations (directive 92/65/CEE). Elle est placée sur la liste B2 de l'Office international des épizooties (OIE). Son diagnostic est donc particulièrement important, et la connaissance des méthodes diagnostiques de certitude fait partie de l'arsenal nécessaire au praticien.

Origine de la maladie : la bactérie

Paenibacillus larvae est l'agent responsable de la loque américaine.

On peut reconnaître actuellement 5 génotypes différents pour cette bactérie *(tableau 6)* se distinguant par la morphologie des spores et des colonies, la capacité métabolique de la bactérie, sa capacité à sporuler et sa virulence.

Cette bactérie se présente sous deux formes : végétative et sporulée.

Les spores sont extrêmement résistantes aux agents chimiques et à la chaleur, et elles ne sont pas détruites par les antibiotiques. Elles peuvent survivre pendant plusieurs années sur les écailles, dans les couvains morts, dans les produits issus de la ruche ou sur le matériel.

Une fois ingérées, elles induisent la maladie en passant à la forme germinative.

Le passage à la forme sporulée a lieu en conditions de stress, lorsque le bacille a épuisé toutes les ressources nutritives de son milieu, c'est-à-dire les tissus larvaires.

Tableau 6 Différents génotypes pour Paenibacillus larvae

5 génotypes pour *Paenibacillus larvae* (morphologie des spores et colonies, capacités métaboliques, sporulation et virulence)				
Paenibacillus larvae larvae		***Paenibacillus larvae pulvifasciens***		
ERIC I	**ERIC II**	**ERIC III**	**ERIC IV**	**ERIC V**
Partout dans le monde		Moins commun	Uniquement en culture de collection	Espagne
Virulent + (mort de la larve en 12 jours)	Virulent ++ (mort de la larve en 7 jours)			
Encapsulation vers 4 à 11 jours après émergence des larves : plus de cellules loqueuses encapsulées contaminées, moins détectées, plus de symptômes)	Peu de symptômes cliniques (colonies nettoient bien et tôt avant encapsulation)			

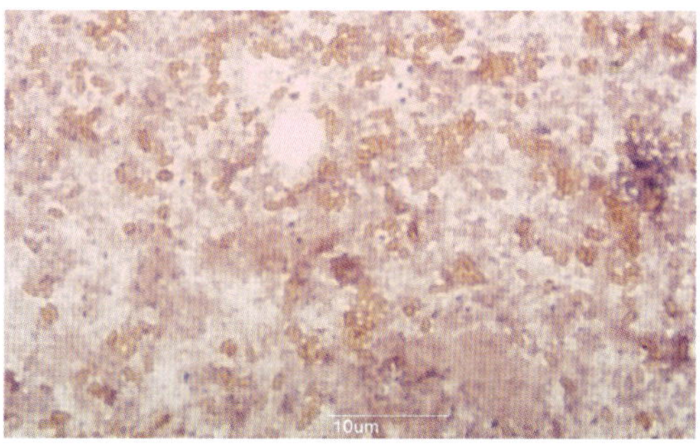

Photo 102 Spores de Paenibacillus larvae, *agent de la loque américaine (Photo aimablement prêtée par l'Anses de Sophia Antipolis).*

Cela se produit également lorsque les conditions du milieu sont défavorables (dessiccation, par exemple).

Les spores peuvent se retrouver partout dans la ruche (cire, bois, abeilles...) *(photo 102)*.

Transmission de la maladie

La transmission des spores se fait naturellement par le pillage et la dérive. Les souches d'abeilles au comportement hygiénique insuffisant entretiennent la maladie au sein de la colonie en n'expulsant pas les larves contaminantes suffisamment tôt. Les pratiques apicoles à risque sont les suivantes : formation d'un essaim à partir de cadres porteurs de spores, gestion anarchique des cadres, des cires et des hausses, apports de miel (ou de pollen) contaminé, déplacement des ruches, absence ou insuffisance de désinfection du matériel.

Pathogénie

Lorsque la larve est infectée, généralement par voie orale, après une phase non invasive, la spore germe et la bactérie, alors sous sa forme végétative se multiplie dans le tube digestif, puis passe dans tous les organes en une dizaine de jours. On parle de « septicémie » lors de la phase invasive. L'immature meurt, et les ouvrières doivent nettoyer la cellule, ce qui provoque la dissémination des bactéries dans toute la ruche. Il en résulte aussi un couvain dit en « mosaïque ».

Tableau 7 Différents stades de l'envahissement de la larve par la bactérie

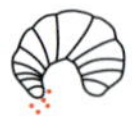	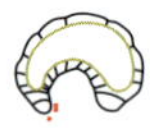	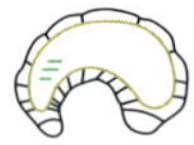	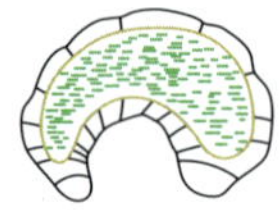	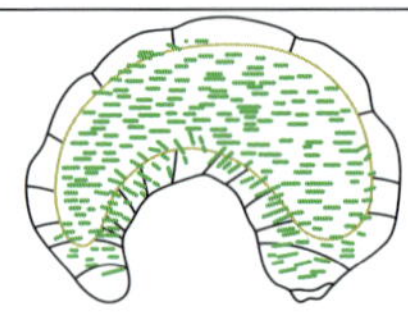	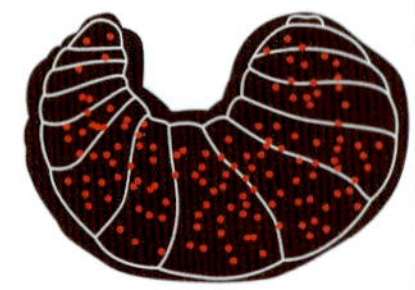
I	II	III	IV	V	VI
Phase non invasive				Phase invasive	
Contamination par des spores de *P.larvae*			Germination et prolifération de bactéries	Destruction de la membrane péritrophique de l'intestin moyen, mort de la larve, dégradation de la carcasse suite à une prolifération de *Paenibacillus*	

Diagnostic

Le diagnostic de la loque américaine nécessite l'identification de l'agent pathogène : *Paenibacillus larvae*. Cette maladie affecte les stades larvaires de l'abeille domestique *Apis mellifera*, et d'autres espèces du genre *Apis*.

Toutefois, des signes cliniques d'appel existent ; le praticien doit savoir les reconnaître pour pouvoir suspecter la maladie et établir un diagnostic de certitude grâce à des analyses de laboratoire.

Diagnostic clinique

Les signes cliniques de la loque américaine sont très variés et dépendent du génotype de la bactérie impliquée, du stade de la maladie et de la force de la ruche.

- Soit les jeunes larves sont tuées précocement, quand elles sont encore pelotonnées dans des alvéoles non operculées. Les ouvrières élimineront ces larves mortes, et il ne restera qu'une alvéole vide.
- Soit les larves meurent à un stade plus avancé de leur développement, quand elles sont en position verticale et qu'elles remplissent presque toute l'alvéole.
- Soit les larves ou les pupes meurent après operculation des alvéoles.

Dans les colonies sévèrement infectées, un couvain « mosaïque » apparaît, avec juxtaposition de couvains d'âges différents, de restes de larves malades et d'alvéoles vides. L'alvéole operculée contenant une larve malade semble moite et de couleur plus foncée. Elle devient concave et se perfore (sous l'action du gaz produit ?) lorsque l'infection progresse. Une odeur caractéristique se développe alors.

En outre, la larve (ou la nymphe) change de couleur. Initialement blanchâtre, elle devient brun crémeux, puis brun foncé.

Après leur mort, les larves deviennent filantes, et lorsque l'on introduit dans l'alvéole pleine une sonde (allumette, brindille, pince…), on en retire une masse élastique correspondant aux restes larvaires (test dit « de l'allumette »). Ce test est probablement la meilleure technique pour un diagnostic de terrain, mais, dans certains cas, les restes larvaires sont plutôt aqueux, ce qui donne un résultat négatif.

Finalement, après un mois ou plus, les restes du couvain malade se dessèchent et forment des écailles dures, brunâtres et fragiles, qui adhèrent très fortement aux côtés inférieurs de l'alvéole. Si la mort se produit au stade de la pupe, il peut y avoir formation d'une « langue pupale » (une saillie de la tête de la pupe traversant le dessus de l'alvéole ou, au contraire, pointant vers le fond). C'est l'un des signes les plus caractéristiques de la maladie, mais il est rarement observé. La langue peut également persister sur l'écaille sèche. Il est alors difficile de faire la différence avec la loque européenne, caractérisée par une écaille noire sèche au fond de l'alvéole *(photos 103 à 109)*.

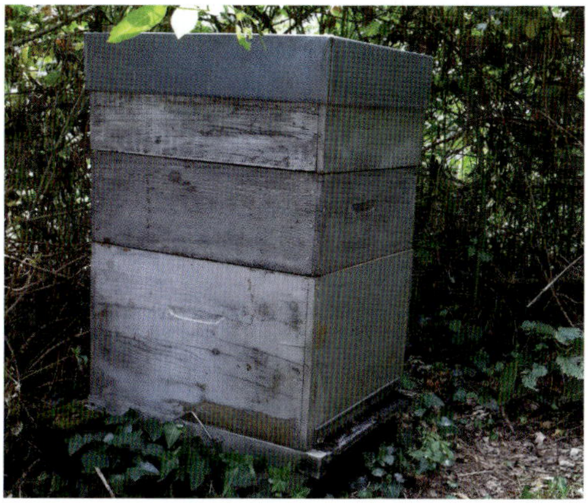

Photo 103 *Une ruche sans activité un jour de grand soleil doit alerter : il y a peut-être un problème d'ordre sanitaire.*

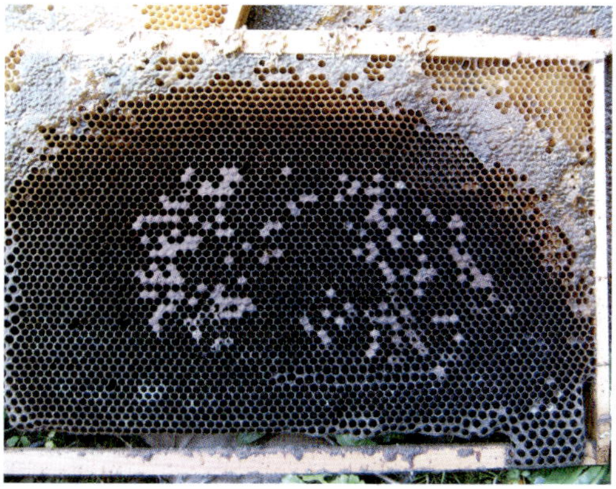

Photo 104 *Couvain en forme de mosaïque et désertion de la colonie : on peut soupçonner un cas de loque américaine. Reste à faire des analyses.*

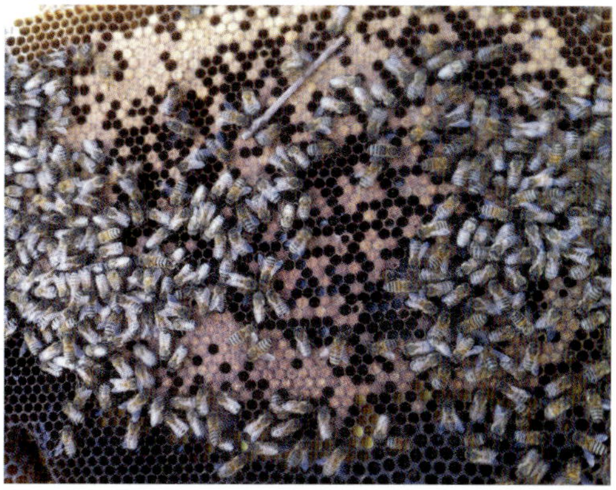

Photo 105 *Malgré l'activité correcte au trou de vol, le couvain est fort mal en point… La loque américaine sera diagnostiquée.*

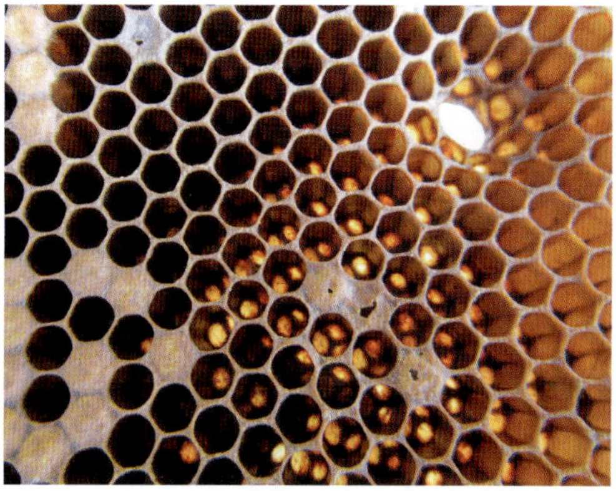

Photo 106 *Des cellules trouées et affaissées… Le test de l'allumette s'impose !*

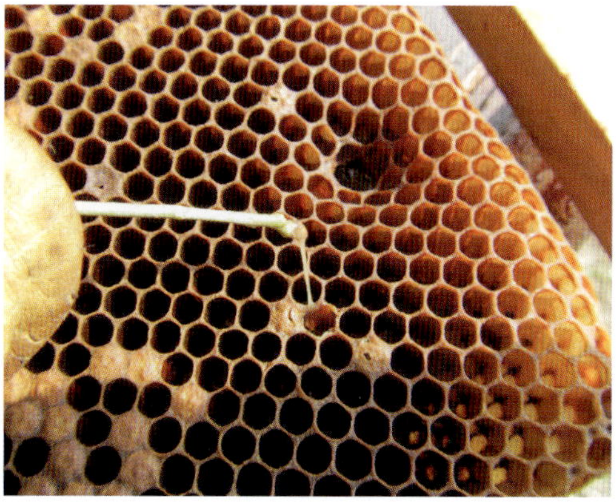

Photo 107 *Test de l'allumette positif. Le diagnostic est fait. On peut le confirmer par des examens complémentaires.*

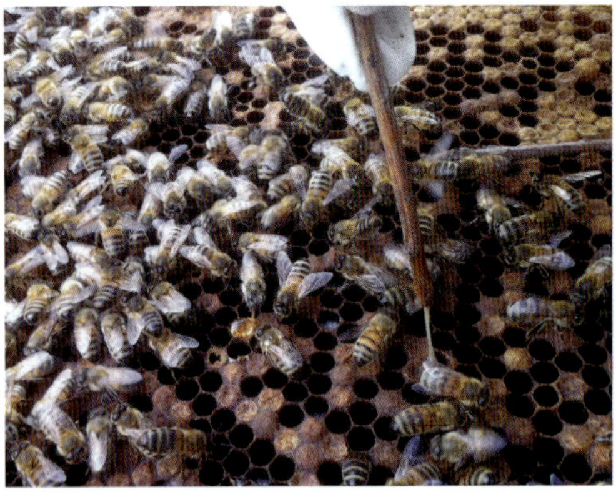

Photo 108 *Test de l'allumette positif : la colonie est assez forte pour supporter un transvasement.*

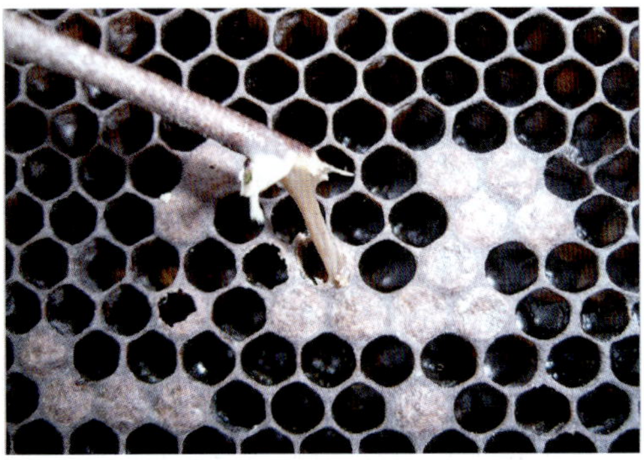

Photo 109 *Test de l'allumette positif sur une colonie faible. Il vaut mieux la détruire et désinfecter la ruche.*

Les spores de *Paenibacillus larvae* peuvent survivre dans les produits de la ruche (miel, cire, écailles de larves) et dans l'environnement pendant trois à dix ans, et des spores purifiées peuvent même subsister durant sept décennies. Le fait de détecter les signes cliniques n'est donc pas suffisant pour savoir si la bactérie, potentiellement pathogène, est présente ou non. C'est pourquoi les textes officiels considèrent que le diagnostic n'est certain qu'après mise en évidence au laboratoire de la présence de *Paenibacillus larvae*. En effet, à un stade précoce de la maladie, loque américaine et loque européenne peuvent être confondues. D'autres maladies du couvain peuvent aussi imiter une loque américaine (simple refroidissement, pseudo-loque…).

La culture du bacille existe, même s'il est difficile de la mettre en œuvre. D'autres techniques de mise en évidence directe de la bactérie (PCR, ELISA) sont à la disposition du praticien, qui choisira celle qui lui semble la plus appropriée.

Prélèvements dans les ruches malades

Quand on observe les signes typiques de la maladie au rucher, il est recommandé d'envoyer au laboratoire un morceau de cadre de couvain d'environ 20 cm^2 (on dit souvent « 15 cm × 15 cm »), contenant autant de couvain mort et décoloré que possible. Le couvain prélevé doit être enveloppé dans un sac en papier, du papier absorbant ou du papier journal (il doit « respirer »), et être placé dans un carton épais pour le transport.

Plus simple encore : on peut aussi récolter des restes de larves ou de pupes infectées directement dans les alvéoles à l'aide d'un écouvillon stérile. Ils seront mis dans un tube stérile bouché pour le transport.

En pratique, les prélèvements varient. Cela dépend du diagnostic, qui peut concerner une ruche ou une colonie suspecte (ou malade), ou qui peut entrer dans le cadre d'un programme de suivi et de prévention de la loque américaine.

Quand l'examen microscopique est la méthode retenue, des frottis à partir des restes de larves malades peuvent aussi être réalisés. Après séchage à l'air, les lames sont envoyées au laboratoire dans des boîtes empêchant les chocs, boîtes séparées les unes des autres par des feuilles de mousse synthétique.

En plus des échantillons pris sur le couvain, d'autres prélèvements peuvent être utilisés pour rechercher la présence de *P. larvae*.

- Le miel (même « vieux ») et la gelée royale. Il convient alors de prendre quelques précautions et de changer de matériel de prélèvement entre deux ruches pour éviter les contaminations croisées. Les aliments sont placés dans un tube, dans un flacon approprié ou dans un sac en plastique. Il faut veiller à éviter les fuites.
- Le pollen. Il sera envoyé dans une boîte hermétique.
- Les ouvrières adultes. Elles seront récoltées par « secousse » (méthode préférentielle) ou brossage du cadre de couvain (ce qui peut favoriser des contaminations croisées). Les abeilles adultes peuvent être conservées congelées ou plongées dans de l'éthanol à 70 %. Des abeilles desséchées sont aussi exploitables.
- Des débris de cire. On les récolte au fond de la ruche.

Prélèvements dans les ruches porteuses n'exprimant pas la maladie

Des prélèvements systématiques à partir d'une colonie ou du miel récolté font partie des programmes préventifs de détection de la loque américaine. La technique d'analyse choisie doit alors être assez sensible. La bactérioscopie ne l'est pas, et on préférera donc dans ce cas des techniques qui le sont davantage (culture, PCR, ELISA). On jugera alors de la présence de bactéries au sein de la ruche, mais pas de l'expression de la maladie.

Diagnostic de laboratoire – Culture et identification

Une suspension aqueuse de spores de *P. larvae* est en général préparée pour l'ensemble des analyses. Cette suspension est brutalement chauffée à 80 °C pendant 10 minutes, ou à 95-96 °C pendant 3 ou 4 minutes, afin d'éliminer les autres bactéries sporulantes.

Les restes de larves ou de pupes provenant des cadres du couvain sont récoltés avec un écouvillon stérile et remis en suspension dans de l'eau stérile ou du sérum physiologique.

La présence de spores dans les échantillons de miel est contrôlée en chauffant ces derniers à 45-50 °C et en les agitant pour mélanger les éventuelles spores. Le miel dilué est transféré dans un boudin à dialyse immergé dans de l'eau courante pour une durée de 18 heures ou dans un bain d'eau renouvelé 3 à 4 fois pendant le même laps de temps. Après dialyse, le contenu est centrifugé à 2 000 g durant 20 minutes. Le dépôt est alors remis en suspension dans l'eau. L'étape de la dialyse peut être supprimée si le miel est préparé pour une culture. Cependant, dans ce cas (De Graaf et coll.), la centrifugation doit être plus rapide (3 000 g) et plus longue (30 minutes). L'ensemencement direct du miel dilué est fréquemment utilisé, mais la sensibilité de cette méthode est moins élevée qu'après centrifugation.

Un filtrat de pollen peut être obtenu en dispersant soigneusement le pollen dans de l'eau distillée stérile, puis en filtrant le tout avec du papier Whatman n° 1.

Quand des abeilles adultes ont été plongées dans de l'éthanol, celui-ci doit être décanté et remplacé par de l'eau stérile ou du sérum physiologique avant broyage.

La cire (1,5 g) doit être dissoute dans un solvant organique.

Plusieurs milieux de culture pour *P. larvae* ont été décrits, mais les meilleurs résultats ont été obtenus avec le PLA (*Paenibacillus larvae* agar), la gélose MYPGP (sa forme abrégée vient de ses constituants : bouillon Mueller-Hinton, *yeast extract* [extrait de levure], phosphate de potassium, glucose et pyruvate), la gélose BHIT (infusion cœur-cerveau [*brain-heart*], supplémentée avec de la thiamine) et la gélose CSA (au sang de mouton).

Les boîtes sont incubées entre 34 °C et 37 °C pendant 2 à 4 jours dans une atmosphère enrichie à 5-10 % de CO_2, bien que des conditions aérobies puissent suffire.

Un antibiogramme peut, après culture et isolement, être réalisé de manière classique avec des buvards imprégnés en diffusion sur gélose. Cette technique montre néanmoins des limites, car la CMI est approchée par extrapolation du diamètre d'inhibition lu. En cas de doute, la technique du Etest peut être d'un bon secours pour valider plus précisément une valeur lue. Une technique plus onéreuse, mais plus précise est exploitable : la recherche de CMI en phase liquide.

Sur gélose PLA, les colonies de *P. larvae* sont petites, de couleur vert pâle ou jaune (la même couleur que le milieu), avec une surface rugueuse légèrement opaque. Le centre est parfois surélevé. Sur gélose MYPGP, les colonies sont petites, régulières, et en général rugueuses. Elles sont plates ou surélevées, blanchâtres ou beiges. Sur la gélose au sang de Colombie, les colonies sont petites, régulières, luisantes, butyreuses et grisâtres. Des colonies de *Paenibacillus larvae* de couleur orange ou rouge ont été décrites. Leur aspect ne permet pas d'être certain de l'identité des bactéries. Néanmoins, il peut servir au choix des colonies pour les examens complémentaires d'identification *(photos 110 à 112)*.

Paenibacillus larvae est Gram positif. La coloration à la fuchsine phéniquée est également réalisable sur un frottis de larve et permet de confirmer un diagnostic clinique de loque américaine sur la base de l'aspect des spores. La bactérie a une forme de bâtonnet arrondi, droit ou incurvé, avec une taille variable (0,5 µm de large par 1,5 à 6 µm de long). Elle apparaît seule ou au sein de chaînes filamenteuses. Certaines souches sont mobiles. Les sporanges in vitro sont

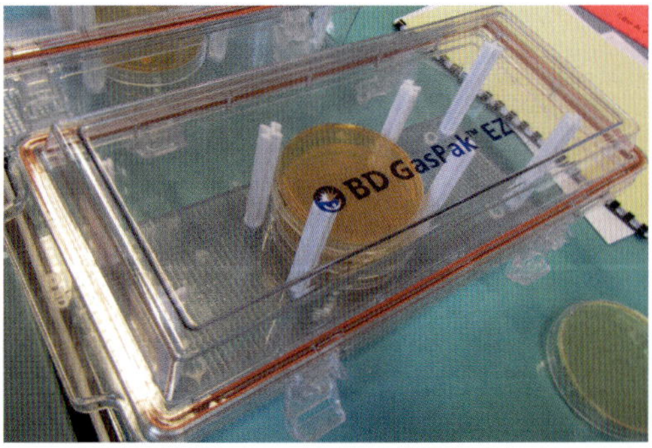

Photo 110 *Culture anaérobie de Paenibacillus.*

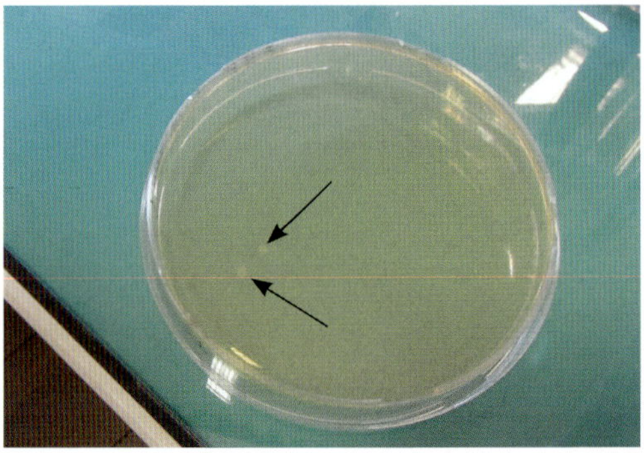

Photo 111 *Deux colonies se sont formées sur la gélose.*

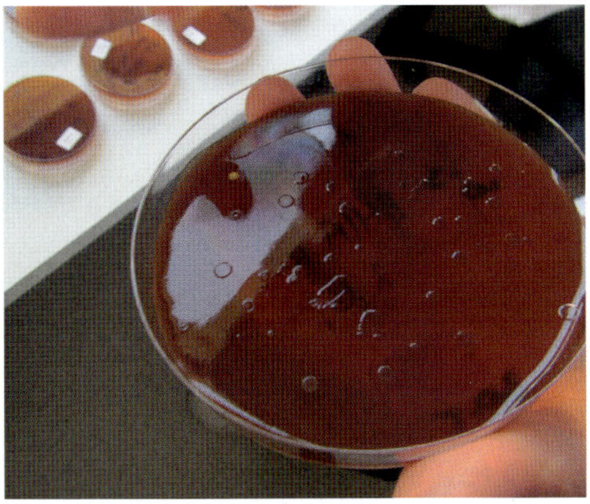

Photo 112 *Culture de* Paenibacillus larvae.

souvent clairsemés et ellipsoïdaux, avec des spores centrales et subterminales pouvant faire gonfler les sporanges. Les spores sont souvent trouvées libres.

La bactérie *Paenibacillus larvae* peut aussi être identifiée par son profil biochimique. Elle est catalase négative ou faiblement positive à retardement, et possède un profil de fermentation des sucres caractéristique : positif avec le glucose et le tréhalose, mais négatif avec l'arabinose et le xylose. Elle peut hydrolyser la caséine ou le lait. Certaines souches de *P. larvae* peuvent avoir des signes biochimiques différents.

Diverses techniques se servant d'anticorps ont été développées pour le diagnostic de la loque américaine. La plupart d'entre elles sont effectuées à partir de sérums polyclonaux de lapin développés contre des cultures pures de *Paenibacillus larvae*. Elles peuvent être utilisées pour l'identification des colonies bactériennes obtenues après une étape de mise en culture ou directement sur des restes de larves suspectes. La double immunodiffusion en gélose et l'utilisation d'anticorps fluorescents marqués existent.

ELISA

Lors de la mise au point d'un test de diagnostic avec des anticorps polyclonaux ou monoclonaux, il ne doit pas y avoir de réactions croisées avec des bactéries apparentées ou des bactéries fréquemment retrouvées dans les ruches, comme *Paenibacillus alvei*, une bactérie souvent isolée. Un laboratoire, le Central Science Laboratory Pocket Diagnostics (Royaume-Uni), a développé un kit de diagnostic appelé « VITA » pour le dépistage précoce de la loque américaine. Les anticorps sont spécifiques pour ce test ELISA, qui permet de prendre rapidement une décision sur le terrain en cas d'anomalie du couvain. Trois minutes lui suffisent pour confirmer ou infirmer avec certitude la présence de loque. Cette technique permet de détecter la loque européenne ou la loque américaine : dans les deux cas, la même méthode est utilisée, mais les tests sont différents (test noté EFB pour la loque européenne et AFB pour la loque américaine). Le kit de détection comprend plusieurs outils (spatule, flacon, pipette et plaque de test) permettant de mener à bien une analyse du couvain. On peut utiliser jusqu'à cinq larves à la fois pour chaque test. Elles sont placées dans un flacon contenant un tampon. Ce flacon est secoué pendant 20 secondes, puis trois gouttes du liquide obtenu sont prélevées et déposées sur une plaque test. Le résultat est lisible 3 minutes plus tard. L'apparition de deux lignes confirme de façon certaine la présence de loque dans l'échantillon testé. L'apparition d'une seule ligne signifie que la loque n'a pas été détectée.

PCR

La PCR est utilisée après l'étape de culture ou directement sur l'échantillon. Après extraction de l'ADN, une phase d'amplification en chaîne par polymérase permet sa réplication. Les amorces sont AFB-F et AFB-R (sens et antisens). L'amplification d'un fragment spécifique est réalisée dans un thermocycleur, selon les cycles de PCR suivants : une étape à 95 °C (entre 1 et 15 minutes) ; 30 cycles à 93 °C (1 minute), 55 °C (30 secondes) et 72 °C (1 minute) ; un cycle final à 72 °C (5 minutes). La PCR nichée comprend une étape externe et une étape interne d'amplification. L'étape externe d'amplification est réalisée en utilisant des amorces PleF et PleR. L'amplification interne est réalisée en utilisant des amorces PliF et PliR. Les cycles sont les suivants : 94 °C (30 secondes), 59 °C (30 secondes), 72 °C (45 secondes), suivis d'un dernier cycle de 5 minutes à 72 °C. La réaction est ensuite refroidie à 4 °C. Les poids moléculaires des produits d'amplification sont déterminés par électrophorèse dans un gel à 0,8 % d'agarose et coloré au bromure d'éthidium.

Prévention

La prévention passe avant tout par la mise en œuvre de bonnes techniques apicoles.

Les abeilles

La sélection de souches d'abeilles ayant un bon comportement hygiénique est un facteur favorable dans la gestion de la loque américaine, notamment concernant le nettoyage des cellules atteintes ou lors d'un transvasement. On peut donc réaliser une sélection des abeilles les plus nettoyeuses en congelant un morceau de couvain, morceau qu'on leur donne ensuite à nettoyer. Plus le couvain est rapidement nettoyé, plus la colonie est dite « nettoyeuse ».

La conduite du rucher

La visite des ruches et des cadres de couvain doit être fréquente, sérieuse et attentive, afin de pouvoir effectuer un dépistage précoce du couvain atteint par la loque américaine. Lors de ces visites, les cadres doivent être débarrassés de leurs abeilles, puis examinés. Deux moments dans l'année sont cruciaux : le printemps, avec le couvain d'abeilles d'été, et l'automne, avec le couvain d'abeilles d'hiver. Le printemps pour la production, l'automne pour l'hivernage...

La gestion des ruchers, notamment lors de la formation d'un essaim, d'un regroupement de ruches ou de ruchers, ou encore d'une division, doit être précautionneusement réfléchie sur le plan sanitaire, et pas seulement pour la loque américaine.

L'apport alimentaire ne doit pas se faire avec du miel potentiellement contaminé par des spores de loque. Une étude allemande (W. Ritter) a montré que 98 % des 700 miels importés au sein de l'UE étaient porteurs de spores de loque américaine. C'est un miel peu onéreux, et la tentation de l'utiliser peut être grande.

La gestion du matériel

Les hausses et les cadres devraient être attribués à un seul corps de ruche, afin d'éviter une contamination par des cadres porteurs de spores.

La désinfection du matériel (et en particulier du lève-cadre, qui sert souvent à ouvrir une cellule loqueuse), ainsi que la gestion des cires sont deux points très importants dans la lutte contre la loque américaine. Les spores étant très résistantes, il est nécessaire d'être précautionneux lors de la désinfection (eau de Javel à 1,5 %, soude caustique à 1,5 %, chaleur sèche à 130 °C pendant une demi-heure, rayons gamma, ou encore chalumeau, même si cette dernière méthode n'est pas efficace à 100 %). Le lève-cadre doit être désinfecté avec un gel hydroalcoolique entre chaque ruche.

La vaccination peut aussi être utilisée

Une vaccination des abeilles serait possible malgré l'absence de système immunitaire acquis. En 2014, une équipe autrichienne a exposé des reines à des bactéries *Paenibacillus larvae* mortes. Les chercheurs ont alors montré que leur progéniture avait une meilleure résistance à cette maladie. Il restait à déterminer le mécanisme de ce transfert immunitaire, car ce mécanisme doit être médié par autre chose que des anticorps, puisque les insectes n'en possèdent pas.

Ils ont suggéré une explication à ce phénomène. En se nourrissant de gelée royale, la reine est mise au contact d'agents bactériens. Les agents pathogènes sont détruits dans son système digestif, mais pas complètement. Des débris de la paroi cellulaire des bactéries y subsistent. Or, ce sont précisément les structures moléculaires présentes à la surface de la paroi qui permettent de déclencher la réponse immunitaire contre les agresseurs.

Mais comment la reine transfère-t-elle cet antigène de son système digestif jusque dans ses œufs ?

Cela passe par le corps gras. C'est là que la reine produit le vitellus, cette réserve nutritive que va exploiter l'embryon pour se développer dans son œuf. On y retrouve la vitellogénine sur laquelle différents types de bactéries s'accrochent. Elle peut donc les transporter jusque dans les œufs. Cette exposition à des débris de bactéries serait suffisante pour induire une réponse immunitaire chez les individus. La vaccination – involontaire – des petites abeilles par leur mère serait donc ainsi possible.

La recherche a montré que les insectes peuvent eux aussi transmettre des informations d'une génération à l'autre, par le biais d'un mécanisme appelé « Transgenerational Immune Priming » ou TGIP. Ce mécanisme semble être très répandu chez les invertébrés, puisqu'il a été observé et étudié chez 25 espèces différentes jusqu'à présent.

En 2015, deux chercheurs de l'Université d'Helsinki en Finlande, ont publié un mécanisme clé qui sous-tend la TGIP. Ils ont établi que la vitellogénine, une protéine essentielle du jaune d'œuf, largement répandue chez les animaux qui pondent des œufs, était un vecteur essentiel d'éliciteurs immunitaires pour la génération suivante d'abeilles mellifères. Les chercheurs ont montré que la vitellogénine se liait à des fragments de bactéries. La vitellogénine a donc été identifiée comme vecteur de signaux d'amorçage immunitaire et a révélé une explication moléculaire clé de l'immunité transgénérationnelle chez les abeilles.

Lorsque les abeilles ouvrières ingèrent un agent pathogène, celui-ci est digéré et transporté vers l'intestin moyen, où il est lysé. Les fragments bactériens sont transportés à travers la paroi épithéliale de l'intestin jusqu'au corps gras, qui est un intermédiaire pour tout transfert à l'intérieur et à l'extérieur de l'intestin et le site de synthèse de la vitellogénine. Une fois dans le corps gras, les fragments bactériens se lient à la vitellogénine. Le pathogène lié à la vitellogénine est alors absorbé dans l'hémolymphe, dans le système circulatoire des insectes, d'où il est transféré vers les glandes hypopharyngiennes. Les fragments bactériens sont directement incorporés dans la gelée royale. On suppose qu'une fois que la reine a ingéré la gelée royale, les fragments bactériens passent de l'intestin moyen à l'hémolymphe en suivant le même processus. Dans l'hémolymphe, les fragments bactériens liés à la vitellogénine sont transportés dans les ovaires où sont logés les ovules. Cette voie permet à la reine d'immuniser sa progéniture en la mettant en contact avec l'agent pathogène cible. Les œufs ainsi immunisés deviendront des larves résistantes à l'infection.

En 2021, la science a donc déterminé que lorsque des bactéries sont ingérées par une abeille ouvrière, les fragments pathogènes sont directement incorporés dans la gelée royale. Leur ingestion induit également des niveaux plus élevés de défensine-1, un peptide antimicrobien, dans la gelée royale. Des études ont montré que les larves d'abeilles mellifères atteintes de loque américaine n'expriment que peu ou pas la défensine-1, ce qui les rend plus sensibles à l'infection. Par conséquent, la défensine-1 qui serait fournie par les abeilles nourricières peut également aider à combattre l'infection.

Ces découvertes ont permis d'envisager la vaccination chez les abeilles.

Une société de biotechnologie située en Géorgie, pionnière dans la santé des insectes, a annoncé que le département américain de l'Agriculture (USDA) a accordé pour 2023 une licence conditionnelle pour 2 ans pour la vaccination des abeilles mellifères contre la loque américaine causée par les larves de *Paenibacillus*. Le vaccin est commercialisé. Des éleveurs de reines vendent même désormais des reines garanties vaccinées. La société a l'intention d'utiliser cette approche pour développer des vaccins contre d'autres maladies des abeilles (loque européenne, ascosphérose…), et d'autres espèces dites « orphelines » comme les crevettes, les vers de farine et les insectes utilisés en agriculture.

Le vaccin administré par voie orale, vise à mettre en contact les reines avec des bactéries tuées. Pour cela du candi est mélangé avec le vaccin. Il est ensuite proposé à la consommation d'ouvrières nourrices de la reine qui le lui transmettent par trophallaxie, *via* la gelée royale.

Pronostic

Que se passe-t-il lorsque les symptômes se déclarent dans la ruche ?

- Quand peu de cellules sont touchées, on peut constater une guérison complète sur plusieurs années, si rien ne vient affaiblir la colonie (carences alimentaires, *Varroa*, climat, pesticides…). Cependant, on peut également observer une disparition temporaire des signes cliniques avant une rechute. Enfin, dans d'autres cas, si rien n'est fait, la maladie se développe exponentiellement.
- Les ruches fortement infectées conduisent inéluctablement à la mort

de la colonie. La population adulte n'est pas renouvelée ; elle est affaiblie et soumise au pillage, ce qui a comme conséquence la propagation de la maladie aux autres ruches et ruchers.

Traitement : la destruction des colonies

C'est la mesure la plus efficace pour limiter l'évolution de la maladie et sa propagation par dérive et pillage.

Il est nécessaire d'agir lorsque toutes les abeilles sont dans la ruche, c'est-à-dire tôt le matin ou tard le soir, lorsque les butineuses sont revenues. On euthanasie les insectes à l'aide de soufre, puis on brûle les cadres et les abeilles mortes. On désinfecte soigneusement le corps de ruche en le trempant dans de la cire microcristalline bouillante.

Les autres méthodes de lutte

Elles sont discutables, notamment en ce qui concerne l'antibiothérapie.

Traitement antibiotique

Il existe des spécialités avec AMM dans de nombreux pays (États-Unis, Australie, etc.). Cependant, les antibiotiques utilisés n'agissent que sur la forme végétative. Ils peuvent donc « blanchir » la colonie, mais pas éliminer les spores. L'utilisation d'antibiotiques va donc faire passer la loque américaine du stade « maladie » au stade « porteur sain de spores ». Les symptômes sont susceptibles de réapparaître dès la fin du traitement.

L'antibiothérapie est déconseillée. En France, aucun seuil n'a été fixé concernant la limite maximale de résidus (LMR) d'antibiotiques dans le miel. Aucune spécialité vétérinaire antibiotique n'est donc autorisée. La législation empêche dès lors toute prescription et toute utilisation de tels médicaments sur les colonies d'abeilles mellifères.

Les techniques apicoles : le transvasement

Cette méthode permet d'éliminer les spores, mais elle a pour inconvénient de ralentir durant quelques semaines la production de miel.

On traite par le transvasement les ruches « fortes ». Les autres sont détruites.

On fait en sorte que les colonies atteintes se débarrassent des spores de *Paenibacillus* en réduisant la ruche à l'état d'essaim nu.

Les abeilles sont peu nourries, afin qu'elles n'aient d'autre activité que celle du nettoyage. Ainsi, elles se nettoient les unes les autres. La plupart des spores présentes sur la cuticule sont ingérées lors de ce nettoyage. Elles passent dans le jabot, puis dans le proventricule, et enfin dans le tractus postérieur, où elles seront soit détruites par les sucs digestifs, soit évacuées lors d'un vol de propreté hors de la ruche. Au niveau du sol, les spores ne sont pas pathogènes pour les abeilles. On estime qu'en 48 heures, et si elles ont été très peu nourries, les abeilles peuvent évacuer toutes les spores. Ainsi, ces dernières peuvent être éliminées avant que le couvain ne réapparaisse dans la colonie.

Deux méthodes de transvasement peuvent être utilisées : le transvasement simple et le double transvasement, plus efficace, mais aussi plus lourd à mettre en place.

Technique du transvasement simple

Le matériel nécessaire à cette méthode est le suivant : du papier, un grand sac-poubelle (pour y mettre le matériel contaminé et le papier avant destruction), du sirop et... une nouvelle ruche *(figure 23 et photos 113 et 114)*.

Le transvasement doit être réalisé à une heure d'activité des abeilles.

Ainsi, elles rentreront plus aisément dans leur nouvelle ruche. Celle-ci doit comporter des cadres, et il ne doit y avoir ni couvain ni miel. La colonie sera très peu nourrie (1/2 litre à 1 litre de sirop), afin que les abeilles ne puissent pas faire de provisions (chose qu'elles feraient si l'apport alimentaire était abondant), et ainsi stocker des spores de loque américaine.

Les phases du transvasement simple sont les suivantes.

1. Placer la ruche malade face à son emplacement d'origine (laisser une distance d'environ 1 m).
2. Mettre la ruche vide, désinfectée, avec ses cadres, à la place de la ruche malade. Étendre un grand papier entre la ruche malade et la nouvelle ruche.
3. Repérer la reine et la faire entrer dans la nouvelle ruche.
4. Sur le papier, secouer les cadres un à un, ainsi que les diverses parties malades. Les abeilles doivent alors rejoindre la nouvelle ruche. Les cadres et le papier sont placés dans le sac-poubelle une fois le transvasement terminé.

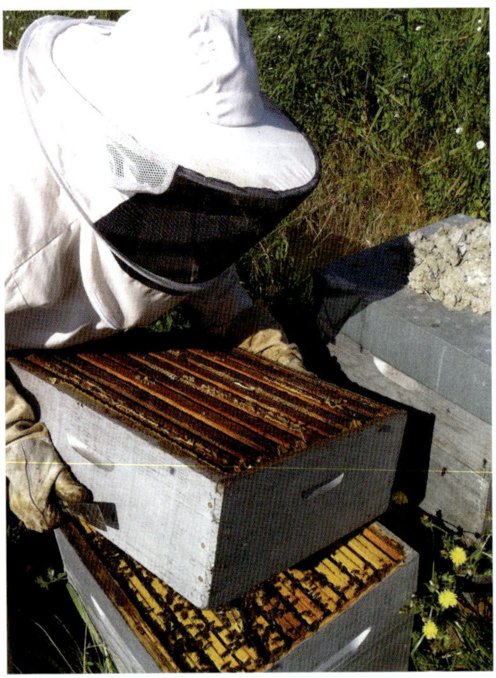

Photo 113 *Quelques jours après un transvasement, la colonie a-t-elle eu la force de reconstruire les rayons ?*

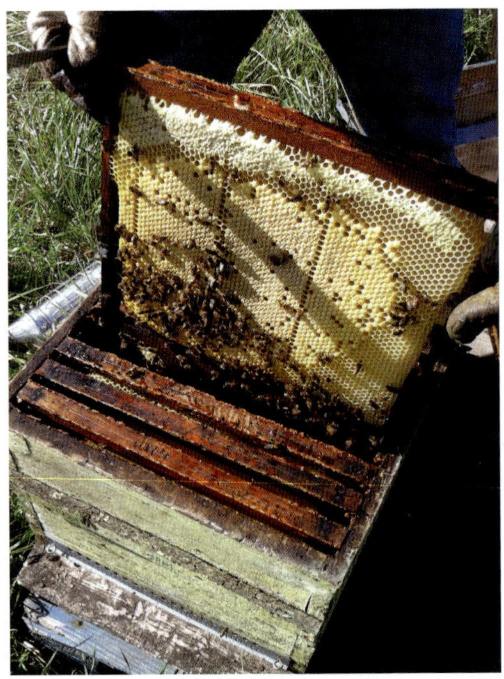

Photo 114 *Un beau couvain bien jaune issu d'un transvasement sur des cires neuves.*

5. La ruche atteinte est fermée avant sa désinfection.
6. Le sac-poubelle est brûlé (avec toutes les précautions nécessaires...).
7. Après le transvasement, il ne faut pas ajouter de cadre de couvain dans la ruche transvasée, même s'il vient d'une ruche saine : cela entraînerait le redémarrage immédiat de la maladie, les abeilles n'étant pas débarrassées de toutes les spores.

Les raisons pouvant être à l'origine de l'échec du transvasement simple :

- la présence de couvain ;
- la mise en œuvre pendant une miellée (dans ce cas, il vaut mieux attendre) ;
- une colonie trop faible.

Le double transvasement

C'est une méthode plus lourde à mettre en œuvre.

Dans un premier temps, on impose à la colonie un « jeûne sanitaire ». Toute la colonie malade est placée dans une ruchette largement aérée, ne contenant que des cadres vides, et fermée pendant 2 jours. Il ne doit y avoir aucun apport alimentaire.

Tous les cadres sont détruits. La ruche est désinfectée, passée au chalumeau, ou remplacée par une ruche saine.

Ensuite, la nouvelle ruche est placée à l'endroit initial, avec uniquement des cadres de cire gaufrée. La colonie est alors mise dans la nouvelle ruche. À ce moment-là, les abeilles sont à la limite de la famine, ayant digéré tout ce qu'elles avaient dans le tube digestif. Il faudra donc suffisamment nourrir la colonie, afin de lui donner une chance de redémarrer.

Il s'agit ici d'une méthode lourde : en effet, la claustration et le jeûne peuvent entraîner une forte mortalité due à l'inanition et au stress. D'autre part, un autre risque existe : les défécations dans la nouvelle ruche peuvent être la source d'une recontamination, la digestion ne détruisant pas complètement les spores.

La méthode de transvasement simple est donc préférable lorsque l'on veut essayer de sauver une colonie. Il faut néanmoins que cette colonie en vaille la peine.

Ces méthodes concernent la ruche. Or, il ne faut pas oublier que la gestion de la loque américaine se fait non seulement au niveau de la ruche, mais également au niveau du rucher. Il faut donc prendre toutes les mesures zootechniques qui permettront de prévenir la pathologie et de limiter (voire de faire baisser) le taux d'infection.

Les ruches cliniquement malades ne sont pas les seules qu'il faut prendre en compte.

2 LA LOQUE EUROPÉENNE DUE À *MELISSOCOCCUS PLUTONIUS*

Cette maladie est appelée *European Foulbrood* (EFB) par les Anglo-Saxons. Le mot « loque » désigne la maladie faisant que les larves « tombent en loques ». On distingue loque européenne et loque américaine. La loque européenne est parfois appelée « loque puante » ou « loque bénigne ».

Importance de la maladie, abeilles concernées

L'agent infectieux est présent dans le monde entier. Il provoque une maladie bactérienne très contagieuse. Cette maladie affecte le couvain, mais n'est pas dangereuse pour l'homme.

La loque européenne est de plus en plus présente dans le monde. Elle est parfois sous-estimée par rapport à la loque américaine, mais les deux sont souvent confondues et mal diagnostiquées. Ce n'est pas une maladie à déclaration obligatoire.

La propagation de la loque européenne est exacerbée par le stress engendré par un manque de nourriture ou d'eau, par une autre maladie ou par un parasite. Cependant, la reine peut être issue d'une souche plus sensible à la loque européenne. Des facteurs climatiques et environnementaux peuvent favoriser la maladie. La contagion est souvent localisée dans un même rucher, et réapparaît année après année.

Origine de la maladie : la bactérie

L'agent infectieux principal est *Melissococcus plutonius*. Cette bactérie, contrairement à *Paenibacillus larvae*, ne sporule pas. Plusieurs autres organismes bactériens peuvent être impliqués. La maladie se déclare généralement lors d'une période de fort développement des colonies *(photo 115)*.

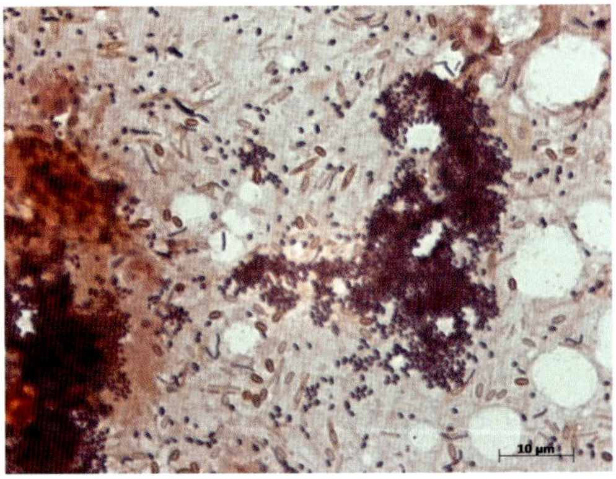

Photo 115 Melissococcus plutonius *vu au microscope optique après coloration (Photo aimablement prêtée par l'Anses de Sophia Antipolis).*

Transmission de la maladie

La loque européenne se transmet principalement *via* l'achat d'abeilles, la contamination des rayons, le pillage, le matériel contaminé, ou encore l'apiculteur. Les très jeunes larves sont particulièrement sensibles et se font contaminer par le biais des réserves de nourriture infectées par *M. plutonius*. Les souches d'abeilles au comportement hygiénique insuffisant entretiennent la maladie au sein de la colonie en n'expulsant pas les larves contaminantes suffisamment tôt. Certaines larves infectées survivent ; leurs fèces sont infectées et contribuent à propager la maladie.

Pathogénie

La bactérie se multiplie rapidement dans le tube digestif de l'abeille. La larve meurt généralement au moment de l'operculation des cellules, parfois juste après, mais toujours avant la métamorphose en chrysalide. Les bactéries se retrouvent dans les fèces des insectes malades et contaminent la ruche. Parfois, les larves malades sont détectées avant l'operculation. Elles sont alors rapidement éliminées par les ouvrières.

Diagnostic clinique

La loque européenne est plus facilement repérable au début du printemps et en été. Les larves infectées par cette loque sont recroquevillées, figées de manière inhabituelle sur les côtés ou dans le fond de la cellule.

La trachée semble généralement ressortir, les intestins sont visibles à travers les tissus opaques du corps.

La larve infectée prend alors une couleur jaune, puis brune, et se dessèche. Elle devient visqueuse, presque liquide. Le test de l'allumette est en général négatif. Les larves infectées par la loque européenne sèchent et peuvent ainsi être plus facilement dégagées par les abeilles nettoyeuses, ce qui rend alors plus difficile le diagnostic. En effet, les cellules loqueuses – qui contiennent une larve desséchée nommée « écaille » – sont vite nettoyées, ce qui fait disparaître les signes cliniques. Seul demeure un couvain en forme de mosaïque. La plupart des larves malades abandonnent leur position enroulée en fond de cellule avant de mourir.

Dans le cas d'une infection sévère, les colonies dégagent une odeur nauséabonde et putride (en traduction littérale, *foulbrood* signifie « couvain nauséabond »). Le couvain sévèrement atteint peut avoir une odeur aigre ou de moisi, parfois acide, comme le vinaigre. Parfois, il n'y a aucune odeur *(photos 116 à 119)*.

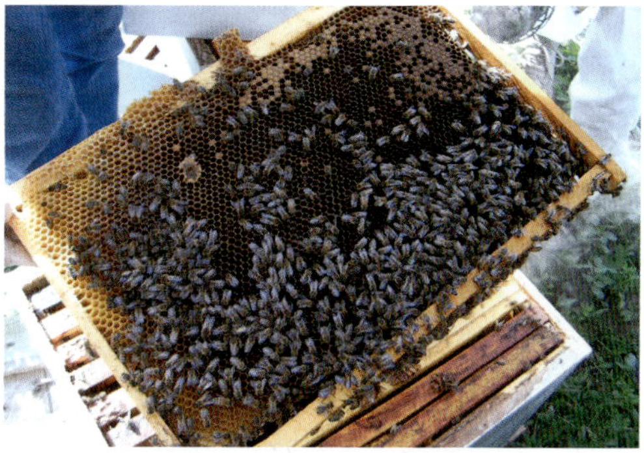

Photo 116 *Cadre présentant les signes cliniques de la loque européenne.*

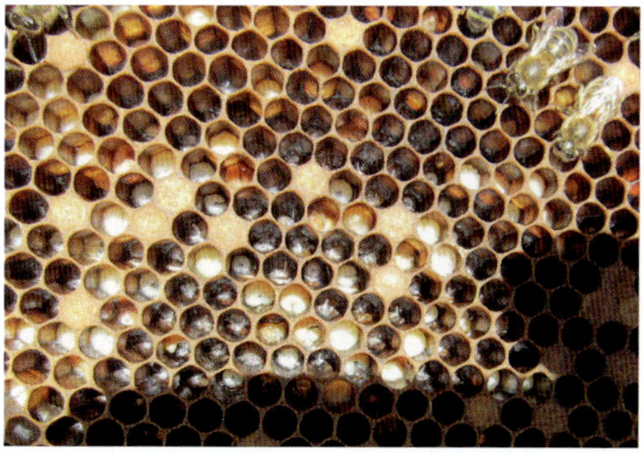

Photo 117 *Quelques rares larves « en écaille » ou mortes : la présence de la loque européenne doit être confirmée par un examen complémentaire.*

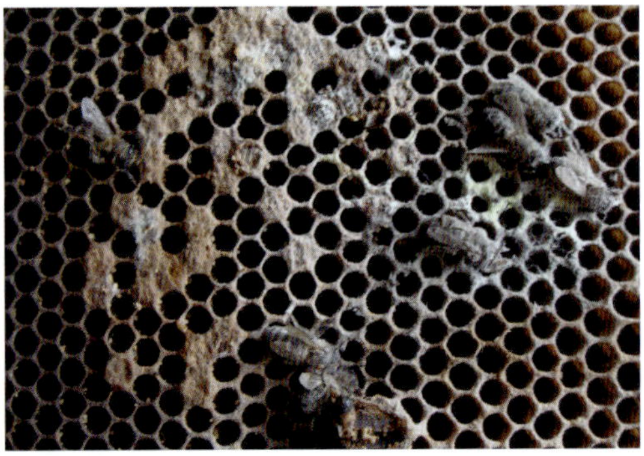

Photo 118 *Couvain après la mort d'une colonie atteinte de loque européenne sévère.*

Prélèvements

Quand on observe les signes typiques de la maladie au rucher, il est recommandé d'envoyer au laboratoire un morceau de cadre de couvain d'environ 20 cm^2 (on dit souvent 15 cm × 15 cm). Le couvain prélevé doit être enveloppé dans un sac en papier, du papier absorbant ou du papier journal (il doit « respirer »), et être placé dans un carton épais pour le transport.

Diagnostic de laboratoire

Microscopie

Les larves fraîchement mortes sont les meilleures pour le diagnostic. Avant que la décomposition ne survienne, les larves malades peuvent être écrasées sur une lame de microscope. Il est possible d'écarter la cuticule avec des pinces. Le contenu de la larve est étalé et déposé sur la lame, avec la membrane externe gélatineuse et transparente. Celle-ci est partiellement ou presque totalement remplie de bactéries facilement observables car apparaissant sous la forme d'un amas opaque et blanc. Le contenu des viscères des larves saines, qui sont moins faciles à disséquer, possède une couleur brun doré. On pourra observer les bactéries ci-dessous.

- *Melissococcus plutonius*, agent causal principal de la loque européenne. Se présente en chaînes longitudinales

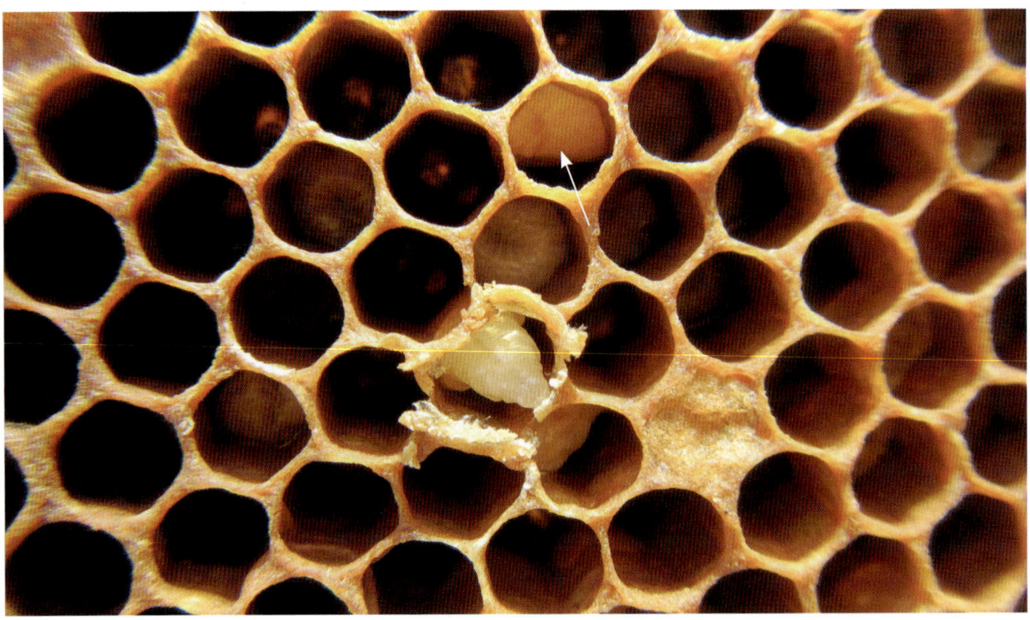

Photo 119 *Larves contaminées et mortes. Elles ont pris une couleur jaune.*

ou en agglomérats. Cette bactérie ressemble morphologiquement à *Enterococcus faecalis*, un envahisseur secondaire banal.

- *Paenibacillus alvei* : formes végétatives 2,0-7,0 × 0,8-1,2 μm, avec des flagelles ; sporulation en spores contiguës.
- *Bacterium eurydice* : bactéries effilées, disposition indéfinie des bâtonnets *in vivo*. Peuvent cependant former des chaînes de coques *in vitro* dans certains milieux.

La présence de nombreux coques lancéolés, d'une taille d'environ 0,5 × 1,0 μm, trouvés seuls ou en amas, et disposés bout à bout par paires ou en courtes chaînes, est presque toujours observée en cas de loque européenne. Quelques bâtonnets très effilés, avec une disposition indéfinie ressemblant à des bactéries, sont également présents. Les coques sont Gram positifs et les bacilles sont Gram négatifs.

Méthodes de culture

Melissococcus plutonius est la bactérie la plus abondante durant les premières phases d'infection. Elle peut être cultivée dans un milieu contenant, entre autres, des extraits de levure, des peptones, de la cystéine ou de la cystine, du glucose ou du fructose, et de l'amidon soluble. Les petites colonies blanchâtres de *M. plutonius* apparaissent généralement dans les quatre jours. Cette bactérie est quelque peu pléomorphique *in vitro*. Elle apparaît souvent sous forme de bâtonnets.

Plusieurs bactéries sont souvent confondues avec *M. plutonius*. *Bacterium eurydice* se retrouve dans l'appareil digestif des abeilles adultes et se reproduit généralement en petit nombre dans l'intestin des larves saines. On l'observe en plus grand nombre dans les larves atteintes de *M. plutonius*. L'incidence de *Bacterium eurydice* sur les abeilles saines est très limitée en hiver et au début du printemps, mais augmente en été. Cette bactérie forme des bâtonnets aplatis aux extrémités, qui se multiplient de manière isolée ou en chaînes. Une fois cultivée dans certains milieux, elle ressemble parfois à des streptocoques, et peut être confondue avec *M. plutonius*.

Enterococcus faecalis ressemble morphologiquement à *M. plutonius*. On les confond souvent, bien que l'on puisse facilement les différencier grâce à leurs conditions de culture. Cette bactérie est probablement introduite dans la ruche par le butinage des abeilles adultes, et est responsable de l'odeur aigre parfois notée en présence de la loque européenne. Elle ne se multiplie pas dans les larves d'abeilles en l'absence de *M. plutonius* ; sa présence en grand nombre peut donc être un indicateur de loque européenne.

La bactérie *Paenibacillus alvei* est généralement plus fréquente que *E. faecalis* dans les colonies d'abeilles affectées par la loque européenne. Elle ne se multiplie que dans les larves en décomposition. Elle produit des spores très résistantes et est responsable d'une odeur de moisi caractéristique.

ELISA

Lors de la mise au point d'un test de diagnostic avec des anticorps polyclonaux ou monoclonaux, il ne doit pas y avoir de réactions croisées avec des bactéries apparentées ou des bactéries fréquemment retrouvées dans les ruches, comme *Paenibacillus alvei*, une bactérie souvent isolée. Un laboratoire, le Central Science Laboratory Pocket Diagnostics (Royaume-Uni), a développé un kit de diagnostic appelé « VITA » pour le dépistage précoce de la loque européenne. Les anticorps sont spécifiques pour ce test ELISA, qui permet de prendre rapidement une décision sur le terrain en cas d'anomalie du couvain. Trois minutes lui suffisent pour confirmer ou infirmer avec certitude la présence de loque. Cette technique permet de détecter la loque européenne ou la loque américaine : dans les deux cas, la même méthode est utilisée, mais les tests sont différents (test noté EFB pour la loque européenne et AFB pour la loque américaine). Le kit de détection comprend plusieurs outils (spatule, flacon, pipette et plaque de test) permettant de mener à bien une analyse du couvain. On peut utiliser jusqu'à cinq larves à la fois pour chaque test. Elles sont placées dans un flacon contenant un tampon. Ce flacon est secoué pendant 20 secondes, puis trois gouttes du liquide obtenu sont prélevées et déposées sur une plaque test. Le résultat est lisible 3 minutes plus tard. L'apparition de deux lignes confirme de façon certaine la présence de loque dans l'échantillon testé. L'apparition d'une seule ligne signifie que la loque n'a pas été détectée.

PCR

La technique d'amplification en chaîne par polymérase (PCR) peut être appliquée à des colonies bactériennes suspectes transférées dans des milieux liquides pour être multipliées. L'ADN est préparé selon les méthodes classiques. Le culot d'ADN est remis en suspension dans 50 µl de tampon TE × 1 (10 mM de Tris/HCl, pH 7,5 ; 1 mM d'EDTA [acide éthylène diamine tétra-acétique]). On amplifie environ 1 à 3 µg d'ADN, sous un volume de 50 µl. La réaction de PCR peut aussi être réalisée sur des larves.

Chaque larve, placée dans une fiole anaérobie contenant de l'hydrogène et 10 % de CO_2, est incubée séparément dans un milieu liquide à 30 °C pendant une nuit. Deux millilitres de chaque échantillon sont alors centrifugés à 1 000 g pendant 2 minutes, et le surnageant est centrifugé à 10 000 g pendant 5 minutes. Le culot est remis en suspension dans 100 µl d'eau stérile chauffée à 95 °C pendant 15 minutes. Un microlitre (1 µl) est amplifié dans 50 µl de mélange réactionnel pour PCR. En plus de la matrice ADN, ce mélange contient aussi 2 mm MgCl2, 50 pmol d'amorce sens (EFB-F) et anti-sens (EFB-R ; les séquences des amorces sont données ci-dessous) par ml, 25 mM (chacun) de désoxynucléoside triphosphate et 1 U de polymérase *Taq*. L'amplification d'un fragment spécifique d'ADN est réalisée grâce à un thermocycleur. Les conditions sont les suivantes : une étape à 95 °C (1 minute) ; 30 cycles à 93 °C (1 minute), à 55 °C (30 secondes) et à 72 °C (1 minute) ; un cycle final à 72 °C (5 minutes).

Le poids moléculaire des produits de PCR est déterminé par électrophorèse sur gel d'agarose (entre 1 % et 1,5 %), et la coloration est réalisée au bromure d'éthidium.

Prévention

La prévention passe par la mise en œuvre de bonnes techniques apicoles.

Les abeilles

La sélection de souches d'abeilles ayant un bon comportement hygiénique est un facteur favorable dans la gestion de la loque européenne, notamment concernant le nettoyage des cellules atteintes ou lors d'un transvasement. On peut donc réaliser une sélection des abeilles les plus nettoyeuses en congelant un morceau de couvain, qu'on leur donne ensuite à nettoyer. Plus le couvain est rapidement nettoyé, plus la colonie est dite « nettoyeuse ».

La conduite du rucher

La visite des ruches et des cadres de couvain doit être fréquente, sérieuse et attentive, afin de pouvoir effectuer un dépistage précoce du couvain atteint par la loque européenne. Lors de ces visites, les cadres doivent être débarrassés de leurs abeilles, puis examinés. Deux moments dans l'année sont cruciaux : le printemps, avec le couvain d'abeilles d'été, et l'automne, avec le couvain d'abeilles d'hiver. Le printemps pour la production, l'automne pour l'hivernage...

La gestion des ruchers, notamment lors de la formation d'un essaim, d'un regroupement de ruches ou de ruchers, ou encore d'une division, doit être précautionneusement réfléchie sur le plan sanitaire, et pas seulement pour la loque européenne.

La gestion du matériel

La désinfection du matériel (et en particulier du lève-cadre, qui sert souvent à ouvrir une cellule loqueuse) est très importante dans la lutte contre la loque. Le lève-cadre doit être désinfecté avec un gel hydroalcoolique entre chaque ruche.

La vaccination

La société qui développe le vaccin contra la loque américaine souhaite développer un vaccin contre la loque européenne et même un vaccin bivalent incluant les deux agents pathogènes.

Pronostic

La loque européenne présente un meilleur pronostic que la loque américaine. Les ruches fortement infectées conduisent inéluctablement à la mort de la colonie. La population adulte n'est pas renouvelée ; elle est affaiblie et soumise au pillage, ce qui a comme conséquence la propagation de la maladie aux autres ruches et ruchers.

Traitement : la destruction des colonies

C'est la mesure la plus efficace pour limiter l'évolution de la maladie et sa propagation par dérive et pillage.

Il est nécessaire d'agir lorsque toutes les abeilles sont dans la ruche, c'est-à-dire tôt le matin ou tard le soir, lorsque les butineuses sont revenues. On euthanasie les insectes à l'aide de soufre, puis on brûle les cadres et les abeilles mortes. On désinfecte soigneusement le corps de ruche en le trempant dans de la cire microcristalline bouillante.

Les autres méthodes de lutte

Les techniques apicoles : le transvasement

On traite par le transvasement les ruches « fortes ». Les autres sont détruites.

Technique du transvasement simple

Le matériel nécessaire à cette méthode est le suivant : du papier, un grand sac-poubelle (pour y mettre le matériel contaminé et le papier avant destruction), du sirop et… une nouvelle ruche.

Le transvasement doit être réalisé à une heure d'activité des abeilles. Ainsi, elles rentreront plus aisément dans leur nouvelle ruche. Celle-ci doit comporter des cadres, et il ne doit y avoir ni couvain ni miel. La colonie sera très peu nourrie (1/2 litre à 1 litre de sirop), afin que les abeilles ne puissent pas faire de provisions (chose qu'elles feraient si l'apport alimentaire était abondant), et ainsi stocker des spores de loque européenne. Les phases du transvasement simple sont les suivantes.

1. Placer la ruche malade face à son emplacement d'origine (laisser une distance d'environ 1 m).
2. Mettre la ruche vide, désinfectée, avec ses cadres, à la place de la ruche malade. Étendre un grand papier entre la ruche malade et la nouvelle ruche.
3. Repérer la reine et la faire entrer dans la nouvelle ruche.
4. Sur le papier, secouer les cadres un à un, ainsi que les diverses parties malades. Les abeilles doivent alors rejoindre la nouvelle ruche. Les cadres et le papier sont placés dans le sac-poubelle une fois le transvasement terminé. La ruche atteinte est fermée avant sa désinfection.
5. Le sac-poubelle est brûlé (avec toutes les précautions nécessaires…).
6. Après le transvasement, il ne faut pas ajouter de cadre de couvain dans la ruche transvasée, même s'il vient d'une ruche saine : cela entraînerait le redémarrage immédiat de la maladie, les abeilles n'étant pas débarrassées de toutes les spores.

Les raisons pouvant être à l'origine de l'échec du transvasement simple :

- la présence de couvain ;
- la mise en œuvre pendant une miellée (dans ce cas, il vaut mieux attendre) ;
- une colonie trop faible *(photos 120 et 121).*

Le double transvasement

C'est une méthode plus lourde à mettre en œuvre.

Dans un premier temps, on impose à la colonie un « jeûne sanitaire ». Toute la colonie malade est placée dans une ruchette largement aérée, ne contenant que des cadres vides, et fermée pendant 48 heures. Il ne doit y avoir aucun apport alimentaire.

Tous les cadres sont détruits. La ruche est désinfectée, passée au chalumeau, ou remplacée par une ruche saine.

Ensuite, la nouvelle ruche est placée à l'endroit initial, avec uniquement des cadres de cire gaufrée. La colonie est alors mise dans la nouvelle ruche. À ce moment-là, les abeilles sont à la limite de la famine, ayant digéré tout ce qu'elles avaient dans le tube digestif. Il faudra donc suffisamment nourrir la colonie, afin de lui donner une chance de redémarrer.

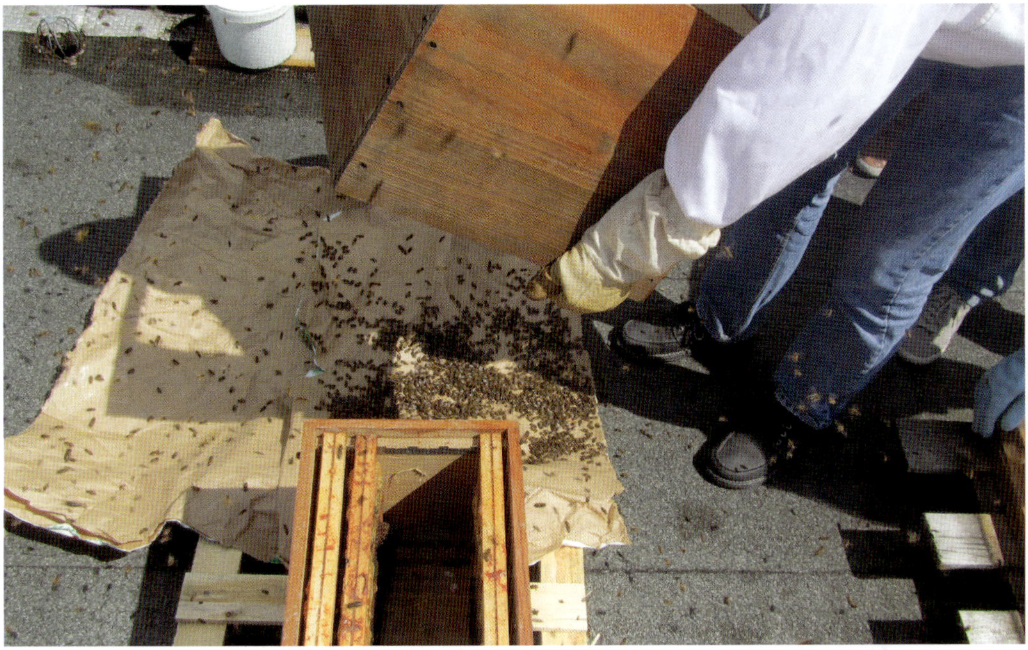

Photo 120 *Lors du transvasement, on secoue la ruche infectée pour faire tomber les abeilles et les déchets sur un papier placé devant la ruchette à remplir (ruchette qui est garnie de cadres sains). La reine déposée dans la ruchette permettra aux abeilles de rentrer dans leur nouveau domaine. On brûle ensuite le papier.*

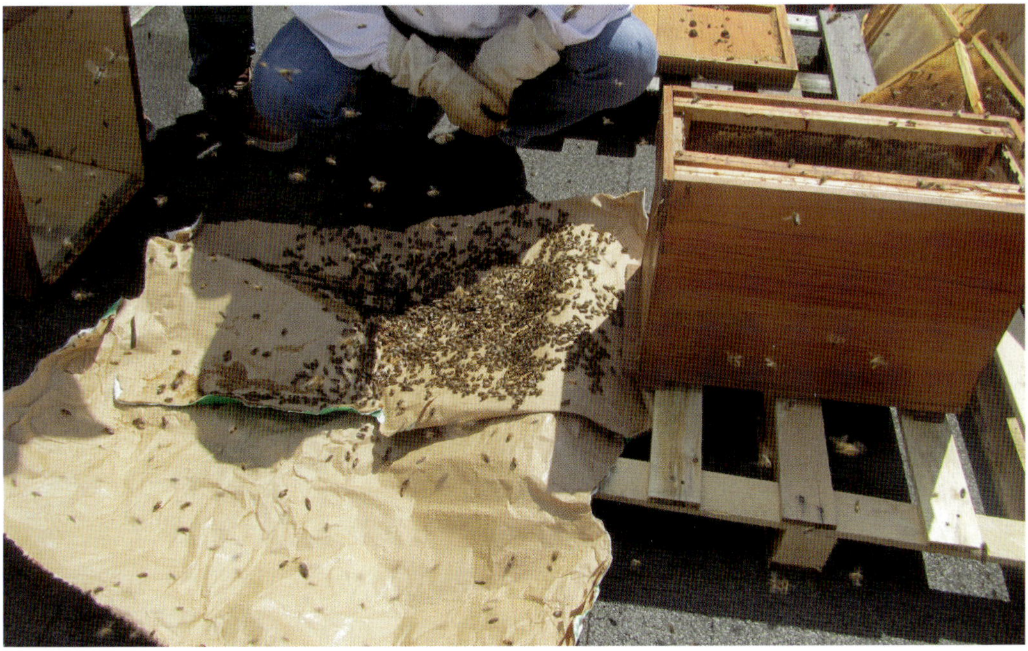

Photo 121 *Lors du transvasement, les abeilles rentreront toutes seules dans la ruchette. Leur reine s'y trouve déjà.*

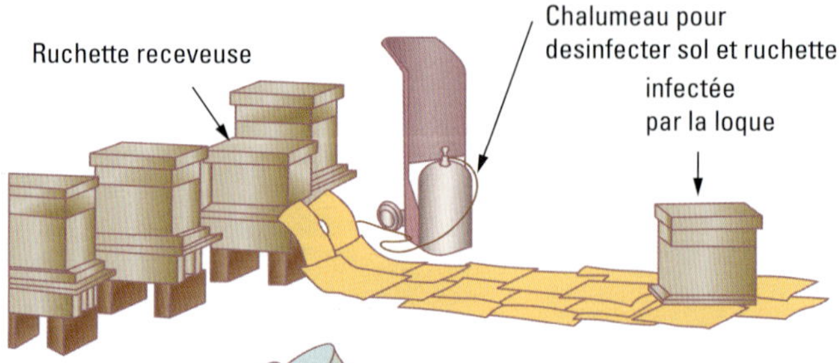

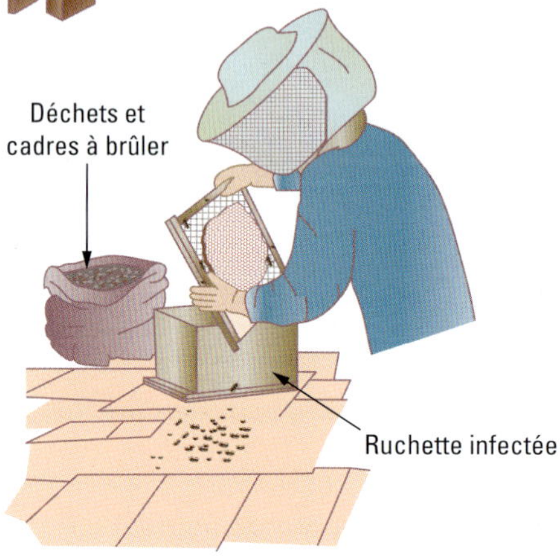

1. Dérouler un papier entre la ruchette infectée et la ruchette receveuse propre et désinfectée, placée sur un endroit nettoyé, passé au chalumeau.
2. Enfumer les abeilles.
3. Repérer la reine et la mettre dans la ruche receveuse.
4. Secouer les cadres sur le papier.
5. Les abeilles ouvrières rejoignent la reine sans entraîner de déchets.
6. Quand toutes les abeilles sont rentrées, plier le papier contenant les déchets, le brûler avec les cadres infectés et désinfecter la ruche infectée à l'aide d'un chalumeau ou par trempage dans la cire microcristalline.

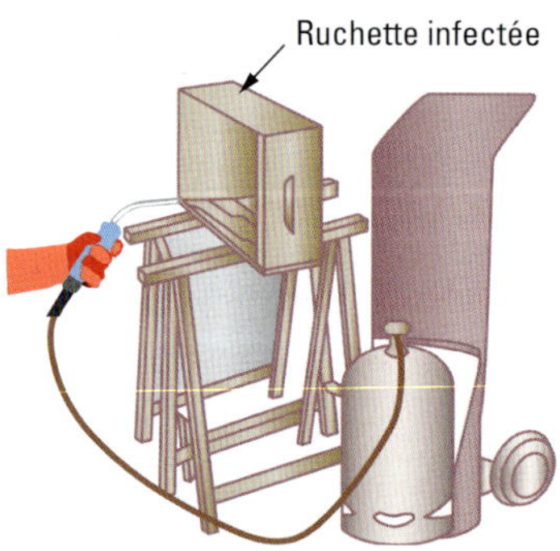

Figure 23 Transvaser une colonie malade de loque

LA LOQUE EUROPÉENNE ATYPIQUE OU « COUVAIN MORVEUX »

3

Il y a quelques années les apiculteurs suisses (en 2008), américains (en 2013), italiens (en 2015) mais aussi plus récemment français ont fourni de nombreux témoignages concernant des cas de loque européenne particulièrement virulents. Ils faisaient état de persistance de signes cliniques, de cas récurrents d'une année à l'autre et/ou d'un impact important de la maladie sur la santé et la productivité des colonies. L'ITSAP (Institut Technique et scientifique de l'abeille mellifère et de la pollinisation) et le Laboratoire National de Référence sur la Santé des abeilles (Anses, Sophia Antipolis) ont réalisé une Etude de cas sur la loque Européenne Atypique observée en France.

Les symptômes de loque européenne apparaissent en général au printemps et en été suite à un stress alimentaire, et la plupart du temps disparaissent avec le retour de ressources en quantité suffisantes.

Certains cas d'affection du couvain diffèrent cependant des descriptions classiques de la loque européenne. Ces cas peuvent aussi être confondus lorsque le couvain operculé est atteint et que les larves mortes prennent une consistance « gluante » proche du caractère filant des larves atteintes par la loque américaine.

Les lésions du couvain ouvert sont celles classiquement décrites dans les symptômes de la loque européenne (une consistance molle et gluante des cadavres de larves, généralement de couleur marron). Dans près de la moitié des cas, les larves ont une position anormale dans la cellule. Cependant, les larves peuvent parfois (37 % des cas) présenter un aspect filant selon le « test de l'allumette », similaire à celui des larves atteintes de loque américaine. Les cadres présentent simultanément des larves filantes et non filantes une fois sur quatre. Des écailles, résultant du dessèchement complet de la larve morte sur la paroi de la cellule, peuvent être présentes (18 % des lésions observées). L'examen du couvain fermé a montré plusieurs lésions qui pourrait être confondues avec celles de la loque américaine, notamment des opercules affaissés et percées mais pas d'écaille dans le couvain operculé.

Melissococcus plutonius a été détectée en microscopie dans le couvain ouvert de la totalité des cadres, mais aussi dans la grande majorité du couvain fermé analysé (95 % des larves atteintes). *Paenibacillus alvei* (agent saprophyte qui se multiplie de façon secondaire en cas de loque européenne, non impliqué dans le déclenchement de la maladie) a également été identifié et pourrait être à l'origine de l'odeur particulière et difficile à identifier que présentaient certains couvains analysés.

Certains facteurs ont été jugés comme favorisants. Ainsi, le froid et humidité ont été mis en avant. Les signes cliniques ont pu être constatés tout au long de la saison : toujours au printemps, parfois en été et plus rarement en automne. Le type génétique d'abeille élevé ne semble pas influencer la maladie. Des essaims faits à partir de colonies symptomatiques présentent eux aussi des signes cliniques de loque européenne atypique. Le traitement défaillant de varroa ou la pression du frelon asiatique sont des facteurs d'affaiblissement des colonies qui peuvent ainsi favoriser le développement de la loque européenne atypique.

Cette affection est gérée par le transvasement mais la virulence de la maladie est telle que ce n'est pas toujours (mais parfois) suffisant.

III

PRINCIPALES MALADIES VIRALES

1 TABLEAUX RÉCAPITULATIFS DES MALADIES VIRALES DE L'ABEILLE

Tableau 8 Transmission et expression des principales maladies virales

Virus	Transmission					Maladie associée à			Stade d'infection principal			Saison d'apparition préférentielle		
	horizontale			verticale										
	orale	contact	*Varroa*	sexuelle	ovaires	*Varroa*	*Nosema*	*Malpighamoeba*	larve	nymphe	adulte	printemps	été	automne
Virus de la paralysie aiguë (ABPV)	×		×	×	×	×					×		×	
Virus de la cellule royale noire (BQCV)	×				×	×	×			×			×	
Virus X de l'abeille (BVX)	×							×				×		
Virus Y de l'abeille (BVY)	×						×					×		
Virus de la paralysie chronique (CBPV)	×	×									×	×	×	
Virus des ailes opaques (CWV)											×			
Virus des ailes déformées (DWV)	×		×	×	×	×				×	×			×
Virus filamenteux (FV)	×						×				×	×		
Virus du Cachemire (KBV)	×		×		×	×				×	×			×
Virus du couvain sacciforme (SBV)	×								×			×		
Virus de la paralysie lente (SBPV)	×		×			×					×			

Tableau 9 Principaux virus des abeilles domestiques

Virus	Dénomination internationale	Génome	Classification	Découverte	Infection expérimentale	Conséquences de la virose et symptômes
Virus de la paralysie aiguë	*Acute Bee Paralysis Virus* (ABPV)	ARN simple brin, capside non enveloppée	Famille des *Dicistroviridae*, genre Aparavirus	Lors d'études sur le CBPV, en 1963	Symptômes de paralysie précoce, mortalité rapide	Associé à *Varroa destructor*, participe à un affaiblissement en entraînant une mortalité chez les ouvrières et dans le couvain
Virus de la cellule royale noire	*Black Queen Cell Virus* (BQCV)	ARN simple brin, capside non enveloppée	Famille des *Dicistroviridae*, genre Cripavirus	À partir de larves de reines, dans des alvéoles à parois noires (1977)	Dépendant de *V. apis* pour l'infection des adultes	Associé à *V. apis*, participerait à la mortalité chez les ouvrières, et entraînerait la mort de larves de reines
Virus X de l'abeille	*Bee Virus X* (BVX)	ARN simple brin, capside non enveloppée	Non encore classé	Lors de l'étude d'autres virus en 1974	Pas de symptôme, raccourcirait la durée de vie des adultes	Associé à *Malpighamoeba mellificae*, participerait à la mortalité chez les ouvrières
Virus Y de l'abeille	*Bee Virus Y* (BVY)	ARN simple brin, capside non enveloppée	Non encore classé	À partir d'abeilles mortes en Angleterre (1980)	Dépendant de *V. apis* pour l'infection des adultes	Associé à *V. apis*, participerait à la mortalité chez les ouvrières
Virus de la paralysie chronique, maladie noire, mal de mai ou mal des forêts	*Chronic Bee Paralysis Virus* (CBPV)	ARN simple brin, capside non enveloppée	Non encore classé	Maladie connue depuis l'Antiquité (Aristote) : maladie noire ou paralysie chronique ou mal de mai	Symptômes paralytiques plusieurs jours avant la mort	Entraîne une mortalité, parfois importante, chez les ouvrières dépilées et noires ; symptômes de tremblements
Virus des ailes opaques	*Cloudy Wing Virus* (CWV)	ARN simple brin, capside non enveloppée	Non encore classé	(*suite*) À partir d'abeilles aux ailes opaques (1980)	Pas de symptômes précis, études sujettes à controverse	Conséquences mal connues ; la dissémination du virus serait associée à *Varroa destructor*

Virus	Dénomination internationale	Génome	Classification	Découverte	Infection expérimentale	Conséquences de la virose et symptômes
Virus des ailes déformées	*Deformed Wing Virus* (DWV) dont DWV-A et DWV-B)	ARN simple brin, capside non enveloppée	Genre Iflavirus	À partir d'abeilles provenant du Japon (1983)	Déformation des ailes et du corps des abeilles naissantes	Associé à *Varroa destructor*, vecteur et hôte, participe à l'affaiblissement, en entraînant une mortalité chez les ouvrières et des déformations chez les abeilles naissantes
Virus filamenteux	*Filamentous Virus* (FV)	ADN double brin	Non encore classé	À partir d'hémolymphe laiteuse d'abeilles ; États-Unis, 1977	Pas de symptômes ni de mortalité	Conséquences mal connues ; virus considéré comme commun, mais non pathogène
Virus du Cachemire	*Kashmir Bee Virus* (KBV)	ARN simple brin, capside non enveloppée	Famille des *Dicistroviridae*, genre Aparavirus	À partir d'abeilles *Apis cerana* provenant du Cachemire (1974)	Mortalité très rapide, sans symptôme	Associé à *Varroa destructor*, vecteur du virus, participe à l'affaiblissement
Virus du couvain sacciforme	*Sacbrood Virus* (SBV)	ARN simple brin, capside non enveloppée	Genre Iflavirus	1er virus identifié comme responsable d'une maladie : le couvain sacciforme (1917)	Mortalité des larves en forme de sac	Mortalité des larves en forme de sac (fluide entre le tégument et le corps), entraînant l'affaiblissement des colonies
Virus de la paralysie lente	*Slow Bee Paralysis Virus* (SBPV)	ARN simple brin, capside non enveloppée	Genre Iflavirus	Lors de l'étude du BVX, en 1974	Symptômes de paralysie tardive, puis mort	Associé à *Varroa destructor*, vecteur du virus, participerait à la mortalité chez les ouvrières
Virus israélien de la paralysie aiguë	*Israel Acute Paralysis Virus (IAPV)*	ARN simple brin, capside non enveloppée	Famille des *Dicistroviridae*, genre Aparavirus	Lors d'une étude sur les mortalités d'abeilles en Israël (2000)	Perturbation sensorielle des abeilles	Marqueur du CCD, transmission par *Varroa* possible

Tableau 10 *Technique d'analyse des principaux virus des abeilles domestiques*

Virus	Technique de routine de laboratoire	
	RT-PCR en routine	RT-PCR temps réel avec quantification en routine
Virus de la paralysie aiguë (ABPV)	×	×
Virus de la cellule royale noire (BQCV)	×	×
Virus X de l'abeille (BVX)		
Virus Y de l'abeille (BVY)		
Virus israélien de la paralysie aiguë (IAPV)	×	×
Virus de la paralysie chronique (CBPV), maladie noire, mal de mai ou mal des forêts	×	×
Virus des ailes opaques (CWV)		
Virus des ailes déformées (DWV)	×	×
Virus filamenteux (FV)		
Virus du Cachemire (KBV)	×	×
Virus du couvain sacciforme (SBV)	×	×
Virus de la paralysie lente (SBPV)		

Tableau 11 *Classification des virus des abeilles domestiques*

Ordre	*Picornavirales*						
Famille	*Dicistroviridae*				*Iflaviridae*		
Genre	Aparavirus			Cripavirus	Iflavirus		
Espèce	ABPV	KBV	IAPV	BQCV	SBV	SBPV	DWV *Varroa destructor virus 1*

Tout virus trouvé sur un cadavre d'abeille n'est pas forcément la cause de la mort de l'insecte. Pour qu'on puisse imputer à un virus un quelconque pouvoir pathogène et dire qu'il induit une maladie, il faut pouvoir démontrer les postulats de Koch auparavant. Ces postulats établissent des critères permettant de relier la cause et l'effet liant un microbe et une maladie. Ainsi, on isole l'agent pathogène d'un animal malade et on l'inocule à un animal sain qui tombe à son tour malade et exprime des symptômes similaires. On peut alors conclure que l'agent pathogène est en cause dans la maladie observée.

Si on ne procédait pas ainsi, on pourrait dire que les virus d'abeilles sont tous pathogènes comme l'indique une publication récente bien argumentée. Comme le démontre une autre publication récente,

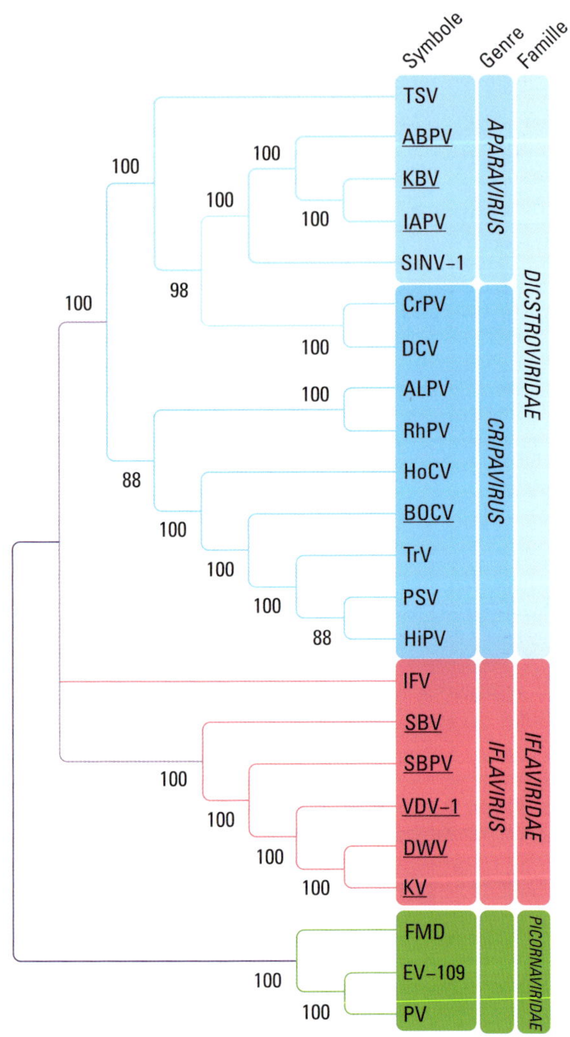

*Figure 24 Dendrogramme des virus des abeilles domestiques (virus souligné = virus d'*Apis mellifera*)*

les ailes déformées ne sont pas imputables au seul virus DWV car l'action spoliatrice de *V. destructor* suffit en elle-même, en l'absence de virus, à provoquer ces signes cliniques.

Les postulats de Koch sont démontrés pour des virus comme CBPV, SBV et DWV avec lesquels on arrive à reproduire une maladie. Ainsi on peut dire – pour ces maladies – que le virus est à l'origine de la maladie, qu'il est l'agent primaire.

La démarche diagnostique logique voudrait qu'on observe des symptômes et des lésions et qu'on fasse des examens complémentaires ensuite prouvant (ou non) la présence de tel ou tel virus et non l'inverse. Nombre de publications ou d'expériences de terrain vécues, à l'inverse, trouvent un virus sur une abeille et en concluent que ce microbe est à l'origine des maux observés. Je crois qu'on se fourvoie alors très souvent. Ainsi,

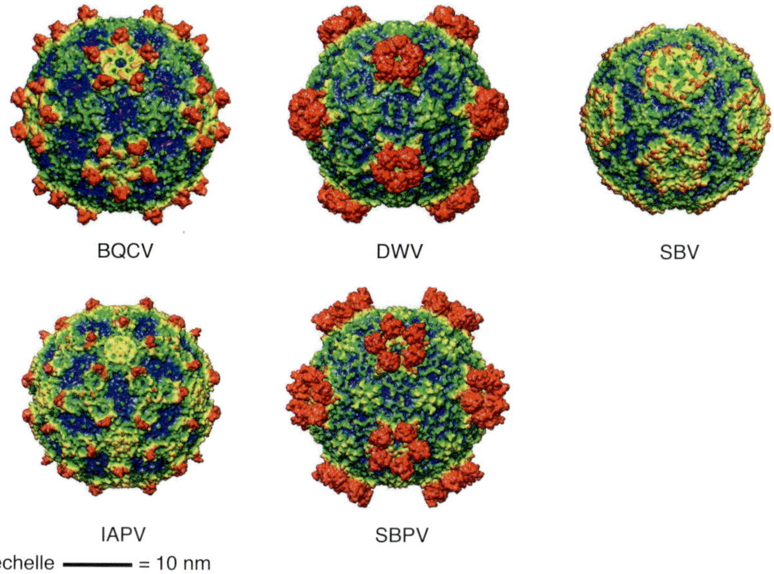

Figure 25 *Modélisation des virus de l'abeille (dessins aimablement prêtés par Maria Gondova et Pavel Plevka CEITEC Masaryk University)*

les chapitres qui suivent sont à prendre avec précaution car à ce jour pour une vingtaine de virus supposés pathogènes pour les abeilles, comme IAPV, KBV, BVX, BVY, les postulats de Koch n'ont pas été démontrés. Les années à venir permettront, n'en doutons pas, de faire le tri parmi ces candidats agents pathogènes.

La saisonnalité d'expression des maladies virales chez les abeilles est assez marquée. Ainsi, la maladie des ailes déformées s'observera plus en fin d'été, une fois que Varroa aura fait son œuvre, la paralysie chronique se verra plus au printemps… quoiqu'aujourd'hui on en observe même en automne.

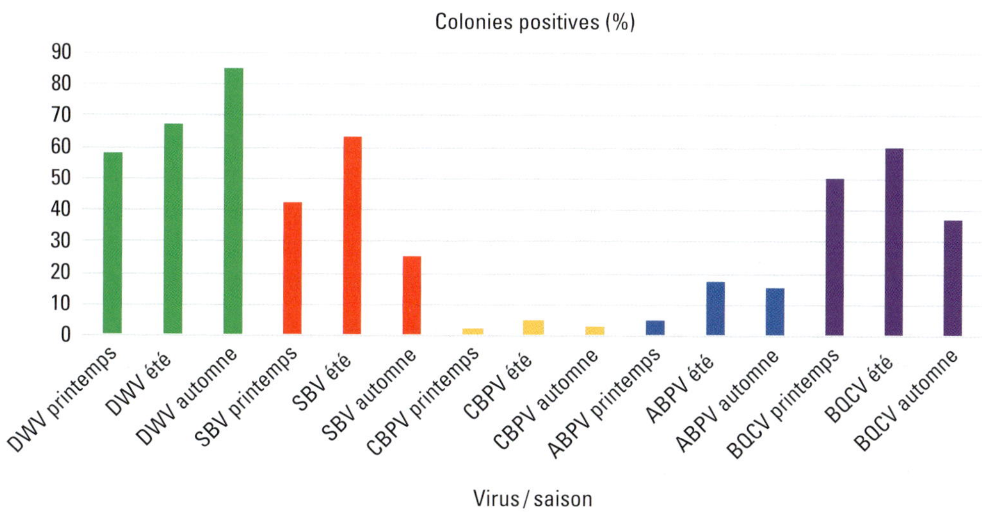

Figure 26 *Saisonnalité de quelques maladies virales*

2 LA MALADIE NOIRE, OU « MAL DES FORÊTS », DUE AU CBPV, VIRUS DE LA PARALYSIE CHRONIQUE

Le virus de la paralysie chronique est appelé *Chronic Paralysis Virus* par les Anglo-Saxons. Sa forme abrégée est CPV (ou CBPV, pour *Chronic Bee Paralysis Virus*). Il donne la « maladie noire », ainsi dénommée du fait d'une perte de poils chez les abeilles, dont l'abdomen apparaît alors noir et luisant chez *Apis mellifera mellifera*. Cette maladie virale est également appelée « mal des forêts », car elle survient souvent dans des colonies produisant du miel de miellat (notamment en trouvant leur nourriture sur les conifères), ou bien encore « mal de mai », car elle survient souvent – mais pas obligatoirement – au début de la saison de butinage. Le terme de chronique a été attribué à cette maladie car, si elle s'exprime essentiellement au printemps, le virus reste bien présent tout au long de l'année dans les colonies et la maladie s'exprime année après année sur les ruchers contaminés à la faveur de facteurs favorisants.

Importance de la maladie, abeilles concernées

On trouve très fréquemment ce virus dans les colonies (une étude a montré qu'il était présent dans plus de 60 % des ruchers français), mais la maladie ne se développe que si les abeilles sont victimes d'un stress. Parmi les stress en cause, les carences en nourriture sont souvent évoquées (consommation exclusive d'un seul aliment, comme le miellat). On peut aussi rencontrer le virus et les symptômes qui y sont associés sur des colonies malades, intoxiquées, ou ayant subi des conditions climatiques défavorables.

Ce sont les butineuses, ouvrières en fin de carrière, qui paient le plus lourd tribut à la maladie. Par conséquent, les pertes de miel sont considérables, les abeilles chargées de récolter les provisions ne pouvant plus travailler correctement.

La pose de trappes à pollen, source de stress privant les abeilles d'une ressource protéique importante, semble aussi favoriser la maladie noire au sein d'un rucher. Les experts pensent que des microlésions se créent sur la cuticule, favorisant ainsi l'entrée du virus.

Selon les experts de l'Anses, le virus contribue de manière significative à la mortalité des abeilles. Il arrive néanmoins que l'on trouve des insectes certes porteurs du virus, mais qui ne développent jamais la maladie, ou le font sur quelques sujets d'une colonie seulement.

En Angleterre, le nombre de cas de paralysie chronique des abeilles a augmenté de façon exponentielle entre 2007 et 2017, faisant de la paralysie chronique des abeilles une maladie émergente. Les cas de maladie sont en général regroupés spatialement laissant penser qu'une certaine propagation de la maladie puisse avoir lieu mais il n'y a pas de continuité temporelle suggérant que la maladie s'éteint avec une réapparition périodique. Parallèlement, l'Anses a classé en 2015 la paralysie chronique parmi les maladies virales fréquentes des abeilles domestiques françaises, en seconde place juste après la maladie des ailes déformées. Enfin, les investigateurs des régions pilotes du réseau d'observation des mortalités et affaiblissements des abeilles (OMAA) relatent de nombreux cas de maladie ou de portage du virus ces dernières années en France.

On observe cette maladie essentiellement au printemps, mais également en été et en automne. Depuis une dizaine d'années, on observe une augmentation de l'incidence de la maladie en Europe, Asie et Amérique du Nord.

Origine de la maladie

La maladie noire est due à un virus à ARN simple brin à capside non enveloppée. Il fut identifié et nommé « virus de la paralysie chronique » (CBPV : *Chronic Bee Paralysis Virus*) par Leslie Bailey en 1968. Cette maladie est connue depuis longtemps, mais la première contamination expérimentale a été faite en 1945 par Burnside. En 1963, Bailey a purifié le virus qui est proche des Nodaviridae et des Tombusviridae mais qui s'en distingue par certains aspects. À ce jour, il n'est pas encore classé et serait le prototype d'une nouvelle famille de virus ARN simple brin. Les chinois ont séquencé le génome du virus CBPV et ils concluent qu'il est constitué de deux segments, ARN1 et ARN2, contenant des fragments chevauchants respectifs.

Transmission de la maladie

Le virus peut pénétrer dans l'organisme de l'abeille par voie orale, *via* les fèces notamment, mais aussi par le biais de lésions de la cuticule lors d'un simple contact. Une transmission verticale est également possible *via* la reine.

Le *Varroa, sur lequel on retrouve du virus,* ne semble pas transmettre la maladie mais il affaiblit le système immunitaire rendant l'insecte plus sensible au CBPV. L'Anses a montré que le virus est encore présent et infectant dans les déjections d'abeilles, ce qui explique la contamination entre abeilles au sein même de la colonie. La densité de population quant à elle explique la diffusion entre les ruchers.

Les adultes sont des cibles privilégiées, mais ce virus peut également se manifester chez les pupes et les larves.

Une charge virale élevée a été trouvée par l'Anses chez les fourmis prélevées près de colonies malades, ces dernières pouvant peut-être contribuer à disséminer le virus.

L'apport de miellat au sein de la colonie par les ouvrières semble être une cause établie de transmission du virus, mais il en existe peut-être d'autres, et notamment la contamination par le matériel. Les chercheurs ont également montré que la fabrication d'essaim à partir de colonies contaminées est une bonne manière de multiplier la maladie. Les échanges de reines à travers le monde n'arrangent pas la situation et facilitent la diffusion du virus.

L'inoculation expérimentale du virus sur des abeilles adultes montre que la maladie incube environ cinq jours, les

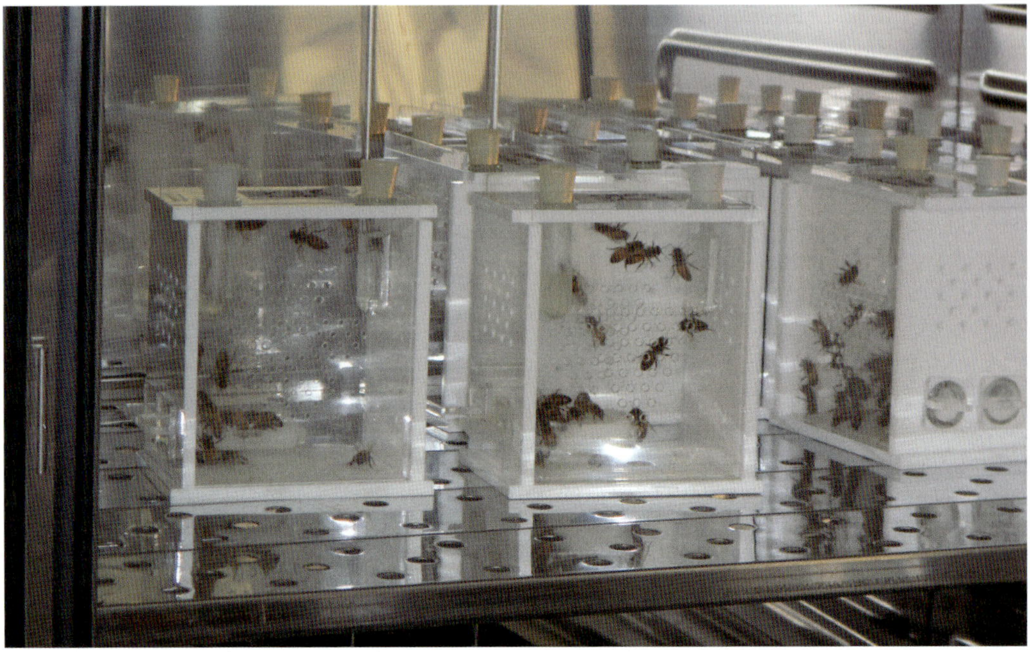

Photo 122 *Reproduction artificielle en laboratoire de la maladie due à CBPV.*

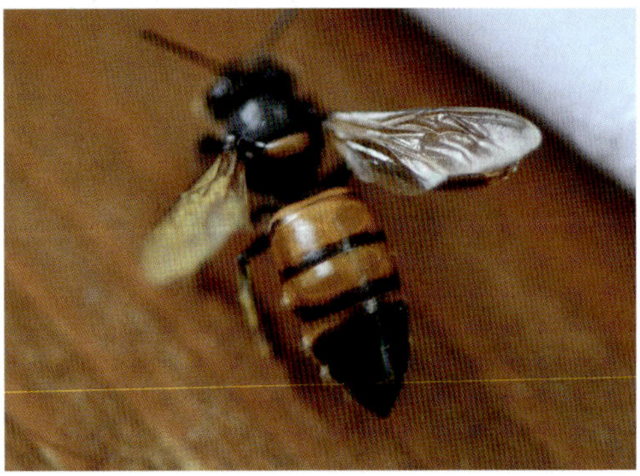

Photo 123 *Abeille présentant des signes de paralysie chronique : ailes écartées en croix et dépilation.*

premiers décès survenant une semaine après l'inoculation *(photo 122).*

Pathogénie

Des corps d'inclusion, signes du passage viral au sein de la cellule, ont été trouvés dans les cellules de l'épithélium du tube digestif et celles du système nerveux des malades où le virus se réplique probablement. Une charge virale importante est également trouvée dans l'hémolymphe d'abeilles infectées. Cela explique sans doute les signes nerveux et digestifs mais la perte des poils ne trouve pas d'explication dans la littérature scientifique.

Des chercheurs de l'Anses ont utilisé les techniques de PCR quantitative pour tenter de mesurer la charge virale au sein de différents organes d'abeilles artificiellement contaminées par voie locale, exprimant ou non des signes cliniques. Ils ont trouvé un taux de $1{,}9\ 10^{10}$ copies sur la tête, le thorax ou l'abdomen des abeilles alors que la mesure sur des organes isolés (glandes mandibulaires ou hypopharyngiennes, tractus digestif, cerveau) par dissection a montré des taux plus bas avoisinant les $7{,}2\ 10^{5}$ copies. Ils ont également cherché d'éventuelles différences selon les abeilles observées. Les taux les plus élevés ($1{,}9\ 10^{13}$) furent trouvés chez les gardiennes, les abeilles présentant des signes cliniques de la maladie comme des tremblements ou les abeilles mortes. Chez les mâles et les abeilles d'intérieur, le nombre de copies atteignait seulement 3,4 10^5. Cette expérience et d'autres semblables montrent que d'une part les gardiennes semblent payer un plus lourd tribut à la maladie et que l'on peut raisonnablement extrapoler en disant que les taux les plus élevés de réplication virale (au-delà de 10^7) sont assez bien corrélés à l'expression clinique.

On a constaté que les particules du virus de la paralysie chronique des abeilles se concentraient dans deux centres : dans les corps pédonculés qui jouent un rôle dans le traitement sensoriel, la mémoire et l'apprentissage ainsi que dans le corps central, qui joue un rôle essentiel dans la coordination des mouvements. La perte de capacité de vol chez les abeilles à la suite d'une infection par le CBPV peut donc être attribuée à la destruction des neurones dans le corps central. Le comportement erratique des abeilles infectées peut quant à lui être le résultat de la destruction des neurones du corps pédonculé.

Symptômes et lésions

En observant une colonie atteinte par la maladie noire, on peut d'abord penser à une intoxication par des neurotoxiques, car les abeilles sont agitées et peu actives. De plus, elles tremblent et rejettent les butineuses rentrant au trou de vol. On observe aussi parfois des abeilles tremblantes qui se nettoient et forment un petit groupe. D'autres « tirent la langue ». Une observation attentive est donc nécessaire.

Avant toute chose, on examine les abeilles « noires » ayant perdu leurs poils abdominaux (attention, les abeilles jaunes ne deviennent pas noires, et leur abdomen reste jaune). Elles paraissent luisantes, brillantes, et leur abdomen semble raccourci et gonflé, parfois en raison de la constipation car elles n'ont pas pu sortir effectuer un vol de propreté *(photo 123)*.

Il arrive fréquemment qu'on puisse observer, comme lors de nosémose, des signes de diarrhée. Attention à ne pas confondre ces signes avec la présence naturelle d'abeilles noires locales (celles-ci ont un abdomen noir, certes, mais poilu). La mortalité est importante.

Il faut ensuite observer les signes nerveux avec beaucoup d'attention. Les abeilles sont agitées, et les abeilles saines repoussent les abeilles malades au niveau du trou de vol. On parle de « houspillage ». Il est par ailleurs question de paralysie, car les butineuses arrivent devant la ruche avec les ailes « en croix », tremblantes, et souvent incapables d'entrer dans la ruche et les gardiennes leur barrent l'entrée. On observe aussi parfois des abeilles tremblantes qui se nettoient et forment un petit groupe. D'autres « tirent la langue ». Une observation attentive est donc nécessaire. Un peu plus tard, elles ne pourront plus voler. Elles meurent donc devant, créant ainsi une sorte de tapis. Les colonies se vident peu à peu de leurs butineuses.

En observant une colonie atteinte par la paralysie chronique, on peut d'abord penser à une intoxication par des neurotoxiques, car les abeilles sont agitées et peu actives.

Dans le passé, désireux de bien décrire les choses, Leslie Bailey a classé les symptômes en deux « types ». Le syndrome de type 1 regroupait les signes cliniques de type nerveux (tremblement, ailes en croix, impossibilité de voler) et de type digestif (abdomen gonflé, dysenterie). Le syndrome de type 2 prenait en compte l'alopécie laissant apparaître les abeilles noires et luisantes, rejetées par leurs congénères. Il a même été envisagé que deux virus puissent être la cause de ces maux. Aujourd'hui cette distinction n'a plus lieu d'être car on observe simultanément les différents symptômes sur une colonie atteinte.

Diagnostic

L'observation attentive des signes cliniques (comportement, abeilles noires, ailes en croix...) et de l'environnement (climatique, saisonnier, arboricole, avec production de miellat) peut mettre sur la piste de la maladie.

L'estimation des pertes peut confirmer les doutes en cas de maladie déclarée (mais ce ne sera pas le cas pour des colonies présentant une faible expression de la maladie ou du portage sain).

Il s'agira d'établir un diagnostic différentiel, afin d'écarter les maladies neurotoxiques et les intoxications. Les signes de diarrhée, parce qu'ils sont accompagnés de signes nerveux, nous feront écarter la nosémose à *Nosema apis*.

Pour confirmer le diagnostic clinique, on procédera à des analyses de laboratoire.

Des tests d'immunofluorescence ont été utilisés par le passé, mais, aujourd'hui, on se sert essentiellement de tests PCR (*Polynuclear Chain Reaction*), qui détectent et quantifient la charge virale. On peut ainsi savoir si le virus est présent dans la colonie et en quelle quantité. Les charges virales fortes montrent une maladie établie, alors que les faibles charges signifient que le virus est présent à l'état latent. Il est donc très important d'associer le résultat donné par le laboratoire à l'examen clinique, avant de conclure ou non à la présence de la maladie *(photos 124 à 126)*. Pour avoir de bonnes chances d'isoler l virus, il faut envoyer au laboratoire des abeilles récemment mortes prises à la sortie de la ruche, des gardiennes symptomatiques tremblantes et/ou alopéciques mais pas d'abeilles d'intérieur. La technique analytique impose en outre de travailler uniquement sur les têtes entières des abeilles broyées. La congélation du prélèvement à – 18 °C pendant 2 mois reste une possibilité pour conserver des prélèvements.

Prévention

On cherche à éviter que du miellat ne soit disponible pour les abeilles lors de l'hivernage. Certains promeuvent une transhumance dans des régions où les espèces florales sont variées.

On a également remarqué que la diversité des ressources en pollen diminue la charge virale. Ainsi, on a plus de virus si on nourrit avec du sirop de sucre que si on nourrit avec du pollen (protéines). Si le pollen est varié, on observe une diminution des charges virales de CBPV.

Comme le CBPV se propage plus rapidement lorsque les abeilles sont en contact les unes avec les autres, les apiculteurs dont les colonies sont considérées comme des porteuses saines peuvent réduire le surpeuplement et la transmission par contact en donnant plus d'espace

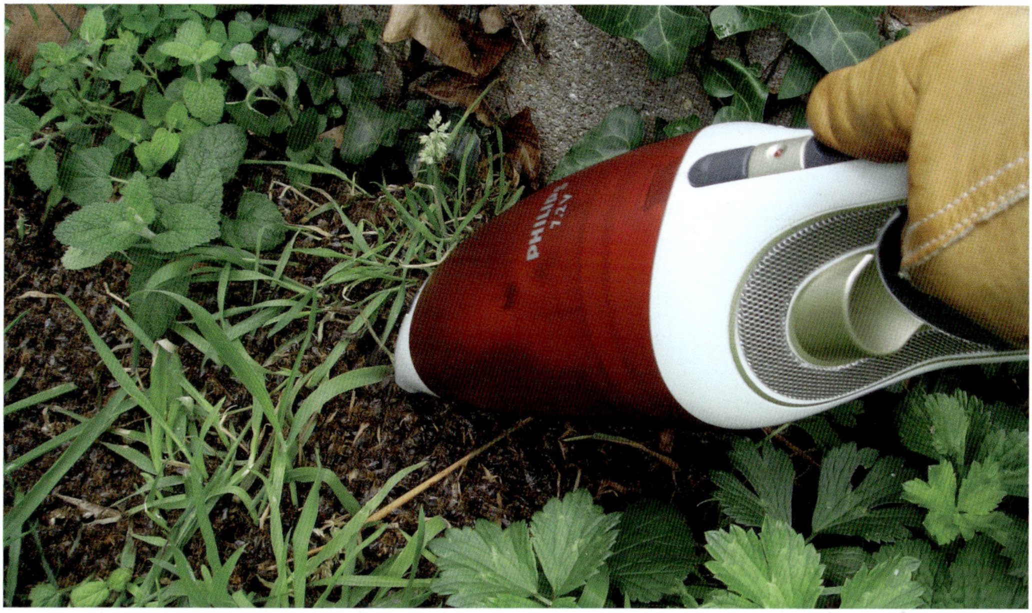

Photo 124 Pour récupérer les abeilles fraîchement mortes afin de les faire analyser, le plus simple est d'utiliser un aspirateur de table.

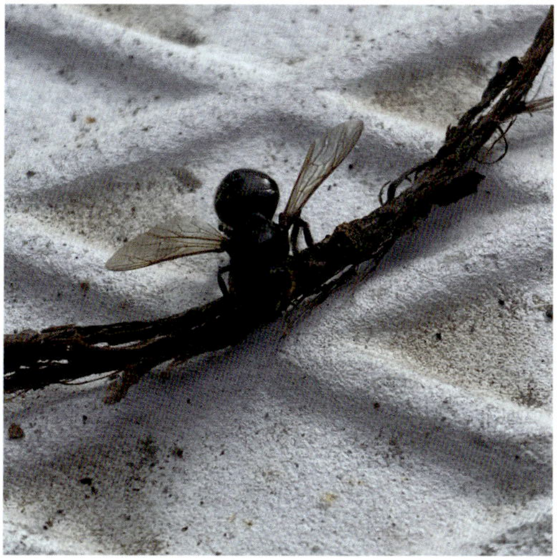

Photo 125 Le CBPV permet la chute des poils. L'abeille noire devient luisante.

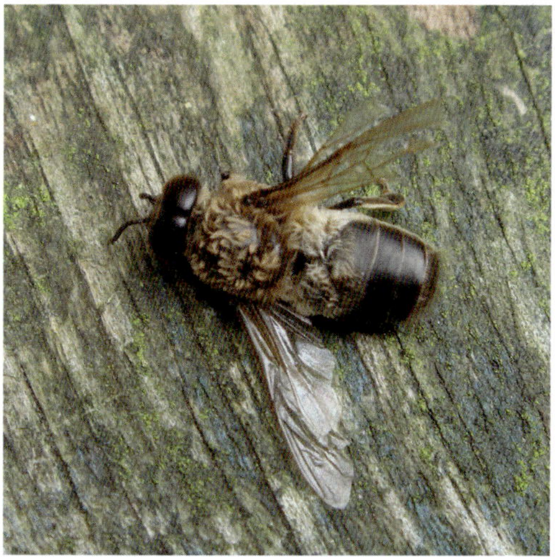

Photo 126 Faux bourdon ayant un comportement anormal : maladie ou accident ?

aux abeilles grâce à l'ajout de cadres de corps ou de hausses. On peut aussi utiliser des ruches plus grandes (12 cadres au lieu de 10 sur une Dadant par exemple). On sera tout particulièrement attentif à la dérive en ne surpeuplant pas les zones de butinage et en orientant les trous de vol dans des directions opposées pour que les butineuses ne se trompent pas de ruche.

On sera attentif à des périodes de disette où il sera nécessaire plus qu'ailleurs de supplémenter les colonies avec un sirop de sucre et des protéines.

Les bonnes pratiques d'élevage et l'hygiène doivent être respectées. On réduira les mouvements de cadres et de hausses au sein du rucher. On nettoiera et on désinfectera tous les cadres issus de colonies mortes. On essayera de ne pas utiliser de brosse et on mettra des gants jetables pour limiter la transmission par les matières fécales, même si on ne connaît pas la durée de survie du virus sur des matières inertes.

Enfin, on sélectionnera des abeilles plutôt résistantes à la maladie et on ne greffera jamais sur des colonies malades, même si elles ont un jour guéri.

Comme pour beaucoup de maladies virales, on sera attentifs à la pression exercée par *Varroa*.

Pronostic

On trouve très fréquemment ce virus dans les colonies, mais la maladie ne se développe que si les abeilles sont victimes d'un stress. Parmi les stress en cause, les carences en nourriture sont souvent évoquées (consommation exclusive d'un seul aliment, comme le miellat, carence protéique semble aussi favoriser la maladie.). On peut aussi rencontrer le virus et les symptômes qui y sont associés sur des colonies malades, intoxiquées, ou ayant subi des conditions climatiques défavorables.

En revanche, si la maladie est bien développée, les pertes peuvent être importantes.

Traitement

La paralysie chronique de l'abeille est une maladie plutôt bénigne. Dans la plupart des cas, la colonie affectée se guérit d'elle-même. Cependant, si elle est trop affaiblie, elle doit être sacrifiée.

Lorsque la colonie est simplement porteuse saine du virus, il suffit de ne pas créer de déséquilibres (butinage sur des sapins, par exemple), pour éviter que la maladie ne se développe. En revanche, si la maladie est bien développée, les pertes peuvent être importantes.

Le remplacement des reines par des reines issues de colonies résistantes et non malades est préconisé.

Il n'y a pas de traitement connu.

MALADIE DE LA PARALYSIE AIGUË DUE AU VIRUS ABPV

3

Le virus de la paralysie aiguë est appelé *Acute Bee Paralysis Virus* par les Anglo-Saxons. Sa forme abrégée est ABPV (ou APV). Il donne la « paralysie aiguë », qui s'oppose à la paralysie chronique due au CBPV, du fait d'une survenue plus rapide des symptômes après contamination.

Importance de la maladie, abeilles concernées

Il existe au moins deux maladies virales donnant des troubles nerveux de type paralytique chez les abeilles (la paralysie chronique et la paralysie aiguë). On observe la paralysie aiguë sur des abeilles adultes, et parfois sur le couvain, notamment lorsque les colonies sont affaiblies pas la présence de *Varroa destructor*. On note alors des signes nerveux et de la mortalité. Cependant, la présence du virus est très souvent détectée en l'absence de signes cliniques de la maladie.

Lors de sa découverte, on a pensé que le virus ne provoquait pas de maladie et que l'abeille en était uniquement une porteuse saine. On le détecte en effet dans des colonies saines, sans signes cliniques apparents. Par la suite, le virus a été isolé, et on lui a attribué la cause d'une maladie paralytique primaire dans plusieurs pays du monde (France, Allemagne, Yougoslavie, États-Unis...). Toutefois, seules les colonies parasitées par *Varroa destructor* paraissent exprimer les symptômes de la paralysie aiguë. En Angleterre, il semblerait qu'il existe un virus assez ressemblant, lui aussi entraînant une paralysie aiguë.

L'ABPV est considéré comme l'un des agents responsables du syndrome d'effondrement des colonies américaines.

La maladie survient essentiellement en été.

Origine de la maladie

La paralysie aiguë est due à un virus à ARN découvert en 1963. Il est très proche de virus présents chez la drosophile ou le criquet. On le retrouve aussi chez le bourdon, ce qui fait de lui le premier virus des abeilles capable d'infecter une autre espèce d'insectes. Il fait partie d'un nouveau groupe : les « picornavirus-*like* » à ARN infectant les insectes. Actuellement, on le classe dans la famille des *Dicistroviridae*, mais on ne l'a pas encore assigné à un genre.

Transmission de la maladie

Le virus se transmet de manière classique, c'est-à-dire par les glandes salivaires des abeilles adultes. L'abeille adulte contamine donc le couvain lors du nourrissement ou de nettoyage des cellules. Il peut aussi être transmis par *Varroa destructor*, également considéré comme le déclencheur de la multiplication virale chez l'abeille. Suite à une lésion des tissus (cuticule), le virus pénètre dans l'hémolymphe. *Varroa* peut aussi multiplier le virus : il s'en trouve alors d'autant plus contaminant.

Mais les faux bourdons sont également en cause dans la transmission des virus de la paralysie aiguë. L'accouplement permet en effet la transmission d'ABPV. Or, la polyandrie accroît le risque de transmission potentielle.

Pathogénie

La biologie du virus de la paralysie aiguë n'est pas très bien connue, et la pathogénie est encore à ce jour mal expliquée. La maladie survient lorsque le virus est transmis par *Varroa*, qui l'injecte ensuite dans l'hémolymphe. Néanmoins, il ne semble pas pathogène lorsqu'il est simplement ingéré par les abeilles. C'est ce qui expliquerait qu'on le retrouve souvent, sans pour autant noter la présence de signes cliniques.

Symptômes et lésions

Il n'y a pas réellement de symptômes typiques. Dans le cas de la contamination d'une colonie par ailleurs parasitée par *Varroa destructor*, on note tout d'abord des signes précoces de paralysie, signes qui surviennent 2 à 4 jours après la contamination. Les abeilles sont « traînantes » et ne volent plus, comme pour la maladie noire. On voit des abeilles avec les ailes « en croix ». La mort survient ensuite rapidement, en 3 à 5 jours. La maladie touche les ouvrières, mais aussi le couvain. Ainsi, on peut observer un couvain en forme de « mosaïque », du fait de la mort des larves et du nettoyage des cellules par les abeilles nettoyeuses. Les larves malades et mortes sont souvent filantes, mais, contrairement à ce que l'on peut voir pour la loque américaine, les abeilles adultes sont concernées par la maladie.

Diagnostic

L'observation de signes cliniques associés à la présence d'un couvain « mosaïque » et de larves filantes est l'un des premiers signes d'appel. On recherchera la présence conjointe de *Varroa*. Cependant, les signes évoqués peuvent aussi être dus à une autre maladie, à une intoxication alimentaire (suite au butinage sur des rhododendrons, du laurier, etc.), à une déficience en pollen, ou encore à la consommation de provisions moisies.

La recherche du virus en laboratoire est donc importante. Elle se fait grâce à la technique de RT-PCR, qui permet en outre de quantifier la charge virale et de lui attribuer ou non un rôle dans la maladie. Vingt abeilles mortes (environ) avec des symptômes évocateurs doivent être envoyées au laboratoire *(photos 127 et 128)*.

Le virus ABPV se retrouve à la fois lors d'analyses sur des ouvrières et sur des larves.

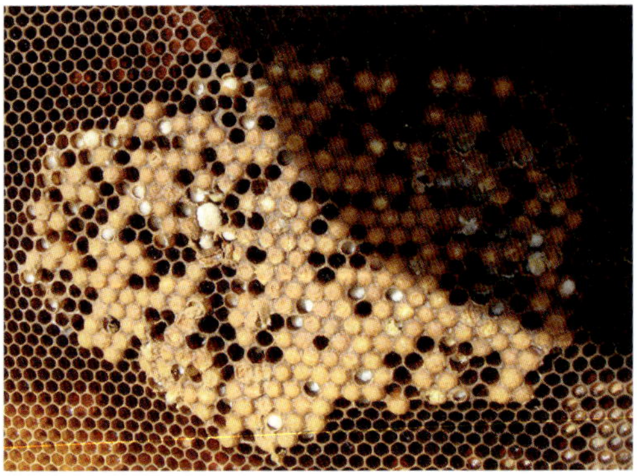

***Photo 127** Couvain mosaïque sur lequel il a été détecté des virus.*

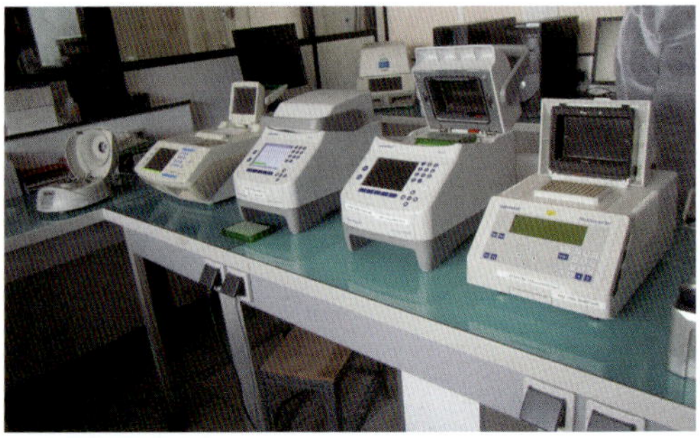

***Photo 128** Les analyseurs PCR sont des outils modernes permettant de détecter une faible quantité de virus.*

Prévention

On cherchera avant tout à lutter contre *Varroa destructor*.

On a également remarqué que la diversité des ressources en pollen diminue la charge virale. Ainsi, on a plus de virus si on nourrit avec du sirop de sucre que si on nourrit avec du pollen (protéines). Si le pollen est varié, on observe une diminution des charges virales en ABPV.

Pronostic

La découverte du virus sans signes cliniques n'est pas inquiétante, pour peu que la lutte contre *Varroa destructor* soit bien maîtrisée. En revanche, en cas d'infection avec signes cliniques, la colonie peut être sauvée, mais il faut que la reine ponde suffisamment d'œufs avant l'automne et que les abeilles soient suffisamment nombreuses pour passer l'hiver. Sinon, le pronostic ne peut être que mauvais.

Traitement

Il n'y a pas de traitement connu.

4 LA MALADIE DU COUVAIN SACCIFORME DUE AU VIRUS SBV

Le virus du couvain sacciforme est appelé *Sacbrood Bee Virus* par les Anglo-Saxons. Sa forme abrégée est SBV.

Importance de la maladie, abeilles concernées

La maladie du couvain sacciforme entraîne, comme son nom l'indique, la modification morphologique, puis la mort des larves. Cependant, elle ne s'exprime que lorsque certains facteurs favorisants sont présents :

- carences protéiques en raison d'un manque de pollen, ou présence d'un pollen peu varié ;
- autres maladies concomitantes ;
- mauvaises conditions climatiques, notamment le froid au printemps
- prédisposition génétique.

De plus, la maladie se déclare généralement dans quelques ruches d'un rucher, rarement dans toutes, et les symptômes se cantonnent à quelques zones de quelques cadres. La maladie, une fois déclarée, peut également disparaître sans intervention particulière. Les ruches parasitées, notamment par *Varroa destructor*, sont les plus sensibles. La maladie peut s'exprimer durant toute la saison d'élevage, mais on la rencontre surtout durant le printemps.

Origine de la maladie

La maladie du couvain sacciforme est due à un virus à ARN appartenant au genre *Iflavirus*. La maladie a été décrite pour la première fois en 1913, mais ce n'est qu'en 1917 que White a mis en évidence sa cause virale. Très contagieux, ce virus est néanmoins très fragile dans le milieu extérieur.

Transmission de la maladie

Le virus peut pénétrer dans l'organisme de l'abeille *via* une piqûre de *Varroa*, vecteur du virus. L'abeille adulte ainsi contaminée reste porteuse, exprimant peu de symptômes. La contamination des abeilles peut aussi se faire par voie orale, lors de la manipulation de larves contaminées pouvant contenir jusqu'à 10^{12} virus.

Il y a alors accumulation du virus dans les glandes hypopharyngiennes, qui servent à produire la nourriture destinée aux larves. Cette nourriture est dès lors contaminée.

Pathogénie

Les abeilles adultes servent de réservoir au virus SBV. Elles sont peu sensibles à la maladie. On pense qu'elles ont une durée de vie raccourcie. Il semblerait que l'atrophie des glandes hypopharyngiennes ne leur permette pas de passer par le stade « nourrice » ; elles deviennent donc directement butineuses.

Toutefois, c'est un déséquilibre entre la population du couvain et la présence d'abeilles nettoyeuses, parfois en sous-nombre, qui permet à la maladie de se développer. En effet, au début de la saison apicole, les reines pondent beaucoup, et il n'y a que peu d'abeilles nettoyeuses/nourrices. Les larves mortes restent donc plus longtemps que souhaité dans les alvéoles. Ainsi, l'apiculteur les retrouve plus facilement, diagnostiquant la maladie aisément. Plus tard dans la saison, les nettoyeuses sont suffisamment nombreuses, et il n'y a presque plus de cellules contenant des larves contaminées, les ouvrières les ayant fait disparaître. On retrouvera en revanche un couvain « mosaïque ». Le virus bloque la cinquième mue larvaire, empêchant ainsi toute transformation en pupe, juste après l'operculation. Le liquide s'accumule alors dans la mue.

Symptômes et lésions

En observant le couvain, on se rend donc compte qu'il y a des cellules vides, nettoyées. On note aussi, chose plus rare, des cellules de larves d'âges différents qui se côtoient, la reine ayant pondu à nouveau dans les cellules nettoyées.

Mais si on a la chance d'être au début de la maladie, on retrouvera des larves redressées dans l'alvéole, morphologiquement modifiées. Au début, la larve est étendue sur le dos, contre la paroi de l'alvéole. Elle est de couleur jaunâtre et présente une cuticule formant une poche transparente remplie de liquide dans la partie caudale de la larve *(photos 130 et 131)*.

D'abord clair, le liquide devient ensuite plutôt granuleux. La larve prend l'aspect d'un petit sac rempli de liquide, d'où le nom de la maladie. Peu à peu, la larve devient noire (sa cuticule s'épaissit et change de couleur), en commençant par la partie apicale. Le liquide est extrêmement contagieux, car riche en particules virales. Puis, le liquide s'assèche, devient granuleux, et il ne reste qu'une écaille incurvée (on dit, de manière plus poétique, qu'elle est « en gondole » ou « en barque »). En effet, la tête de la larve a tendance à se recourber. Elle n'adhère pas aux parois de l'alvéole et peut être extraite facilement *(photo 129)*.

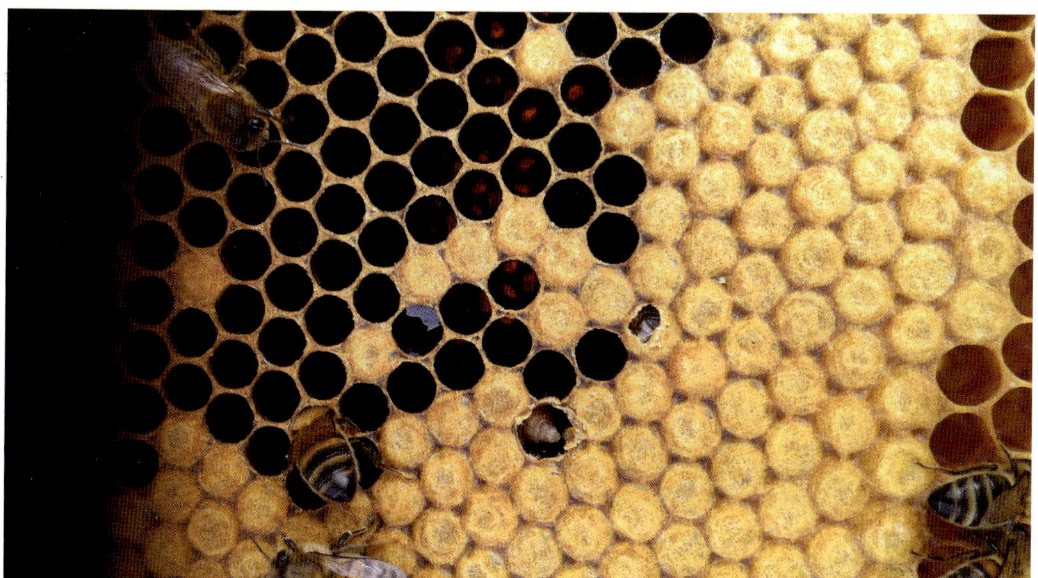

Photo 129 *Une observation attentive du couvain est primordiale lorsque l'on suspecte une maladie du couvain sacciforme. Pour sortir et examiner les larves au sujet desquelles on a un doute, une pince est nécessaire.*

Diagnostic

L'observation d'un couvain sacciforme, puis « mosaïque » est un signe important dans le diagnostic de la maladie, que l'on pourrait confondre avec les loques. Cependant, dans le couvain sacciforme, les larves ne deviennent pas filantes et leur modification n'est pas odorante.

La technique de RT-PCR permet de mettre en évidence le virus et de quantifier la charge virale, ce qui est important, car on peut trouver dans une ruche saine des virus SBV. La quantité trouvée est alors indicatrice, une fois associée aux signes cliniques, de la présence de la maladie ou d'un simple portage.

Le virus SBV se retrouve à l'analyse à la fois sur des ouvrières et sur des larves.

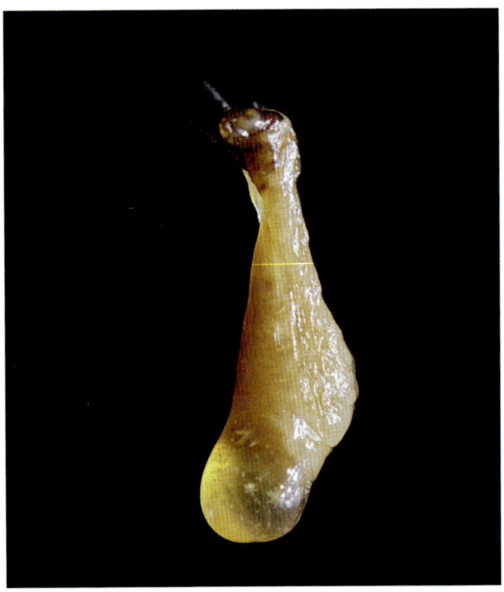

Photo 130 Larve présentant des symptômes de maladie du couvain sacciforme due à SBV : mortalité, sac empli d'un liquide autour de la larve morte, début de coloration anormale de la larve. (reproduction du cliché autorisé par Kaspar Ruoff, photographe).

Prévention

On cherchera à limiter l'infestation par *Varroa destructor*, en appliquant un programme prophylactique adapté aux besoins du rucher.

On essaiera de proposer aux abeilles une alimentation variée, sans carence en protéines.

On sélectionnera des abeilles issues de ruches n'ayant jamais présenté de symptômes et ramassant bien le pollen.

On désinfectera son matériel en cas de découverte d'une ruche contaminée.

On éliminera tout cadre présentant des symptômes.

On a également remarqué que la diversité des ressources en pollen diminue la charge virale. Ainsi, on a plus de virus si on nourrit avec du sirop de sucre que si on nourrit avec du pollen (protéines). Si le pollen est varié, on observe une diminution des charges virales de SBV.

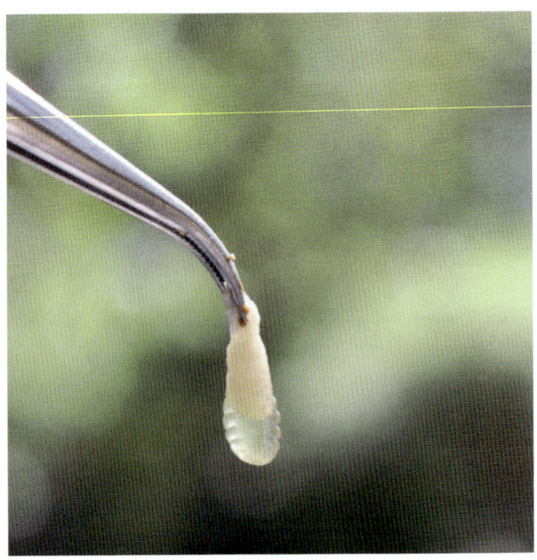

Photo 131 Larve atteinte de SBV en début d'infection (Photo aimablement prêtée par l'Anses Sophia-Antipolis).

Pronostic

La maladie du couvain sacciforme n'est pas la maladie la plus invalidante, et le pronostic est en général favorable lorsqu'elle est découverte en début de saison.

Traitement

Il n'y a pas de traitement connu. Cependant, en cas de contamination, on peut changer la ruche de place, afin de lui offrir un environnement plus adapté à ses besoins, et remplacer la reine par une reine issue d'une souche « nettoyeuse ».

5 LA MALADIE DES AILES DÉFORMÉES DUE AU VIRUS DW

Le virus de la maladie des ailes déformées est appelé *Deformed Wings Virus* par les Anglo-Saxons. Sa forme abrégée est DWV.

Importance de la maladie, abeilles concernées

Cette maladie a été mise en évidence au Japon en 1983. Depuis, elle s'est propagée dans le monde entier. On la rencontre plus fréquemment en fin d'été et à l'automne, et elle est loin d'être rare. En effet, le virus est transmis par *Varroa destructor*, qui est présent dans plus de 90 % des cheptels apiaires. Dès lors, on retrouve le virus dans 60 à 90 % des abeilles adultes, et dans 20 à 60 % des pupes. Les nymphes parasitées dans leur couvain operculé sont très souvent touchées par le virus. Les abeilles naissantes sont alors contaminées, à l'inverse de celles qui émergent de cellules non parasitées, cellules qui ne sont pas porteuses du DWV. Il arrive aussi fréquemment que les colonies soient porteuses du virus, sans pour autant exprimer une maladie bien définie. La maladie se développe d'autant mieux qu'on est dans un environnement chaud.

On a ici une maladie du couvain et des adultes.

Origine de la maladie

La maladie des ailes déformées est due à un virus à ARN faisant partie de la famille des *Iflaviridae* et du genre *Iflavirus*. Les particules virales sont icosahédrales, et mesurent environ 30 nm de diamètre. Le génome est composé d'ARN simple brin et comprend trois molécules essentielles. Il a été publié en 2006 et est composé de 10 140 nucléotides. On distingue aujourd'hui le DWV-A (variant d'origine détecté au Japon en 1982 pour la première fois mais provenant sans doute d'Europe) et le DWV-B découvert en 2004 aux Pays-Bas. Le DWV-B s'est répandu dans le monde entier entre 2008 et 2024. Il tue les abeilles plus rapidement que DWV-A et se transmet aussi plus rapidement. Il semble aujourd'hui prendre la place du DWV-A en France mais aussi dans plusieurs autres pays.

Transmission de la maladie

Le virus est transmis par le parasite *Varroa destructor*, qui est à la fois son vecteur et son réservoir. En effet, *Varroa*, à partir d'individus infectés, transmet le virus à des individus sains, *via* sa piqûre lors du repas d'hémolymphe. En outre, le DWV récupéré lors de la ponction d'hémolymphe se multiplie dans le parasite, qui transmet alors de fortes charges virales en injectant sa salive au moment de son repas. Par ailleurs, la ponction affaiblit l'abeille, provoquant ainsi une baisse immunitaire et une plus grande sensibilité au virus DWV.

Une fois le virus transmis par *Varroa*, même si on élimine le parasite, le virus reste dans la colonie.

La transmission verticale *via* la reine peut également se faire si ses ovaires sont contaminés. Les ouvrières sont alors contaminées sans qu'il n'y ait transmission par *Varroa*. Une reine infectée par le virus DWV pond un tiers d'œufs infectés.

Mais les faux bourdons sont également en cause dans la transmission des virus de la maladie des ailes déformées. L'accouplement permet en effet la transmission de DWV. Or, la polyandrie accroît le risque de transmission potentielle.

On a récemment trouvé le virus des ailes déformées au sein de colonies de fourmis de différentes espèces.

Pathogénie

Il semblerait que les larves contaminées par *Varroa* permettent la multiplication du virus, augmentant ainsi la charge virale d'un stade à l'autre. La multiplication du virus permettrait l'expression de la maladie chez les abeilles naissantes, qui présenteraient alors des ailes et un corps déformé. Lorsqu'elle est installée, la maladie continue à s'exprimer, et ce, même si l'on a éliminé tous les acariens.

Symptômes et lésions

On note d'abord la présence massive de *Varroa destructor* au sein de la colonie.

Les symptômes et les lésions sont assez faciles à reconnaître. Les ouvrières, aisément observables sur les cadres, présentent des déformations au niveau de leur corps et de leurs ailes. Elles ne peuvent pas accomplir toutes leurs tâches et meurent prématurément. Les nymphes présentent des malformations. Les abeilles naissantes sont souvent peu viables et meurent rapidement après leur naissance. Les ouvrières se chargent alors de les éliminer de la ruche *(photos 132 à 134)*.

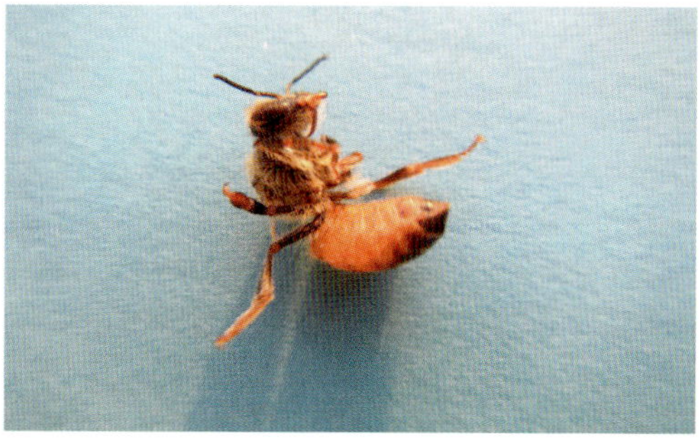

Photo 132 *Privée de son balancier, l'abeille a un comportement anormal.*

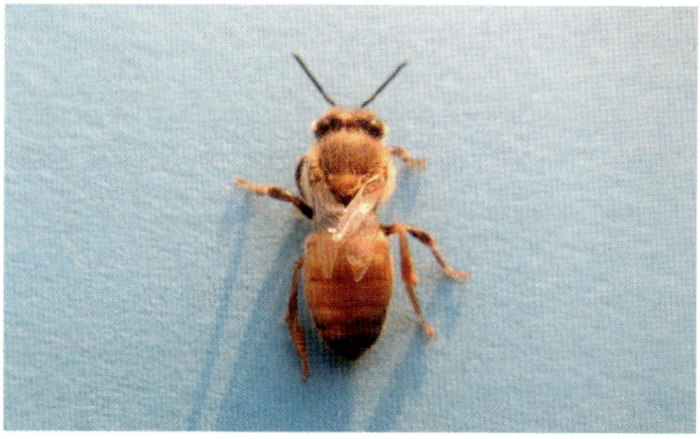

Photo 133 *Ailes déformées (raccourcies) sur une jeune abeille naissante.*

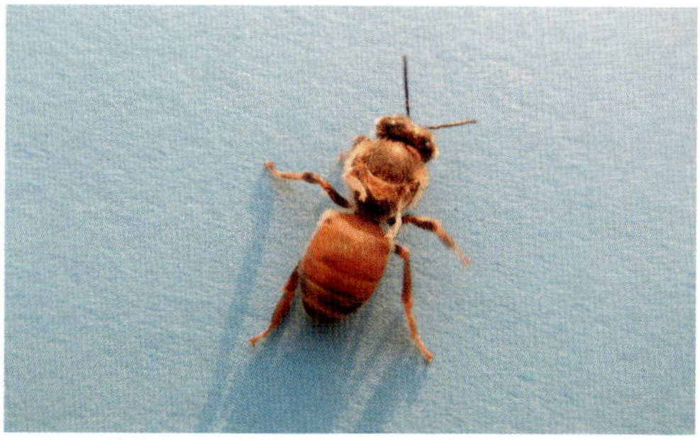

Photo 134 *Stade extrême de déformation souvent observée.*

Diagnostic

L'observation d'abeilles ou de nymphes déformées est l'un des premiers signes d'appel. Ces déformations sont généralement visibles en présence de nombreux acariens phorétiques (ou d'acariens situés dans les cellules d'ouvrières et de mâles).

On peut mettre en évidence le virus DWV en utilisant une méthode RT-PCR. Cette dernière permet en outre de quantifier la charge virale. On peut aussi avoir recours à une technique ELISA, qui n'est pas quantitative, mais qui permet de confirmer la présence du virus rapidement.

On retrouve, lors d'analyses, des virus DWV à la fois sur les ouvrières et sur les larves.

Prévention

On accordera une attention toute particulière à la prévention concernant *Varroa destructor*. Plus que pour tout autre cheptel, les colonies contaminées par le DWV doivent être déparasitées. On effectuera un traitement à base d'acide formique avant la pose des hausses, et on sera très vigilant vis-à-vis des traitements acaricides après la récolte. On pourra même mettre en place un traitement à base d'acide oxalique, lorsqu'il n'y aura plus de couvain, en hiver.

On a également remarqué que la diversité des ressources en pollen diminue la charge virale. Ainsi, on a plus de virus si on nourrit avec du sirop de sucre que si on nourrit avec du pollen (protéines). Si le pollen est varié, on observe une diminution des charges virales en DWV.

Pronostic

La maladie est invalidante, mais il est rare que la contamination touche un très grand nombre d'abeilles. Après un traitement acaricide bien mené, la maladie reste présente plusieurs mois.

Traitement

Il n'y en a pas. Le seul traitement – indirect – consiste à éliminer *Varroa* pour limiter la contamination.

LA MALADIE DE LA PARALYSIE AIGUË DUE AU VIRUS ISRAÉLIEN IAP

6

Le virus israélien de la paralysie aiguë est appelé *Israel Acute Paralysis Virus* en anglais. Sa forme abrégée est IAPV. Il fait partie de la famille des *Dicistroviridae* et du genre des *Aparavirus*. Il est très proche du virus ABPV.

Importance de la maladie, abeilles concernées

Il s'agit d'une maladie très semblable à la paralysie aiguë rencontrée en France. Cette forme, pourtant connue en Amérique du Nord depuis plus de vingt-cinq ans, est très souvent associée au syndrome CCD (*Colony Colapse Disorder*) américain, également appelé « syndrome d'effondrement des colonies ». En 2007, une étude sur des ruches mortes durant le grave épisode de mortalité apicole aux États-Unis a désigné ce syndrome comme étant fortement corrélé à la mortalité des abeilles. Les auteurs sont d'accord pour considérer le virus israélien de la paralysie aiguë comme un bon marqueur du CCD. Les souches présentes en Amérique sont assez différentes de la souche israélienne originale. Les chercheurs pensent que le virus a muté rapidement après son arrivée sur le sol américain. On rencontre cette maladie plutôt en été.

Origine de la maladie

En 2000, Yossi Slabestzki, chef du service « développement de l'apiculture » israélien, a approché le virologiste Ilan Sela. Il lui a demandé d'enquêter sur l'accroissement soudain, en Israël, de la mortalité chez les abeilles. Quelques années plus tard, au sein du laboratoire de virologie de l'université hébraïque de Jérusalem, Eyal Maoris, Rita Mozes-Koch, Shai Lavi, Edna Tanne et Ilan Sela ont isolé et caractérisé sur des abeilles mortes un nouveau virus de la famille des *Dicistroviridae*. Il s'agissait d'un virus encapsulé à ARN.

En France, on a mis en évidence ce virus sur des ruchers ayant subi de lourdes pertes dès 2008. Les analyses phylogénétiques des virus isolés ont montré que les souches françaises étaient liées aux souches américaines et australiennes. Actuellement, on trouve le virus dans moins de 20 % des ruchers.

Transmission de la maladie

Le virus peut être transmis par *Varroa* (piqûre), mais elle peut aussi être orale et verticale (*via* la reine).

Pathogénie

Le virus est présent dans la tête des abeilles. Il perturbe le fonctionnement cérébral permettant l'apprentissage, la navigation et l'orientation. Les pupes artificiellement contaminées voient leur métamorphose stoppée et subissent une mortalité importante. On note également une perturbation de la biogenèse des ribosomes et de plusieurs fonctions cellulaires.

Symptômes et lésions

Les abeilles contaminées se comportent différemment. Elles réagissent à des concentrations en sucres plus faibles, et ne rentrent plus aussi facilement à la ruche que les abeilles saines. Trois à cinq jours après leur contamination, elles meurent.

Après reproduction expérimentale de la maladie, on a noté un assombrissement de la partie apicale des pupes *(photo 135)*.

Diagnostic

L'observation d'abeilles désorientées est importante. Le diagnostic de laboratoire permet de mettre en évidence le virus *via* une technique RT-PCR. Il faut pour cela envoyer une vingtaine d'abeilles présentant des symptômes.

Prévention

On peut sélectionner des abeilles plus ou moins résistantes au virus IAPV. On a découvert que les abeilles résistant à ce virus ont une caractéristique propre : des segments d'ADN viraux intégrés dans leurs chromosomes. Elles ont un génotype nouveau. L'ARN viral se combine avec un ARN d'abeille, pour créer une molécule hybride ensuite convertie en ADN.

Pronostic

Lorsque le virus est expérimentalement transmis à des abeilles (par voie orale), 80 % expriment la maladie. En l'absence de traitement, le pronostic n'est pas bon.

Traitement

En 2009, une équipe israélienne a mis au point une méthode de lutte contre le virus par le biais du « *RNA Silencing* ». L'expression d'un ou de plusieurs gènes est revue à la baisse ou entièrement supprimée grâce à l'insertion de petits ARN dits « antisens ».

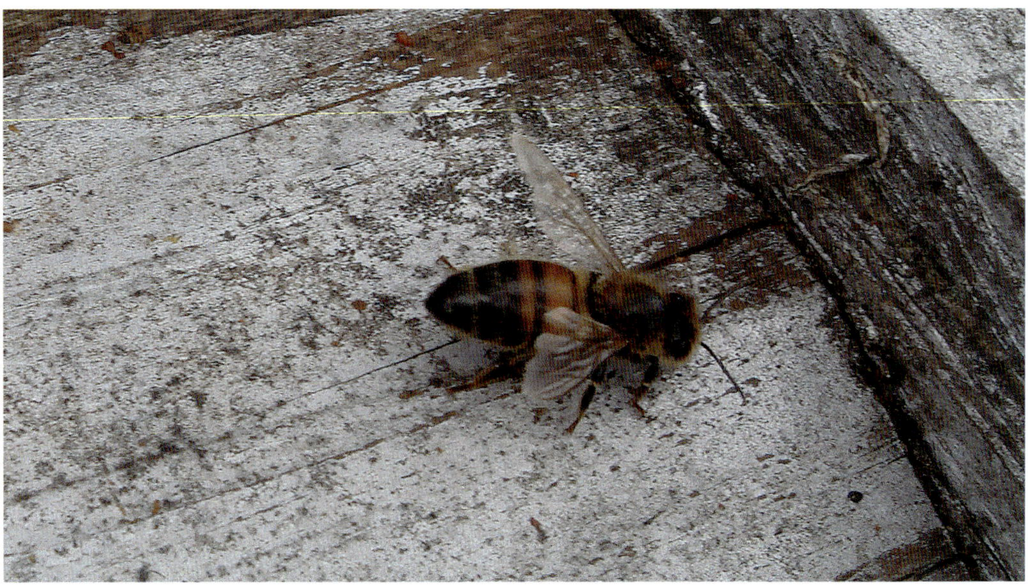

Photo 135 *Ouvrière ayant un comportement anormal.*

LA MALADIE DE LA CELLULE ROYALE NOIRE DUE AU VIRUS BQCV

7

Le virus de la cellule royale noire est appelé *Black Queen Cell Virus* par les Anglo-Saxons. Sa forme abrégée est BQCV. Il fait partie de la famille des *Dicistroviridae* et du genre *Cripavirus*.

Importance de la maladie, abeilles concernées

Elle n'est pas très répandue en France, mais est extrêmement présente en Australie. Dans des pays autres que la France, elle pointe en deuxième position (juste derrière la maladie des ailes déformées).

On rencontre cette maladie principalement chez les producteurs de gelée royale, qui manipulent beaucoup les cellules royales, rendant ainsi l'observation de la maladie plus aisée.

Origine de la maladie

La maladie de la cellule royale noire est due à un virus à ARN. On l'isole de pupes ou de larves de reines devenues noires. On peut aussi trouver le virus sur des ouvrières, qui, elles, ne présenteront pas de symptômes. C'est une maladie du couvain fermé.

Transmission de la maladie

On suppose que la présence de *Nosema apis* est liée à celle du virus BQCV, mais l'on ne sait pas réellement si ce dernier transmet la maladie ou s'il profite d'une situation d'affaiblissement de la ruche. *Varroa destructor* est également suspecté de transmettre le virus.

Pathogénie

La contamination virale provoque la mort des larves ou des nymphes.

Symptômes et lésions

Le virus attaque avant tout les reines. Les larves et les pupes deviennent jaune pâle (un peu comme pour la maladie du couvain sacciforme, ce qui peut entraîner une confusion), puis marron, et enfin noires. Les larves meurent – ce qui n'est pas commun pour une maladie virale – à différents stades. Lorsque la larve royale est noire, on peut observer à travers la cellule une petite tache sombre d'aspect « huileux » *(photos 136 à 138)*.

Diagnostic

L'observation de larves de reines jaunes, marron ou noires est l'un des signes d'appel de la maladie.

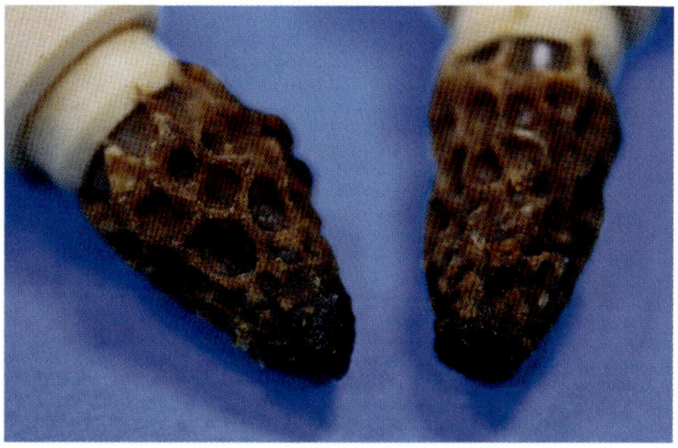

Photo 136 *Cellules royales lésées : on note l'aspect noir et huileux des cellules.*

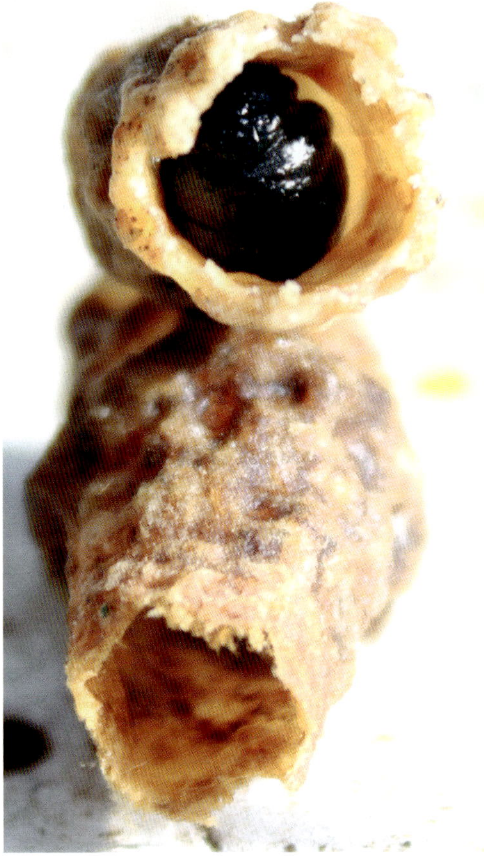

Photo 137 Larve de reine atteinte par le virus BQCV (Photo aimablement prêtée par Bee Informed Partnership et Rob Snyder).

Ce virus n'attaque pas les cellules d'ouvrières. Les larves de reines contaminées ressemblent – au début de la maladie – à celles du couvain d'ouvrières atteintes de la maladie du couvain sacciforme.

En cas de doute, on peut mettre en évidence le virus BQCV grâce à la technique RT-PCR, qui amplifie la signature génétique du virus. Le virus BQCV se retrouve lors d'analyses à la fois sur les ouvrières et sur les larves royales.

Pronostic

Il n'est pas très facile de se débarrasser de cette maladie. Bien que touchant essentiellement les cellules royales, les ouvrières restent porteuses du virus et peuvent donc contaminer à nouveau une ruche après le remplacement des cellules royales contaminées par des cellules royales saines.

Prévention

Le nettoyage et la désinfection des outils de travail sont essentiels pour empêcher

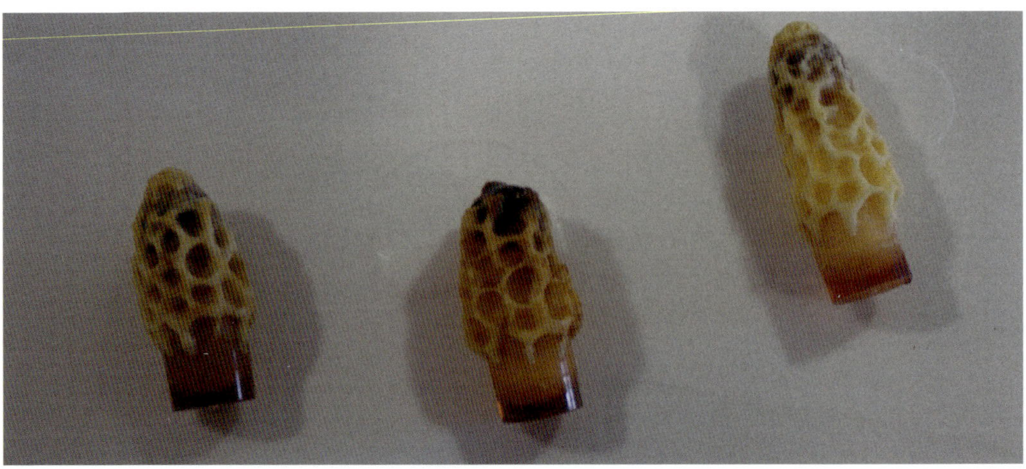

Photo 138 Cellules royales contenant une larve noire visible par transparence et sur lesquelles il a été mis en évidence la présence de virus BQCV (Photo aimablement prêtée par Gérald Therville).

la dissémination du virus. On pourra se servir d'une solution alcoolique.

Le fait de se protéger de *Nosema* et *Varroa* est particulièrement important dans le cas de la maladie de la cellule royale noire.

Comme pour beaucoup d'autres maladies des abeilles, l'environnement dans lequel elles se développent peut être favorable à l'expression de la maladie de la cellule noire. En effet, des chercheurs ont montré que si on expose des abeilles à des doses croissantes de thiaclopride (un néonicotinoïde), leur charge virale augmente proportionnellement, diminuant ainsi la survie des larves royales. Il existe un effet du thiaméthoxam sur un facteur de l'immunité (dorsal-1a) affaiblissant le système immunitaire des abeilles.

Traitement

Il n'y a pas de traitement connu.

8 LA MALADIE DUE AU VIRUS DU CACHEMIRE, OU KBV

Le virus du Cachemire est appelé *Kachemire Bee Virus* par les Anglo-Saxons. Sa forme abrégée est KBV.

Importance de la maladie, abeilles concernées

La maladie due au virus du Cachemire est considérée par certains chercheurs comme l'une des maladies les plus mortelles chez l'abeille après reproduction expérimentale. Pourtant, à part une forte mortalité, on n'observe aucun symptôme, ce qui rend le diagnostic extrêmement difficile.

On peut trouver ce virus sur des colonies saines. Il semblerait que la présence de *Varroa destructor* constitue un élément majeur dans l'expression de la maladie. En pompant l'hémolymphe, il affaiblit l'abeille, qui devient alors sensible à la maladie. Les chercheurs ont également montré que le virus pouvait se répliquer au sein de l'acarien.

Le KBV affecte aussi bien le couvain que les abeilles adultes.

On retrouve le virus sur des abeilles de plusieurs espèces (*Apis mellifera, Apis cerana*), mais aussi sur des bourdons du genre *Bombus*.

La maladie due au virus du Cachemire est l'une des maladies incriminées dans le syndrome CDD (*Colony Collapse Disorder*) aux États-Unis.

Origine de la maladie

La maladie a été découverte en 1974 sur des abeilles du genre *Apis cerana* provenant du Cachemire. Depuis, elle a été mise en évidence sur *Apis mellifera*, notre abeille domestique, en Europe et aux États-Unis.

Le virus KBV fait partie de l'ordre des *Picornavirales*, de la famille des *Dicistroviridae*, et du genre *Cripavirus*.

Transmission de la maladie

La transmission du virus bien au-delà des frontières de son pays d'origine a été rendue possible par les échanges commerciaux et la transhumance.

La transmission peut se faire *via Varroa destructor*, mais elle peut aussi avoir lieu entre les ouvrières et la reine (cette dernière assure une transmission verticale du virus). Les œufs ont été trouvés contaminés, ce qui laisse supposer une transmission possible à travers les ovaires.

L'alimentation peut aussi jouer un rôle non négligeable dans la transmission du virus, car on le retrouve dans le miel ou la gelée royale.

Pathogénie

Après infection expérimentale, la mortalité survient rapidement, en trois jours.

Les chercheurs ont cependant remarqué que l'ARN du virus pouvait être présent avec des protéines virales, mais pas de capside construite. Ils pensent que l'ARN viral peut persister dans les cellules infectées et se répliquer de façon incomplète.

Symptômes et lésions

La maladie due au virus du Cachemire ne provoque pas de symptômes typiques, ce qui rend le diagnostic très difficile.

Diagnostic

Il est uniquement réalisable en laboratoire. Ce dernier mettra en évidence (après un épisode important de mortalité), sur quelques abeilles adultes ou sur du couvain, la présence du virus KBV.

Pronostic

Il n'est pas très bon, car la mortalité peut être forte sur un cheptel infecté. Cependant, on a observé des cas de cheptels contaminés sans mortalité, notamment lorsque la prophylaxie visant à lutter contre *Varroa* est bien réalisée.

Il arrive que l'on retrouve le virus sur des larves qui ne donneront pas d'adultes infectés.

Prévention

On cherchera à éviter l'achat d'abeilles ou de reines provenant d'élevages où la mortalité des colonies a été forte. On évitera les importations en provenance de pays comme les États-Unis.

On portera une attention toute particulière à la protection du cheptel contre *Varroa destructor*. On effectuera un traitement à base d'acide formique avant la pose des hausses, et on sera très vigilant sur les traitements acaricides après la récolte. On pourra même effectuer un traitement à base d'acide oxalique lorsqu'il n'y aura plus de couvain, en hiver.

Traitement

Il n'y a pas de traitement connu.

9 LA MALADIE DE LA PARALYSIE LENTE DUE AU VIRUS SBPV

Le virus de la paralysie lente est appelé *Slow Paralysis Virus* ou *Slow Bee Paralysis Virus* par les Anglo-Saxons. Sa forme abrégée est SPV (parfois SBPV).

Importance de la maladie, abeilles concernées

La maladie participe à la mortalité des ouvrières et du couvain infectés par *Varroa destructor*.

Le virus a été isolé et identifié en Grande-Bretagne, sur les îles Fidji et sur les îles Samoa. En Grande-Bretagne, on n'a pas pu mettre en évidence de lien de causalité entre la présence du virus et la mortalité.

On retrouve ce virus dans moins de 2 % des recherches virales en Europe.

Origine de la maladie

La maladie, due à un virus à ARN, a été découverte en Grande-Bretagne lors de l'étude d'un autre virus (le BVX) en 1974. Le virus SPV, dont on connaît au moins deux souches ayant évolué indépendamment, fait partie de la famille des *Iflaviridae* et du genre *Iflavirus*.

Transmission de la maladie

La transmission du virus peut se faire d'un pays à l'autre *via* des importations d'abeilles infectées. Certains pays bloquent donc l'importation d'abeilles à l'état sanitaire non satisfaisant.

Ce virus fait partie des virus que *Varroa destructor* transmet facilement, que ce soit au couvain ou aux abeilles adultes.

On retrouve de grandes quantités de virus au niveau céphalique (notamment dans les glandes mandibulaires, hypopharingiennes et salivaires), dans les corps gras et dans les pattes. Il y en a beaucoup moins au niveau du thorax ou des organes de l'abdomen (rectum, intestin). La transmission entre abeilles est donc essentiellement orale.

Symptômes et lésions

La maladie due au virus SPV induit une paralysie des deux paires de pattes antérieures.

On note que les symptômes surviennent expérimentalement 10 à 11 jours après l'inoculation du virus. Les décès surviennent vers le douzième jour.

Diagnostic

En cas d'une paralysie des pattes des abeilles, et notamment si la colonie est infestée par *Varroa*, on peut chercher le virus par RT-PCR.

Pronostic

Il est difficile de faire un pronostic, le virus étant peu souvent isolé et les relations entre le virus et les causes de la mortalité n'étant pas évidentes.

Les enquêtes épidémiologiques réalisées confirment la faible prévalence naturelle du virus SPV sur une grande partie de l'Europe.

Les symptômes n'apparaissent pas toujours, et ce, même lorsque la ruche est infestée par *Varroa* et que l'infection virale par SPV est montrée.

Prévention

On veillera à ne pas importer d'abeilles issues de pays contaminés.

On portera une attention toute particulière à la protection du cheptel contre *Varroa destructor*. On effectuera un traitement à base d'acide formique avant la pose des hausses, et on sera très vigilant sur les traitements acaricides après la récolte. On pourra même effectuer un traitement à base d'acide oxalique lorsqu'il n'y aura plus de couvain, en hiver.

Traitement

Il n'y a pas de traitement connu.

10 LA MALADIE DUE AU VIRUS X DE L'ABEILLE, OU BVX

Le virus X de l'abeille est appelé *Bee Virus X* par les Anglo-Saxons. Sa forme abrégée est BVX.

Importance de la maladie, abeilles concernées

Cette maladie concerne avant tout les ouvrières.

Origine de la maladie

Elle a été découverte en 1974, lors de l'étude d'autres virus. Elle est due à un virus à ARN simple brin ayant une capside non enveloppée.

Transmission

La transmission de cette maladie semble associée à la présence de *Malpighamoeba mellificae*, une amibe colonisant les tubes de Malpighi des abeilles et provoquant une diarrhée. Pourtant, on peut voir le virus se multiplier en l'absence d'amibes.

On constate expérimentalement que l'abeille développe la maladie lorsqu'elle ingère le virus, mais pas lorsqu'on le lui injecte au niveau de l'hémolymphe.

La transmission se fait par voie orale, *via* les matières fécales, en cas de diarrhée abondante.

Pathogénie

On ne sait pas très bien comment la mort survient, mais le virus est retrouvé au niveau du tube digestif de l'abeille.

Symptômes et lésions

La maladie due au virus X de l'abeille n'est caractérisée par aucun symptôme spécifique. Seule une mortalité hivernale forte est observée. On pense en outre que la présence du virus raccourcirait la vie des ouvrières porteuses. Tout cela est d'autant plus grave que, l'hiver, les pontes ne permettent pas de remplacer les abeilles mortes.

Diagnostic

Lors d'une mortalité hivernale forte, on peut mettre en évidence le virus à l'aide d'une technique RT-PCR.

Pronostic

On ne sait pas encore véritablement établir de corrélation entre la mortalité et la présence du virus. Faire un pronostic n'est pas aisé. Cependant, on peut considérer l'infection comme grave, dans la mesure où elle touche des abeilles hivernales dont le remplacement n'est pas assuré, la reine ayant stoppé sa ponte.

Prévention

On cherchera à tout mettre en œuvre pour éviter un stress aux abeilles. Pour cela, on essaiera d'avoir des pratiques apicoles non stressantes et permettant à l'abeille d'accomplir pleinement son cycle de développement.

La lutte contre *Malpighamoeba mellificae* est souhaitable, mais sans doute pas indispensable, la maladie virale ne semblant pas étroitement liée à l'infestation par le parasite.

Traitement

Il n'y a pas de traitement connu.

11 LA MALADIE DUE AU VIRUS Y DE L'ABEILLE, OU BVY

Le virus Y de l'abeille est appelé *Bee Virus Y* par les Anglo-Saxons. Sa forme abrégée est BVY.

Importance de la maladie, abeilles concernées

La maladie concerne avant tout les ouvrières atteintes de nosémose au début du printemps.

Origine de la maladie

La maladie a été découverte en 1974, lors de l'étude d'autres virus sur des abeilles collectées dans la nature anglaise. Rapidement, le virus BVY a été trouvé sur des abeilles australiennes et canadiennes. Il est très proche de BVX. C'est un virus à ARN simple brin ayant une capside non enveloppée. Il est assez répandu en Europe.

Transmission

La transmission de la maladie semble associée à la présence de *Nosema apis*, un champignon parasite de l'abeille domestique.

Elle se fait par voie orale, *via* les matières fécales en cas de diarrhée abondante.

Pathogénie

On ne sait pas très bien comment la mort survient, mais le virus est retrouvé au niveau du tube digestif de l'abeille.

Symptômes et lésions

La maladie due au virus Y de l'abeille n'est caractérisée par aucun symptôme spécifique. Seule une mortalité forte et associée à la présence de *Nosema apis* au printemps est observée.

Diagnostic

Lors d'une mortalité printanière forte en présence de nosémose, on peut mettre en évidence le virus à l'aide de la technique RT-PCR.

Pronostic

On ne sait pas encore véritablement établir de corrélation entre la mortalité et la présence du virus. Faire un pronostic n'est pas aisé.

Prévention

La lutte contre *Nosema apis* est indispensable, la maladie virale étant étroitement liée à l'infestation par le parasite.

Traitement

Il n'y a pas de traitement connu.

LA MALADIE DES AILES OPAQUES DUE AU VIRUS CW

12

Le virus de la maladie des ailes opaques (ou maladie des ailes nuageuses) est appelé *Cloudy Wing Virus* par les Anglo-Saxons. Sa forme abrégée est CWV.

Importance de la maladie, abeilles concernées

Cette maladie est l'une des plus communes dans les pays nordiques. Elle atteint les abeilles adultes. Il n'y a pas d'incidence saisonnière.

Origine de la maladie

Elle a été découverte en 1980 sur des abeilles aux ailes opaques. Elle est due à un virus à ARN simple brin ayant une capside non enveloppée.

Transmission

La transmission pourrait se faire *via Varroa destructor*.

Pathogénie

Le virus se développe dans les trachées et les muscles thoraciques, rendant ainsi opaques les membranes alaires.

Symptômes et lésions

On note l'opacité des membranes alaires, mais pas de symptômes spécifiques. Les ailes perdent leur transparence. Les abeilles atteintes meurent. La longévité de la colonie en est affectée.

Diagnostic

L'opacité des ailes est le signe d'appel de la maladie. Cette dernière sera confirmée par un examen de laboratoire mettant en évidence la présence du virus à l'aide de techniques RT-PCR.

Pronostic

Cette maladie est grave : la colonie qui présente des abeilles ayant des ailes opaques est en général condamnée.

Prévention

En l'absence de connaissances spécifiques concernant cette maladie virale, on portera une attention toute particulière à la protection du cheptel contre *Varroa destructor*. On effectuera un traitement à base d'acide formique avant la pose des hausses, et on sera très vigilant sur les traitements acaricides après la récolte. On pourra même effectuer un traitement à base d'acide oxalique lorsqu'il n'y aura plus de couvain, en hiver.

Traitement

Il n'y a pas de traitement connu.

13 LA PRÉSENCE DU VIRUS FILAMENTEUX FV

Le virus filamenteux est appelé *Filamentous Virus* par les Anglo-Saxons. Sa forme abrégée est FV.

Importance de la maladie, abeilles concernées

Le virus atteint les abeilles adultes. Facilement rencontré au printemps, il est relativement commun sur les abeilles domestiques.

Origine de la maladie

Le virus a été découvert en 1977, à partir d'hémolymphe laiteuse provenant d'abeilles américaines. C'est un virus à ADN.

Transmission

La transmission pourrait se faire *via Varroa destructor*. On note parfois la présence de *Nosema apis* sur les abeilles infectées.

Pathogénie

Le virus n'est pas pathogène.

Symptômes et lésions

La présence du virus ne permet pas de développer de symptômes. On ne peut pas vraiment parler de maladie, dans la mesure où l'on ne note pas d'accroissement de la mortalité.

Diagnostic

L'hémolymphe des abeilles contaminées se trouble. On ne note pas d'autres lésions.

Pronostic

La présence du virus n'est pas un signe de maladie.

Prévention

Elle n'est pas nécessaire.

Traitement

Il n'est pas utile.

IV

PRINCIPALES MALADIES ET AFFECTIONS PARASITAIRES

1 L'AMIBIASE DES TUBES DE MALPIGHI DUE À *MALPIGHAMOEBA MELLIFICAE*

Importance de la maladie, abeilles concernées

L'amibiase est une maladie des abeilles adultes peu décrite en France. Est-elle suffisamment cherchée en routine ? C'est Maasen, en 1916, à Berlin, qui décrit pour la première fois la présence d'amibes chez les abeilles domestiques, mais c'est Prell qui leur donnera un nom en 1927. En 1964, E. Schultz-Langner parvient à cultiver l'amibe de l'abeille et rédige une très intéressante monographie sur ce parasite. Aujourd'hui, elle est souvent décrite en Suisse, en Allemagne et en Amérique. Elle est, une fois sur trois, associée à la nosémose. La maladie s'exprime souvent dès les premières sorties printanières, et s'accentue en mai-juin. On ne la retrouve plus en été et en automne.

Origine de la maladie

L'amibiase est due à un parasite du genre *Malpighamoeba* et de l'espèce *mellificae*. Ce parasite protozoaire, qui mesure 2 à 15 micromètres, fait partie de l'embranchement des Sarcomastigophores, du sous-embranchement des *Sarcodina*, de la superclasse des *Rhizopoda*, de la classe des *Lobosea*, de la sous-classe des *Gymnamoebia*, et de l'ordre des *Amoebida*.

Cycle parasitaire

Le cycle parasitaire de l'amibe – qui se déroule dans les tubes de Malpighi de l'abeille en une vingtaine de jours – subit deux phases : une phase végétative, qui permet la multiplication asexuée du parasite, et une phase kystique, qui autorise sa dissémination.

Durant la phase kystique, le parasite demeure sous une forme de taille réduite (5 à 8 µm), arrondie, souvent lisse, comprenant un noyau et du cytoplasme. Il existe une forme de résistance plus petite encore (2 µm), plus difficile à observer. Ces formes kystiques permettent au parasite de bien résister dans des conditions de vie défavorables. Leur dessiccation est réduite. Le parasite peut demeurer enkysté six mois.

Durant la phase végétative, l'amibe, issue du kyste ingéré par l'abeille, se déplace grâce à des pseudopodes déformables, de forme variable. C'est durant cette phase qu'elle peut se multiplier par scissiparité. Cette forme végétative peut se transformer en kyste en 3 à 4 semaines. L'amibe se nourrit par endocytose/phagocytose.

Transmission de la maladie

L'abeille – essentiellement les ouvrières, les mâles et la reine ne semblant pas touchés – ingère des kystes de *Malpighamoeba* qu'elle trouve au sein de la ruche. En effet, le contenu des tubes de Malpighi d'une abeille infestée (l'urine primaire associée à des kystes) se déverse dans l'intestin de l'insecte et est excrété lors de la défécation. Une abeille contaminée accumule les kystes dans son ampoule rectale et les transmet par le biais de ses excréments. Les abeilles se contaminent en ingérant les kystes, notamment *via* de l'eau contaminée par les matières fécales. Les abeilles infestées – qui n'effectuent pas toujours de vol de propreté une fois contaminées – défèquent dans la ruche et contaminent leurs congénères se trouvant au contact des matières fécales souillées. Le pillage, la dérive, la trophallaxie, ou encore les pratiques apicoles consistant à utiliser un même lève-cadre sans le désinfecter représentent également un risque de transmission d'une ruche à l'autre.

Pathogénie

Une fois ingérée, la forme kystique de *Malpighamoeba* perd sa forme de résistance et se développe – une fois l'enveloppe digérée par les sucs gastriques – en forme végétative, qui migre dans la lumière des tubes de Malpighi. Dès 1925, Morgenthaler a observé un effet aggravant de la nosémose sur les abeilles infestées par des amibes. Les formes végétatives se multiplient rapidement, jusqu'à envahir la lumière des tubes. Elles développent alors des pseudopodes qui passent à travers les parois des cellules de l'organe et perturbent son fonctionnement osmorégulateur et excréteur en détruisant ses cellules. Les abeilles excrétant mal leurs urines primaires vont progressivement s'intoxiquer. Certains auteurs évoquent d'ailleurs une toxine directement sécrétée par l'amibe.

Symptômes et lésions

On peut voir, notamment sur les planches d'envol et les parois, des traces d'une diarrhée souvent jaunâtre. On trouve également ces traces sur les cadres et les plateaux lorsque l'on ouvre la ruche. L'ouverture de cette dernière crée un stress qui pousse les abeilles à déféquer. L'observation se fait donc rapidement.

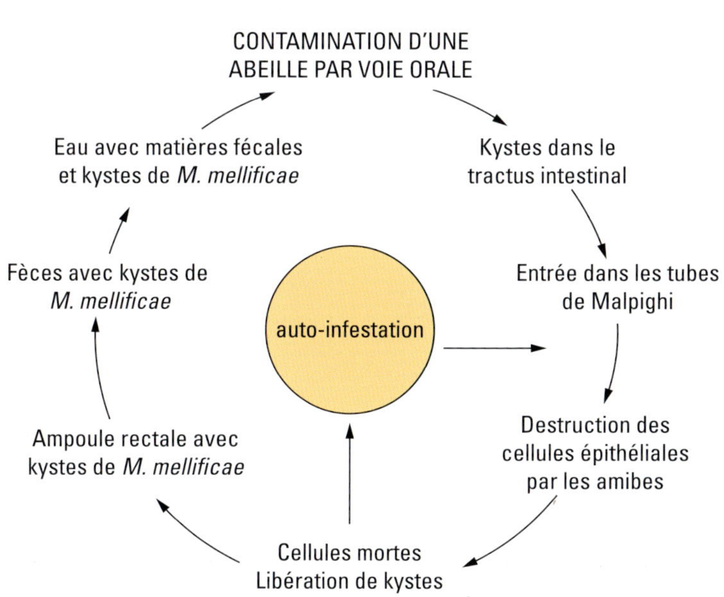

Figure 27 *Cycle biologique de* Malpighamoeba mellificae

Il n'y a pas d'autre symptôme, et on voit rarement des abeilles mortes. Pourtant, on note une dépopulation. Certains auteurs décrivent un raccourcissement de la durée de vie des abeilles contaminées.

Diagnostic

L'observation de traces de diarrhée sur les ruches, ainsi que la dépopulation doivent être des signes d'appel. On cherchera parallèlement à mettre en évidence la nosémose.

Au microscope optique (grossissement 400), on peut voir que les tubes de Malpighi dilatés (mis en évidence après dissection) contiennent des amibes. C'est la méthode de mise en évidence la plus fiable.

Dans un broyat d'abeilles, on peut reconnaître, au microscope, après coloration au bleu de méthylène, des kystes, souvent mêlés à des spores de *Vairimorpha*.

Prévention

On sera très strict sur l'hygiène et les pratiques apicoles. En effet, une ruche bien entretenue sera moins susceptible d'être contaminée qu'une ruche mal entretenue. On fera particulièrement attention à ne pas favoriser le pillage et à fournir de l'eau potable même si on sait que les abeilles boivent là où elles le souhaitent.

Pronostic

Il est difficile de faire un pronostic vis-à-vis d'une colonie contaminée. Certains auteurs considèrent l'amibiase comme secondaire, alors que d'autres pensent qu'elle est plus dangereuse que la nosémose.

La reproduction expérimentale de la maladie sur un troupeau indemne de nosémose et d'amibiase permettrait d'obtenir des connaissances sur la réelle importance de la présence de *Malpighamoeba* chez l'abeille.

Quoi qu'il en soit, la présence conjointe d'amibes et d'un autre agent pathogène renforce la pathogénicité de l'affection qui lui est liée, l'abeille affaiblie par son amibiase étant plus sensible. On constate d'ailleurs que le nombre de parasites (*Vairimorpha* et *Malpighamoeba*) est plus important en cas de co-infection qu'en cas de contamination par seulement l'une des deux espèces.

Traitement

Il n'y a aucun traitement connu à l'heure actuelle. Il est souvent nécessaire de sacrifier les colonies trop faibles. La désinfection des cadres et des ruches se fait à la soude (solution à 3 % de cristaux de soude). Il est important de ne pas réutiliser des cadres souillés.

LA NOSÉMOSE DUE À *VAIRIMORPHA APIS* OU À *VAIRIMORPHA CERANAE*

2

Importance de la maladie, abeilles concernées

La nosémose touche aussi bien les ouvrières que la reine ou les faux bourdons. Elle est présente dans le monde entier, mais s'exprime plus fortement dans les pays tempérés aux hivers longs et humides. En France, la nosémose est considérée comme un danger sanitaire de catégorie 1.

La maladie n'apparaît que si des conditions favorisant son expression sont réunies. En soi, ce n'est pas une maladie primaire. Beaucoup d'abeilles hébergent *Vairimorphaa* sans pour autant tomber malades. Pour que la maladie se déclare, il faut que l'hiver soit long et humide, que les abeilles soient confinées et qu'elles ne puissent pas effectuer leurs vols de propreté, ou que les insectes soient affaiblis par la présence de pesticides. Mais un hivernage sur du miellat riche en mélézitose, qui cristallise dans l'intestin des insectes et le fragilise, est aussi une façon de favoriser l'expression clinique de la nosémose. Enfin, certaines souches ou races d'abeilles sont plus sensibles que d'autres.

Durant l'hiver, la température intérieure de la ruche est trop basse pour que la nosémose à *Vairimorpha apis* puisse se développer. En revanche, au printemps, les abeilles sont plus exposées à l'infection, du fait du réchauffement des ruches. Parfois, les mauvaises conditions climatiques du mois de septembre font réapparaître la maladie. Pour *Vairimorpha ceranae*, la prévalence de la maladie est plus forte en été.

La maladie peut évoluer de façon inapparente, ou bien affaiblir la colonie, occasionnant alors des pertes économiques importantes et une mortalité non négligeable.

Origine de la maladie

Au premier siècle de notre ère, Columelle remarque une maladie faisant mourir les abeilles. Il propose même des remèdes pour les guérir, et notamment du miel mélangé à du vin âpre. En 1857, le docteur Donhoff attribue la cause de la maladie à un champignon. Il prouve sa transmissibilité et décrit des corpuscules brillants et ovales dans l'estomac d'abeilles malades ou mortes. Enfin, Zander découvre, en 1907, le véritable agent de la nosémose, en faisant l'analogie avec les études de Pasteur et de Balbiani sur des microsporidies du ver à soie, et de Stempfel, qui travaillait sur la biologie de *Nosema bombycis* contaminant le ver à soie. La nosémose est une parasitose due à deux parasites potentiels de l'embranchement des Protozoaires sporozoaires microsporidies, de la classe des *Dihaplophasae*, de l'ordre des *Dissociodihaplophasida* et de la famille des *Nosematidae* : *Vairimorpha apis* (décrit en 1907 par Zander) et *Vairimorpha ceranae* (décrit en 1996 par Fries et Feng). Ces parasites proviennent d'*Apis cerana* (abeille d'Asie).

La spore représente le stade terminal du développement du parasite. De forme ovoïde, long de 4,6 à 6,4 µm et large de 2,5 à 3 µm, ce parasite possède une structure particulièrement adaptée à l'infection d'autres cellules. On distingue trois éléments fondamentaux : l'enveloppe, le sporoplasme et l'appareil d'extrusion.

L'enveloppe permet à *Vairimorphaa* de résister aux attaques extérieures, y compris dans des conditions extrêmes, et ce, pendant plusieurs années. Le sporoplasme est le « germe » de la spore ; il comprend le cytoplasme et le germe amiboïde. La spore de *Vairimorpha apis* possède deux noyaux, ainsi que des réserves nutritives. L'appareil d'extrusion est composé d'une capsule polaire et d'un filament polaire. La capsule permet le maintien, l'articulation et l'extrusion du filament, qui, quant à lui, s'enroule comme un ressort sur les flancs de la moitié postérieure de la spore *(photo 139)*.

Cycle parasitaire

Au cours de son cycle évolutif, *Vairimorpha apis* passe par différents stades. Le cycle est assez complexe et varie selon les conditions du milieu. Le parasite peut se trouver sous deux formes, qui correspondent aux deux principales phases de son cycle.

- Le stade de la **morphologie amiboïde** : phase végétative et reproductrice du parasite par division cellulaire, dans les cellules intestinales de l'abeille.
- Le stade de la **spore** : phase passive et de résistance, mais aussi de dissémination. La spore est composée de trois éléments fondamentaux.

Une fois ingérées, les spores se développent dans l'intestin, où elles trouvent un écosystème favorable. Elles pénètrent dans les cellules intestinales grâce à un filament polaire permettant la migration du matériel contaminant (le sporoplasme) dans la cellule épithéliale. Ce filament se dirige ensuite vers les cellules épithéliales de l'intestin. Le germe amiboïde, muni

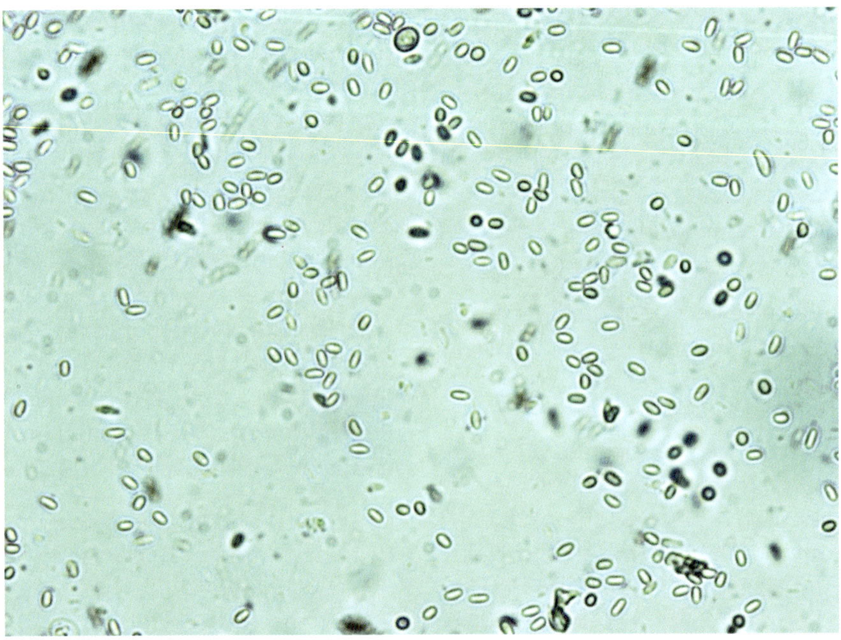

Photo 139 Spores de Vairimorpha apis *(Photo aimablement prêtée par l'Anses de Sophia Antipolis).*

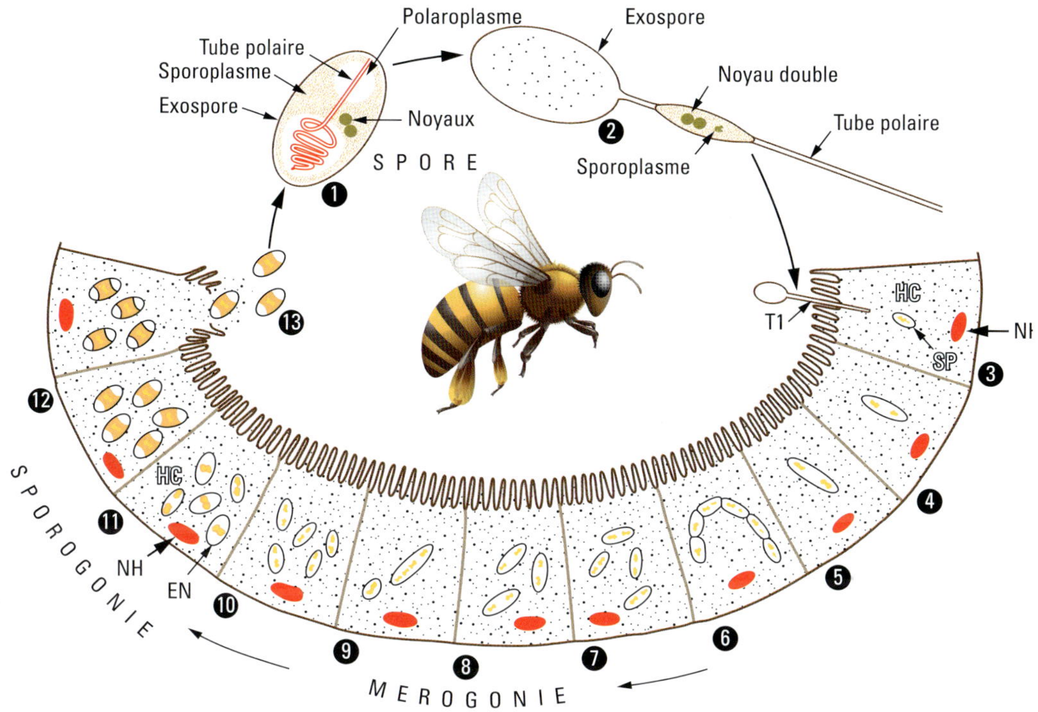

Figure 28 *Le cycle de vie de* Vairimorpha apis. *La spore injecte son contenu dans une cellule épithéliale intestinale, se multiplie, et pousse finalement la cellule à éclater et à libérer les nouvelles spores dans l'intestin*

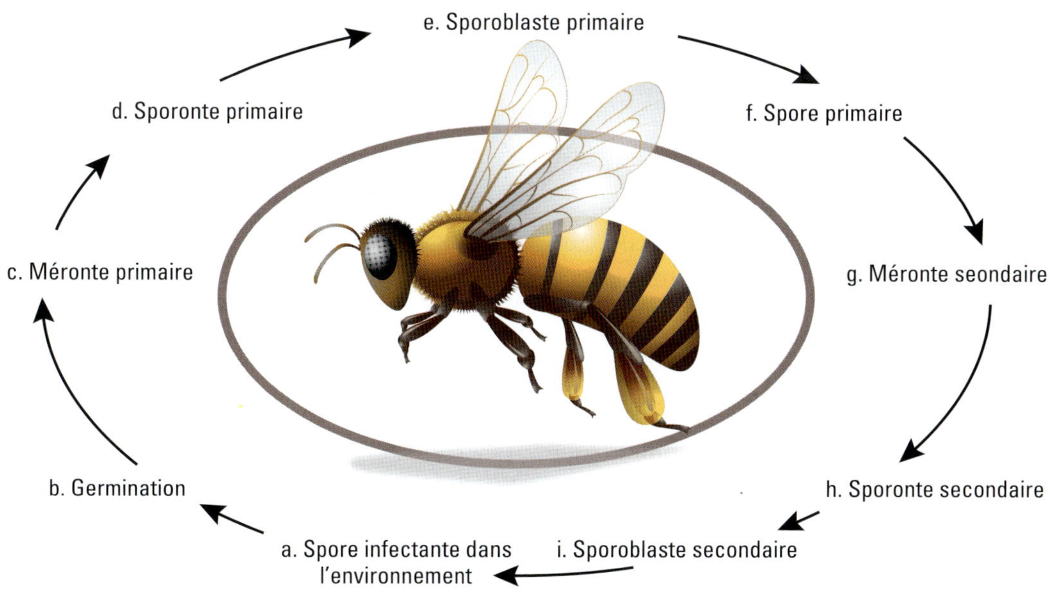

Figure 29 *Cycle type de* Vairimorpha

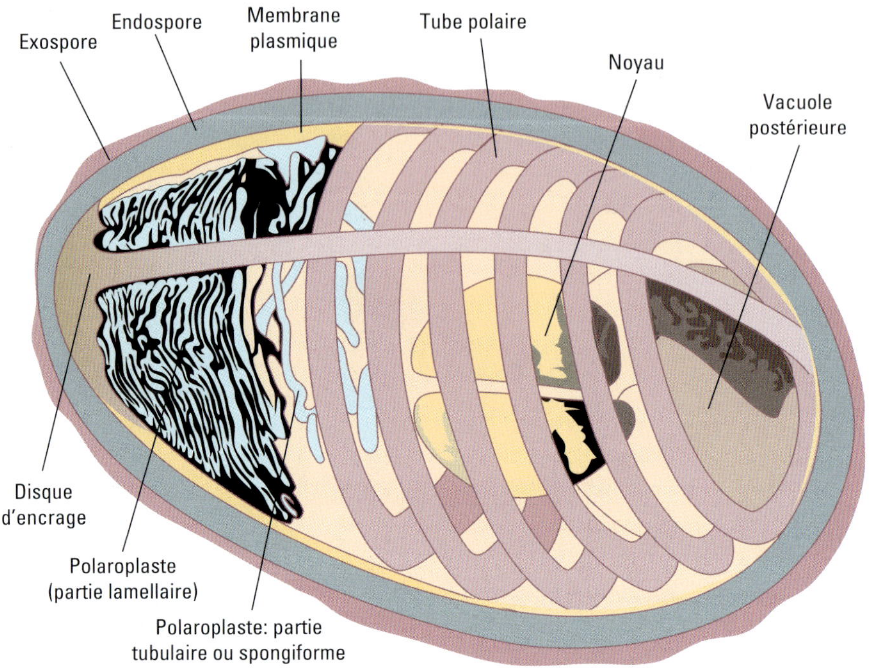

Figure 30 *Spore de microsporidie*

de petits pseudopodes, peut alors pénétrer dans la cellule sous forme d'un élément embryonnaire appelé « planonte ». Il grossit et devient un méronte à un ou deux noyaux, mesurant jusqu'à 7,51 µm, ce qui représente le stade nuisible du parasite. Il se nourrit du contenu cellulaire et se multiplie par divisions (mérozoïtes) se succédant rapidement, de sorte que la cellule s'en trouve complètement remplie en peu de temps. Dans la mesure où l'espace et les ressources nutritives diminuent, les mérozoïtes se préparent à la sporulation en devenant des sporontes, puis des sporoblastes. Les mouvements de l'intestin permettant le déplacement des aliments font éclater la cellule pleine de spores, ce qui provoque la dispersion des spores dans la lumière intestinale et la contamination d'autres cellules. L'excrétion du parasite se fait avec les déjections, qui souillent la ruche et son environnement. Les spores peuvent résister 5 à 6 semaines dans les cadavres d'abeilles, une année et plus dans les excréments, et 2 à 4 mois dans le miel.

Transmission de la maladie

L'infestation peut avoir lieu par ingestion d'une spore unique, mais il faut habituellement entre 20 et 90 spores pour que la maladie se développe. La propagation se fait par les spores, dans la ruche et entre les colonies. Ces spores peuvent être transmises par une abeille malade (trophallaxie, etc.), du matériel apicole souillé par les excréments lorsque les vols de propreté sont empêchés par les mauvaises conditions climatiques, le pillage, les dérives, la transhumance, l'achat d'abeilles, mais aussi le pollen contaminé.

Pathogénie

Les cellules intestinales sont détruites par la multiplication des parasites. Il en résulte une diarrhée et une inflammation du tube digestif. Parfois, la prolifération des spores dans la lumière intestinale modifie le transit et crée des rétentions fécales. L'abeille présente alors un abdomen gonflé.

Symptômes et lésions

Les symptômes ne sont pas pathognomoniques. On a même une absence de symptômes dans la forme latente de la maladie (dite alors « asymptomatique »). Toutefois, on observe :

- des abeilles mortes devant la ruche, même si la plupart ne rentrent pas à la ruche et meurent dans la nature ;
- un vol devenant difficile, avec des abeilles traînantes, affaiblies ;
- des abeilles restant accrochées aux herbes ;
- un abdomen pouvant paraître gonflé, suite à l'augmentation du volume du tube digestif ;
- des traces (jaunes à brunes) de diarrhée sur la planche d'envol, devant la ruche, sur les parois du corps de ruche, sur les plateaux, sur les cadres, etc. *(photo 145)* ;
- une activité réduite de la colonie ;
- une diminution de la ponte, si la reine est parasitée, diminution pouvant entraîner une dépopulation importante de la ruche, et ce, jusqu'à ce que les abeilles remplacent leur reine.

En réalisant l'autopsie d'une abeille, on tire doucement sur le dernier tergite de l'abdomen et on découvre un intestin nécrosé, blanc, alors qu'un intestin sain est d'une couleur se situant entre le jaune et le brun *(photos 140 à 144)*.

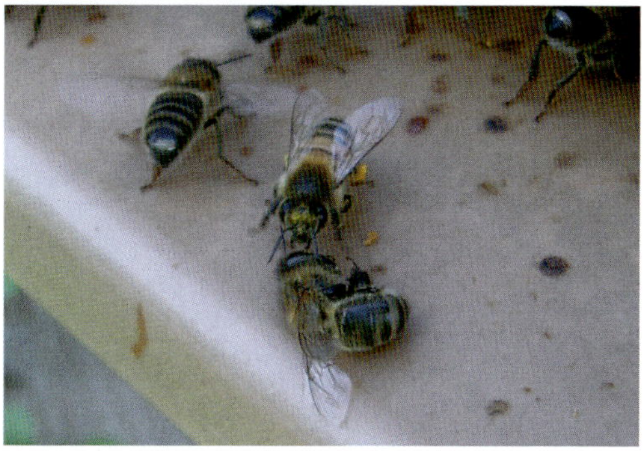

Photo 140 *Traces de diarrhée et abeille morte sur la planche d'envol.*

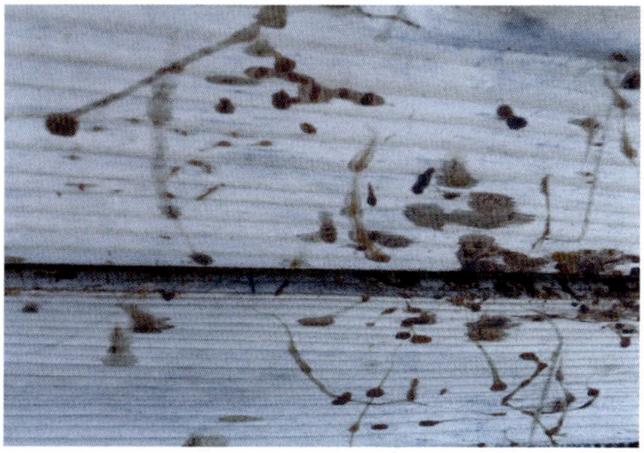

Photo 141 *Importantes traces de diarrhée permettant de suspecter une nosémose (Photo aimablement prêtée par Nicolas Parrington).*

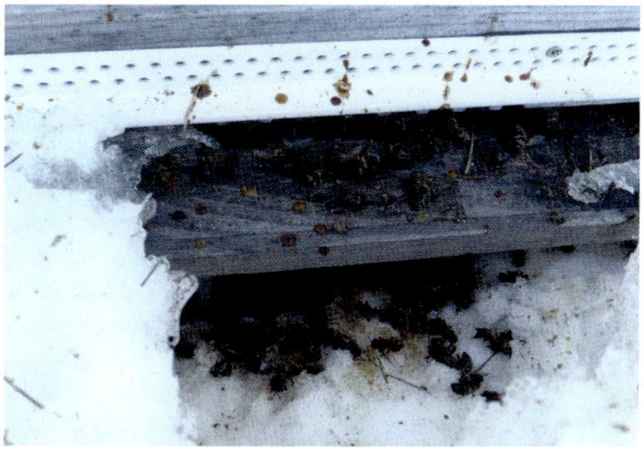

Photo 142 *Mortalité et diarrhée sont des signes potentiels de nosémose (Photo aimablement prêtée par Nicolas Parrington).*

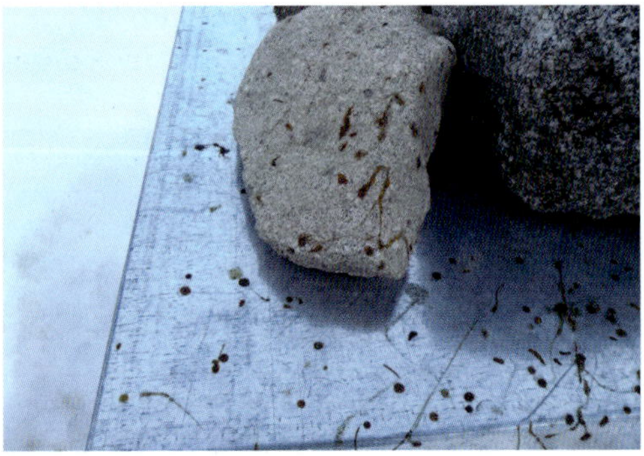

Photo 143 Traces de diarrhée sur le toit de la ruche (Photo aimablement prêtée par Nicolas Parrington).

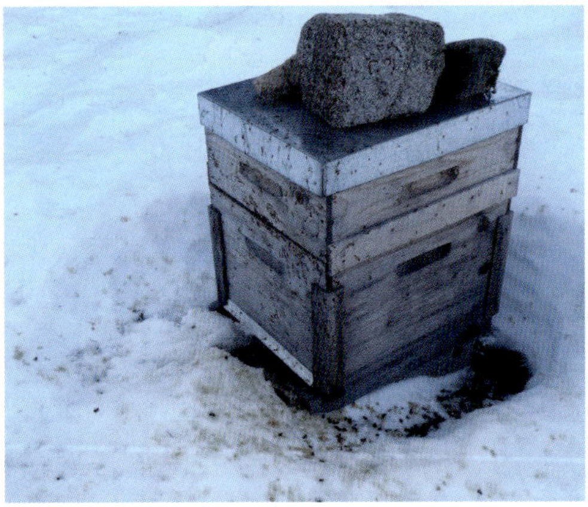

Photo 144 En hiver, il est difficile de faire la différence entre vol de propreté et nosémose. Des traces anciennes de diarrhée et des abeilles mortes devant la ruche peuvent être des signes de la maladie (Photo aimablement prêtée par Nicolas Parrington).

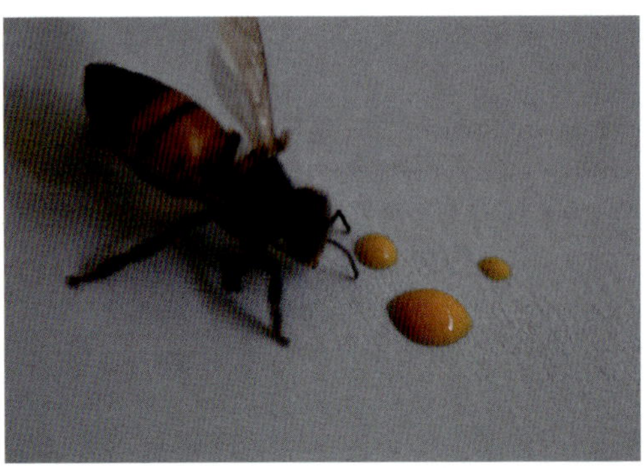

Photo 145 Diarrhée chez une abeille.

Diagnostic

L'observation des abeilles et de leur milieu de vie est importante. L'observation clinique doit, comme toujours, être objectivée par un examen de laboratoire. On va rechercher les spores, et surtout les dénombrer. On le fait sur le mélange d'une trentaine d'intestins contaminés. Mais, attention, l'examen de laboratoire, quand on n'a pas vu les abeilles malades, n'a qu'un intérêt limité. On détermine les seuils de pathogénicité en fonction du nombre de spores dénombrées :

Tableau 12 Seuils de pathogénicité en fonction du nombre de spores détectées

Très faible intensité	Moins de 1 million de spores par abeille
Faible intensité	1 à 5 millions de spores par abeille
Intensité moyenne	5 à 10 millions de spores par abeille
Forte intensité	10 à 20 millions de spores par abeille
Très forte intensité	Plus de 20 millions de spores par abeille

Prévention

Une bonne préparation à l'hivernage est indispensable. Il est nécessaire d'avoir des colonies fortes pour pouvoir prétendre lutter contre *Vairimorpha*.

Il est donc conseillé de ne garder que de jeunes reines. Certains préconisent même de les renouveler tous les ans. Le but est d'avoir des grappes hivernales fortes suite à une importante ponte.

Pour l'hivernage, on orientera les ruches vers le sud, et on les protégera du vent par une palissade ou une haie si nécessaire.

On sera particulièrement attentif aux provisions d'hiver, qui doivent être suffisantes et de bonne qualité. On peut, en cas de besoin, effectuer des apports polliniques. On évitera d'utiliser du sucre glace, qui contient de l'amidon difficile à digérer pour les abeilles et qui favorise les désordres digestifs.

On préviendra toute spoliation par *Varroa*, en traitant les colonies correctement et suffisamment tôt pour éviter de trop gros dégâts.

On éliminera chaque année au moins deux vieux cadres par ruche, et on les remplacera par des cadres montés à cires gaufrées neuves.

Tout matériel (lève-cadre, brosse, gants) doit être désinfecté entre deux ruches.

Pronostic

Lorsque la maladie s'installe dans un rucher et que l'on voit les colonies tomber malades les unes après les autres, on considère que la situation est grave.

Traitement

Il existe un médicament stoppant le développement des spores dans le tube digestif : la fumagilline. Cette substance est produite par la fermentation d'*Aspergillus fumigatus*. Elle a des effets inhibiteurs puissants *in vitro* vis-à-vis d'un certain nombre d'espèces de microsporidies.

Le mécanisme par lequel la fumagilline exerce son activité antiparasitaire d'inhibition de la réplication microsporidiale n'est pas clairement établi. Selon la cytochimie, la fumagilline inhiberait la synthèse de l'ARN (acide ribonucléique) chez le parasite.

Les données récentes soutiennent fortement l'hypothèse selon laquelle la méthionine aminopeptidase 2 serait la cible moléculaire microsporidiale de la fumagilline.

Il est à noter que ce médicament n'est actuellement plus commercialisé en France pour les abeilles. C'est pourquoi la lutte contre cette maladie passe essentiellement par la prévention.

Il semblerait que l'on puisse prévenir la nosémose en acidifiant la nourriture d'hiver avec de l'acide acétique. Il faut ajouter 6 ml d'acide acétique pur par litre de sirop.

3 LA TRYPANOSOMOSE DUE À *CRITHIDIA MELLIFICAE* ET/OU *LOTMARIA PASSIM*

Importance de la maladie, abeilles concernées

La trypanosomose est une maladie des abeilles adultes peu décrite en France. Est-elle suffisamment cherchée en routine ? Peut-on d'ailleurs seulement parler de maladie quand la reproduction expérimentale n'est pas certaine ?

Crithidia mellificae et *Lotmaria passim* sont reconnus comme les deux principaux parasites flagellés de l'abeille européenne *Apis mellifera*. Bien qu'il ait été décrit récemment, le second semble être plus répandu et plus virulent que le premier.

C'est Langridge et McGhee qui décrivent la présence de *Crithidia mellificae* pour la première fois en 1967 sur des ruchers australiens situés à Victoria. À cette époque, ils concluent leur publication en disant « Pour autant que l'on sache, l'organisme n'a pas d'effet pathogène sur l'hôte hyménoptère ».

Avec le développement des techniques PCR, la recherche de *Crithidia* est devenue plus facile. Le trypanosome est identifié partout dans le monde (États-Unis, Europe et Asie). Les équipes de Corman en 2012 puis de Ravoet en 2013 ont pu corréler la présence de *Crithidia mellificae* aux pertes de colonies aux USA et en Belgique. Ils ont mis en évidence des liens synergiques entre *Varroa destructor*, *Vairimorpha ceranae* et *Crithidia* qu'ils considèrent alors comme un des facteurs du CCD (Colony colapse disorder). L'équipe de Corman a montré que la présence de *Crithidia* était 6,15 fois plus élevée dans les colonies atteintes de CCD que dans les colonies non atteintes. En Belgique, une étude montre que des colonies qui ont passé l'hiver contiennent moins de *Crithidia* que celles qui sont mortes en hivernage.

Et puis en 2014 Evans et Schwartz ont commencé à s'intéresser à un autre trypanosome des abeilles mellifères : *Lotmaria passim*. En Argentine, il est considéré comme le plus répandu et le plus virulent des trypanosomes connus chez *Apis mellifera*. Une étude rétrospective menée en 2006 a montré sa présence dans 73 % des échantillons provenant de 10 provinces de ce pays ce qui prouve que ce flagellé est largement présent en Argentine depuis cette date. Cette même étude argentine a par ailleurs mis en évidence de l'ADN de *Lotmaria passim* dans tous les échantillons de *Varroa destructor*. *L. passim* est l'espèce dominante en Belgique, au Japon et en Suisse. Le rôle éventuel de cet ectoparasite dans le cycle de vie de *Lotmaria* n'a cependant pas encore été révélé.

Origine de la maladie

Deux parasites protozoaires flagellés seraient donc impliqués dans cette maladie. Le premier décrit en 1967 a pour genre *Crithidia* et espèce *mellificae*. Les trypanosomes du genre *Crithidia* sont des parasites qui infestent exclusivement les arthropodes, principalement les insectes. Ils présentent une très faible spécificité d'hôte et un seul parasite peut infester un large éventail d'hôtes invertébrés.

Ces parasites (*Crithidia* et *Lotmaria*) font partie de l'embranchement des *Euglenozoa*, de la classe des *Kinetoplasteaa*, de l'ordre des T*rypanosomatida* et de la famille des Trypanosomatidae.

Cycle parasitaire

Les trypanosomatidés ont un cycle de vie qui inclut différentes formes morphologiques chez les invertébrés.

Les crithidies se développent dans l'intestin des arthropodes infestés et y passent par les formes morphologiques choanomastigote (forme de développement qui possède une choane) et amastigote (cellule sans flagelle ou cil externes visibles). La forme choanomastigote n'apparaît chez les trypanosomatides que chez les crithidies et elle est considérée comme caractéristique du genre. Chez les crithidiens choanomastigotes, on distingue encore une phase mobile et une phase adhérente fixée à l'épithélium intestinal. Les amastigotes ingérés avec la nourriture se transforment en choanomastigotes qui se déplacent et finissent par se fixer à la muqueuse intestinale où ils se transforment à nouveau en amastigotes attachés à la muqueuse intestinale. Les crithidies, même sous leur forme amastigote, vivent exclusivement de manière extracellulaire dans le corps des arthropodes.

Transmission de la maladie

Les parasites excrétés par les arthropodes hôtes passent de l'un à l'autre sous forme enkystée (amastigote) dans les matières fécales infectieuses. Les abeilles défèquent sur les cadres, la planche d'envol, au point d'abreuvement, sur les fleurs lors de la prise de nectar, et les amastigotes libérés peuvent alors infester d'autres ouvrières qui les ingèrent. La

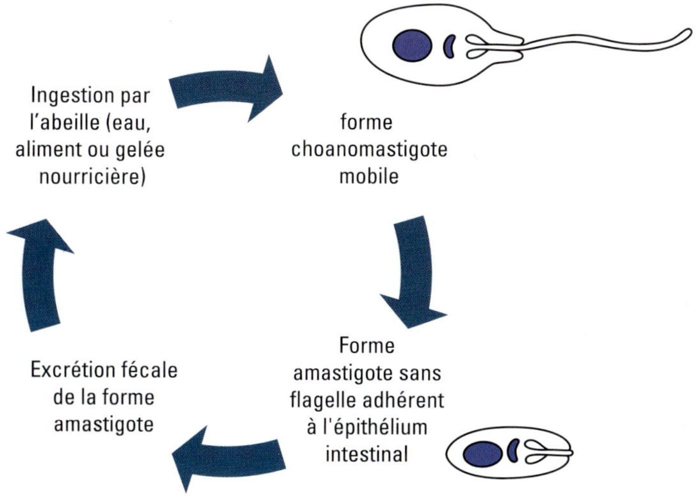

Figure 31 *Cycle de* Crithidia mellificae

transmission peut aussi se faire lors du nourrissage des larves.

Pathogénie

Les abeilles perdraient leur capacité à faire la différence entre les plantes contenant du nectar et les autres en raison de l'infestation par *Crithidia*, ce qui peut entraîner une famine lente des colonies (surtout montré chez les abeilles sauvages).

Symptômes et lésions

Au cours des dix dernières années, on a découvert chez les insectes de plus en plus d'effets pathogènes de *Crithidia*. On y trouve des altérations comportementales, des perturbations métaboliques, des effets sur le développement larvaire, sur la mortalité des larves, sur la reproduction. Chez l'abeille ce sont surtout des effets synergiques avec des facteurs de stress qui sont mis en évidence. Des infestations massives n'entraînent pas toujours de symptôme. L'insecte peut abriter les trypanosomes sans pour autant être perturbé, sauf si par ailleurs il est stressé.

Chez l'abeille infestée par *Crithidia*, on peut voir, notamment sur les planches d'envol et les parois, des traces d'une diarrhée souvent jaunâtre. On trouve également ces traces sur les cadres et les plateaux lorsque l'on ouvre la ruche. Il est possible qu'il y ait un lien avec une co-infection par *Vairimorpha*.

Les connaissances sur L. passim ont progressé régulièrement, parallèlement au développement d'outils moléculaires pour sa détection et son étude. Cependant, la pathogénicité exprimée chez *A. mellifera* était pratiquement inconnue jusqu'en 2020, lorsque Gómez-Moracho *et al.* ont décrit les effets des deux espèces sur les abeilles mellifères après inoculation des trypanosomes. Ils ont montré que les abeilles inoculées avec *Crithidia* ou *Lotmaria* sont mortes plus rapidement que les abeilles témoins et leur mortalité était la plus élevée lorsqu'elles étaient inoculées avec L. passim cultivé pendant 96 heures avant inoculation.

Les analyses histologiques et par microscopie électronique ont révélé la présence de morphotypes flagellés de *Crithidia* et *Lotmaria* dans la lumière intestinale et de morphotypes adhérents non flagellés de L. passim recouvrant l'épithélium Pourtant, aucune lésion n'était évidente. Ces données indiquent que les formes parasitaires de ces trypanosomatides obtenues au début de la phase stationnaire de croissance infectent les abeilles mellifères. Ce type d'étude laisse l'espoir qu'une infection efficace puisse être réalisée pour étudier leur développement intra-hôte et pour évaluer la pathogénicité potentielle de ces trypanosomes.

Diagnostic

La clinique liée aux trypanosomes n'est pas bien décrite dans la littérature. On peut mettre en évidence les parasites par coloration, examen histologique ou PCR mais sa présence n'augure pas de la pathogénicité pour autant.

Prévention

On sera très strict sur l'hygiène et les pratiques apicoles. En effet, une ruche bien entretenue sera moins susceptible d'être contaminée qu'une ruche mal entretenue. On fera particulièrement attention à ne pas favoriser le pillage et à fournir de l'eau potable même si on sait que les abeilles boivent là où elles le souhaitent. La lutte contre Varroa comme souvent est un préalable.

Pronostic

Le pronostic sur des colonies non atteintes d'une autre maladie n'est pas mauvais en cas de découverte des trypanosomes au laboratoire dans la mesure où seules sont connues des interactions avec d'autres facteurs de stress.

Traitement

Il n'y a aucun traitement connu à l'heure actuelle. La désinfection des cadres et des ruches se fait à la soude (solution à 3 % de cristaux de soude). Il est important de ne pas réutiliser des cadres souillés.

4 L'ACARIOSE DES TRACHÉES DUE À *ACARAPIS WOODI*

Importance de la maladie, abeilles concernées

L'acariose des trachées est parfois appelée « acarapidose ».

Connue depuis 1907, l'acariose des trachées est décrite comme l'une des causes de dépopulation des abeilles en Amérique. En Europe, elle est considérée comme enzootique, un équilibre entre le parasite et les abeilles semblant s'être établi. C'est une maladie contagieuse qui a longtemps été classée comme MRC (« maladie réputée contagieuse ») en France. Elle ne fait désormais plus partie des maladies réglementées.

Elle est connue dans presque tous les pays du monde, et se rencontre plus fréquemment dans les zones où l'hiver est long (en montagne, notamment). On retrouve *Acarapis woodi*, responsable de cette maladie, sur notre abeille domestique, *Apis mellifera*, mais aussi sur *Apis cerana*, et même sur l'abeille africaine *Apis mellifera scutellata*. Il contamine les abeilles adultes (ouvrières, mâles ou reines), mais semble préférer les faux bourdons.

En cas d'infestation importante, l'impact économique peut être grand (moindre efficacité de la pollinisation, moindre production de miel, etc.). Avant 1980, *Acarapis woodi* était inconnu en Amérique du Nord. Depuis, l'infestation a gagné le Mexique, mais aussi les États-Unis. En 1985, 17 États étaient contaminés. Très vite, tout le pays fut touché. La transhumance et les échanges commerciaux en sont les causes supposées.

Origine de la maladie

L'agent pathogène responsable de l'acariose des trachées a été trouvé pour la première fois sur des colonies d'abeilles de l'île de Wight, au Royaume-Uni, en 1907. Il a été décrit en 1921.

C'est un parasite du genre *Acarapis* et de l'espèce *woodi* (Rennie, 1921), et c'est un arthropode du sous-embranchement des Chélicérates, de la classe des Arachnides, de la sous-classe des Acari, du superordre des Acariformes, de l'ordre des Trombidiformes, et de la famille des Tarsonemidés.

Le parasite, qui se loge à l'intérieur des grandes trachées prothoraciques, pourrait provenir d'une spécialisation d'une espèce d'acariens autrefois localisés sur l'abeille. On le trouve hors des trachées seulement lors d'une nouvelle infestation.

Les parasites sont visibles à l'œil nu. La femelle, de forme plus ou moins ovoïde, mesure de 140 à 175 mm de long, et de 75 à 84 mm de large. Le mâle mesure de 125 à 136 mm de long, et de 60 à 77 mm de large. Les parasites du genre *Acarapis* sont blanchâtres et possèdent une cuticule lisse et brillante. Leurs pièces buccales sont allongées et leur corps possède plusieurs poils. Le parasite s'accroche à l'aide de griffes. Les nymphes et les mâles sont difficiles à différencier de ceux d'autres espèces connues *(photo 146)*.

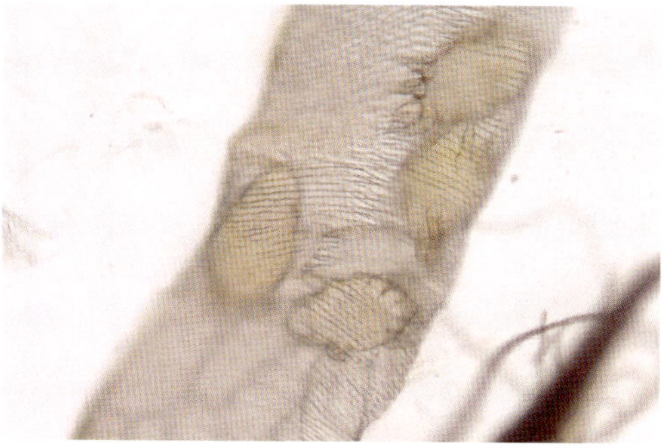

Photo 146 Acarapis woodi *vus au travers d'une trachée (Photo aimablement prêtée par l'Anses de Sophia Antipolis).*

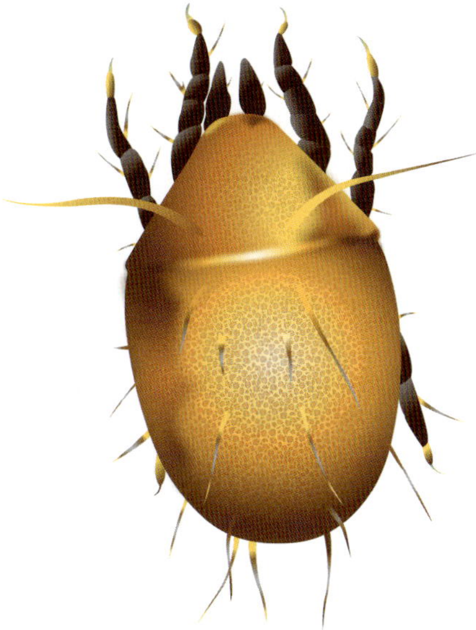

Figure 33 *Femelle adulte*

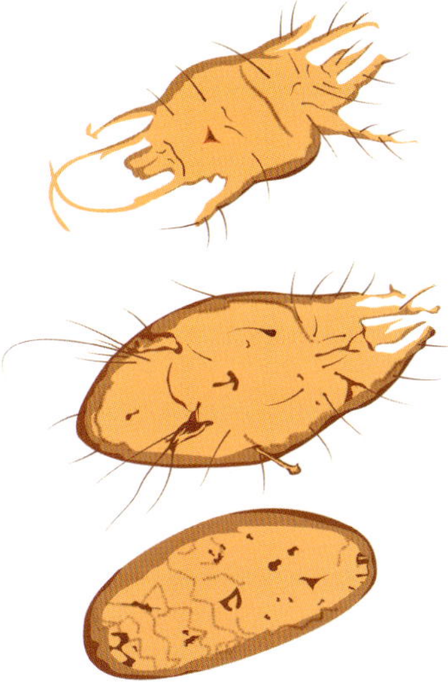

Figure 32 Acarapis woodi, *Rennie. En haut : mâle adulte ; au centre : femelle adulte ; en bas : œuf (échelles différentes)*

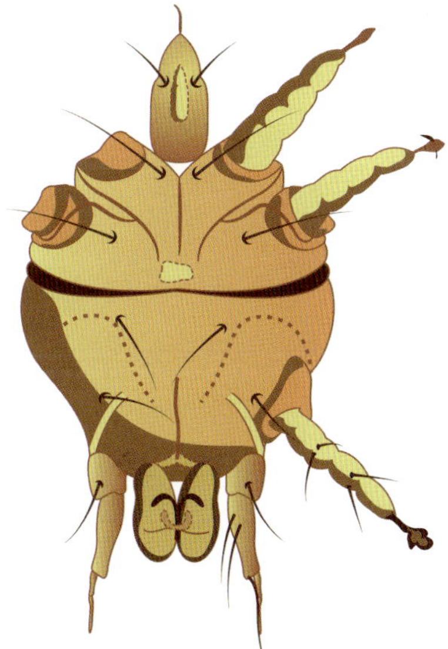

Figure 34 *Mâle adulte*

Cycle parasitaire

Le cycle du parasite se déroule dans les premières paires de trachées thoraciques en 19 à 21 jours. Il est long et la prolificité du parasite est faible. Chaque femelle pond entre 5 et 7 œufs, et ce, 1 à 3 jours après leur arrivée dans les trachées. Chaque œuf donne une larve qui se transforme en deutonymphe, puis en adulte. Le stade larvaire dure 4 jours chez les mâles et 5 jours chez les femelles.

Il faut 11 ou 12 jours pour qu'une nymphe se transforme en mâle fertile. Pour les femelles, c'est un peu plus long (14 ou 15 jours).

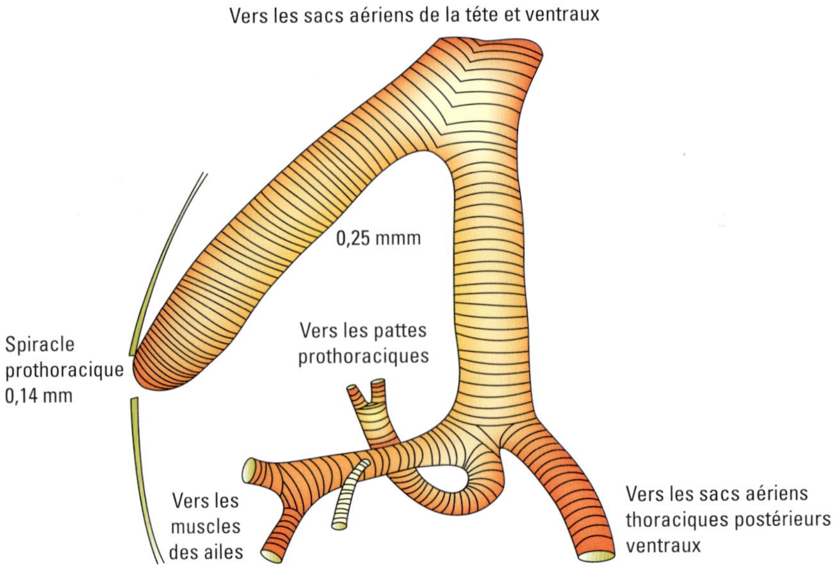

Figure 35 *Trachées thoraciques principales d'abeille où* Acarapis woodi *est généralement trouvé ; lors d'infestations légères, les parasites sont situés près de l'ouverture des spiracles*

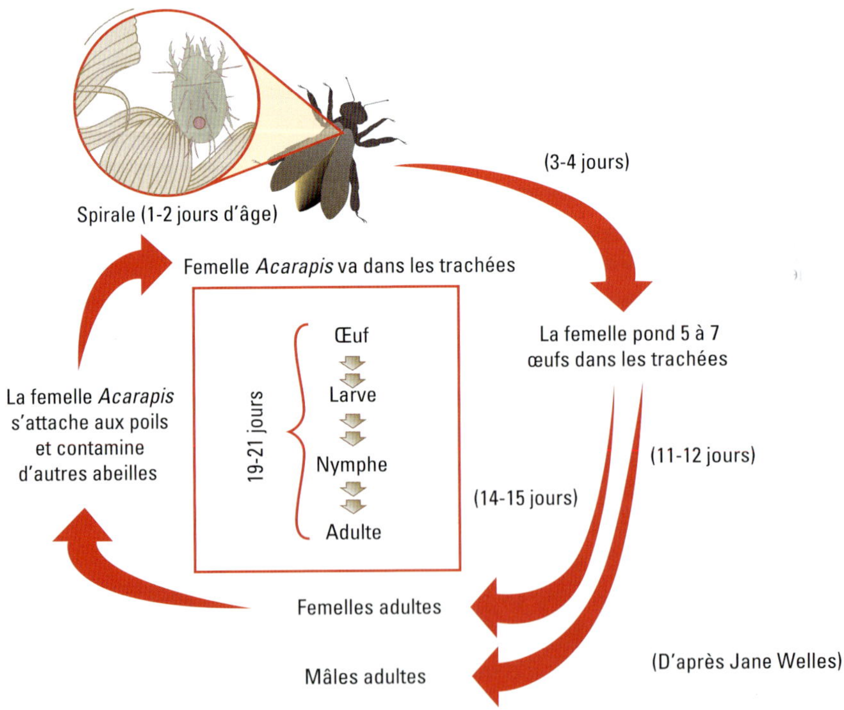

Figure 36 *Cycle de développement d'*Acarapis woodi

En été, une ouvrière, qui ne vit que quelques semaines, ne voit se réaliser qu'un seul cycle. En revanche, en hiver, une ouvrière abrite plusieurs cycles, ce qui fait que la maladie est plus grave durant cette saison, un nombre plus important de parasites pouvant l'infester.

On considère qu'il y a environ un mâle pour quatre femelles.

La femelle *Acarapis* sort des trachées, se fixe aux poils des abeilles et attend de pouvoir migrer sur une autre abeille. Elle pénètre alors par les stigmates de jeunes ouvrières âgées de 1 à 3 jours. On constate que les ouvrières de plus de 9 jours sont rarement infestées. On suppose que la qualité de la jeune cuticule est l'une des choses attirant le parasite.

Transmission de la maladie

Une fois dans la ruche, les acariens peuvent se déplacer rapidement à travers une colonie d'abeilles, par contact d'abeille à abeille. Le parasite femelle passe d'une ouvrière (ou d'un mâle) à une autre ouvrière plus jeune.

D'un rucher à l'autre, la contagion est réduite et lente, car il y a naturellement peu d'échanges. Toutefois, la reproduction des abeilles, qui permet la rencontre de mâles contaminés et de la reine vierge, est également une voie de contamination décrite. Cette contamination se fait surtout lors d'échanges d'insectes, l'introduction d'une colonie contaminée favorisant ensuite la diffusion d'*Acarapis* dans tout le rucher. La propagation du parasite est en effet favorisée par la dérive, le pillage, l'essaimage et la transhumance.

Pathogénie

Les acariens microscopiques se nourrissent de l'hémolymphe de leurs hôtes. Ils entrent, vivent et se reproduisent dans les premières trachées thoraciques des abeilles, mais peuvent également être trouvés dans la tête ou dans les autres sacs aériens thoraciques (ou parfois abdominaux). Spoliée, l'abeille est alors affaiblie. Elle devient plus sensible aux autres affections, et sa durée de vie est raccourcie. La production de miel diminue fortement.

Acarapis peut, par piqûre, transmettre des virus aux abeilles. La parasitose qui, habituellement, ne touche que les abeilles adultes, peut être, par ce biais, couplée à une maladie du couvain.

Mais la prolifération des parasites au sein des trachées gène également la respiration de l'insecte. En effet, des œufs, des mues, des cadavres d'acariens et des excréments s'accumulent au sein des trachées qui, peu à peu, peuvent s'obstruer et gêner la respiration des abeilles. La consommation d'oxygène des abeilles infestées est très basse par rapport à celle d'abeilles saines. Du coup, leurs muscles alaires fonctionnent mal et leur vol est entravé. Elles ont aussi une colonie qui thermorégule moins bien que les autres. En effet, pour amener de la chaleur dans la ruche, les abeilles doivent pouvoir activer leurs muscles alaires. Lorsque la température au sein de la grappe descend à 11 °C, les abeilles deviennent comateuses. Elles meurent peu à peu, du fait de la réduction de l'hémolymphe, du froid et de l'asphyxie.

Symptômes et lésions

Il faut compter 10 jours entre l'infestation et les premiers signes cliniques. En cas d'infestation importante, généralement au printemps, on peut observer des abeilles traînantes, aux ailes asymétriques, à l'abdomen gonflé. Elles expriment toutes sortes de symptômes liés à des maladies potentiellement concomitantes.

Les abeilles affaiblies deviennent incapables de voler. On les voit sautiller devant l'entrée de la ruche. On note aussi des cas de défécation dans la ruche, les abeilles n'effectuant plus leur vol de propreté, du fait de leurs muscles alaires endommagés. Enfin, on remarque souvent une dépopulation au sein de la colonie.

Diagnostic

Les signes cliniques ne sont pas suffisants. On devra écarter d'autres maladies (diarrhées dues à la nosémose, paralysies virales diverses, etc.). L'observation des parasites de moins de 200 micromètres est impossible à l'œil nu. Il est nécessaire de faire une dissection des trachées pour les apercevoir. On peut cependant suspecter leur présence en observant des abeilles ayant du mal à voler et présentant des ailes asymétriques (on parle d'ailes « en K »).

On considère qu'il faut au moins 50 abeilles malades pour détecter par dissection le parasite dans les trachées, avec un risque d'erreur de 2 %, et qu'il faut en prélever 100 pour réduire ce risque de moitié. Si l'on passe par des techniques de broyat, il faut prélever 200 abeilles malades.

Après dissection, on place sous une lame de microscope optique les trachées prothoraciques. On observe alors facilement la présence des parasites et de leurs œufs. On peut préparer les tissus du thorax en les mettant quelques heures dans de l'hydroxyde de potassium à 5 % et à 38 °C, ce qui permet de dissoudre les muscles et les tissus graisseux. La préparation est ensuite lavée à l'eau et placée dans de l'acide lactique. On observe les parasites avec un grossissement de 10 à 40 fois. Il s'agira alors d'identifier l'espèce d'*Acarapis* concernée, grâce à une observation attentive de certains critères anatomiques. La coloration au bleu de méthylène est possible.

On peut aussi utiliser des techniques ELISA, qui mettent en évidence la présence du parasite, mais qui ne permettent pas de l'observer. Cependant, elles génèrent des faux positifs.

Prévention

On évitera autant que possible l'introduction du parasite en achetant des abeilles issues d'un rucher où *Acarapis* n'est pas présent. Une analyse de laboratoire et

Tableau 13 *Critères anatomiques permettant de distinguer les différentes espèces d'Acarapis*

Critère	*A. dorsalis*	*A. externus*	*A. woodi*
Sillon ventral coxal	Profond	Court	Plat
Espace entre stigmates	16,7 mm	16,8 mm	13,9 mm
Longueur du tarse (4e paire de pattes)	7,6 mm	11,4 mm	7,5 mm

une observation des colonies par un vétérinaire peuvent aider à l'acquisition d'un cheptel sain.

Certaines abeilles de race Buckfast sont devenues plus résistantes, en raison d'un comportement hygiénique plus efficace. Elles semblent moins sujettes à l'infestation par *Acarapis*.

Pronostic

Les cas d'infestations faibles à modérées sont en général peu dangereux pour la colonie, mais il y a toujours un risque de voir la parasitose prendre de l'ampleur. Un traitement doit donc être mis en place par le vétérinaire.

Dans le cas d'une infestation non traitée, le pronostic est mauvais. Les colonies passant rarement un hiver serein, elles risquent de mourir de froid. Les reines infestées peuvent vivre et continuer à pondre, mais leur colonie risque de mourir. Si 20 à 30 % des abeilles sont atteintes, la colonie est condamnée.

On a déjà connu des formes graves de parasitose. Ainsi, en 1916, *Acarapis woodi* fut à l'origine de la destruction des ruches de l'abbaye de Buckfast. Plus récemment, dans les années 1980, l'Amérique a subi de très lourdes pertes à cause de ce parasite.

On note que les colonies qui sont en contact avec le parasite depuis de nombreuses années ont trouvé un mode de cohabitation, une certaine tolérance s'étant établie. Ce n'est pas encore le cas des colonies américaines, qui sont contaminées depuis peu de temps.

Traitement

De nombreux acaricides ont été testés en Europe et se sont révélés efficaces. L'amitraze, le fluvalinate, le coumaphos, ou encore le menthol en cristaux doivent être laissés au moins 28 jours à une température de 18 °C. Ils réduisent alors l'infestation de 50 %. L'acide formique en solution réduit l'infestation de 93 %. Ce sont les médicaments les plus employés, mais aucun n'a d'AMM en France pour lutter contre cette maladie.

5 LA VARROOSE DUE À *VARROA DESTRUCTOR*

Varroa destructor s'est longtemps appelé *Varroa jacobsoni*, du nom de l'entomologiste Edward Jacobson, qui l'a récolté pour la première fois sur l'île de Java. Ce n'est que depuis 2000 que le parasite de l'abeille domestique s'appelle *Varroa destructor*. Anderson et Trueman ont en effet mené des travaux de caractérisation des « souches » de *Varroa*. Ils ont distingué les haplotypes appartenant à *V. jacobsoni* des haplotypes appartenant à *V. destructor*, qui a un corps plus large. Les deux séries d'haplotypes se différencient aussi par des variations de la séquence des gènes d'ADN mitochondrial codant pour la cytochrome oxydase 1.

Importance de la maladie, abeilles concernées

La varroose est l'un des grands fléaux de l'apiculture mondiale. C'est une maladie causée par l'acarien *V. destructor*. Elle touche les larves, les nymphes et les abeilles adultes. Elle est à déclaration obligatoire en France (décret n° 2006-179 du 17 février 2006 portant création d'une liste de maladies à déclaration obligatoire et modifiant le Code rural).

Les femelles adultes de *V. destructor* ont une espérance de vie allant de 2 mois et demi à trois mois et demi pendant l'été. Les mâles adultes sont incapables d'accéder à une source de nourriture et sont très sensibles à la déshydratation. Ils meurent peu de temps après l'émergence de la jeune abeille adulte parasitée.

Un corps déprimé dorso-ventralement et la présence de huit pattes latérales terminées par une ventouse font que la femelle de *Varroa* est adaptée à la fois au parasitisme et à la phorésie.

Origine de la maladie : le parasite

Varroa destructor est un arthropode du sous-embranchement des Chélicerates, de la classe des Arachnides, de l'ordre des Mésostigmates, du sous-ordre des *Dermanyssina* et de la famille des *Varroidae*. Il présente un dimorphisme sexuel facilement observable à l'âge adulte. Chez cette espèce, l'œuf, la protonymphe et la deutonymphe représentent les stades immatures.

Varroa destructor (Anderson et Trueman, 2000) est un acarien ectoparasite « naturel » de l'abeille asiatique *Apis cerana*. Il s'est adapté à notre abeille domestique, *A. mellifera*, au milieu du XXe siècle, sans doute dans les années 1940 ou 1950. C'est probablement en 1950, que l'on a pour la première fois trouvé, en Corée, le parasite dans un couvain d'abeilles *A. mellifera*. On l'a ensuite décrit en Chine et au Japon en 1958, puis à Hong Kong et aux Philippines en 1963. Il a gagné l'Europe en 1970, *via* la Bulgarie, où il est décrit pour la première fois. Ce n'est qu'en 1982 que le parasite a été officiellement observé. On n'a perçu son caractère dangereux pour l'apiculture qu'en 1966. Peu à peu, au gré des échanges internationaux, *Varroa* a conquis la planète entière. Sa répartition est aujourd'hui mondiale (à l'exception de certaines îles et de l'Australie).

La femelle adulte de *V. destructor* ne se retrouve que sur les abeilles adultes. Elle seule est capable de phorésie. Elle pèse 325 µg (+/– 26 µg) en phase de phorésie, et ce poids augmente en phase de reproduction (environ 480 µg deux jours après l'operculation de la cellule de couvain). Son corps est ellipsoïdal, déprimé dorsoventralement, et mesure 1 167,3 µm (+/– 26,8 µm) de long sur 1 708,9 µm (+/– 41,2 µm) de large. Elle est brun clair après la dernière mue, et évolue par la suite vers le brun foncé en 24 à 48 heures.

Le corps de la femelle adulte *V. destructor* est formé de plusieurs plaques rigides sclérotisées appelées « scuta ». Elles sont reliées entre elles par une fine membrane interscutelaire. La cuticule formée de trois couches est épaisse (0,04 à 0,21 µm) et dure. Sous la cuticule se trouve un hypoderme mince. La surface du parasite femelle est recouverte de soies fines, ondulées et serrées. Sur les bords du scutum, on trouve, disposées en ligne, 21 à 24 soies épaisses. L'observation de la région ventrale de la femelle *V. destructor* permet de distinguer l'appareil buccal, ou gnathosome. Il comprend la cavité buccale s'ouvrant à la base de l'hypostome, une paire de chélicères, et une paire de pédipalpes. Les chélicères sont formées de trois segments. Le segment distal est mobile et possède deux dents formant une lame capable de percer ou déchirer le tégument.

Le corps du mâle est jaune verdâtre, presque sphérique. Il mesure 750 à 980 µm de long, et 700 à 880 µm de large. Les membres sont longs et fins. Son corps est peu sclérotisé, excepté au niveau des membres. Le bouclier dorsal est finement couvert de soies *(photos 147 à 152)*.

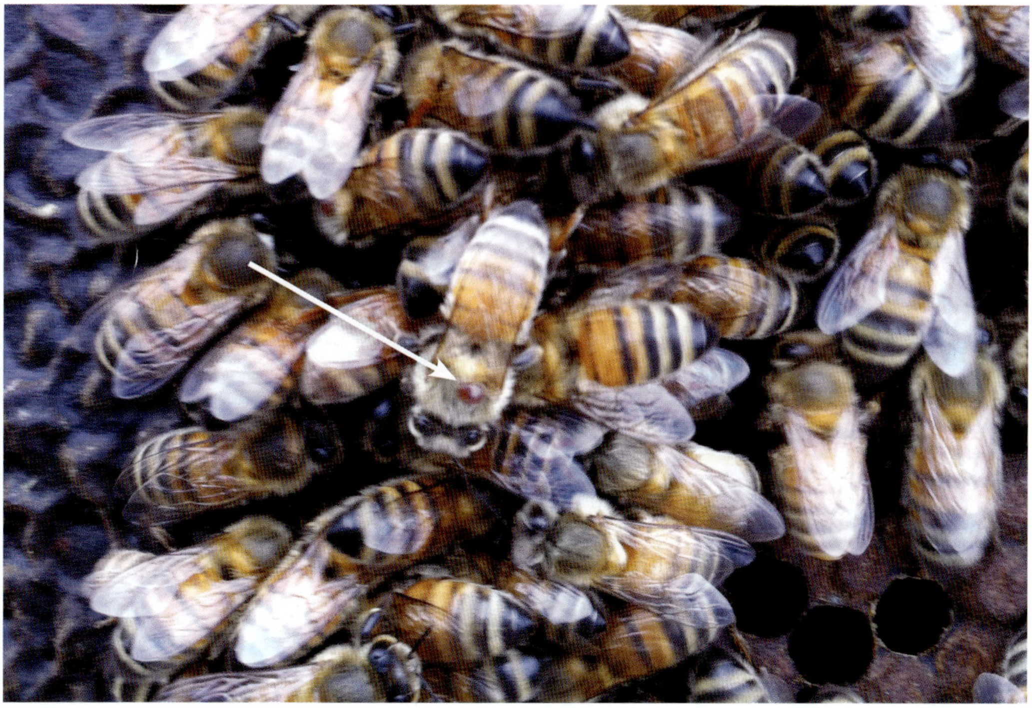

Photo 147 *Abeilles parasitées par un acarien phorétique* (V. destructor).

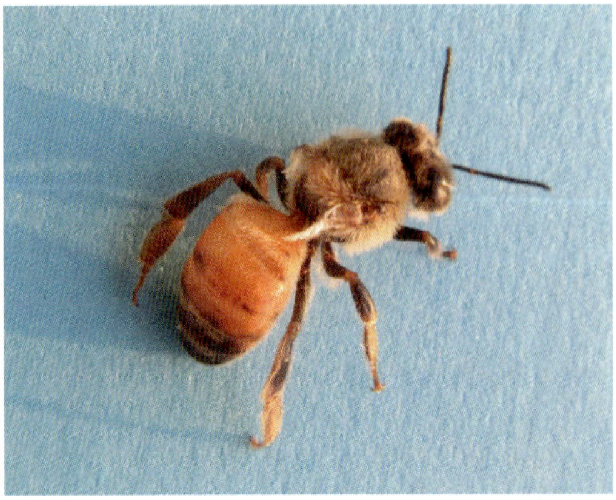

Photo 148 Conséquences de la transmission d'un virus par V. destructor *: la maladie des ailes déformées due au virus DWV.*

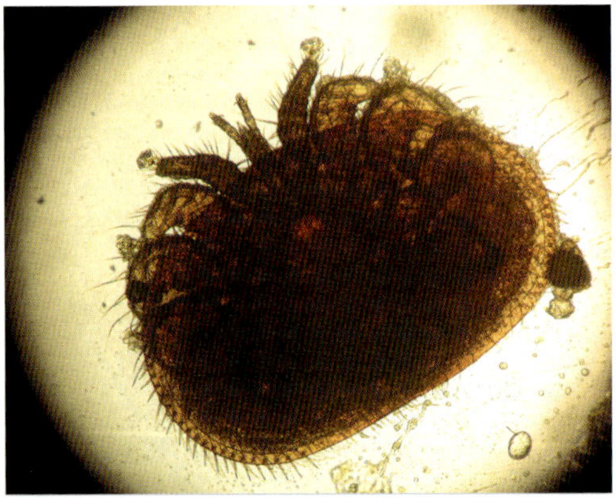

Photo 149 V. destructor *vu au microscope (× 40) sans préparation.*

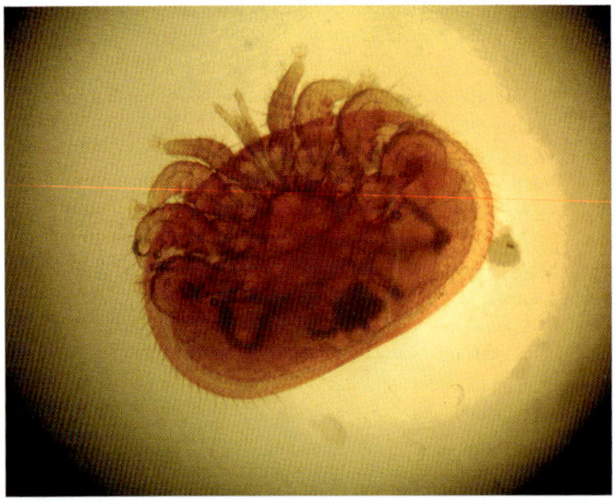

Photo 150 V. destructor *vu au microscope après décoloration.*

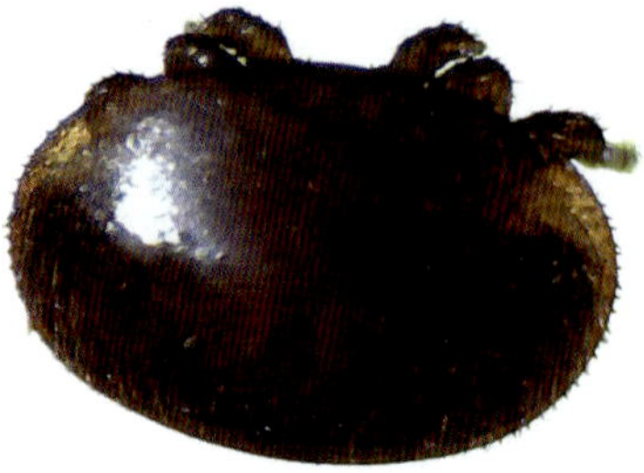

Photo 151 V. destructor *vu à la loupe binoculaire : la dureté apparente de la cuticule protectrice est à noter.*

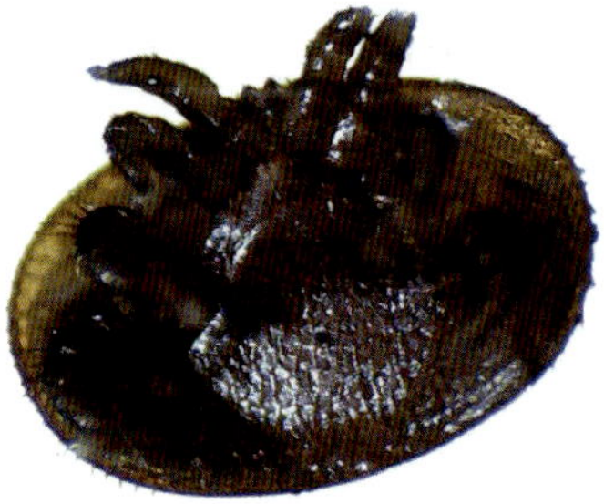

Photo 152 V. destructor *vu à la loupe par-dessous.*

Cycle parasitaire

L'œuf est blanc. Il présente une consistance élastique et une forme ovoïde. Il mesure environ 300 µm de long et 230 µm de large. Le premier œuf de *V. destructor* est pondu environ 60 à 70 heures après l'operculation de l'alvéole. Ce premier œuf, non fécondé, donnera un mâle (haploïde $n = 7$). Les œufs fécondés, diploïdes ($2n = 14$), donneront des femelles. La durée du stade « œuf » est de 20 à 28 heures pour les femelles, et de 26 à 30 heures pour les mâles.

La femelle pond 18 à 30 œufs dans sa vie. Elle pond 5 œufs (1 mâle et 4 femelles) dans le couvain d'ouvrières, et 6 dans le couvain de mâles. Ils se développent si la température est de 31 à 37 °C.

La protonymphe sort de l'œuf. C'est le premier stade mobile. Elle a quatre paires

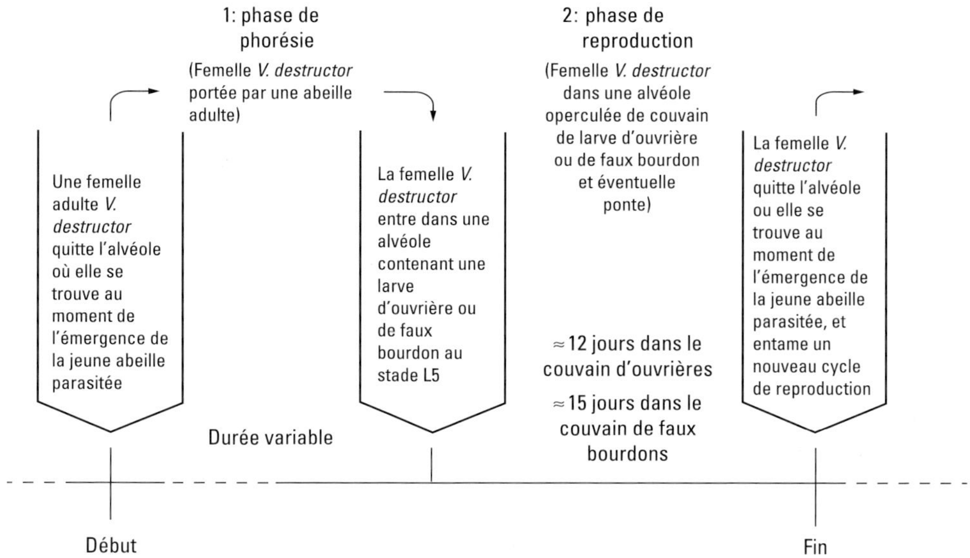

Figure 37 *Cycle de reproduction de* V. destructor

de pattes et son corps est clair, non sclérotisé. On distingue mal le mâle de la femelle. La durée du stade protonymphal est de 52 à 68 heures pour le mâle, et de 26 à 40 heures pour la femelle.

Après la mue, une phase deutonymphe apparaît. On distingue quatre paires de pattes. Le gnathosome est identique à celui trouvé chez l'adulte. La taille de la femelle varie entre 750 et 1 000 µm de long, et entre 800 et 1 600 µm de large. Le corps est clair, non sclérotisé. Le mâle est plus petit que la femelle : il mesure de 750 à 770 µm de long, et de 750 à 800 µm de large. Mâles et femelles immatures peuvent être différenciés des adultes par l'absence d'orifice génital. La durée du stade deutonymphal est de 54 à 72 heures pour les mâles, et de 68 à 86 heures pour la femelle. Ensuite, une nouvelle mue donne un adulte mâle ou femelle.

Une fois sortie de l'alvéole, la femelle varroa se fixe sur une abeille (essentiellement sur le thorax, la partie crâniale de l'abdomen ou entre les stergites et les sternites, pour échapper au nettoyage par les pattes). On nomme cette phase < la phase « phorétique ». La phorésie est un mode de déplacement aérien sur de longues distances de certains arthropodes qui se fixent sur un animal ailé. C'est durant cette phase que la femelle varroa se nourrit d'hémolymphe, ce qui affaiblit l'abeille et qu'elle sert de vecteur à de nombreux virus. Elle ingère assez de nutriments pour permettre à son système reproducteur de mûrir et de devenir fonctionnel. Ensuite, elle réalise des cycles de reproduction successifs. Elle cherche à gagner une alvéole de couvain contenant une larve d'abeille au stade L5 pour se reproduire : c'est la phase de reproduction.

La reproduction de *Varroa* se fait dans le couvain operculé (la durée d'operculation est d'environ 270 à 280 heures dans le couvain d'ouvrières, et de 330 à 360 heures dans le couvain de faux bourdons). Le mâle de *Varroa* ne peut survivre à l'extérieur de l'alvéole. Le parasite se multiplie mieux dans le couvain de mâles que dans celui d'ouvrières. On le voit exceptionnellement dans le couvain de reines ; il s'y développe alors très mal. Sa température optimale de développement durant la phase de reproduction est de 32,5-33,4 °C, soit exactement la température du couvain d'*A. mellifera*.

Lors de son entrée dans l'alvéole, l'acarien se cache sous la larve d'*A. mellifera*, dans la nourriture destinée à l'alimentation du stade L5 operculé. Les femelles *V. destructor* envahissent les alvéoles ouvertes du couvain, attirées par des substances volatiles provenant des larves L5 d'abeilles. La durée de la période attractive observée pour l'intrusion de la fondatrice de *V. destructor* dans le couvain est de 14 à 20 heures pour le couvain d'ouvrières, et de 36 à 50 heures pour le couvain de faux bourdons. La fondatrice poursuit ses ponctions d'hémolymphe environ toutes les 96 minutes, malgré les mouvements incessants de la larve d'abeille, qui tisse son cocon contre la paroi de l'alvéole. La fondatrice défèque pour la première fois 5 heures après l'operculation, sans localisation particulière. Pendant cette période, elle reste essentiellement sur la larve d'abeille, ce qui lui permet d'éviter de se faire coincer entre le cocon et la paroi de l'alvéole. Au bout de 33 à 36 heures après l'operculation dans le couvain d'ouvrières, et de 48 à 52 heures dans le couvain de faux bourdons, le tissage du cocon est achevé.

L'oviposition débute environ 60 à 70 heures après l'operculation, que ce soit dans le couvain d'ouvrières ou dans celui de faux bourdons. Les pontes vont se succéder au rythme d'un œuf toutes les 26-32 heures, dans une zone située au-dessus du site d'accumulation fécale. Un mâle *V. destructor* mettra en moyenne entre 144 et 155,6 heures pour atteindre l'âge adulte, et la femelle entre 116 et 142,7 heures en moyenne.

La femelle *V. destructor* est fécondée une seule fois au cours de sa vie. Le mâle atteint l'âge adulte une vingtaine d'heures avant la première femelle. Il doit donc attendre que la première femelle achève sa mue imaginale pour s'accoupler. Le premier accouplement se déroule environ 230 heures après l'operculation, accouplement suivi par d'autres jusqu'à l'émergence de la jeune abeille. Tant qu'il n'y a pas de nouvelles femelles matures au niveau du site d'accumulation fécale, des accouplements successifs se produisent entre la plus jeune femelle mature présente et le mâle. À l'arrivée d'une nouvelle femelle mature, le mâle délaisse la précédente et s'accouple quasi exclusivement avec cette nouvelle femelle. À l'émergence de la jeune abeille, les femelles adultes, les immatures et le(s) mâle(s) adulte(s) quittent l'alvéole, seuls ou portés par l'abeille. Les immatures et les mâles sont néanmoins voués à mourir rapidement.

On constate qu'une différence de quelques dizaines d'acariens en début de saison peut avoir des conséquences importantes sur la population totale de *V. destructor* en fin de saison. Ainsi, si la population initiale compte plus de 50 parasites dans une colonie, la population d'acariens a toutes les chances d'évoluer vers des niveaux critiques pour la colonie d'abeilles (seuil critique de 1 000 à 3 000 acariens) *(figure 38)*.

Si on laisse évoluer sur trois années la population de *V. destructor* à partir d'une infestation de 1, 10 et 100 acariens, on obtient au final une population pouvant atteindre plusieurs milliers de parasites *(figure 39)*.

On peut réaliser une modélisation du niveau d'infestation par *V. destructor* des abeilles adultes et du couvain au cours d'une année. On constate que la présence du parasite est liée à la présence de couvain operculé.

En condition « naturelle », une fondatrice réalise en moyenne entre un cycle et demi et trois cycles de reproduction.

Transmission de la maladie

La transmission du parasite entre les colonies se fait soit par une transmission horizontale lors du pillage, de la dérive des ouvrières, ou encore de la visite de faux bourdons étrangers à la ruche, soit par une transmission verticale lors de l'essaimage.

La transmission horizontale des parasites entre colonies est faible au printemps, mais augmente en été, pour ensuite régresser en automne. Il semblerait

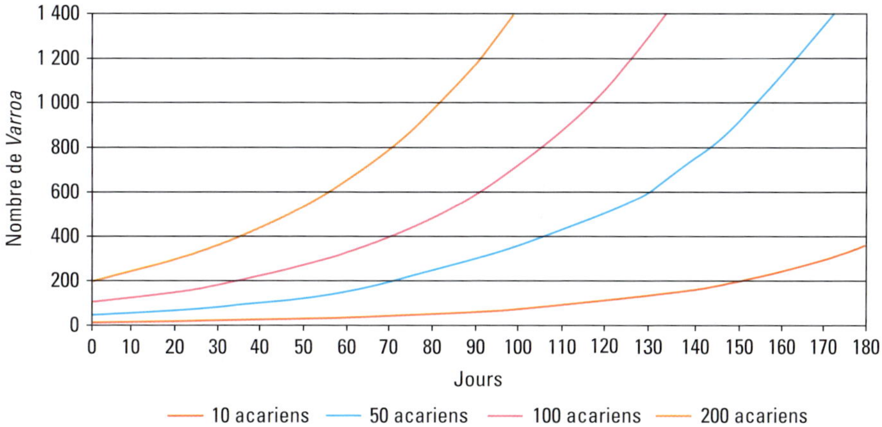

Figure 38 *Évolution de la population de V. destructor en fonction du temps et du seuil d'infestation de départ*

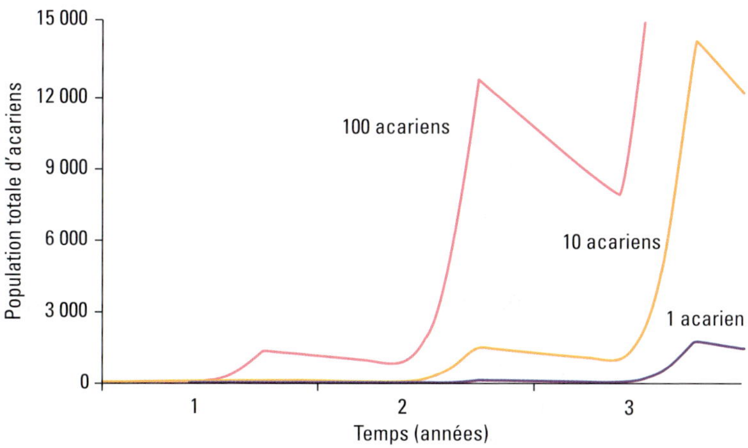

Figure 39 *Évolution de la population de parasite au cours des années si on ne traite pas*

qu'un varroa phorétique puisse changer d'abeille lors des fortes miellées où les insectes de plusieurs colonies se retrouvent sur une même fleur assez large pour accueillir plusieurs insectes (Tournesol, *Eryngium*...).

Pathogénie

Varroa destructor, pour arriver à se nourrir d'hémolymphe, doit d'abord percer la cuticule des abeilles (larves, nymphes ou adultes). La blessure ne fait pas mourir l'abeille parasitée, mais la ponction d'environ 0,25 à 0,67 µl d'hémolymphe par jour engendre chez elle un manque de protéines. Les abeilles parasitées naissent bien plus petites que les autres.

La concentration dans l'hémolymphe d'hémocytes participant à l'immunité de l'abeille apparaît réduite chez les abeilles parasitées. Ainsi, la sensibilité des colonies d'abeilles à différents agents pathogènes augmenterait dans le cas d'un parasitisme.

Les abeilles parasitées sont non seulement plus petites, mais elles sont également souvent déformées (ailes atrophiées, corps raccourci). Leur espérance de vie est moins longue, ce qui est grave pour des abeilles d'hiver qui doivent survivre jusqu'au printemps et qui ne le pourront parfois pas, mettant alors en danger la survie de la colonie.

L'infestation de nymphes d'abeilles engendre une réduction d'environ 15 % de la taille des glandes hypopharyngiennes qui synthétisent et sécrètent, à partir de la digestion partielle du pollen et du miel, la partie protéique de la gelée royale servant à nourrir les larves et la reine. Elles synthétisent aussi une enzyme, l'invertase, qui hydrolyse le saccharose en glucose et en fructose. Ces glandes sont relativement bien développées chez la jeune ouvrière produisant la nourriture pour le couvain. En outre, les ouvrières parasitées durant leur développement voient leur stade « nourrice » raccourci et commencent à butiner plus tôt que les ouvrières témoins *(figure 40)*.

Les butineuses parasitées ont une capacité d'apprentissage moins élevée. Cela aurait comme effet d'influer sur le comportement de vol, l'orientation, ainsi que le bon retour à la ruche des butineuses. En effet, celles qui sont infestées mettent plus de temps à revenir à la ruche. La perte de butineuses lors de sorties à l'extérieur est plus importante dans les colonies fortement infestées. Certaines ouvrières ne meurent pas à l'extérieur, mais se trompent de ruche, participant ainsi au phénomène de dérive des ouvrières, plus important chez les abeilles parasitées.

Une forte infestation augmenterait le phénomène de supersédure (remplacement de la reine introduite par une nouvelle reine élevée par la colonie) lors de l'introduction d'une nouvelle reine fécondée.

Les faux bourdons parasités voient leurs capacités de vol, et parfois leur production de spermatozoïdes, diminuer, les rendant ainsi moins actifs dans la reproduction.

Mais, surtout, *Varroa destructor* transmet différents agents pathogènes lorsqu'il ponctionne l'hémolymphe. On retrouve chez l'abeille parasitée et chez *Varroa destructor* les virus suivants (pour

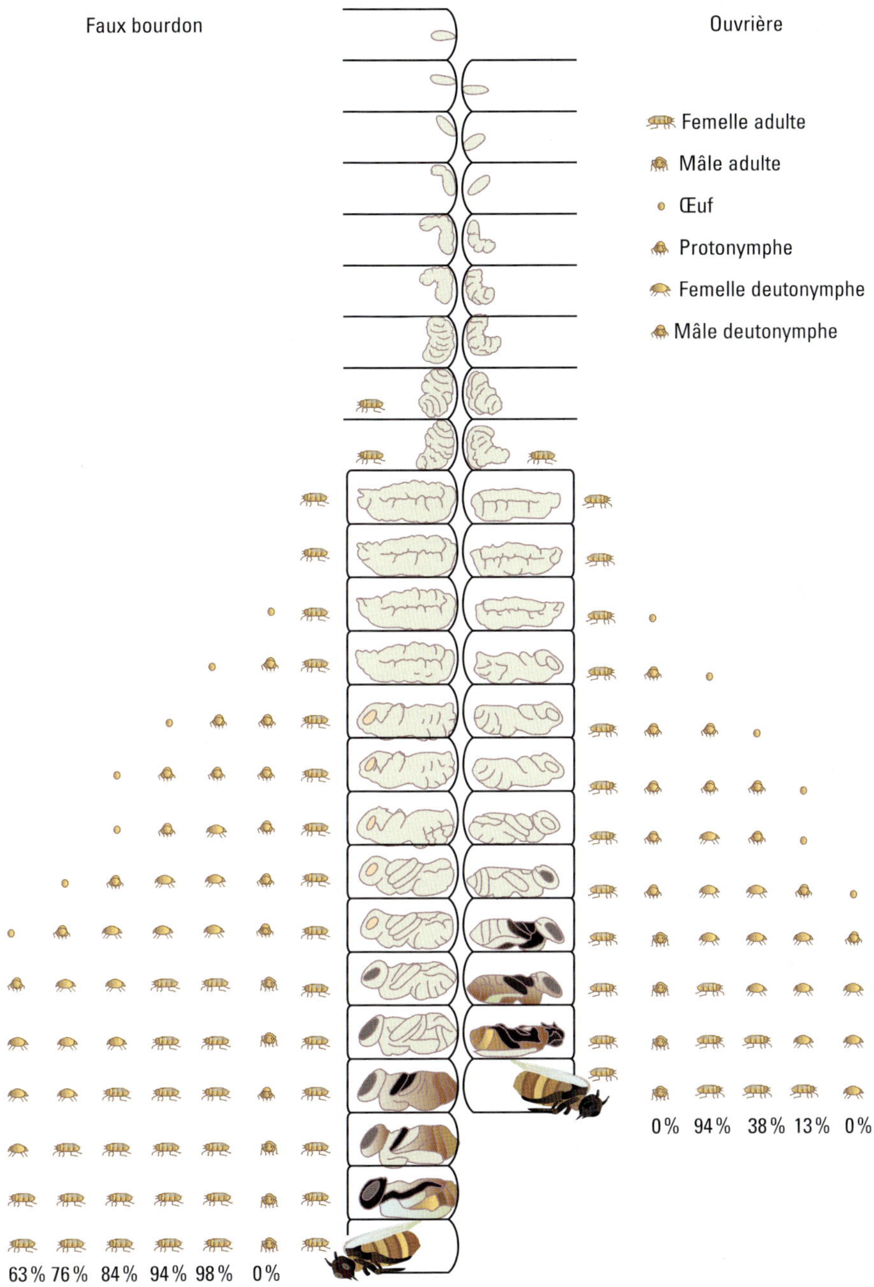

Figure 40 *Développement de* V. destructor *au sein du couvain*

certains de ces virus, la transmission a été démontrée) :

- DWV (*Deformed Wing Virus* – virus des ailes déformées) ;
- IAPV (*Israeli Acute Paralysis Virus* – virus israélien de la paralysie aiguë) ;
- ABPV (*Acute Bee Paralysis Virus* – virus de la paralysie aiguë) ;
- KBV (*Kashmir Bee Virus* – virus de l'abeille du Cachemire) ;
- CBPV (*Chronic Bee Paralysis Virus* – virus de la paralysie chronique) ;
- SPV (*Slow Paralysis Virus* – virus de la paralysie lente) ;
- BQCV (*Black Queen Cell Virus* – virus de la cellule royale noire) ;
- CWV (*Cloudy Wing Virus* – virus des ailes opaques) ;
- SBV (*Sacbrood Bee Virus* – virrus du couvain sacciforme).

Cette transmission est d'autant plus inquiétante que l'abeille parasitée, du fait de l'affaiblissement de son système immunitaire, est plus sensible aux viroses qu'une abeille saine.

Enfin, *Varroa destructor* pourrait également être un vecteur de champignons. On retrouve en effet à sa surface des spores de différents agents fongiques dont certains, comme *Aspergillus flavus* ou *Ascosphaera apis*, sont connus comme étant de potentiels agents pathogènes de l'abeille mellifère. Ces spores sont cependant transmises en des quantités souvent inférieures à celles nécessaires pour déclencher une maladie.

On retrouve également des bactéries sur la cuticule de *Varroa destructor*, et notamment *Paenibacillus larvae*, agent de la loque américaine. Le parasite pourrait contribuer à la dissémination de la bactérie d'une colonie à l'autre.

Pour que la maladie se développe au sein de la colonie, il faut que le nombre d'abeilles parasitées soit suffisant. En effet, si le taux d'abeilles infestées est suffisamment bas, la maladie passe cliniquement inaperçue au sein de la colonie. Un taux d'infestation de 2 acariens pour 100 abeilles suffirait à réduire de façon significative la production de miel de la colonie. Cependant, les symptômes cliniques à ce stade restent peu nombreux. Si l'on passe à des taux plus importants, les dommages peuvent être irréversibles pour la colonie. Cela se produit principalement à la fin de l'été et en automne, quand la population d'acariens est à son maximum et que les surfaces de couvain se réduisent. Le taux d'infestation des abeilles adultes et du couvain augmente considérablement à cette période. Davantage d'abeilles affaiblies au cours de leur vie par le parasitisme seront présentes au sein de la colonie. Elles ne pourront pas participer à la vie de la colonie de façon optimale. Elles seront également plus sensibles aux surinfections de type viral ou bactérien, et auront une espérance de vie plus courte. Le couvain est « mosaïque » et paraît négligé. Une réduction brutale du nombre d'abeilles peut alors survenir. Les réserves en miel et en pollen apparaissent disproportionnées par rapport à la force de la colonie, qui est alors plus sensible aux surinfections (teignes, loques). La supersédure de la colonie d'abeilles peut intervenir. Les colonies évoluent vers la mort, le plus souvent durant la période hivernale en région tempérée.

Davantage d'abeilles affaiblies au cours de leur vie par le parasitisme seront présentes au sein de la colonie. Elles ne pourront pas participer à la vie de la colonie de façon optimale. Elles seront également plus sensibles aux surinfections de type viral ou bactérien, et auront une espérance de vie plus courte. Le couvain est « mosaïque » et paraît négligé. Une réduction brutale du nombre d'abeilles peut alors survenir. Les réserves en miel et en pollen apparaissent disproportionnées par rapport à la force de la colonie, qui est alors plus sensible aux surinfections (teignes, loques). La supersédure de la colonie d'abeilles peut intervenir. Les colonies évoluent vers la mort, le plus souvent durant la période hivernale en région tempérée.

Diagnostic

Compter les varroas ne suffit pas pour dire qu'on a à faire à une varroose. La varroose est une maladie complexe qui allie la présence du parasite en nombre suffisant et un ensemble de signes cliniques liés à la pathogénie (spoliation par consommation d'hémolymphe, action de différents agents viraux, manque d'ouvrières à terme pour nourrir et réchauffer le couvain). Ainsi on peut, lors de varroose observer les signes cliniques et lésionnels suivants *(photos 153 à 155)* :

- première phase de la parasitose : asymptomatique. *Varroa* est bien présent mais son faible nombre ne permet pas d'observer de signe clinique sur la colonie ;
- phase symptomatique avec observation au niveau de l'individu : varroas phorétiques, varroas sur le couvain, maladie des ailes déformées, abeilles à abdomen court…
- phase symptomatique avec observation au niveau du couvain : grappes d'abeilles mortes de froid ou de faim, couvain en mosaïque suite au nettoyage des cellules contaminées par les ouvrières nettoyeuses, cannibalisme suite à la raréfaction des ressources protéiques, abeilles émergentes mortes avec la langue tirée…
- phase symptomatique observable sur l'ensemble de la colonie : augmentation des signes de viroses, baisse de production en miel…

L'observation du parasite sur les abeilles lors de la phorésie ou de la désoperculation (notamment du couvain de mâles) et la présence d'abeilles ayant des ailes déformées doivent attirer l'attention, mais il est assez difficile de se faire une bonne idée du degré d'infestation d'une colonie par *Varroa destructor* sans un test de dépistage. L'estimation du niveau d'infestation est déterminante en ce qui concerne la mise en place de stratégies de lutte, l'évaluation de l'efficacité des traitements et la mise en place de programmes de sélection. Pour réaliser cette estimation, plusieurs méthodes existent.

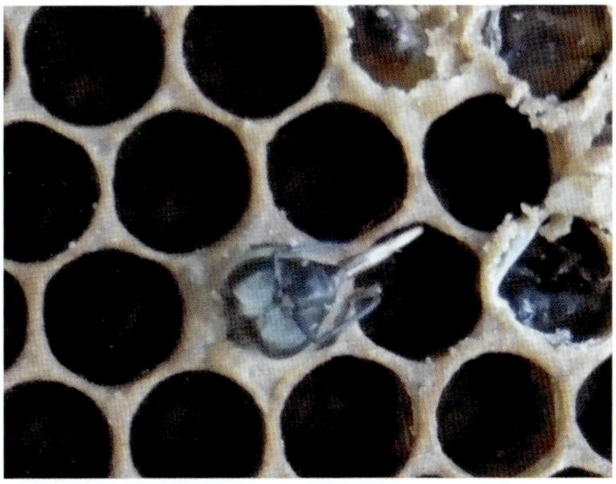

Photo 153 *Larve émergente morte avec la langue tirée.*

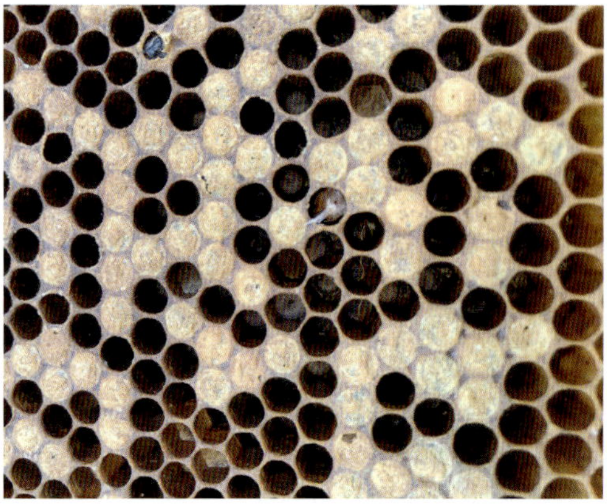

Photo 154 *Couvain mosaïque suite à une varroose : observez les différents stades des larves présentes dans les cellules suite à la ponte par la reine dans les cellules nettoyées. On voit aussi quelques cellules abîmées, signes de cannibalisme.*

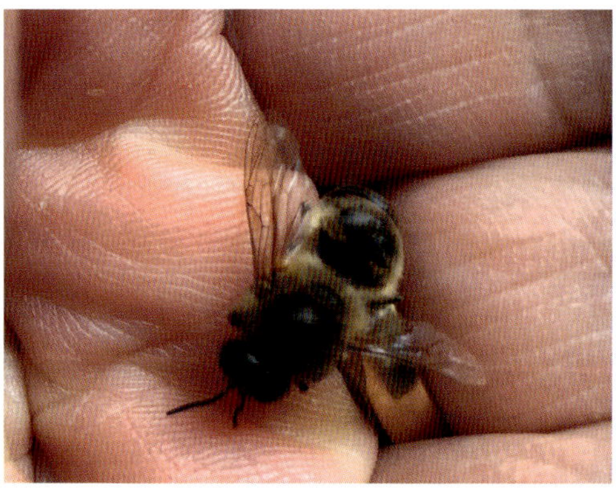

Photo 155 *Mâle issu d'une cellule parasitée par* Varroa *: observez son abdomen raccourci. Il est connu que de tels mâles sont de piètres reproducteurs.*

Le comptage des varroas présents dans la ruche peut se faire à partir des varroas tombés chaque jour sur le plancher ou sur un lange. C'est ce qu'on nomme le comptage par chute naturelle. On peut aussi estimer le nombre de varroas phorétiques présents à partir d'un échantillon d'abeilles adultes. Enfin, le couvain mâle peut être une bonne source pour estimer l'infestation.

Pour que le résultat soit fiable au niveau du rucher, on doit effectuer les comptages sur un nombre minimum de ruches. Ce nombre dépend de la taille du rucher.

Tableau 14 *Nombre de ruches à visiter statistiquement pour faire un diagnostic de varroose en fonction de la taille du rucher*

Taille du rucher	Nombre de colonies à tester
Moins de 5 colonies	Toutes les colonies
Entre 6 et 20 colonies	5 à 8 colonies
Plus de 20 colonies	Minimum de 8 colonies

Chute sur langes

La méthode dite « des langes » consiste à comptabiliser le nombre de *V. destructor* tombés naturellement sur un lange graissé et placé sur le sol d'une ruche à fond grillagé. Pour augmenter la fiabilité du résultat, la moyenne des chutes journalières doit être établie sur plusieurs jours. Cette méthode est peu précise.

Le résultat s'interprète en fonction de la saison *(photo 156)*.

Tableau 15 *Nombre de varroas devant déclencher un traitement suite à un comptage en chute naturelle journalière en fonction de la saison.*

Saison	Chute journalière de *Varroa* déclenchant un traitement
Fin de saison	> 1/j
Printemps	> 6/j
Début d'été	> 10/j
Milieu d'été	> 16/j

Une autre méthode consiste à appliquer en une seule fois un acaricide, puis à compter le nombre de parasites tombés. Toutefois, si ce traitement est réalisé en présence de couvain, il ne touchera que les acariens phorétiques, et non les acariens en phase de reproduction cachés dans le couvain. Là encore, l'estimation du nombre de parasites infestant la colonie est imprécise.

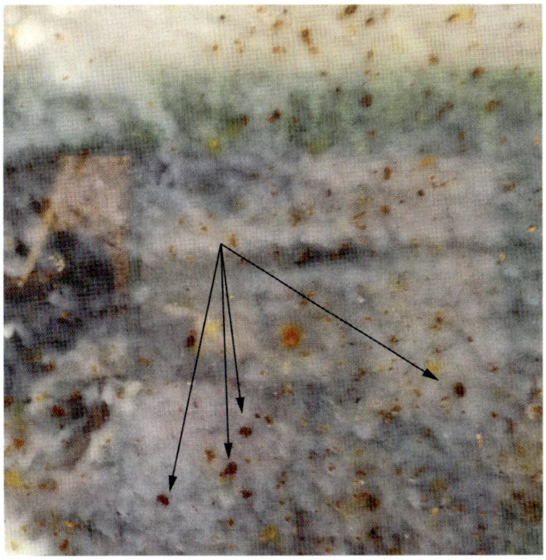

Photo 156 *Chutes naturelles sur lange graissé.*

Comptage sur le couvain mâle

On peut aussi estimer le nombre de parasites présents en ouvrant environ 200 cellules operculées de mâles et d'ouvrières. Cette méthode est précise, mais destructrice, et on l'emploie surtout en sélection *(photo 157)*.

Une formule d'estimation rapide du nombre d'acariens en fonction de la saison existe. Ainsi, le nombre d'acariens en été est égal à :

- ((nombre de cellules de faux bourdons operculées infestées ÷ nombre de cellules de faux bourdons de l'échantillon) × nombre de cellules de faux bourdons dans une colonie) × 10 ;
- ((nombre de cellules d'ouvrières operculées infestées ÷ nombre de cellules d'ouvrières operculées de l'échantillon) × nombre de cellules d'ouvrières operculées dans une colonie) × 1,8 ;
- ou alors, ((nombre d'abeilles adultes infestées ÷ nombre d'abeilles de l'échantillon) × nombre total d'abeilles dans une colonie) × 2,9.

En hiver, la formule d'estimation est la suivante : ((nombre d'abeilles adultes infestées ÷ nombre d'abeilles de l'échantillon) × nombre total d'abeilles dans une colonie).

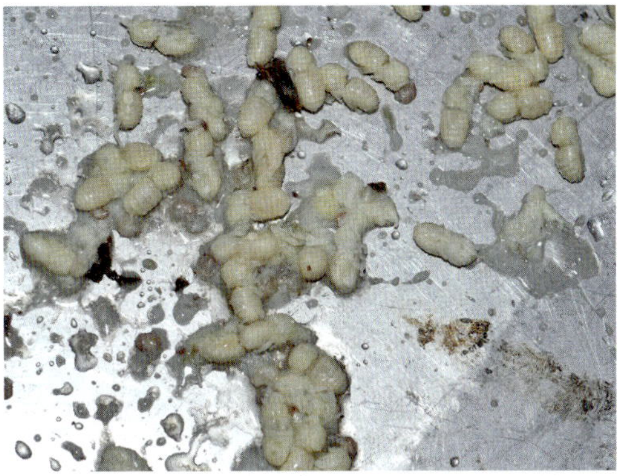

Photo 157 *Comptage des varroas sur couvain mâle après désoperculation.*

Comptage des varroas phorétiques

La séparation des *V. destructor* fixés sur 100 à 300 abeilles adultes peut se faire par le biais de différentes méthodes *(photos 158 à 161)* :

- un lavage de l'échantillon avec un détergent ;
- un lavage de l'échantillon à l'alcool à 70° dénaturé ;
- un lavage de l'échantillon par eau savonneuse ;
- en saupoudrant de sucre glace l'échantillon d'abeilles, puis en secouant l'ensemble (cette méthode présente l'avantage de préserver à peu près correctement les abeilles) ;

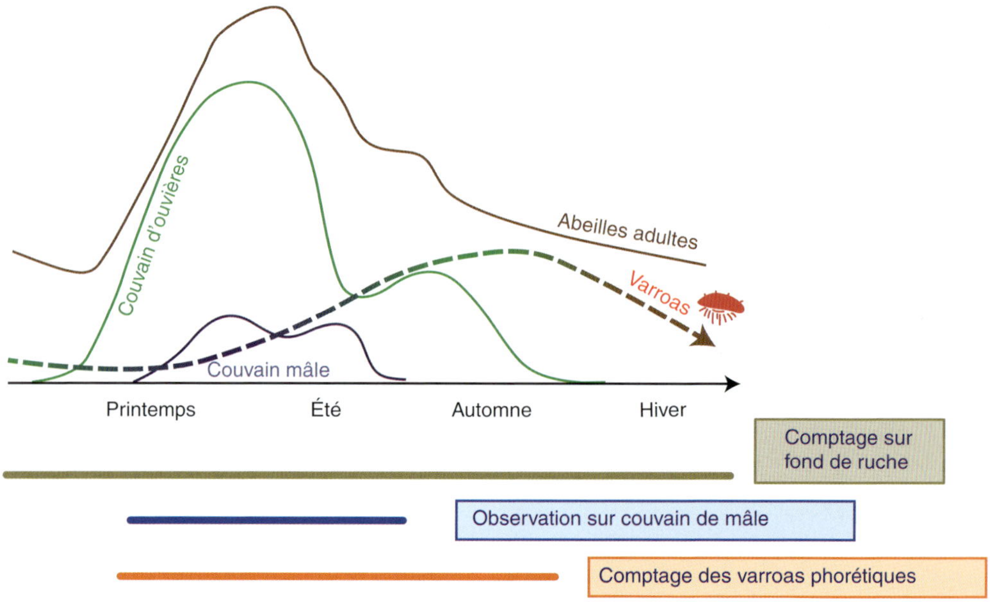

Figure 41 *Bilan des méthodes diagnostiques utilisables.*

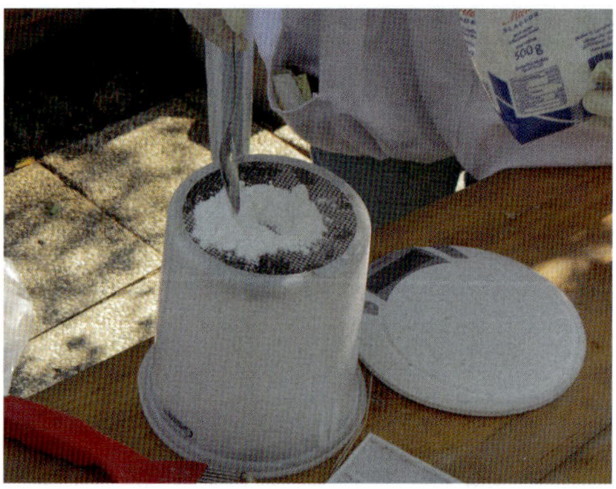

Photo 158 *Comptage à l'aide de sucre glace qui permet de décoller les varroas phorétiques, on libère ensuite les abeilles après les avoir roulées dans le sucre et on le met dans l'eau pour mieux visualiser les parasites après dissolution du sucre.*

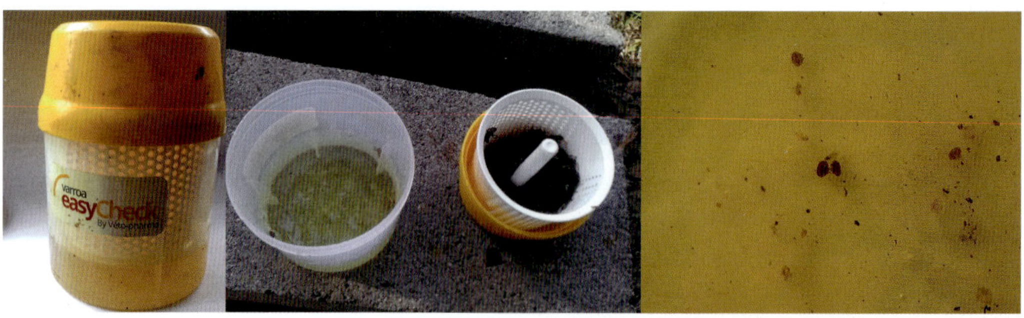

Photos 159, 160 et 161 *Comptage des varroas phorétiques sur un échantillon de 300 ouvrières : on place les abeilles dans le panier de l'appareil, on le referme, on les roule dans l'alcool pendant 60 secondes et on visualise le résultat en comptant les varroas tombés au fond du récipient.*

- un « gazage » réversible des abeilles de l'échantillon avec du CO_2.

On estime alors le nombre maximum de varroas tolérés. Au-delà de ce seuil, on envisage un traitement.

Prévention

Certaines pratiques permettent en saison apicole de limiter la croissance parasitaire et d'améliorer l'efficacité d'un traitement.

Piégeage dans le couvain mâle

Il s'agit d'éliminer de la colonie un maximum de femelles varroas, ainsi que leurs potentiels descendants, afin de limiter la croissance de la population d'acariens au cours de la saison apicole (un acarien retiré de la colonie en avril, c'est plus de dix acariens de moins dans la colonie en juillet). Comme *V. destructor* se développe mieux dans le couvain mâle, il s'agit d'établir d'avril à juillet des rayons de couvain mâle, rayons qui accueilleront rapidement les œufs pondus par la reine, et de retirer le rayon piège 15 à 22 jours après. Il ne faut bien entendu pas laisser les mâles éclore, sous peine de voir la ruche encore plus parasitée par *V. destructor*. Les cadres faisant office de piège peuvent être des cadres entiers ou des demi-cadres, mais ils ne doivent pas être filés, afin de faciliter la découpe. Ils peuvent être cirés avec des feuilles de cire (avec empreintes de cellules de mâles) ou ne pas être cirés, les ouvrières construisant volontiers des alvéoles de mâles dans ces circonstances. Avec trois retraits d'un demi-cadre Dadant de couvain de faux bourdons au printemps, on peut espérer réduire de moitié la charge parasitaire des colonies en août *(photo 162)*.

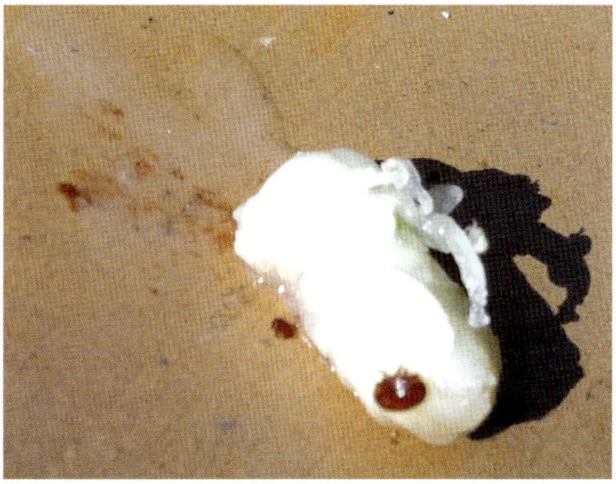

Photo 162 *Infestation d'une larve de faux bourdon.*

Constitution d'essaims artificiels

La création artificielle d'essaims consiste à retirer quelques cadres de couvain de la colonie mère afin d'en constituer une nouvelle. Les cadres prélevés sont placés dans une ruchette pour former un nouveau nucléus. On laisse alors l'essaim obtenu se remérer naturellement, ou alors on introduit une cellule royale ou une reine. Les cadres retirés seront remplacés par de nouveaux cadres garnis de cire gaufrée. Après quelques semaines, la masse d'abeilles dans deux colonies est globalement plus importante que si une seule colonie avait été gardée, puisqu'il y a désormais deux reines en ponte. La quantité totale d'acariens n'est pas modifiée par la formation du nucléus, mais elle est répartie entre ces deux colonies. Au final, le taux d'infestation global de chaque ruche est diminué. Cette opération confère d'autres avantages : limitation de l'essaimage, ou encore renouvellement des cadres du corps de ruche. Un traitement peut être réalisé au moment de la constitution du nucléus ou, mieux encore, au bout de 24 jours, dans le cas où l'on a laissé le nucléus se remérer seul. Il n'y a alors plus de couvain operculé, et tous les acariens peuvent être atteints par les acaricides.

Encagement de la reine

Plus délicat à réaliser correctement, l'encagement de la reine bloque sa ponte pour une durée d'au moins 24 jours, le temps que l'ensemble du couvain émerge. La reine est placée dans une cage maintenue au sein de la colonie *(photo 163)*. À l'issue des 24 jours, les traitements médicamenteux sont beaucoup plus efficaces, tous les acariens se trouvant en phase phorétique. Cette technique est plutôt utilisée en été, afin de laisser le temps à la colonie de reconstituer sa population pour l'hiver. Il est possible de mettre en œuvre cette méthode au début de la dernière miellée de l'année, afin de maximiser la récolte de miel, la colonie n'ayant rapidement plus de larves à nourrir. Le traitement acaricide sera effectué après la dernière récolte de miel, lorsqu'il n'y a plus de couvain dans la colonie.

C'est un bon moyen de rendre les traitements à base d'acide oxalique (qui n'agit pas dans le couvain operculé) plus efficaces.

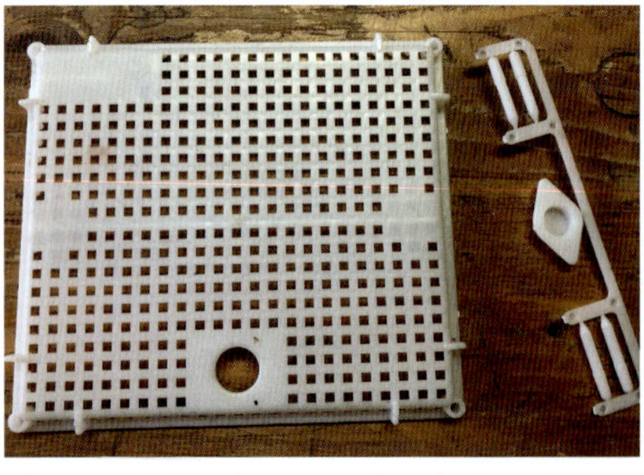

***Photo 163** Un des exemples de cage à reine permettant d'arrêter sa ponte temporairement.*

La chaleur comme moyen de lutte

Il existe une étroite plage de température dans laquelle le couvain ne souffre pas mais où le varroa est tué. Les varroas immatures sont très sensibles à la température. Ils sont à l'aise à 33 °C mais ne se reproduisent plus à 37 °C. L'abeille européenne élève son couvain entre 33 et 36 °C. L'abeille asiatique élève son couvain à 37,5/38,5 °C. On peut donc créer une machine chauffant légèrement le couvain pour le déparasiter. Il faut alors maîtriser la température mais aussi l'humidité, le taux de CO_2 et la durée d'exposition à la chaleur (2 h 20 pour 20 cadres). Différents modèles existent. Ils permettent de traiter un cadre dans la ruche ou en caisson la colonie entière.

Sélection d'abeilles tolérantes

On peut essayer de sélectionner des abeilles tolérantes au parasite, à l'instar d'*Apis cerana*, hôte d'origine de *V. destructor*. La tolérance correspond à la capacité qu'a une colonie d'abeilles à coexister avec *V. destructor* en l'absence de traitement. Les cas de tolérance observés sont liés à une meilleure capacité des abeilles à se débarrasser du parasite (élimination des larves et nymphes contaminées, épouillage) et à une moindre virulence de *V. destructor*, dont les souches n'ont pas toutes le même pouvoir infestant.

Le bio-contrôle

Ces méthodes consistent en l'emploi d'organismes capables de détruire *Varroa*.

Parmi les agresseurs de *Varroa* on compte des arthropodes, des nématodes, des protozoaires, des champignons, des bactéries (Ricketsies) et des virus. Une piste (non dangereux et faciles à produire mais qui nécessitera l'aménagement des ruches pour les rendre attractives) est celle des pseudoscorpions de la famille des Chéliféroïdés. Cette piste ne trouve pas d'issue car les pseudoscorpions arrivent à délaisser les varroas au profit d'autres nourritures.

Pronostic

Pour mettre en place une lutte raisonnée contre *Varroa destructor*, il est nécessaire de suivre le niveau d'infestation d'une colonie qui a une valeur pronostique par rapport à la survenue de la varroose. On cherche donc à identifier un fort niveau de parasitisme au sein d'une colonie. Il existe plusieurs méthodes citées plus haut et détaillées ci-dessous. Chacune possède des seuils d'alerte qui dépendent de la période de l'année.

Le choix de la méthode doit tenir compte de plusieurs facteurs. Au final, chaque apiculteur peut se sentir plus à l'aise avec l'une ou l'autre de ces méthodes. Le coût de la technique, le temps à passer, la praticité et la faisabilité, le nombre de visites à effectuer, la sensibilité de la méthode, sa répétabilité sont autant de critères qu'il faut prendre en compte.

Principe de la méthode :

- **Suivi des mortalités naturelles :** installer un plateau grillagé sur toute la surface du plancher de la ruche, placer dessous un lange graissé ou encollé *(photos 164 à 167)*. Compter les Varroas tombés sur tout le lange ou sur une portion si l'infestation est massive. On compte sur 1 semaine à 15 jours et on divise par le nombre de jours depuis la pose du lange.
- **Désoperculation du couvain mâle :** à l'aide d'une griffe à désoperculer, on « embroche » la valeur de 200 cellules de couvain mâle et on compte le nombre de cellules infestées sur les 200 prélevées.
- **Lavage des abeilles au sucre glace :** On place 300 abeilles ouvrières (30 à 40 g selon les souches d'abeilles) dans un récipient d'environ 100 ml. On place un couvercle grillagé aux mailles de 2 mm (ou utiliser un pot transparent commercialisé à cet effet, beaucoup plus pratique). On ajoute une cuillérée à soupe de sucre glace et on fait rouler les abeilles dedans de manière à décoller les varroas. On retourne le pot et on le secoue pendant une minute pour faire tomber les parasites au travers de la grille. On libère les abeilles dans la ruche et on compte le nombre de varroas.
- **Lavage des abeilles à l'alcool ou au détergent :** On place 100 à 300 abeilles ouvrières (20 à 40 g selon les souches pour 300 abeilles) dans un récipient d'environ 100 ml (ou utiliser un pot destiné à cet effet, beaucoup plus pratique, comme le *Varroa Easy check* de Vétopharma). Si on le peut, on congèle rapidement les abeilles pour les sacrifier sans trop les faire souffrir (pas facile au rucher). On ajoute de l'eau savonneuse et/ou de l'éthanol (le lave-glace du commerce contient entre autres de l'éthanol et parfois un détergent qu'on n'ajoutera donc pas) ou simplement de l'alcool à brûler et on secoue pendant au moins 30 secondes (60 conseillées). On verse le contenu dans une passoire et on compte les varroas recueillis. Si on utilise le dispositif *Easy check*, il suffit de compter les varroas dans le fond

Tableau 16 Avantage et inconvénients des différentes méthodes de détection de Varroa destructor au sein de la colonie

Méthode	Avantage	Inconvénient
Suivi des mortalités naturelles de Varroa	• Très simple à mettre en œuvre • Méthode fiable et extrapolable au rucher entier • Bon marché • Rapide une fois le dispositif installé	• Pas très précis (pertes de varroas tombés possible, prédation par des fourmis etc.), dépend de l'activité de nettoyage des souches d'abeilles... • Peu sensible • L'installation du dispositif prend du temps et le suivi doit s'effectuer sur 6 à 14 jours de surveillance. C'est donc un dispositif coûteux en temps
Désoperculation de couvain de mâles	• Très pertinent car le couvain de mâles concentre les varroas • Méthode fiable et extrapolable au rucher entier • Bon marché • Moyennement rapide • Très sensible (plus qu'une méthode de comptage sur adultes) car 50 à 90 % des varroas se trouvent dans les cellules operculées	• Détruit 200 futurs mâles ce qui peut être gênant en période de fécondation. Le sacrifice des animaux peut rebuter certains possesseurs de colonies • L'interprétation doit tenir compte de la saison • Parfois difficile en dehors de la saison chaude de trouver 200 nymphes de mâles à sacrifier
Désoperculation de couvain d'ouvrières	• Non pratiqué en routine	• Détruit 200 ouvrières ce qui peut être gênant sur des colonies déjà affaiblies. Le sacrifice des animaux peut rebuter certains possesseurs de colonies • Pas très fiable car les varroas ne sont pas répartis de façon homogène dans le couvain
Roulement ou lavage d'abeilles au sucre glace	• Maintient les abeilles en vie (moins de 10 % de pertes) • Bon marché • Moyennement rapide • Moyennement sensible • Est réalisable au rucher lors d'une visite pour un autre motif	• Moins efficace qu'une méthode plus destructive avec de l'éthanol par exemple • Doit se faire en conditions sèches • Résultats pas toujours reproductibles
Lavage d'abeilles à l'alcool	• Méthode efficace de comptage • Méthode fiable et extrapolable au rucher entier • Bon marché si éthanol réutilisé • Moyennement rapide • Sensible • Est réalisable au rucher lors d'une visite pour un autre motif	• Détruit 100 à 300 ouvrières ce qui peut être gênant sur des colonies déjà affaiblies • Le sacrifice des animaux peut rebuter certains possesseurs de colonies • Nécessité de ne pas prendre la reine pour cette analyse

Méthode	Avantage	Inconvénient
Lavage d'abeilles au détergent (eau savonneuse)	• Méthode efficace de comptage • Méthode fiable et extrapolable au rucher entier • Bon marché • Moyennement rapide • Sensible • Est réalisable au rucher lors d'une visite pour un autre motif	• Détruit 100 à 300 ouvrières ce qui peut être gênant sur des colonies déjà affaiblies. Le sacrifice des animaux peut rebuter certains possesseurs de colonies • Nécessité de ne pas prendre la reine pour cette analyse
AUTRE : décompte des Varroa après gazage des abeilles au CO_2	• Maintient les abeilles en vie • Est la méthode la moins perturbante pour les insectes • Moyennement rapide • Assez sensible • Est réalisable au rucher lors d'une visite pour un autre motif	• Le coût des consommables et l'achat onéreux du dispositif de base

du pot. Le liquide est réutilisable mais il faut éliminer les varroas présents en filtrant le liquide recueilli.

- **Décompte des varroas après gazage au CO_2 :** On place 100 à 300 abeilles ouvrières (20 à 40 g selon les souches pour 300 abeilles) dans un récipient prévu à cet effet. On ajoute du CO_2 qui endort les abeilles et on secoue pendant 30 secondes. Les varroas se détachent et tombent à travers un tamis. Il suffit alors ensuite de les compter et de remettre les abeilles déparasitées dans la ruche.

Le suivi de la présence des varroas doit en particulier permettre :

- durant la saison, d'identifier les colonies très parasitées en situation de danger et de planifier un éventuel traitement ;
- à l'issue des traitements de fin de saison, d'évaluer leur efficacité et éventuellement d'aboutir à une déclaration de pharmacovigilance, voire de permettre de mettre un traitement complémentaire en place ;
- au retour d'une miellée, surtout après une transhumance, il permet de mesurer le degré de transmission du parasite d'un rucher à l'autre.

La recherche des signes de varroose (ailes déformées, abdomen raccourci, couvain mosaïque, cannibalisme, abeilles émergentes mortes langue tirée…) peut se faire à l'occasion de l'ouverture d'une ruche. Si ces signes sont présents, un traitement d'urgence est à réaliser. Benjamin Dainat a construit un modèle permettant d'interpréter le danger en fonction du nombre d'abeilles détectées avec des ailes déformées. Ainsi, pour 10 000 abeilles en octobre en Europe de l'Est, si on peut observer 6 abeilles présentant des symptômes de virose à DWV, la colonie a 51 % de chances de s'effondrer. La même observation de 6 abeilles aux ailes déformées sur 8 000 abeilles amènerait la probabilité d'effondrement à 68 % ; sur 15 000 abeilles on tomberait à 22,3 %. La conclusion est qu'une colonie très populeuse à l'entrée de l'hiver, si elle présente très peu d'abeilles malades, aura plus de chance de passer correctement l'hiver.

En France, on n'a pas beaucoup l'habitude d'établir des seuils de détection d'abeilles aux ailes déformées. Moins on en voit, mieux c'est mais il me semble important de mettre en place au minimum une surveillance, voire un traitement lorsqu'on en aperçoit.

Un ou plusieurs acariens phorétiques visibles à l'œil nu sur des abeilles adultes ou se déplaçant sur les cadres sont souvent révélateurs d'une forte infestation qui doit être objectivée par un comptage sur un échantillon donné d'ouvrières. Ceci est possible en saison mais irréalisable en hiver.

On peut compter les chutes journalières de *V. destructor*. Toute l'année, les parasites tombent au fond de la ruche. On place donc un plateau enduit de graisse alimentaire type saindoux sous le plateau grillagé de la ruche (si elle en possède). Le taux de chutes journalières est estimé en divisant le nombre d'acariens recueillis par le nombre de jours de mise en place du dispositif.

On peut déterminer le taux d'infestation des abeilles adultes en effectuant un sondage. Il s'agit de prélever entre 300 et 500 ouvrières en secouant fortement un cadre au-dessus d'un toit de ruche retourné, ce qui a pour effet de les faire tomber. Les abeilles en grappe sont facilement recueillies dans un pot de prélèvement de 250 ml. Pour les tuer, on remplit le pot d'alcool, que l'on agite ensuite de façon énergique pour décrocher les parasites. L'ensemble est alors filtré dans une passoire à mailles de 3 mm, puis les abeilles et les parasites recueillis sont comptés. On détermine ainsi le taux d'infestation des abeilles adultes (nombre de parasites obtenus ÷ nombre d'abeilles prélevées × 100). On peut aussi utiliser l'*Easy check* qui est extrêmement pratique pour cette manipulation.

Il existe une autre méthode permettant de séparer *V. destructor* de ses abeilles, sans les tuer : elle consiste à enduire les abeilles prélevées de sucre glace. On peut également les mettre dans un air très chargé en CO_2 ce qui endort abeilles et varroas, permet de visualiser le parasite mais ne les tue pas. Les abeilles une fois réveillées sont rendues à leur colonie.

La désoperculation du couvain de faux bourdons est également une méthode efficace pour estimer l'infestation. Cette opération très didactique pour l'apiculteur permet de montrer que *V. destructor* est présent dans toutes les colonies d'abeilles. Pour la mettre en œuvre, on utilise une herse à désoperculer le miel. La difficulté consiste à désoperculer suffisamment de cellules pour limiter les biais (idéalement, 100 cellules). Un seuil de 15 % de nymphes mâles infestées doit entraîner la mise en place rapide d'un traitement *(figure 42)*.

Pour chaque méthode, des seuils à ne pas dépasser sont donnés en fonction de la saison (voir tableaux de ce chapitre). Au-delà de ces seuils il faut envisager un traitement.

Traitement

Durant l'été, la population de *V. destructor* se multiplie et double tous les 20 à 30 jours. Dès lors, elle représente un réel danger pour les abeilles et menace la survie de la colonie. La dérive de certaines abeilles parasitées, le pillage, ou les visites de faux bourdons parasités peuvent encore amplifier le phénomène,

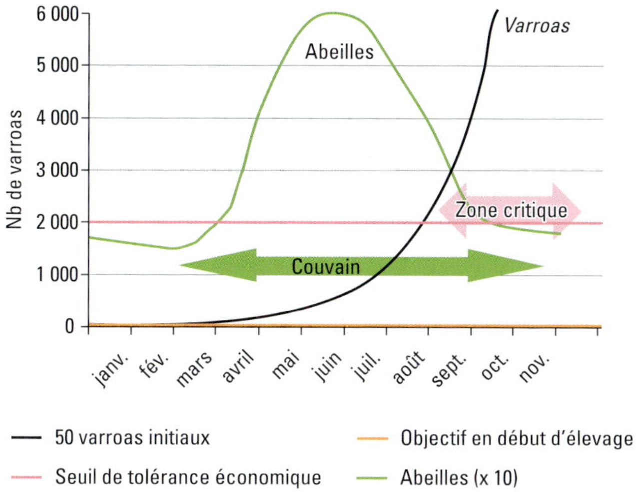

Figure 42 *Comparaison du développement du couvain et des varroas au cours de la saison*

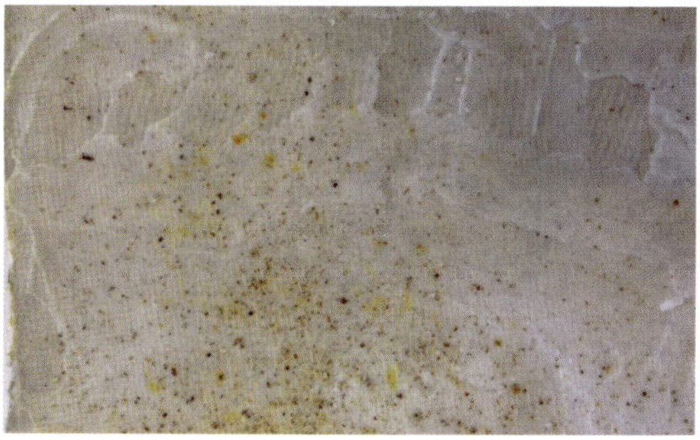

Photo 164 *Lange graissé pour un test : voici les déchets tombés en une seule journée. Au milieu de ces déchets, on aperçoit des parasites.*

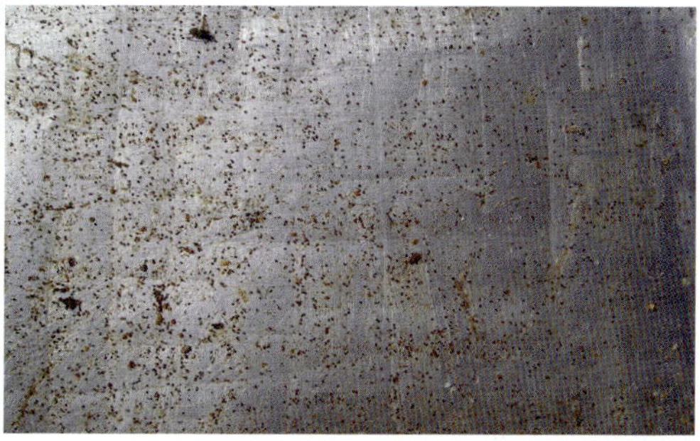

Photo 165 V. destructor *et déchets sur un lange graissé.*

chacun apportant quelques acariens phorétiques supplémentaires dans la ruche. On se doit donc d'intervenir pour maintenir un taux d'infestation compatible avec la colonie. Ce taux dépend de la force de la colonie, mais également du fait que *V. destructor* porte ou non des virus pathogènes pour les abeilles, comme le très connu virus DWV, agent de la maladie des ailes déformées.

Un seuil moyen fixé à 2 000 parasites par colonie fait consensus. Il est actuellement illusoire de penser que l'on peut éradiquer *V. destructor*. Il est plus raisonnable de chercher un bon compromis entre le parasite et son hôte (Tableau 17).

On réalise pour cela un ou plusieurs traitements acaricides le plus tôt possible après la saison apicole (quand les dernières récoltes sont faites, soit vers la mi-août). Il s'agit alors de tuer un maximum de parasites avant que leur nombre n'atteigne le seuil de tolérance économique. On cherche à réduire la population de parasites à moins de 50 par colonie, ce qui assure ainsi une colonie presque déparasitée pour l'hiver, et une reprise printanière de l'activité des abeilles plutôt sereine.

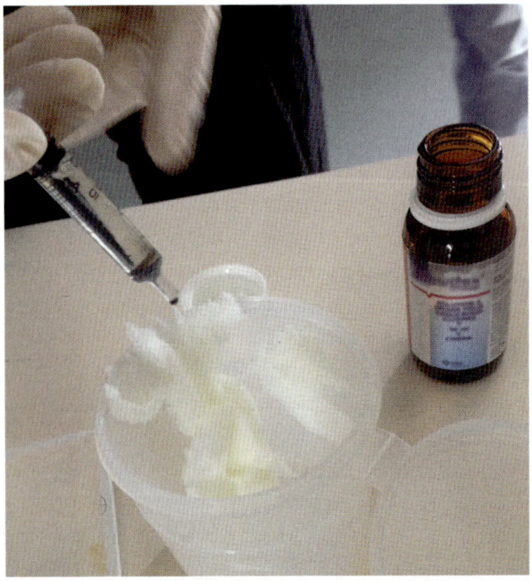

Photo 166 Préparation d'un mélange de graisse et d'amitraze pour un dépistage : les gants sont indispensables.

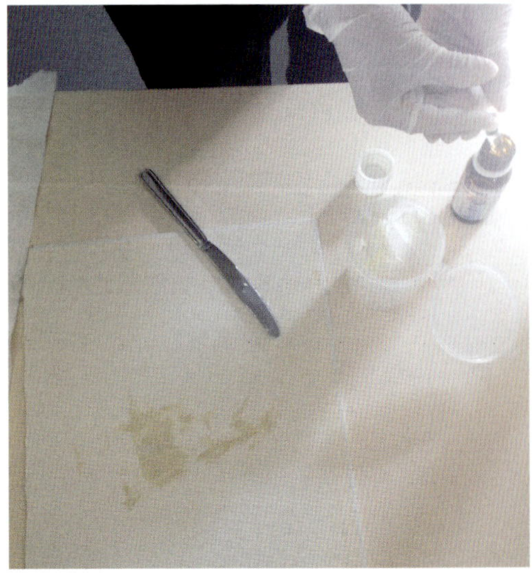

Photo 167 Carton (calendrier rigide) sur lequel on a étalé la graisse.

Tableau 17 Tableau décisionnel de l'utilité d'un traitement suite à un dépistage en fonction de divers éléments

Méthode	Époque de l'année	Taille de l'échantillon	Niveau d'infestation	Commentaires
Suivi des mortalités naturelles de *Varroa*	Hiver	Chute naturelle quotidienne	1 varroa par jour	Traitement d'hiver conseillé
	Printemps	Chute naturelle quotidienne	Plus de 6 varroas	Envisager un traitement en cours de production
	Été	Chute naturelle quotidienne	Plus de 8 varroas	Traiter immédiatement
			2 varroas	Recontrôler 2 mois plus tard
			1 varroa	Recontrôler 3 mois plus tard
	Automne	Chute naturelle quotidienne	Plus de 20 varroas	Traiter immédiatement et recontrôler ensuite
Désoperculation de couvain de mâles	Début du printemps	200 larves/ nymphes	Plus de 10 mâles infestés	Traiter immédiatement
Lavage d'abeilles à l'alcool (éthanol) ou utilisation du sucre glace ou détergent (eau savonneuse)	Printemps	300 ouvrières	Plus de 15 varroas	Traiter immédiatement
	Fin d'été	300 ouvrières	Plus de 6 varroas	Traitement requis en automne (fin d'été)
		300 ouvrières	De 1 à 5 varroas	On peut attendre le traitement d'automne
	Automne	300 ouvrières	Pas de varroa	Pas de traitement en automne
	Hiver	300 ouvrières	1 varroa	Traitement d'hiver conseillé

Un médicament acaricide éligible pour un traitement destiné à éliminer *V. destructor* doit :

- être efficace ;
- être inoffensif pour l'abeille ;
- être inoffensif pour le manipulateur ;
- être sans risque pour l'environnement ;
- ne laisser aucun résidu dans les produits de la ruche.

Une dizaine de molécules acaricides sont autorisées en Europe, neuf sont autorisées en France, et douze spécialités vétérinaires disposent d'une AMM pour le traitement de la varroose de l'abeille. Ces médicaments sont les seuls qu'on ait le droit d'utiliser *(photos 168 et 169)*.

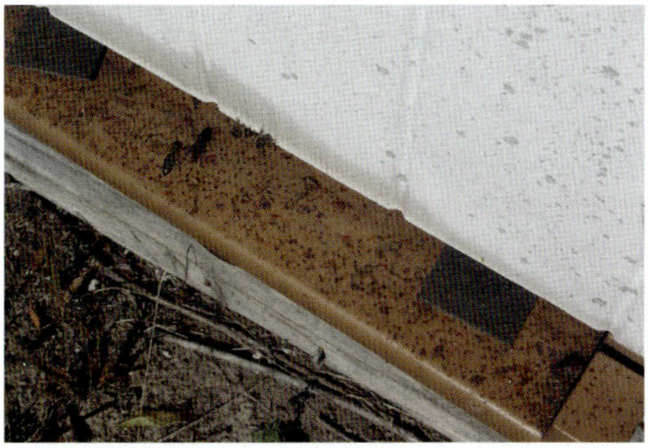

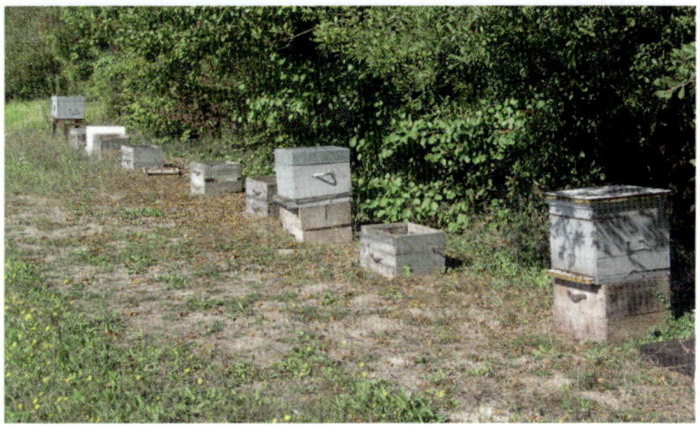

Photos 168 et 169 *Traitement « maison » mal positionné, qui est souvent dangereux pour l'abeille, pour le manipulateur et qui présente de gros risques de laisser des résidus dans le miel. Ce genre de pratique doit être abandonné au profit de médicaments ayant une AMM et offrant donc des garanties à l'utilisateur et au consommateur. Suite à ce traitement, la colonie a fini par périr durant l'hiver qui a suivi comme 70 % des colonies de ce rucher.*

Le tau-fluvalinate

Cette substance de synthèse, fortement lipophile, non volatile, est un cyano-pyréthrinoïde agissant par contact. Sa toxicité pour l'abeille est modérée (DL50 = 8,78 µg/abeille). Malheureusement, elle s'accumule dans les cires, car aucun procédé d'épuration de ces dernières n'existe actuellement. Des traces peuvent aussi être retrouvées dans les miels. Chez *V. destructor*, ces contaminations peuvent favoriser l'apparition de résistances ; chez l'hôte, l'association de tau-fluvalinate, présent à des doses sublétales pour l'abeille, avec d'autres résidus phytopharmaceutiques ou des agents pathogènes constituerait un cocktail nocif pour la colonie d'abeilles.

L'efficacité moyenne du traitement est supérieure à 95 % en l'absence de résistances, et chute dramatiquement lorsque les acariens sont résistants. L'objectif de moins de 50 acariens dans la colonie à l'issue du traitement est atteint dans environ 43 % des cas. L'efficacité du médicament était très bonne en 1989, lors de sa mise sur le marché. En 1992, les premiers phénomènes de résistance de *V. destructor* au tau-fluvalinate sont décrits en Italie, puis très vite dans le sud de la France. À partir de 1999, l'efficacité du médicament est régulièrement insuffisante. Son emploi est alors déconseillé sur l'ensemble du territoire. En 2006, des études ponctuelles ont fait état d'une réversion de la résistance des populations de *V. destructor* dans certaines zones. Cette observation ouvre la voie à un retour possible de l'utilisation de ce médicament. Afin de limiter l'apparition de nouvelles résistances, on ne doit pas conseiller son utilisation plus d'une année sur trois, utilisation qui doit être assortie d'un suivi rigoureux de son efficacité. De nombreux produits phytopharmaceutiques employés pour lutter contre les ravageurs des cultures contiennent du tau-fluvalinate. Les résidus de cette substance, ramenés à la ruche *via* les pollens, favoriseraient le maintien de poches de résistance, même si les ruches ne sont plus traitées *(photo 170)*.

La spécialité disponible actuellement sur le marché français est une lanière imprégnée avec 0,8 g de tau-fluvalinate. On doit en mettre deux par colonies et les laisser en place 6 semaines. Des études montrent qu'un allongement du temps de contact peut être utile mais il n'est pas prévu par l'AMM. Le temps d'attente pour le miel est de 0 jour.

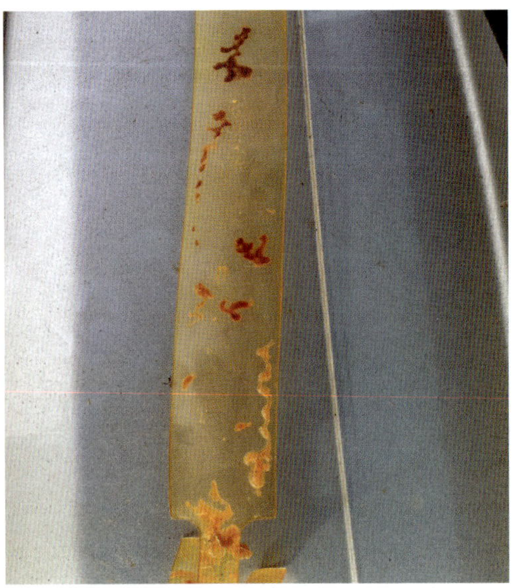

***Photo 170** Lanière imprégnée de tau-fluvalinate du commerce : usagée, il faut désormais lui faire suivre un circuit de destruction.*

La Fluméthrine

C'est une molécule très proche du tau-fluvalinate. C'est un antiparasitaire du groupe des pyréthroïdes de synthèse. Selon les connaissances actuelles, les pyréthrinoïdes synthétiques interfèrent avec le canal sodique des membranes des cellules nerveuses pendant l'excitation, ce qui entraîne des stimulations de longue durée et répétitives qui finalement tuent le parasite. Le groupement α-cyané sur la fraction phénoxy-fluorobenzyl alcool est considéré comme responsable du prolongement durable de la perméabilité au sodium. Dans des études sur la relation structure-activité d'un certain nombre de pyréthrinoïdes, une interférence avec les récepteurs de certaines conformations chirales a été mise en évidence, causant de ce fait une activité sélective sur les parasites externes.

Des résistances aux pyréthrinoïdes ont été rapportées chez les varroas. Certains cas ont été attribués à des altérations de l'expression de certaines enzymes de détoxification, mais le mécanisme de résistance le plus courant semble être par des mutations au niveau du récepteur cible, le canal de sodium susmentionné des membranes des cellules nerveuses.

L'efficacité de la molécule est considérée comme proche de 95 %. Dans une étude terrain réalisée sur des colonies d'abeilles infestées par *Varroa destructor*, les génotypes des acariens résiduels post-traitement ont été évalués pour la présence de mutations conférant la résistance. Les acariens ayant une mutation de résistance ont été détectés dans environ 50 % des colonies traitées avec le médicament à base de fluméthrine et dans environ 64 % des colonies traitées avec un autre pyréthroïde autorisé. Le pourcentage moyen d'acariens résiduels homozygotes résistants par colonie était d'environ 34 % dans les colonies traitées avec le médicament à base de fluméthrine et de 49 % dans les colonies traitées avec un autre pyréthroïde autorisé. Il est donc conseillé par le fabricant d'alterner les traitements.

Il y a deux spécialités disponibles actuellement sur le marché français. L'une est une lanière imprégnée avec 3,6 mg de fluméthrine. On doit en mettre quatre par colonies de bonne taille et les laisser en place au maximum 6 semaines. L'autre est un dispositif d'entrée de ruche percé de quinze trous où passent les ouvrières entrant dans la ruche. Chaque lanière contient 275 mg de fluméthrine et il en faut deux par ruche. Les dispositifs doivent être laissés en place au moins 9 semaines et au maximum 4 mois. Le temps d'attente pour le miel est de 0 jour.

L'amitraze

C'est une formamidine agissant par contact. Elle est liposoluble, mais sa volatilité et son instabilité font qu'elle ne s'accumule ni dans les miels ni dans les cires. Ses métabolites sont instables, à l'exception du métabolite 2,4-diméthylaniline (DMA), qui est suivi lors de l'étude des résidus (LMR miel 200 µg). Historiquement, l'amitraze est l'une des toutes premières molécules à avoir été utilisées contre *V. destructor*. On s'en est d'abord servi en fumigation, à l'aide d'un diffuseur d'aérosol. Elle a ensuite été employée à froid sur un lange graissé et glissé au fond de la ruche. Enfin, sont arrivées – sur le modèle des colliers insecticides pour les carnivores – les lanières à libération continue.

L'utilisation de spécialités vétérinaires liquides à base d'amitraze, destinées aux porcs ou aux chiens en préparation extemporanée, ne doit pas être encouragée dans une optique de traitement. On utilise parfois ces spécialités liquides en vue du dépistage.

L'efficacité moyenne des lanières imprégnées d'amitraze est supérieure à 95 % et est régulière. À la fin du traitement, 70 % des colonies ont moins de 50 parasites. Ce médicament présente à la fois la meilleure efficacité et la meilleure régularité dans l'efficacité. C'est en partie pour ces raisons qu'il est le plus utilisé en France. Depuis quelques années, on observe régulièrement des résistances à l'amitraze *(photos 171 à 174)*.

Les spécialités disponibles actuellement sur le marché français sont des lanières imprégnées avec 500 mg d'amitraze. L'une des spécialités propose deux modèles utilisables en fonction de la hauteur des cadres. On doit en mettre deux par colonies et les laisser en place 6 semaines. Des études montrent qu'un allongement du temps de contact peut être utile mais il n'est pas prévu par l'AMM. Le temps d'attente pour le miel est de 0 jour.

Le thymol

Ce monoterpène d'origine naturelle est une huile essentielle, volatile et liposoluble.

Le tymol s'accumule dans la cire et dans le miel. Il agit par évaporation et par contact. Après le traitement, on le retrouve en quantité importante dans l'organisme de l'abeille. Un effet comportemental sur l'abeille a été démontré, et les effets à long terme de l'exposition de l'abeille à cette molécule ne sont pas encore

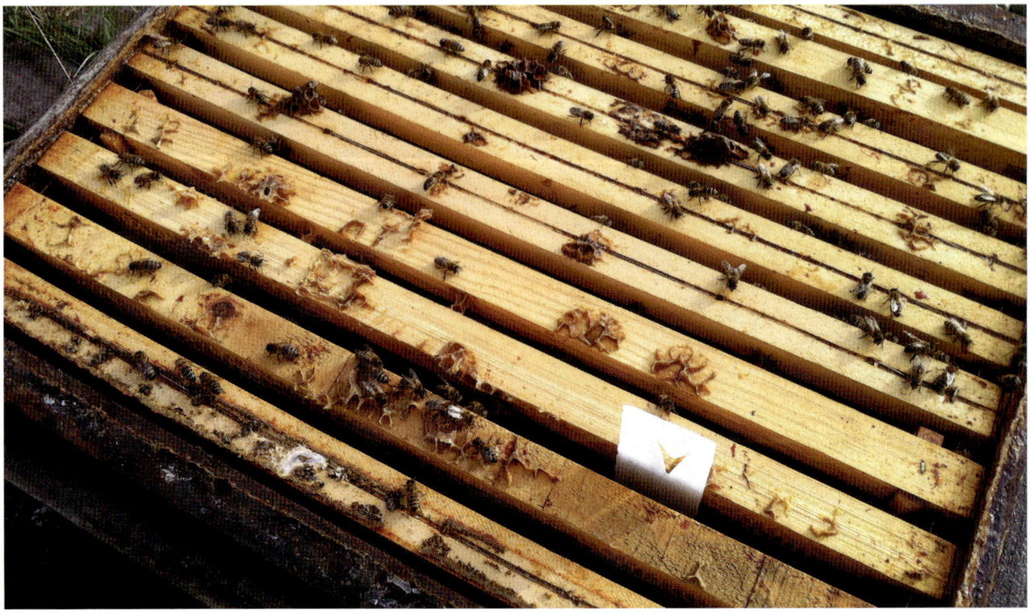

Photo 171 *Lanières mal positionnées (elles ne sont pas au milieu de la grappe).*

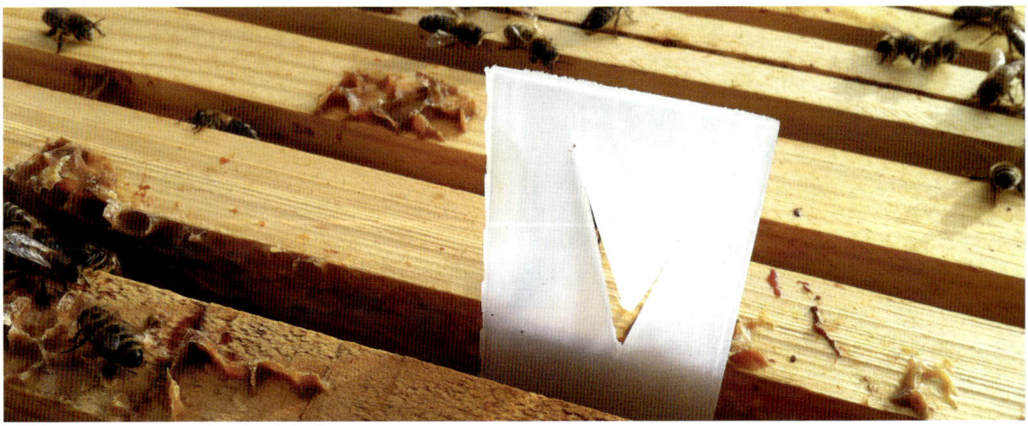

Photo 172 *Lanière entre deux cadres à enfoncer encore un peu.*

connus. Ce qui est certain, c'est qu'elle perturbe fortement les colonies (agitation, désertion, surconsommation). Les trois médicaments agissent par évaporation du thymol depuis différents supports disposés sur le sommet des cadres. Mais l'évaporation dépendant fortement de la température, l'efficacité de ces médicaments est moyenne et très irrégulière : 40 % des colonies traitées présentent une efficacité supérieure à 95 %, et 30 % des colonies une efficacité inférieure à 80 %.

L'objectif de 50 parasites dans la colonie à l'issue du traitement est atteint dans seulement 33 % des cas. Une étude fait état de résistances et d'effets sublétaux sur les larves d'*A. mellifera*. Le thymol est très utilisé hors AMM par les apiculteurs, sous la forme de plaquettes imprégnées d'une solution alcoolique de thymol.

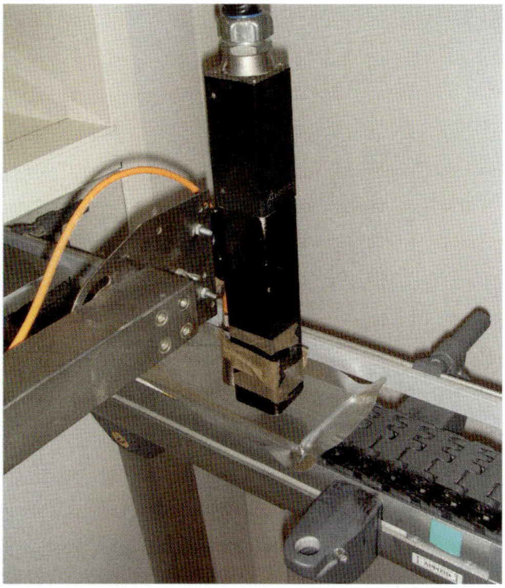

Photo 173 *Fabrication des lanières imprégnées d'amitraze : impression laser du numéro de lot et de la date de péremption.*

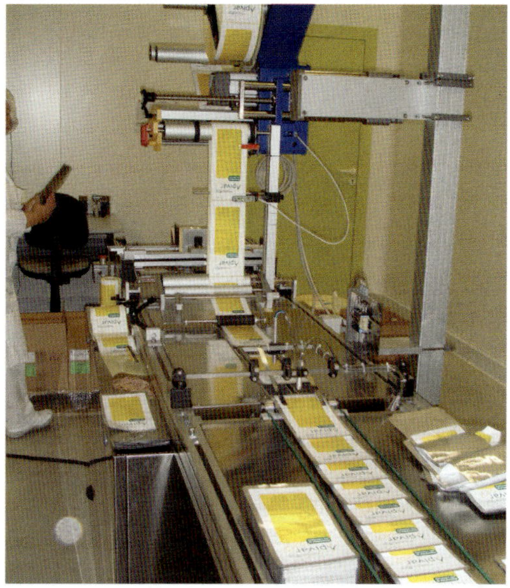

Photo 174 *Les étiquettes sont imprimées et collées avant remplissage dans toutes les langues.*

Les spécialités disponibles actuellement sur le marché français se présentent sous forme de barquettes remplies de gel ou de plaquettes ou d'éponges imprégnées du produit. Certaines sont uniquement imprégnées de thymol, d'autres associent les huiles de thymol avec d'autres huiles essentielles comme le camphre, la menthe, l'eucalyptus. Les traitements sont à répéter et ne peuvent se mettre en place que si la température est suffisante pour faire évaporer la matière active (> 15 °C). La forte odeur peut perturber les abeilles, notamment si la température est très élevée. Le temps d'attente pour le miel est de 0 jour.

L'acide oxalique

Il est naturellement présent dans certains miels et dans de nombreux végétaux. Il n'est ni volatil ni hydrosoluble. Lorsque le traitement est réalisé suivant les recommandations, les valeurs détectées dans les miels sont du même ordre de grandeur que les valeurs retrouvées naturellement. L'acide oxalique est efficace contre *V. destructor*. Pour qu'il soit encore plus efficace, il doit être utilisé en l'absence de couvain dans la colonie, ou lorsque la quantité de couvain est à son niveau le plus bas, c'est-à-dire en hiver (l'acide oxalique ne pénètre pas dans la cire et ne tue pas les parasites se trouvant à l'intérieur du couvain operculé). La présence du couvain peut réduire l'efficacité du produit, qui peut également varier d'une colonie à l'autre, du fait des conditions d'utilisation (présence résiduelle de couvain, température, réinfestation, etc.). Le produit doit donc être utilisé comme un traitement parmi d'autres, dans le cadre d'un programme de lutte intégrée contre *V. destructor*, et la chute des parasites doit être régulièrement surveillée.

L'administration se fait par égouttement (méthode la plus efficace). Après

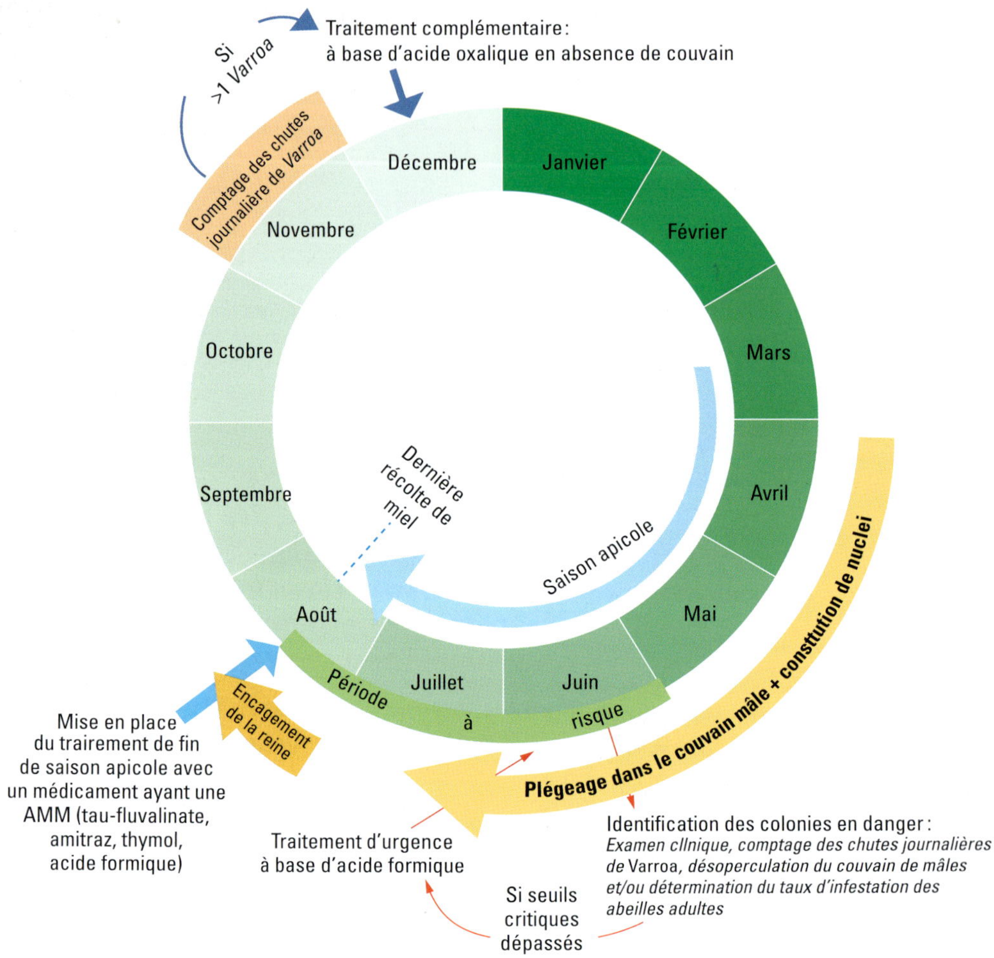

Figure 43 *Cycle de traitement anti-Varroa*

dissolution de la spécialité pharmaceutique dans du sirop 50/50, on administre la solution entre chaque intercadre. Le traitement doit être administré en une seule fois, à l'aide d'une seringue non montée. Il y a une dose maximale par ruche à ne pas dépasser. L'administration peut également se faire par sublimation. On utilise dans ce cas un appareil à résistance électrique, que l'on place à l'entrée de la ruche, sous les abeilles, en évitant tout contact avec les rayons de miel. Une fumée se dégage pendant environ 3 minutes, et on maintient la ruche bien fermée pendant 15 minutes. Il existe en France depuis 2024 des lanières à base d'acide oxalique qui s'insèrent dans la ruche entre les cadres. Des études effectuées sur le mode d'action de l'acide oxalique indiquent que son pH bas participe grandement à son effet acaricide. Il agit principalement par contact direct sur les pattes des acariens et les membranes de l'exosquelette. Son mode d'action n'est pas parfaitement connu. L'acide déposé sur les abeilles se répartit dans les structures anatomiques, où sa concentration augmente temporairement. Il se retrouve dans le tube digestif et l'hémolymphe des abeilles. Son efficacité est de plus de 80-90 % en l'absence de couvain, et de moins de 60 % en présence de couvain. Il constitue souvent un traitement de début d'hiver venant compléter un traitement de fin de saison apicole.

Les spécialités disponibles actuellement sur le marché français se présentent sous forme de poudre soluble qu'on peut sublimer ou mettre dans l'eau avant l'administration ou de solution prête à l'emploi. Une des spécialités associe l'acide formique. Le temps d'attente pour le miel est de 0 jour.

L'acide formique

Ce composé est un acide présent naturellement dans les miels. Il est hydrophile, très volatil, et ne s'accumule ni dans le miel ni dans la cire. C'est le seul acaricide qui, appliqué à forte dose, est capable de tuer *V. destructor* dans les cellules de couvain operculées. Son mécanisme d'action n'est pas précisément connu. Il pourrait abîmer les ventouses de *Varroa*. Cette molécule présente l'inconvénient d'engendrer un arrêt de la ponte lors de l'application, des pertes de reines et une mortalité du couvain peuvent être observées. Une première étude fait état d'une efficacité supérieure à 90 % dans 45 % des cas, mais inférieure à 80 % dans 30 % des ruches suivies. De plus, 59 % des colonies traitées avec ce médicament avaient une charge en acariens résiduels supérieure à 50 *(photo 175)*.

Les spécialités disponibles actuellement sur le marché français se présentent soit sous forme de gel contenant 68,2 g d'acide formique par bande de 148 g et qu'on met en place durant 7 jours, soit sous forme d'un mélange liquide associant l'acide oxalique et l'acide formique (5 mg d'acide formique et 44 mg d'acide oxalique dihydraté par millilitre) qu'on peut utiliser jusqu'à 5 fois dans l'année. Le temps d'attente pour le miel est de 0 jour.

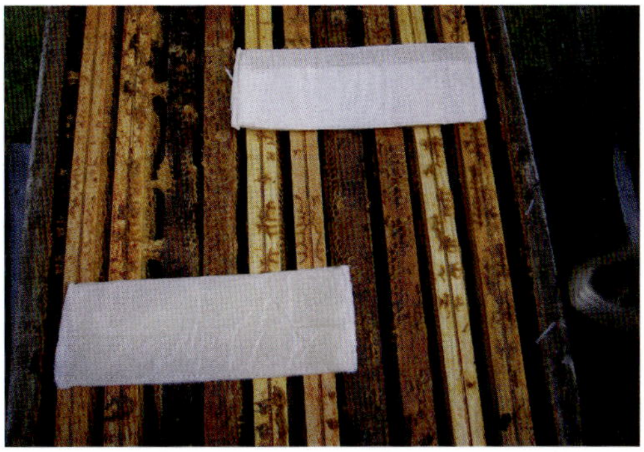

Photo 175 *Blocs d'acide formique déposés sur les cadres (Photo aimablement prêtée par Philippe Noireterre).*

En fin de saison apicole, en France, on note – selon une étude de la FNOSAD menée entre 2007 et 2013 – qu'une colonie possède en moyenne 1 790 acariens. Théoriquement, pour en avoir moins de 50 à l'issue du traitement, en supposant que notre colonie d'abeilles est infestée par 1 790 acariens en fin d'été, l'acaricide utilisé doit avoir une efficacité d'au moins 97,2 %. Malheureusement, aucun médicament avec AMM ne présente une telle efficacité. On doit donc réaliser deux ou trois traitements différents, avec diverses molécules au cours de l'année.

Une formule classique consiste à utiliser des lanières en fin de saison apicole, puis de l'acide oxalique en hiver, et éventuellement de l'acide formique au tout début du printemps.

D'autres combinaisons sont envisageables. Le comptage tout au long de l'année permet de savoir s'il est nécessaire de mettre en place un traitement. Mais c'est l'époque de l'année qui permettra de choisir l'un ou l'autre des médicaments. Ainsi, en pleine saison apicole, on évitera les dispositifs longs (lanières, dispositifs d'entrée...) au profit d'acide formique. L'hiver, en absence de couvain, on optera plus pour l'acide oxalique. Les dispositifs à mettre en place sur de longues durées seront réservés aux traitements d'automne. Quoi qu'il en soit, on enlèvera toujours les cadres de hausses avant de traiter.

Lutte raisonnée

Dans la **lutte raisonnée**, on envisage la conjonction de différents éléments (conditions climatiques et itinéraire technique du rucher, niveau estimé d'infestation, efficacité probable des traitements envisagés, etc.) permettant de rendre le traitement plus efficace. Le vétérinaire conseille alors à l'apiculteur une stratégie de lutte adaptée à sa conduite du rucher, une stratégie tenant compte de son niveau de technicité. On réalise une évaluation des principaux facteurs de risque et un suivi du niveau du parasitisme afin d'identifier les situations de danger.

Parmi les facteurs de risque, il y a le **nombre de parasites *V. destructor* en début de saison**. Plus le nombre de parasites est élevé en début d'année, plus la croissance de leur population sera rapide pendant la saison apicole. Le but de l'apiculteur est de ne pas atteindre le seuil critique de présence de parasites dans la ruche en cours de saison apicole.

Il y a également un **hiver trop clément**. En effet, lorsque l'hiver est trop doux, la ponte de la reine peut être continue et la quantité de couvain importante, ce qui favorise le développement précoce du parasite. La population de *V. destructor* peut atteindre prématurément des seuils critiques. Il est alors nécessaire d'abaisser la pression parasitaire en réalisant un traitement acaricide complémentaire avant la première miellée et/ou en faisant des découpes régulières dans le couvain mâle.

Un autre facteur de risque réside dans la présence de **colonies infestées dans l'entourage**. Une colonie très infestée (abandonnée, mal ou non traitée, essaims sauvages) est une source certaine de contamination, si elle se situe dans un rayon de moins de 5 km. En effet, des transferts de *V. destructor* entre colonies sont possibles *via* le pillage ou la dérive des ouvrières et des faux bourdons. Des centaines de parasites peuvent ainsi être échangés. Cela amplifie la croissance de la population parasitaire au sein de la colonie d'abeilles. La forte densité de colonies sur un même territoire favorise également l'échange de *V. destructor*.

Parmi les facteurs de risque, la sensibilité de la souche au parasite a été étudiée. Ainsi, les colonies fortement parasitées doivent être éliminées du schéma de sélection, et les reines présentes dans ces colonies remplacées par des reines issues de colonies identifiées comme peu parasitées. Cette sélection massale peut être complétée par une sélection de colonies fortement nettoyeuses. Les abeilles appartenant à des colonies hygiéniques détectent et extraient des alvéoles les larves et nymphes d'abeilles malades ou infestées par *V. destructor*. Ce comportement hygiénique peut être évalué par le test du couvain congelé ou celui du couvain tué à l'aiguille : plus le couvain mort est évacué rapidement, plus la colonie est hygiénique. Il a ainsi été montré que

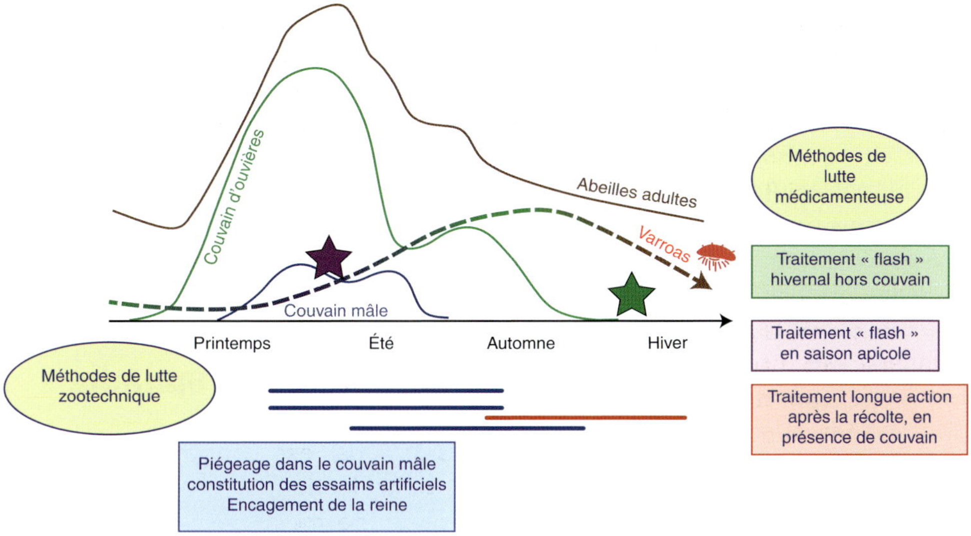

Figure 44 Bilan des méthodes de lutte d'après « Varroa aujourd'hui : pratique et enjeux de la lutte », conférence élaborée par le comité de pilotage de la formation continue des PAE apicoles.

les colonies les plus hygiéniques étaient aussi celles qui se défendaient le mieux, à la fois contre *V. destructor*, mais également contre d'autres maladies, comme la loque ou l'ascosphérose.

Il existe également quelques facteurs dommageables pour les abeilles, mais qui font chuter la population de *V. destructor*. On peut notamment citer la **disette** : en effet, en cas de disette, il peut y avoir un arrêt de la ponte, et donc un arrêt de la reproduction du parasite. Toutefois, dans cette situation, le pillage est exacerbé : les colonies les plus « fortes » pillent les provisions des colonies les plus « faibles », et transmettent en même temps des agents infectieux et des parasites.

En cas d'**essaimage** (mi-avril, parfois avant, à mi-juillet), la moitié des abeilles quittent la ruche, en emmenant la vieille reine cinq à sept jours avant la naissance de la nouvelle reine. Au sein de la colonie ayant essaimé, il n'y a pas de production de couvain pendant 2 à 3 semaines, le temps que la jeune reine soit apte à pondre. Durant cette période, *V. destructor* ne se reproduit pas, ce qui ralentit légèrement la croissance de la population d'acariens.

Plus de trois décennies après son arrivée en France, *V. destructor* reste l'un des fléaux majeurs de l'apiculture. Il oblige sans cesse l'apiculteur à agir pour maintenir son cheptel apicole en bonne santé. Les stratégies de lutte s'appuyant uniquement sur la chimiothérapie montrent leurs limites. C'est pourquoi naissent des stratégies de lutte raisonnée, alliant rotation de molécules, pratiques apicoles défavorables à l'acarien, réduction des facteurs de risque associés au parasitisme, suivi de la population de *V. destructor*, sélection, etc. On voit de plus en plus se mettre en place, au sein des groupements sanitaires, une approche collective de cette parasitose, afin de réduire les possibilités de réinfestation d'un rucher à l'autre.

6 L'ACARIOSE DU COUVAIN À *TROPILAELAPS CLAREAE*

Les acariens *Tropilaelaps clareae* se reproduisent en Asie, du nord-ouest de l'Iran jusqu'au sud-est de la Papouasie-Nouvelle-Guinée. Ils sont très présents aux Philippines. Il n'y a pas de synonyme pour ces parasites, auxquels on donne volontiers leur nom latin. Les Anglo-Saxons les nomment parfois « *mites of the brood* » (acariens du couvain).

Importance de la maladie, abeilles concernées

L'hôte naturel de *Tropilaelaps clareae* est l'abeille géante asiatique *Apis dorsata*. Cependant, on le retrouve sur *Apis cerana, Apis florea, Apis mellifera* et *Apis laboriosa*. *Tropilaelaps clareae* peut donc facilement être disséminé par *Apis mellifera*.

L'infestation par les acariens du genre *Tropilaelaps* est très réglementée au sein de l'Union européenne. Toute détection de l'acarien doit être déclarée aux instances européennes. C'est une obligation légale. Seuls *T. clareae* et *T. mercedesae* ont été décrits comme infestant *Apis mellifera*.

T. clareae n'est actuellement pas présent en Europe, mais le risque qu'il soit introduit est fort. La législation européenne interdit les importations d'essaims d'abeilles ou de colonies provenant de pays tiers (hormis la Nouvelle-Zélande). L'importation de reines est autorisée pour quelques pays hors Union européenne. La réglementation concernant les importations est la principale protection contre le risque d'introduction du parasite. Une fois arrivé sur le territoire, on pense qu'il sera impossible de l'éliminer.

Origine de la maladie

Le parasite du genre *Tropilaelaps* et de l'espèce *clareae* est un parasite appartenant à l'embranchement des Arthropodes, au sous-embranchement des Chélicérates, à la classe des Arachnides, à l'ordre des Acariens, au sous-ordre des Mésostigmates, à la superfamille des Gamasidés, et à la famille des *Laelapidae*. Il existe plusieurs espèces de *Tropilaelaps* : *T. clareae* et *T. mercedesae*, qui peuvent infester *Apis mellifera*, mais aussi *T. koenigerum*, ou encore *T. thaii* *(photo 176)*.

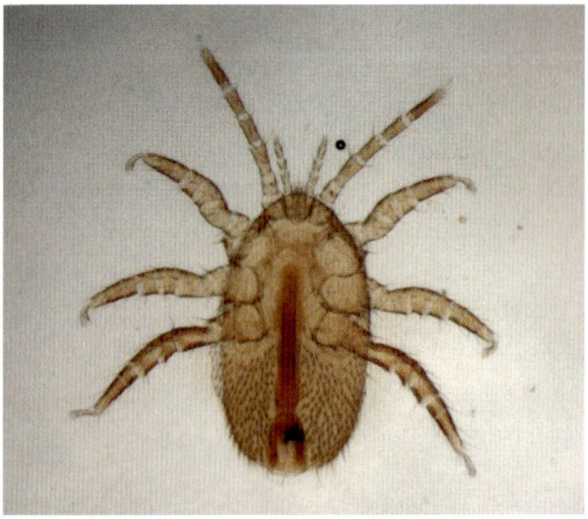

Photo 176 *Adulte de* Tropilaelaps clareae *(Photo aimablement prêtée par l'Anses de Sophia Antipolis).*

Cycle parasitaire

Tout comme *Varroa destructor*, *Tropilaelaps clareae* se reproduit dans le couvain. Le cycle dure environ une semaine.

Une femelle pond entre un à quatre œufs sur des larves d'abeilles, 48 heures avant l'operculation. Ils éclosent en 12 heures. Il naît en général dans une cellule parasitée un mâle et plusieurs femelles qui s'alimentent de l'hémolymphe des larves, créant de fait une spoliation non négligeable pouvant atteindre 50 % du couvain, qui devient alors « mosaïque ». Les larves deviennent des nymphes après être passées par le stade protonymphe et le stade deutonymphe. Elles deviennent adultes en environ six jours, et commencent à se nourrir d'hémolymphe. Le parasite ne peut pas se nourrir sur l'abeille adulte, car il ne peut pas percer la cuticule. Hors couvain, il ne survit pas plus de neuf jours à la température de la colonie. Les adultes (dont la femelle fondatrice) émergent avec l'abeille et cherchent de nouveaux hôtes. Une femelle meurt en deux jours si elle ne peut pas parasiter de nouvelle larve.

Le cycle de vie de *Tropilaelaps* est très court, ce qui explique pourquoi sa population augmente plus rapidement que celle de *V. destructor*. Lorsqu'il y a compétition entre les deux acariens, leur taux de multiplication diminue.

Comme *V. destructor*, *Tropilaelaps* préfère le couvain de mâles.

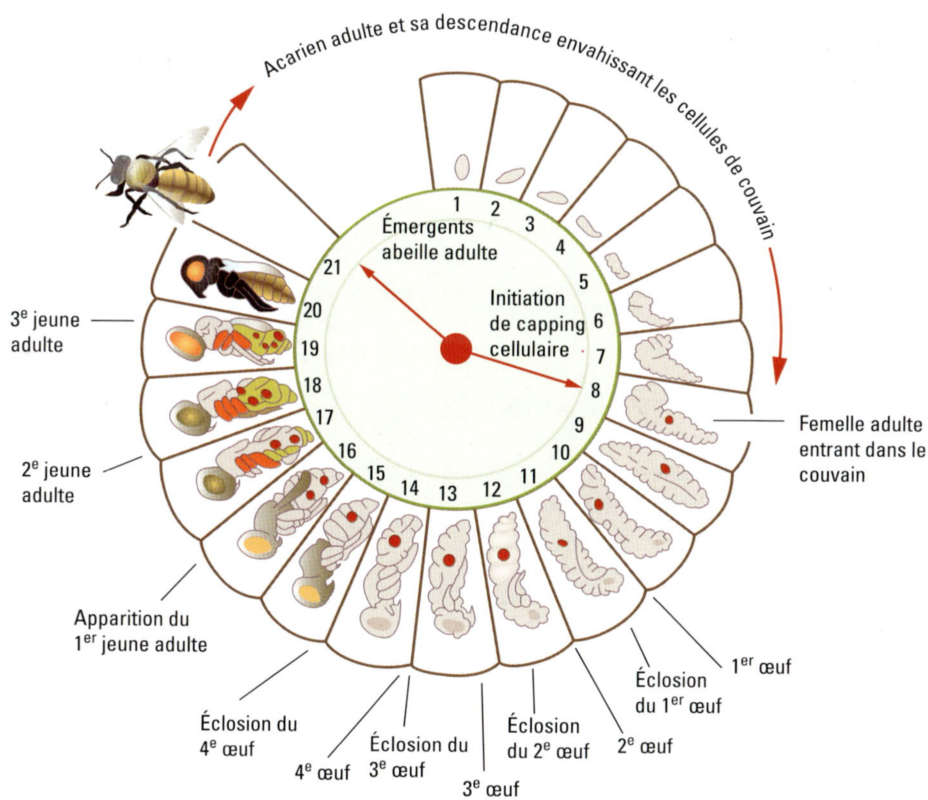

Figure 45 Cycle de développement de Tropilaelaps

Transmission de la maladie

C'est par la dérive et le pillage, voire par les vols d'essaimage, que *Tropilaelaps* entre dans les ruches. Il est alors phorétique. Mais les pratiques apicoles (*via* la diffusion d'abeilles et de couvain infestés) peuvent aussi accentuer le phénomène. Il est donc primordial de vérifier que les abeilles sont saines avant de déplacer les colonies.

Pathogénie

Les abeilles qui naissent présentent des malformations au niveau de l'abdomen, des ailes et des pattes. Certaines des abeilles mutilées rampent à l'entrée de la ruche. On remarque des opercules perforés suite à l'activité de nettoyage des ouvrières, qui expulsent les nymphes infestées ou les jeunes adultes malades.

En raison de la spoliation, le couvain est réduit, et toutes les larves ne donnant pas des adultes, on observe moins d'ouvrières au sein de la colonie.

Symptômes et lésions

Dans les colonies présentant un haut niveau d'infestation, les dégâts sont semblables à ceux de la varroose. Les colonies sont moins populeuses, certaines désertent la ruche, d'autres meurent.

Diagnostic

La diagnose se fait par l'observation. L'acarien possède quatre paires de pattes ; la première est disposée verticalement, comme des antennes. Le corps des femelles est brun-rouge. Il n'est pas segmenté. Les mâles sont moins sclérifiés. *Tropilaelaps* est petit (femelle : 0,881 × 0, 485 mm ; mâle : 0,856 × 0,501 mm, soit moins d'un millimètre de long). Il est donc plutôt de forme allongée, et il bouge beaucoup. L'epigium des femelles est peu pointu, et ses côtés sont parallèles. Les chélicères des femelles présentent une dent subapicale. Ces deux caractères morphologiques sont des caractères distinctifs de l'espèce. Les séquences du matériel génétique de chaque espèce permettent aussi la distinction.

Il est difficile de confondre *Varroa* (acarien parasite de la colonie fréquemment rencontré) et *Tropilaelaps*. *Varroa* est plus grand, plus arrondi et plus foncé, alors que *Tropilaelaps* est tout en longueur.

Les signes cliniques d'une infestation par *Tropilaelaps* sont semblables à ceux de la varroose (ailes et pattes déformées et raccourcies, abdomen déformé, opercules alvéolaires comportant de petits trous, couvain « mosaïque » ou mort).

On peut détecter *Tropilaelaps* en le collectant, comme pour *Varroa*, sur 100 à 200 abeilles, que l'on place dans un bocal à couvercle. On ajoute de l'alcool à 70 % ou de l'eau savonneuse pour recouvrir les abeilles, ou alors du sucre glace (dans ce cas, les abeilles ne sont pas tuées). On remue le bocal pendant environ 10 secondes, et les acariens se collent aux parois. On tamise ensuite les abeilles et leurs acariens pour les séparer. Cette méthode n'est pas très efficace, car seuls 3 à 4 % de ces parasites sont portés par des abeilles adultes.

On peut aussi détecter *Tropilaelaps* en observant le couvain, et notamment le couvain mâle operculé. Il faut alors se servir d'un peigne à miel permettant d'extraire les nymphes operculées. Les acariens sont alors facilement observables.

Un diagnostic précis peut être fait en utilisant un lange collant recouvert de saindoux. On le laisse dans la colonie durant trois jours, et on observe les chutes. Pour un diagnostic plus rapide, on peut ajouter 25 g de tabac à pipe dans l'enfumoir, et enfumer les abeilles 6 à 10 fois, avant de fermer la ruche pendant 10 à 20 minutes. On retire le lange collant après 10 minutes, et on compte les acariens.

En cas de forts soupçons, on doit alerter au plus tôt les autorités compétentes (les DDPP, directions départementales de la protection des populations, ex-DDSV), qui prendront les mesures adéquates. Tout parasite suspect (adulte ou larve) ressemblant à *Tropilaelaps* doit être immédiatement envoyé au laboratoire national de référence et/ou aux autorités compétentes pour identification. Il faut utiliser un récipient bien fermé. Il est important de fournir autant d'indications que possible (nom et adresse, nom de l'apiculteur, emplacement du rucher, etc.). Il ne faut jamais envoyer d'acariens vivants. On doit d'abord les tuer, en les mettant au congélateur une nuit ou en les plongeant dans de l'alcool à 70 %.

Pronostic

Actuellement, *Tropilaelaps* n'est pas présent en France. En cas de découverte, le rucher serait probablement détruit, pour éviter que le parasite ne s'implante dans notre pays.

Prévention

On peut assurer, à titre préventif, une surveillance attentive, en maintenant la colonie sur un plateau grillagé (comme ceux que l'on utilise contre la varroose), avec une surface collante. L'observation des débris permet en général de distinguer les acariens. On peut aussi, comme lors d'un diagnostic, utiliser un peigne à miel et ouvrir régulièrement des cellules de mâles. Enfin, on peut utiliser des acaricides et rechercher des acariens morts ou mourants sur le fond, après 24 heures.

Traitement

Les traitements destinés à lutter contre *V. destructor* sont en général actifs. Dans les pays connaissant des infestations de *T. clareae*, on utilise des formulations à émission lente de fluvalinate ou de cimiazol, des saupoudrages mensuels avec du soufre, ou encore des traitements à l'acide formique.

Les acariens sont incapables de s'alimenter sur des abeilles adultes ou de survivre plus de quelques jours à l'extérieur des cellules operculées. Cela permet d'employer une méthode alternative consistant à mettre en cage la reine pendant quelques semaines. L'acarien, n'ayant plus de larves hôtes, meurt.

La fumée de tabac dans l'enfumoir fait également chuter les acariens. Il s'agit ensuite de les capturer, grâce à une bande collante placée sous la grille de la ruche.

7 L'INFESTATION DUE À *BRAULA COECA*, OU « POU » DES ABEILLES

Braula coeca est incorrectement appelé « pou des abeilles » ou « braule aveugle ». Son nom vient du grec βραύλα et du latin (*caecus* : aveugle). Il ne s'agit pourtant pas d'un pou, mais d'un diptère, sans ailes, et il n'est pas aveugle. De récentes études ont montré qu'il aurait un ancêtre commun avec les drosophiles (*Drosophila melanogaster*). *Braula* a probablement évolué à partir d'un ancêtre des drosophiles suceur de sève associé au miellat et à la cire des cochenilles. Il a été mentionné pour la première fois en France en 1740, par le célèbre physicien naturaliste vendéen René-Antoine Ferchault de Réaumur (dit Réaumur) *(photo 185)*.

Importance de la maladie, abeilles concernées

Ce pou n'est pratiquement plus observé sur les abeilles mellifères domestiques. On le retrouvait encore parfois il y a une vingtaine d'années sur des essaims sauvages. Pourtant, il est souvent cité dans la littérature un peu ancienne (son cycle a été très étudié dans les années 1920). Il était présent partout où l'abeille, qui est son hôte exclusif, était présente.

Les premiers traitements contre l'acariose des trachées due à *Acarapis woodi* ont contribué à sa raréfaction. Mais depuis que les apiculteurs traitent les colonies de manière systématique contre *Varroa destructor*, on n'observe presque plus *B. coeca*, sauf dans des zones préservées où *V. destructor* n'est pas connu ou là où il a fait récemment son apparition, comme sur l'île d'Ouessant (où *Varroa* et *Braula* cohabitent encore pour un temps), ou encore sur l'île de Groix où aucun traitement contre *V. destructor* n'a été mis en place.

Depuis que les apiculteurs traitent les colonies de manière systématique contre *V. destructor*, on n'observe presque plus *Braula coeca*, sauf dans des zones préservées où *V. destructor* n'est pas connu, comme sur l'île d'Ouessant. On peut aussi penser que *Varroa* a pris la niche écologique que *Braula* occupait jusque-là.

Le « pou des abeilles » n'est pas considéré comme un parasite dangereux, et il arrive même que certains auteurs le considèrent comme commensal de la ruche (organisme vivant profitant de son hôte sans bénéfice ni danger pour lui).

On le retrouve principalement sur les ouvrières âgées, et parfois en masse sur le thorax de la reine, en particulier en automne *(photos 177 et 184)*. Une ouvrière héberge généralement un seul pou, rarement deux voire trois mais les reines peuvent en abriter une douzaine (jusqu'à 25/30 ou plus en même temps, un auteur en aurait même compté plus de 187).

Braula coeca serait arrivé aux États-Unis avec la colonisation du continent américain par des colonies d'abeilles mellifères italiennes. Il a été dispersé dans le monde lors de l'importation d'abeilles mellifères européennes.

Nitzsh écrivait en 1818 que *Braula* était un des « parasites » de l'Abeille mellifère les plus communs dans le monde. Mais

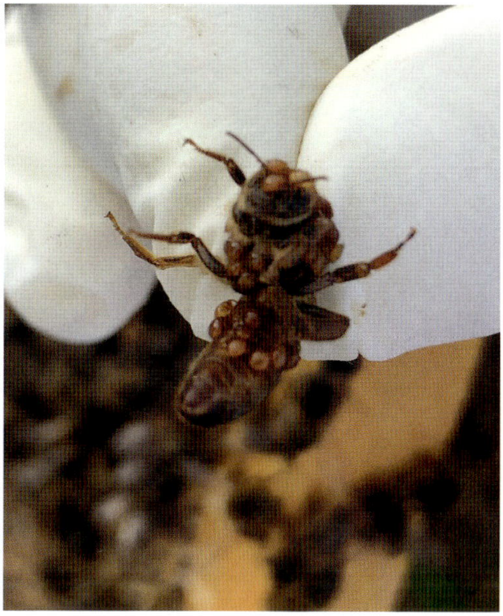

Photo 177 *Nombreux* Braula *sur une reine (photo aimablement prêtée par Agnès Ménage).*

aujourd'hui, en France, on ne le retrouve que sur quelques îles bretonnes. Il a été observé sur tous les continents : en Amérique du Nord (Mexico, USA, Costa Rica, Panama, Tobago), en Amérique du Sud (Argentine, Bolivie, Brésil, Chili, Colombie, Paraguay, Pérou, Uruguay, Venezuela), sur le continent européen (Albanie, Autriche, Belgique, Bulgarie, Tchécoslovaquie, Danemark, Finlande, France, Allemagne, Hongrie, Irlande, Italie, Pays-Bas, Norvège, Pologne, Roumanie, Portugal, Espagne, Suisse, Angleterre, Yougoslavie) en Afrique (Algérie, Canaries, Maroc, Égypte, Angola, Botswana, Burundi, Congo, Éthiopie, Ghana, Guinée Bissao, Kenya, Malawi, Maurice, Mozambique, Rwanda, Sénégal, Afrique du Sud, Tanzanie, Zaïre, Zambie, Zimbabwe), en Asie (Iran Irak, Israël, Jordanie, Oman, Arabie saoudite, Turquie, Émirats, Inde, Sri Lanka, Russie, Chine), et en Océanie (Tasmanie).

Origine de la maladie : le parasite

C'est un arthropode, de la classe des insectes (ptérygotes, neoptères, métaboles), de l'ordre des diptères (brachycère, muscomorphe) de la famille des *Braulidae*, du genre *Braula* et de l'espèce *Braula coeca* (Nitzsch 1818). C'est en 1818 que Nitzsch a classé *B. coeca* parmi les diptères en raison des caractères morphologiques de ses pièces buccales. Les diptères, comme tous les insectes, ont deux paires d'ailes mais l'une d'elle est modifiée, réduite à un vestige appelé balancier qui les aide à se maintenir en vol. Chez *B. coeca*, les deux paires d'ailes ont disparu.

La famille des *Braulidae* comprend deux genres (*Braula et Megabraula* deux fois plus grand) et sept espèces (*B. coeca* – cosmopolite mais présent surtout en Europe – , *B. kohli* – présent plutôt dans les zones tropicales – , *B. orientalis* – plutôt russe – , *B. pretoriensis* – surtout en Afrique du Sud – *B. schmitzi* – surtout en Asie – , *M. antecessor et M. onerosa*).

Braula coeca adulte est aplati et a une forme elliptique. La tête, large, et l'extrémité postérieure de l'abdomen se trouvent à l'extrémité du grand axe de l'ellipse, tandis que les pattes se trouvent sur les côtés. Il est petit (1,2 à 1,5 mm de long et 0,75 mm de large). Néanmoins, il peut être vu à l'œil nu, souvent sur les abeilles. Les mâles sont un peu plus petits que les femelles. Le corps de *Braula* (qui représente 60 % de la longueur de l'insecte) est couvert de longs poils torsadés et rigides. Certains, situés latéralement sont un peu plus longs.

La tête du diptère avec ses antennes est plus large que le reste du corps.

Le thorax et l'abdomen (composé de cinq tergites) sont soudés.

Les trois paires de pattes sont fortes, assez longues par rapport au corps et poilues. Elles sont terminées par une griffe modifiée recourbée vers l'abdomen (le peigne) agrémenté de 22 à 32 dents. Ses tarses ont cinq segments. Chacun des six derniers segments comprend un peigne. Les pattes sont munies d'une ventouse (ou pulville) utile lors de déplacement sur des surfaces lisses.

Les antennes, sub-globuleuses sont insérées très latéralement et, en phase de repos, elles sont logées dans une petite cavité. Le deuxième segment est très petit et le pédicelle est bien développé.

Locomotion : Les braulas peuvent se déplacer librement, rapidement et efficacement dans n'importe quelle direction sur l'hôte ou sur une surface lisse. Dans ce mode de locomotion, leurs pattes sont habituellement repliées sous le thorax et les tarsomères sont alignés horizontalement sur la surface du substrat. Le repli des pattes permet le contact adhésif entre les ventouses et la surface *(photos 178 à 180)*.

Comme le pou est dépourvu d'œil ou d'ocelle, on le pensait aveugle mais en 1892 Muggenberg a découvert des « taches oculaires claires » à la surface de la cuticule situées dorsalement, légèrement au-dessus de l'insertion des antennes.

Les palpes maxillaires sont bien développés alors que les pièces buccales se limitent à une courte trompe.

Braula coeca a été signalé à plusieurs reprises, mais à tort, comme n'ayant qu'une seule spermathèque, ce qui est extrêmement rare chez les diptères

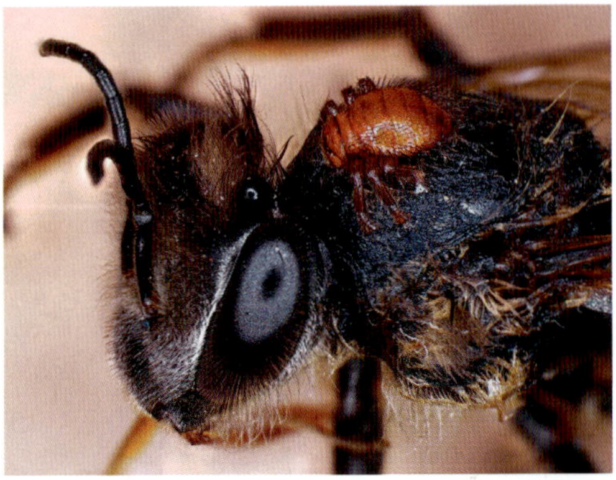

Photo 178 Braula pretoriensis, *cousin de* Braula coeca, *est très présent sur l'île de la Réunion (Photo aimablement prêtée par Antoine Franck, du CIRAD).*

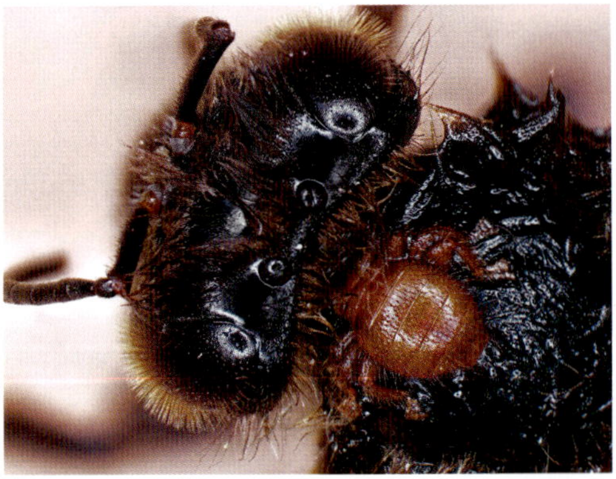

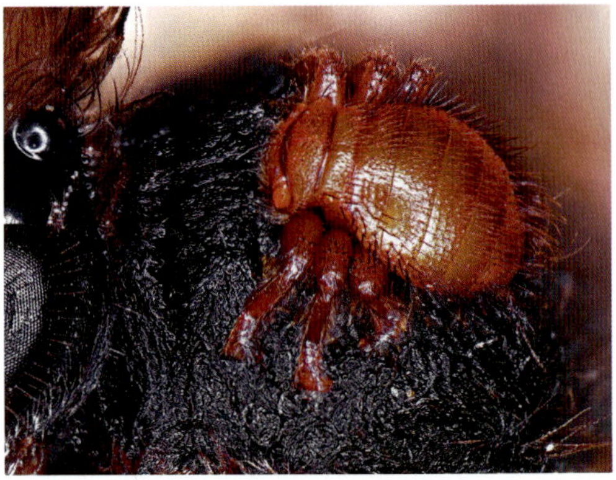

Photos 179 et 180 Braula pretoriensis, *cousin de* Braula coeca, *est très présent sur l'île de la Réunion (Photo aimablement prêtée par Antoine Franck, du CIRAD).*

supérieurs. Cette erreur a été réparée quand on a découvert en plus du réceptacle ventral principal deux spermathèques dorsales bien présentes mais extrêmement réduites.

Lorsqu'ils émergent, les *Braula* sont d'abord de couleur blanche et douze heures plus tard ils deviennent brun jaunâtre. À maturité, ils apparaissent brun rouge.

Les œufs de *Braula* sont blancs, de forme ovale et possèdent une collerette (deux ailes latérales plates qui s'étendent parallèlement l'une à l'autre vers l'axe long de l'œuf). Ils mesurent de 0,7 à 0,8 mm de long et environ 0,3 mm de large, sans les collerettes, et en moyenne 0,8 mm de long et 0,4 mm de large. Ils sont relativement imposants par rapport à la taille des femelles.

Les larves sont apodes et ont l'apparence d'un asticot à l'extrémité postérieure aplatie et l'extrémité antérieure pointue. Elles possèdent une seule paire de spiracles. La taille des larves les rend difficiles à voir à l'œil nu. À son troisième stade elle mesure 2 mm. Leur présence est généralement établie sur la base des dommages subis. Les tunnels que les larves créent dans le couvain sont coniques, atteignant une longueur maximale d'environ 100 mm et une ouverture d'un diamètre de 0,75 mm pour s'élargir au fur et à mesure que la larve grossit et atteint 1,5 mm.

La prépupe (stade précédant le stade nymphal au cours duquel l'insecte ne s'alimente plus) est d'un blanc crémeux.

Les nymphes piriformes sont de couleur blanche ou jaunâtre, et mesurent de 1,4 à 1,7 mm de long, et de 0,5 à 0,75 mm de large. Leur cuticule est sclérifiée.

Les caractères morphologiques des pattes de *B. coeca* sont également bien adaptés pour se tenir solidement à la surface de l'abeille, notamment grâce aux peignes, fortement élargis et divisés en un grand nombre de dents. Ils correspondent parfaitement au diamètre des poils de l'abeille. Ils permettent au parasite de se fixer solidement aux poils fins de son hôte, sur la tête et le thorax, et entre le thorax et l'abdomen des abeilles adultes de toutes les castes. Le détachement de l'hôte serait fatal pour *Braula*.

Le peigne se glisse dans les poils de l'abeille, et de petites fanfreluches viennent se coller sur cette touffe de poils, empêchant ainsi tout glissement du peigne. Il enchâsse plusieurs poils du haut vers le bas en les bloquant à la base des peignes où les dents sont plus étroites, rendant la prise très efficace en générant une importante force de friction. Le poil ne peut alors pas glisser. La force d'attachement d'un « pou » à une l'abeille est alors suffisante pour la soulever entièrement si on n'attrape que *Braula* et qu'on le soulève. Ce système permet au parasite de se déplacer sans blesser les abeilles. Il peut ainsi sortir de la ruche, accroché à une butineuse sans risquer de tomber (*Figure 46*).

Lors du détachement, les peignes sont déplacés en direction apicale, par une rapide torsion de la chaîne tarsienne, ce qui conduit à la libération des poils des régions de serrage.

Quand *B. coeca* est sur une reine, il abaisse ses longues pattes jusqu'à la zone du labium en s'appuyant sur les ventouses afin de s'approcher au plus près de la gelée royale restant sur les pièces buccales non poilues de la reine. La reine, en étendant sa trompe, puis en la rétractant, renouvelle la gelée royale dans la région buccale et facilite

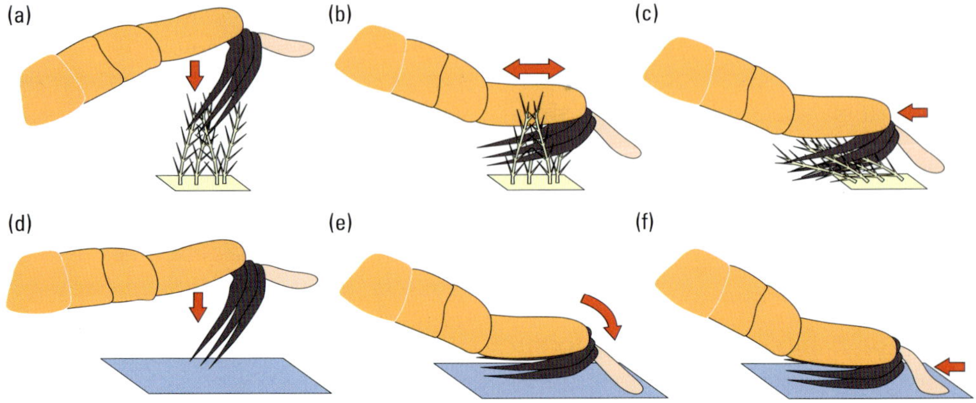

Figure 46 Montrant le processus d'attachement de B. coeca sur des poils d'abeille (a-c) et des substrats lisses (d-f). (a) Tout d'abord, la griffe (gris foncé) est ouverte et le tarse (orange) est poussé vers la base des poils d'une abeille (jaune). (b) Le tarse se déplace ensuite d'avant en arrière dans un mouvement de cisaillement et les pointes des griffes sont orientées vers le centre du diptère. (c) En conséquence, les interstices des dents des griffes s'imbriquent dans les poils de l'abeille. Tous les poils des abeilles sont bien alignés sur le tarse et sont empilés les uns sur les autres dans les interstices. Les flèches rouges correspondent au mouvement de l'ensemble du tarse. (d) Sur les substrats lisses, les griffes ne s'imbriquent pas dans les poils. (e) Au contraire, les griffes sont repliées vers l'intérieur. (f) Les ventouses (rose) sont ensuite mises en contact et assurent une bonne adhésion au substrat (d'après Thies H. Büscher et al.)

alors l'ingestion des résidus non ingérés par *Braula*. Pour cela il se sert de sa trompe. Certains auteurs affirment que *Braula* peut stimuler la régurgitation des abeilles en leur caressant les pièces buccales ce qui amène l'abeille à étendre sa trompe par un mécanisme réflexe et à régurgiter une goutte de liquide de son jabot. Une sorte de trophallaxie détournée au profit de *Braula*. Il est intéressant de noter que la gelée royale est tellement transformée que la reine n'a que rarement besoin d'évacuer ses matières fécales. Lorsqu'elle émet des fèces, il s'agit d'un liquide presque clair, riche en phéromones, que les ouvrières et les *Braula* ingèrent. Comme les *Braula* consomment la même source de gelée royale, leur besoin d'émettre des fèces est également très faible. S'ils défèquent sur la reine, les ouvrières la nettoient.

Quand *Braula* est sur une ouvrière il se nourrit de la nourriture du couvain, de cire et de pollen, et non de gelée royale. Par conséquent, il émet des fèces presque normales avec une forte teneur en pollen. Les abeilles ouvrières les nettoient par toilettage mutuel.

Les larves quant à elles ingèrent du miel et du pollen. Elles laissent leurs excréments dans les tunnels creusés dans la cire.

***Camouflage chimique** :*

Les diptères adultes ne sont pas détectés par les ouvrières. *Braula* possède en effet un profil d'hydrocarbures cuticulaires qui reflète celui de la colonie d'abeilles hôte. En effet, même de petites différences spécifiques à la colonie dans les schémas d'isomères d'alcènes présents chez les abeilles sont détectées dans le profil chimique de *Braula*. Cette découverte confirme l'idée que les indices de reconnaissance des abeilles sont contenus dans la partie alcène de leur profil d'hydrocarbures et que les *Braula* exploitent cette caractéristique, en sentant la même odeur que la colonie, pour ne pas être détectées au sein d'une colonie par ailleurs hostile.

Cycle parasitaire

Il n'y aurait qu'un cycle par an. Le parasite pond durant une période située de la fin du printemps à la fin de l'été, dans la cire, sous les opercules contenant du miel, sur le plancher de la ruche, sur les cadres. Les œufs pondus en dehors de la cellule ne se développeront pas.

La période d'incubation des œufs dépend de la température extérieure. Elle varie de 2 jours en été à 7,4 jours en hiver.

Les larves éclosent et se développent, en ingérant du miel et de la cire. Elles mettent entre 7,1 et 10,8 jours, en fonction de la saison.

Le stade nymphal se passe dans les tunnels dans la cire et dure de 1 à 2,7 jours.

L'adulte après émergence cherche à monter sur une abeille. S'il ne trouve pas d'hôte, il meurt au bout de six heures.

La durée de vie de *Braula coeca* adulte ne semble pas connue. *Braula* passe l'hiver au cœur de la grappe, souvent sur la reine. Il n'a pas la capacité à résister au froid seul étant dépourvu de corps adipeux.

Il a été constaté que de la ponte des œufs jusqu'à l'émergence de l'adulte prend de 16 à 23 jours.

Transmission de la maladie

Le parasite se transmet par le biais d'échanges de produits apicoles ou d'abeilles entre apiculteurs. D'une ruche à l'autre, le parasite est transmis par des outils souillés, le pillage, etc. ; d'une abeille à l'autre, le parasite se transmet par contact.

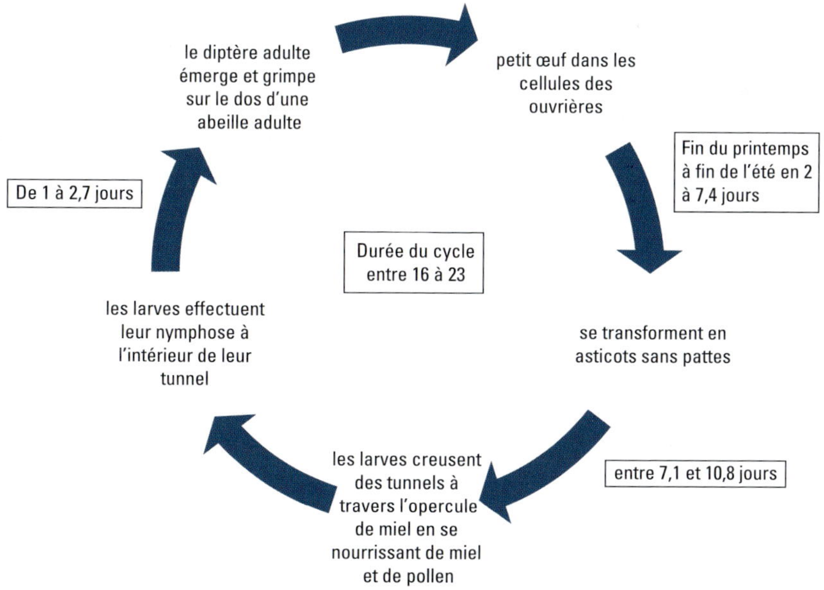

Figure 47 Représentation du cycle biologique de Braula coeca

Pathogénie

Les larves éclosent dans les cellules contenant du miel et percent, pour se nourrir, des tunnels sous les opercules, et parfois dans les parois ou le fond des cellules, dans la cire du couvain *(photo 181)*. Elles se nourrissent de miel et de pollen. Le miel des hausses est alors souillé par les larves, les déjections et les nymphes. Le pou est peu dangereux pour les abeilles, mais ses larves se logent dans les cellules remplies de miel et altèrent son apparence.

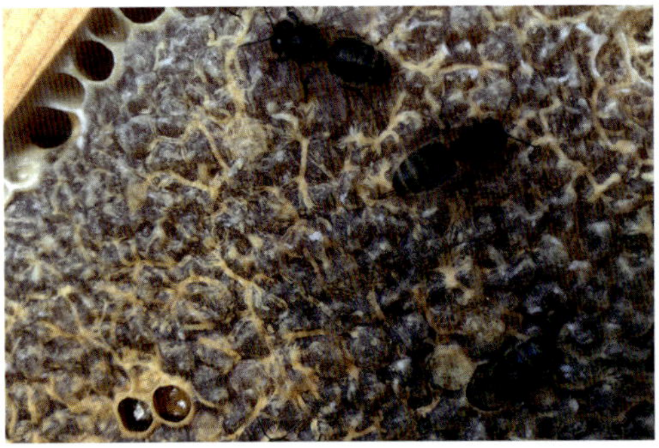

Photo 181 *Les tunnels creusés par* Braula *se voient à l'œil nu (photo aimablement prêtée par Agnès Ménage).*

Braula coeca est parfois considéré comme un commensal tant il spolie peu les abeilles. Hövemeyer a proposé le terme de « cleptoparasitisme » pour caractériser ce vol de nourriture. Considérant que *Braula coeca* n'exerce pas une pression parasitaire très forte, certains auteurs – à l'instar des poissons clowns et de leur anémone protectrice – parlent d'une espèce inquiline. En effet, l'inquilinisme est bénéfique pour l'inquilin (*Braula*) et neutre pour l'hôte (*Apis mellifera*). *Braula* s'abriterait sur l'abeille sans pour autant lui porter préjudice.

Une abeille parasitée par un seul diptère ne montre pas de souffrance. Toutefois, lorsqu'elle est fortement contaminée, la reine peut avoir du mal à pondre normalement (en raison de carences alimentaires). Le niveau de production de la colonie est alors directement proportionnel à la quantité de parasites qu'elle supporte. Plus elle est parasitée, moins la colonie produit. Certains auteurs relatent également un agacement des abeilles face au comportement de *Braula*.

Par ailleurs, il a été récemment montré que *Braula* peut aussi être porteur de virus pathogènes comme le BQCV et les DWV A et B. Sur *Braula schmitzi* on a retrouvé le virus ABPV.

Diagnostic

L'observation du parasite sur les ouvrières, la reine ou les mâles sera complétée par une diagnose sous microscope *(photo 182)*. Les larves peuvent être observées dans les cellules operculées.

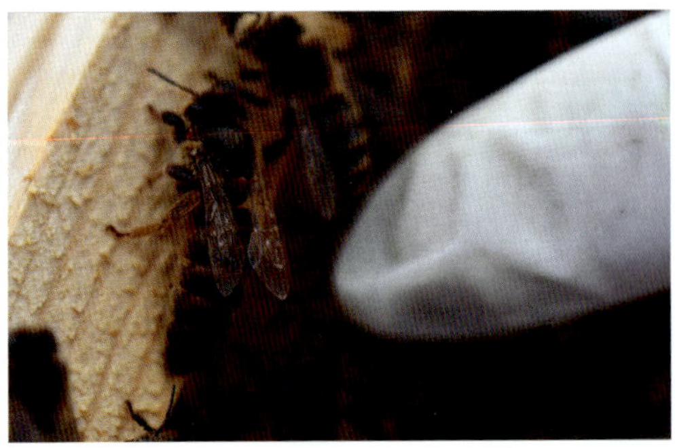

Photo 182 Braula *sur une reine.*

Prévention

On peut éliminer au moyen d'une filtration les larves de *Braula coeca*, afin qu'elles ne contaminent pas le miel. On peut aussi congeler les cadres de hausse à – 18 °C pendant 24 heures pour détruire les œufs et les larves des parasites avant leur stockage.

Pronostic

Il est relativement facile de se débarrasser de *Braula coeca*. Il faut pour cela utiliser des médicaments spécifiques (qui existent dans certains pays), ou ceux destinés à lutter contre *Varroa destructor*.

Traitement

Il est relativement facile de se débarrasser de *Braula coeca*. Il faut pour cela utiliser des médicaments spécifiques (qui existent dans certains pays), ou ceux destinés à lutter contre *Varroa destructor*. La fumée de tabac insufflée dans le trou de vol (2 à 3 grammes dans un enfumoir) peut aussi permettre en deux minutes de déparasiter les abeilles. Certains auteurs disent souffler la fumée directement sur la reine gardée dans le creux de la main. Cette technique est employée par les apiculteurs ouessantais pour déparasiter leurs reines avant de les marquer. Cependant, Jean-Prost & Leconte indiquent n'avoir jamais réussi à décrocher *Braula* d'une abeille même en soufflant une dose allant jusqu'à « l'anesthésie des premières abeilles » *(photo 183)*.

Le contrôle chimique des parasites est possible. La plupart des médicaments destinés à lutter contre *V. destructor* sont actifs sur l'insecte. Un produit à base d'acide formique possède une AMM en Bulgarie. L'action du thymol à raison de 200 à 500 mg/m^3 a également été citée par Alexeyenko et Bakai pour éliminer ce cleptoparasite (Jean-Prost et Leconte parlent eux de 60 à 100 mg/ruche). On peut également traiter par le froid négatif (congélation à – 18 °C pendant 24 heures)

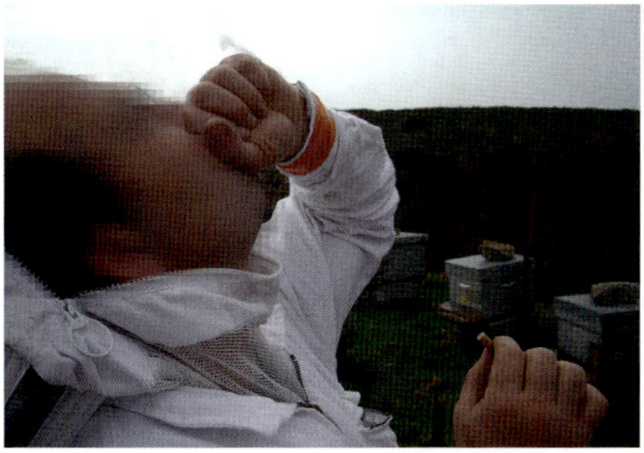

Photo 183 *Les apiculteurs ouessantais soufflent de la fumée de cigarette sur leurs reines pour les déparasiter avant de les marquer (Photo aimablement prêtée par Monique l'Hostis).*

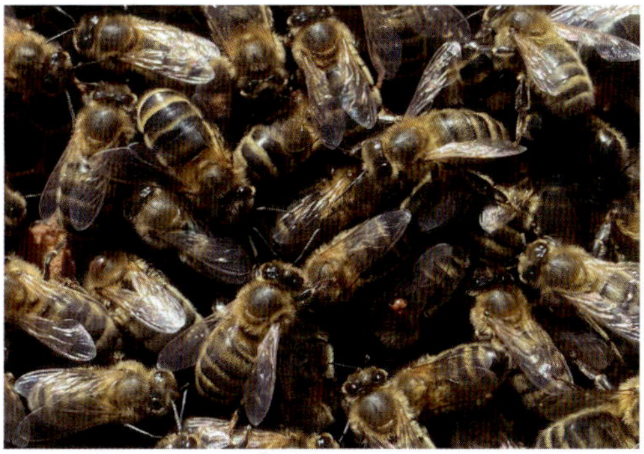

Photo 184 *À la fois* Varroa *et* Braula *(Photo aimablement prêtée par Agnès Ménage).*

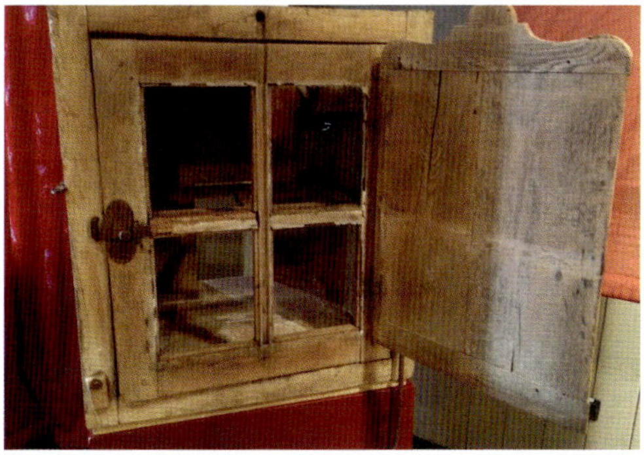

Photo 185 *Ruche d'observation ayant appartenu à Réaumur.*

8 L'ASCOSPHÉROSE : UNE MYCOSE DUE À *ASCOSPHAERA APIS*

L'ascosphérose est également appelée « maladie du couvain plâtré », « maladie du couvain dur » ou « maladie du couvain calcifié ».

Importance de la maladie, abeilles concernées

L'ascosphérose du couvain est la seule maladie fongique du couvain observée en France. Très longtemps cantonnée à l'Europe, il s'agit désormais d'une mycose mondialement répandue (Europe, États-Unis, Australie).

Les spores résistent une quinzaine d'années dans le milieu naturel. Elles sont présentes partout (miel, pollen, cadres, eau, tubes digestifs...), et le développement de la maladie se fait si les conditions sont réunies pour qu'elles germent.

Ce sont essentiellement les nettoyeuses qui disséminent les spores en nettoyant les cellules et en sortant les momies sur les planches d'envol *(photos 186 et 187)*. Si la larve contaminée est porteuse de corps fructifères, elle est hautement contaminante (une larve momifiée peut produire de 100 millions à 1 milliard de spores).

Origine de la maladie

L'ascosphérose est due à un champignon ascomycète hétérothallique (il possède deux sortes de mycéliums). Ce champignon fait partie de la classe des Eurotiomycètes, de la sous-classe des *Eurotiomycetidae*, de l'ordre des Ascosphérales, de la famille des *Ascosphaeraceae*, du genre *Ascosphera* et de l'espèce *apis*. On le nommait autrefois *Pericystis apis*, mais il fut reclassé en 1955. On distingue parfois deux variétés : *A. apis major* et *A. apis apis*.

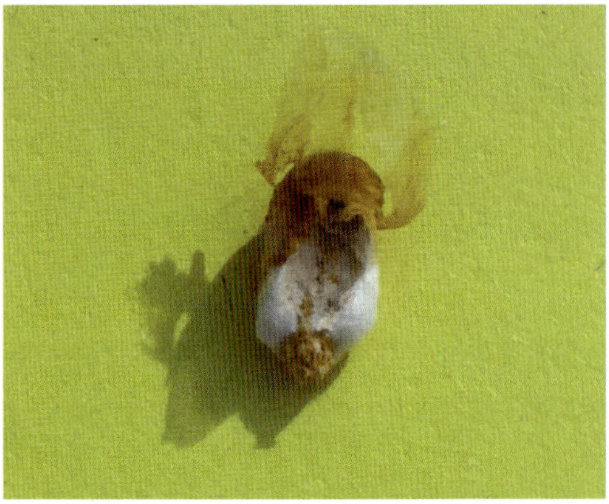

Photo 186 *Larve contaminée (blanche).*

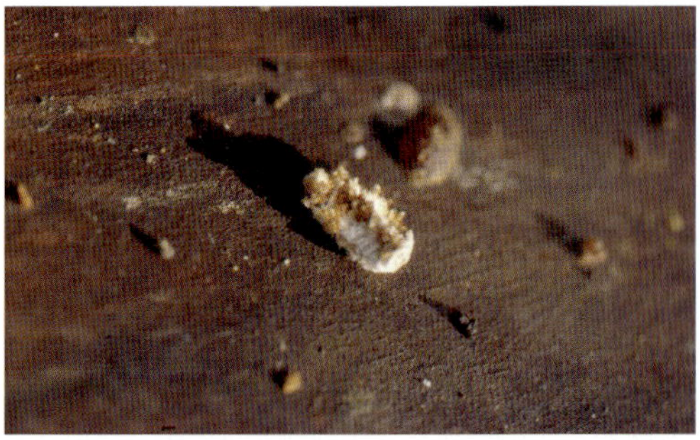

Photo 187 *Larve contaminée déposée sur la planche d'envol.*

Cycle parasitaire

Ce champignon comprend deux formes de mycéliums. Pour la reproduction, les deux formes doivent se rencontrer et fusionner. Des sporocystes apparaissent alors : ce sont les corps fructifères. Dans les sporocystes vert olive à brunes, des divisions cellulaires s'opèrent et donnent naissance à des asques, asques dans lesquels se forment les ascospores (parfois appelées « spores »), entités de dissémination, mais aussi de résistance dans le milieu extérieur. La moitié de ces ascospores donnera des mycéliums d'une forme, et l'autre moitié des mycéliums d'une autre forme.

Les ascospores résistent de nombreuses années dans le milieu extérieur (15 ans dans des larves momifiées, 4 ans dans le milieu extérieur, dans le miel, dans la cire...), mais les mycéliums sont fragiles.

Les larves, quel que soit leur âge, s'infestent en ingérant du miel contaminé par les ascospores, mais aussi en étant au contact de cires infectées par voie transcuticulaire.

Après l'ingestion, les abeilles voient les ascospores se développer en mycélium, mycélium qui traverse la muqueuse digestive, puis envahit tous les tissus larvaires. Les larves dans les cellules operculées présentent alors des symptômes. Les mâles expriment la maladie en premier.

Transmission de la maladie

La transmission des spores se fait le plus souvent d'une abeille porteuse à une larve par le biais de l'alimentation. La trophallaxie et la consommation de miel (ou de pollen) contaminé sont des sources potentielles d'ascospores.

Au sein de la ruche, ce sont les nettoyeuses qui disséminent les ascospores en enlevant les momies des cellules infectées.

D'une ruche à l'autre, la transmission se fait *via* le pillage, la dérive, ou encore les manipulations réalisées par l'apiculteur (cadres échangés, transhumance...).

La maladie ne se transmet que si certaines causes dites « favorisantes » sont présentes. Il faut notamment que les larves soient âgées de deux à quatre jours. À cet âge-là, l'immaturité du tissu digestif et du tissu cuticulaire permet le passage des mycéliums. Les nymphes et les adultes ne sont en général pas atteints. Mais il faut aussi, pour que les ascospores germent, une certaine humidité et une baisse de la température dans la colonie. Il n'est en effet pas rare de constater, au sein d'un même rucher, que certaines ruches placées à l'ombre sont contaminées, alors que d'autres, plus exposées au soleil, ne le sont pas.

On dit également que lorsque les abeilles se développent rapidement au printemps, la présence massive de couvain jeune favorise le développement de la mycose.

En effet, les chercheurs ont montré dans les années 90 que la contamination de la cuticule larvaire par les spores présentes dans l'alvéole était possible. L'ingestion n'est donc pas la seule voie de contamination.

Il est à noter que cette parasitose touche surtout les ruchers déjà atteints par d'autres maladies circulant à bas bruit.

En outre, l'utilisation d'antibiotiques favoriserait – comme souvent dans les mycoses – le développement des champignons. Raison de plus pour ne pas les utiliser en apiculture !

Pathogénie

Le développement des mycéliums dans le corps de la larve aboutit à la mort de celle-ci. La colonie est alors peu à peu affaiblie par le manque de larves. Les miels sont en outre contaminés.

Symptômes et lésions

Le signe d'appel est souvent la présence de momies déposées par les nettoyeuses sur les planches d'envol ou au sol, devant la ruche, mais, en observant les cadres, on aperçoit aussi un couvain « mosaïque ». Les larves meurent souvent après operculation, le temps que le champignon se développe. Il est alors assez difficile de les détecter sur les cadres. Toutefois, on peut remarquer qu'elles sont molles, d'un blanc jaunâtre, puis qu'elles deviennent anormalement fermes et que le mycélium crée un feutrage blanc autour d'elles. La larve infestée se dessèche et commence sa momification, ce qui lui donne un aspect « plâtré » (ou « crayeux », pour les Anglo-Saxons).

Si la larve a été contaminée par un seul type sexuel de mycélium, elle sera d'un blanc jaunâtre. Si elle a été contaminée par des mycéliums des deux types, elle sera plutôt verte, les corps fructifères étant de cette couleur.

En secouant légèrement un cadre de couvain fermé, on peut entendre un bruit semblable à celui que fait un grelot. En effet, les momies présentes dans les cellules n'adhèrent pas et bougent au moindre mouvement du cadre.

On constate également un affaiblissement global de la colonie, du fait de la mortalité des larves *(photos 188 et 189)*.

Diagnostic

La présence de momies sur la planche d'envol est l'un des signes d'appel de la maladie. On peut aussi essayer d'évaluer l'ampleur de la contamination en secouant un cadre.

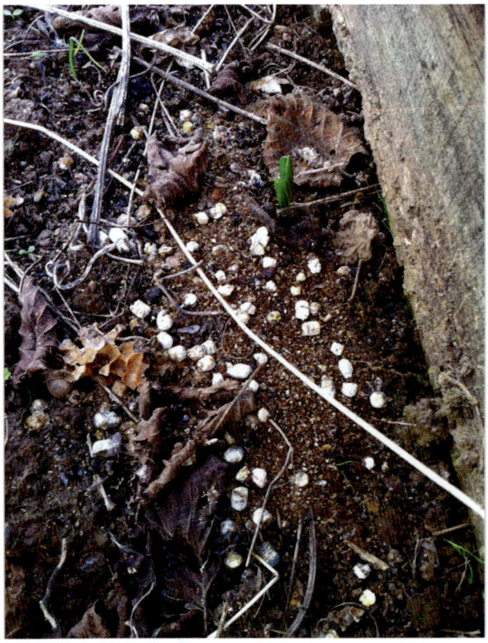

***Photo 188** Les nombreuses momies rejetées hors de la ruche sont le signe d'une infestation à prendre en compte.*

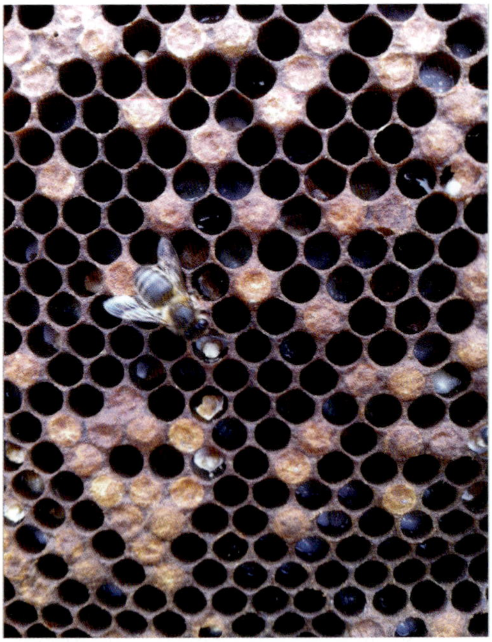

***Photo 189** Les momies sont visibles sur ce couvain en « mosaïque ». On pourrait aussi les entendre en secouant le cadre.*

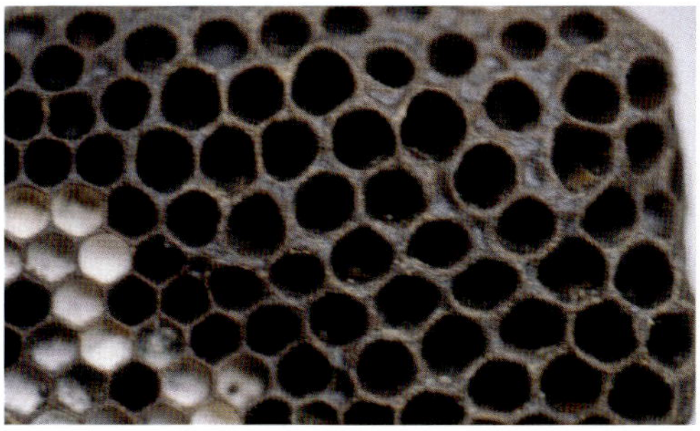

Photo 190 Ne pas confondre ascosphérose et moisissure des réserves.

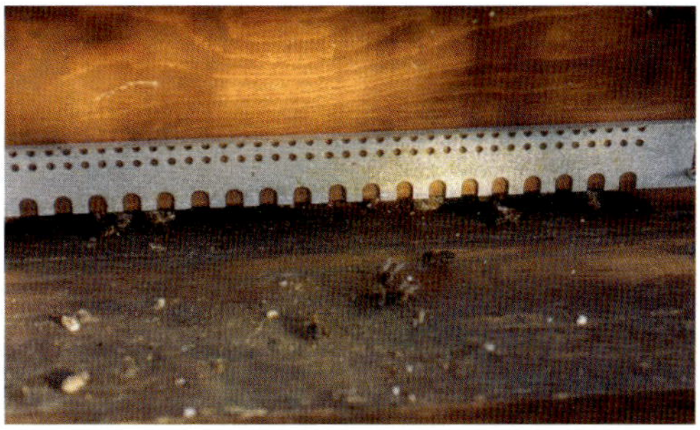

Photo 191 Abeilles occupées au nettoyage suite à une contamination par Ascosphaera apis.

La confirmation du diagnostic peut se faire par l'observation des champignons au microscope. Il faut alors faire appel à un mycologue spécialisé, car une confusion avec de nombreux champignons est possible.

On veillera à ne pas confondre l'ascosphérose avec la moisissure du pollen due à *Ascosphaera alvei*. Le pollen devient blanc et dur, non consommable, et provoque des lésions intestinales. L'élevage du couvain est alors difficile *(photos 190 et 191)*.

Prévention

On essaiera, autant que faire se peut, de déplacer la ruche contaminée pour lui offrir des conditions de vie plus favorables (moins d'humidité en aménageant des plateaux grillagés et en penchant le corps de ruche pour favoriser l'évacuation de l'eau issue de la condensation, plus de soleil en modifiant l'exposition).

Si l'une des causes semble être une mauvaise capacité de nettoyage de la colonie, on changera de reine.

On évitera bien entendu l'utilisation d'antibiotiques, et on sera tout particulièrement attentif à l'affaiblissement de la colonie suite à une contamination par des produits phytosanitaires.

On éliminera les momies sorties de la ruche et tombées au sol, afin d'éviter les contaminations.

On désinfectera les plateaux avec un produit antifongique sporicide, et on remplacera les cadres contaminés.

Pronostic

L'ascosphérose n'est en général pas une maladie grave. On note la plupart du temps la destruction de quelques larves, mais pas de l'ensemble de la colonie. Cependant, la perte de larves peut faire que la colonie se trouve en manque d'ouvrières et qu'elle devienne moins rentable. Les productions de miel et de pollen sont alors réduites. La maladie doit plutôt être considérée comme un révélateur de mauvaises conditions d'élevage, et doit amener l'apiculteur à revoir sa façon de travailler (implantation du rucher, humidité, température, étanchéité du toit de la ruche, renouvellement des cadres, nettoyage des planchers, etc.).

Traitement

Il n'existe pas vraiment de médicament autorisé efficace et non dangereux pour lutter contre l'ascosphérose. On peut d'ailleurs se demander si, en l'absence de traitement utilisable contre les ascospores disséminées dans toute la ruche, il est utile de traiter. On doit en effet trouver un désinfectant sporicide, mais non insecticide, et ne laissant pas de résidus dans le miel.

Le transvasement, comme celui que l'on pratique pour lutter contre les loques, peut être utile pour décontaminer la ruche. Il doit être pratiqué au début du printemps.

De plus, certains confrères utilisent avec succès l'huile essentielle de sarriette des montagnes (*Satureja montana*). Additionnée à du candi (à 0,01 %) durant l'hiver, on observerait une réduction du nombre de larves contaminées.

L'ASPERGILLOSE : UNE MYCOSE DUE À *ASPERGILLUS FLAVUS*

9

Importance de la maladie, abeilles concernées

L'aspergillose, autrement appelée maladie du couvain pétrifié est très rare. Elle touche aussi bien les adultes que le couvain. Mais il n'est pas impossible que cette maladie soit sous-diagnostiquée car elle est rapidement gérée par les ouvrières lors du nettoyage. L'apiculteur peut ne pas la voir. En outre, *Aspergillus* ne se développe que si la colonie est immunitairement faible. Enfin, il existe de nombreux *Aspergillus* saprophytes d'espèces différentes qui se développent dans la ruche, sur différents matériaux, ce qui rend le diagnostic plus difficile.

Origine de la maladie

L'aspergillose est due à un champignon ascomycète de la famille des *Trichocomaceae*. Plusieurs espèces sont citées : *Aspergillus flavus (photo 192)* est le plus fréquemment incriminé mais on parle parfois *d'Aspergillus nomius* et d'Aspergillus *phoenicis* décrits comme pathogènes chez la larve.

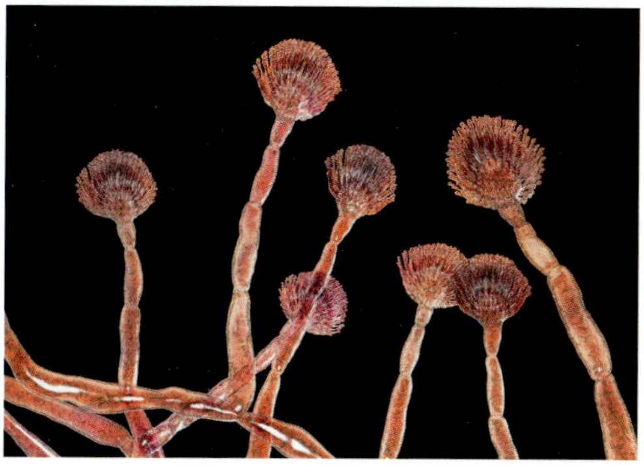

Photo 192 Aspergillus flavus

Cycle parasitaire

Aspergillus flavus vit tout l'hiver dans le sol, apparaissant sous forme de mycélium sur la matière en décomposition ou d'une masse épaisse et dure de mycélium appelée sclérote. Les sclérotes germent en produisant des hyphes et des spores asexuées appelées conidies. Les conidies se dispersent dans l'air et l'environnement par l'intermédiaire de la pollinisation par les insectes et le vent. Elles se développent en produisant des conidiophores et des conidies à partir de la surface sclérotique.

Transmission de la maladie

Les spores de champignon sont disséminées grâce au vent mais aussi lors de pillage, de dérive ou de visite des faux bourdons dans des ruches qui ne sont pas celles où ils sont nés. L'abeille les ingère *via* son alimentation. *Aspergillus flavus* est en effet un contaminant fréquent des végétaux.

Pathogénie

On ne sait pas très bien ce qui autorise le développement du champignon dans la ruche. En plus de l'humidité et des températures basses, des carences en pollen ou sa mauvaise conservation favorisent la maladie. Mais le développement des mycéliums dans le corps des larves, pupes et adultes aboutit à la mort. La colonie est alors peu à peu affaiblie par le manque de larves.

Symptômes et lésions

Les abeilles parasitées sont peu actives, volent mal. On retrouve rarement les abeilles contaminées car elles meurent loin des ruches. Il peut arriver qu'on voie le champignon (mycélium duveteux jaune verdâtre) sortir des orifices naturels de l'ouvrière jusqu'à entourer complètement son corps. En revanche, on retrouve des larves et des nymphes contaminées momifiées devant la ruche. Elles auront été sorties de la ruche par les ouvrières entraînant la formation d'un couvain mosaïque. Ces larves sont très dures. Elles sont blanc jaune à jaune vert selon que le champignon a fructifié ou non. Le champignon peut s'étendre sur une partie du cadre.

Diagnostic

La confirmation du diagnostic peut se faire par l'observation des champignons au microscope. Il faut alors faire appel à un mycologue spécialisé, car une confusion avec de nombreux champignons est possible *(photo 193)*.

Prévention

On essaiera, autant que faire se peut, de déplacer la ruche contaminée pour lui offrir des conditions de vie plus favorables (moins d'humidité en aménageant des plateaux grillagés et en penchant le corps de ruche pour favoriser l'évacuation de l'eau issue de la condensation, plus de soleil en modifiant l'exposition). Si l'une des causes semble être une mauvaise capacité de nettoyage de la colonie, on changera de reine. On désinfectera les plateaux avec un produit antifongique sporicide.

Pronostic

L'aspergillose n'est en général pas une maladie très grave sur un rucher mais l'apiculteur devra se méfier des spores qui peuvent être dangereuses pour lui. Lors du nettoyage de la ruche, il faudra porter un masque anti-poussières. La perte de larves peut aboutir à un manque d'ouvrières et affaiblir ainsi la reine moins bien nourrie. La rentabilité de la ruche s'en verra affectée.

Traitement

Il n'existe pas vraiment de médicament autorisé efficace et non dangereux pour lutter contre l'aspergillose. Pour désinfecter le matériel, on doit en effet trouver un désinfectant sporicide, mais non insecticide, et ne laissant pas de résidus dans le miel.

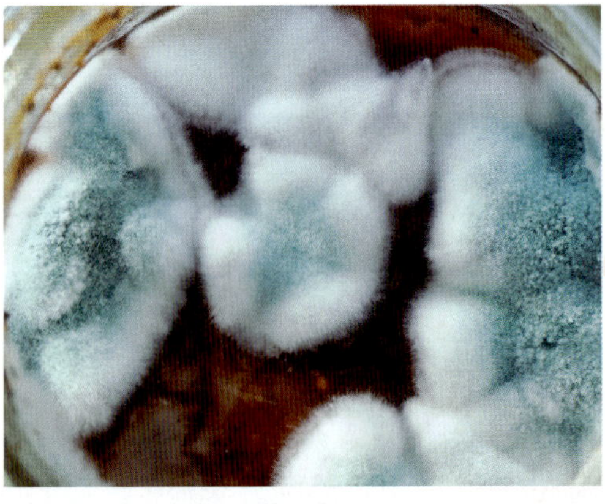

Photo 193 Aspergillus flavus *en culture*

V

PRINCIPAUX AUTRES ENNEMIS D'*APIS MELLIFERA* : LES BIOAGRESSEURS

1 LES FAUSSES TEIGNES DUES À *GALLERIA MELLONELLA* (GRANDE FAUSSE TEIGNE) OU À *ACHROIA ALVEARIA* (PETITE FAUSSE TEIGNE)

Galleria mellonella est aussi appelée « gallérie » dans certaines régions de France, « fausse teigne », ou encore « fausse teigne de la cire ». On parle souvent de « teignes », englobant ainsi la fausse teigne due à *Galleria mellonella* et la petite teigne due à *Achroia alvearia* parfois aussi appelée *Achroia grisella*.

Importance de la maladie, abeilles concernées

On ne peut pas à proprement parler de « maladie », puisque le papillon ne transmet pas de maladie à l'abeille. Cependant, il détruit son milieu de vie, compromettant ainsi sa survie.

La larve du lépidoptère se nourrit de cire. Pour se protéger du papillon, certains apiculteurs favorisent l'installation d'un nid de frelons européens (*Vespa crabro*) à proximité des ruches, car ils mangent les fausses teignes. Cette pratique est toutefois dangereuse pour les abeilles.

Les abeilles savent se défendre contre la fausse teigne, mais si la colonie est affaiblie (famine, frelons, maladies, conditions climatiques…), elle prolifère. Elle ne laisse alors aucune chance de survie à la colonie, qui voit son environnement détruit.

Après la mort de la colonie, les insectes détruisent l'ensemble des rayons en 10 à 15 jours.

Ce papillon est devenu un animal de laboratoire. Il est étudié dans des programmes de recherche en toxicologie, en pathologie et en immunologie, remplaçant parfois les petits mammifères.

La larve sert aussi d'alimentation aux reptiles dits « de compagnie » (notamment les lézards).

Origine de la maladie : le bio-agresseur

La fausse teigne de la cire (*Galleria mellonella*) est un insecte lépidoptère (papillon) du sous-ordre des *Ditrysia*, de la famille des *Pyralidae* (famille qui regroupe de nombreux parasites des plantes) et de la sous-famille des *Galleriinae*. Elle vole du printemps à l'été (de mai à octobre). Contrairement à son petit alter ego *Achroia alvearia*, elle est assez grande (elle a une envergure de 30 à 41 mm) *(photos 194 à 197)*.

Cycle parasitaire

Le cycle de développement de ces papillons peut être simplifié de la manière suivante : le papillon adulte pond, la nuit, dans les anfractuosités de la ruche 50 à 150 œufs. Les grappes d'œufs sont très difficilement visibles à l'œil nu. Ces œufs sont de forme ovoïde. D'un blanc rosé,

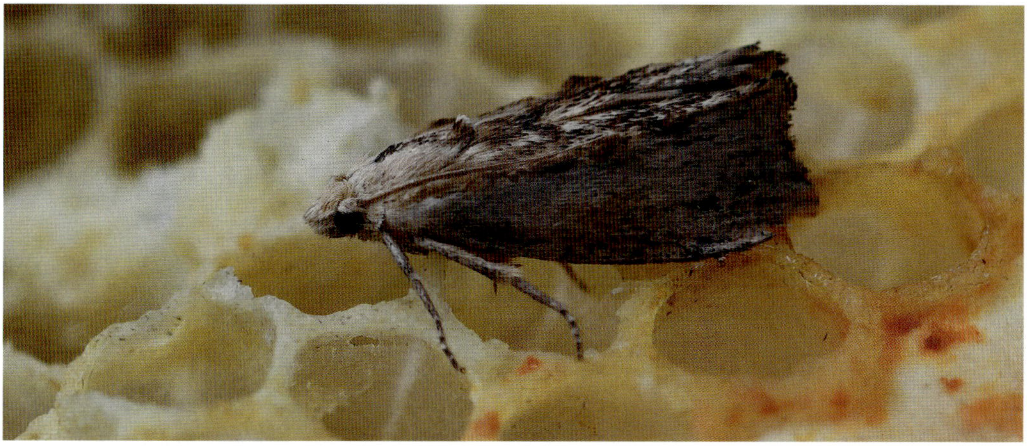

Photo 194 Galleria mellonella.

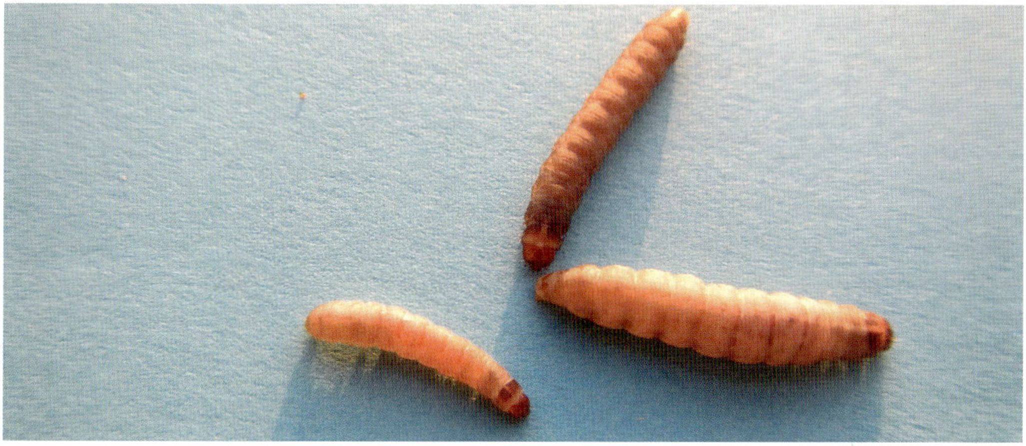

Photo 195 *Larves de* Galleria mellonella.

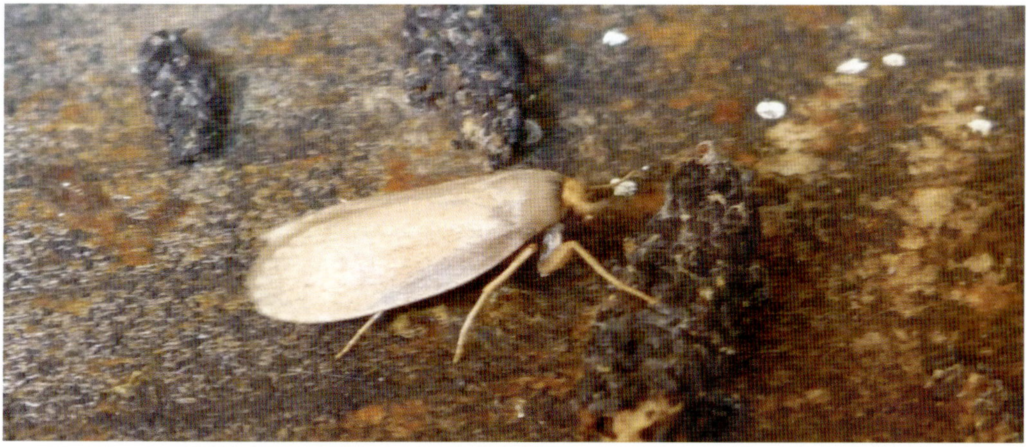

Photo 196 Achroia alvearia *adulte.*

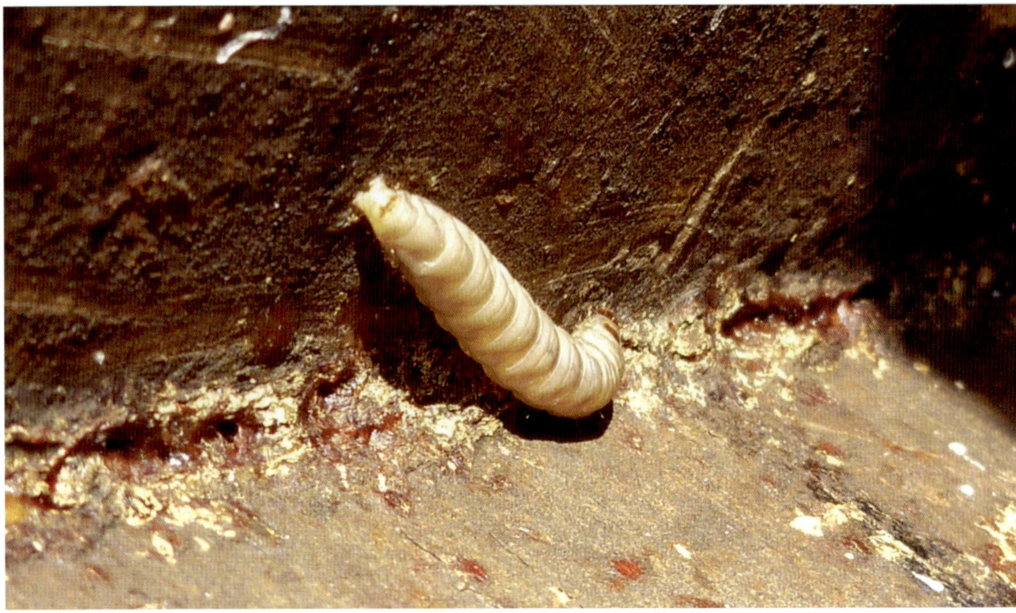

Photo 197 *Larve d'*Achroia alvearia.

ils mesurent 0,5 mm. Si la température est supérieure à 9 °C, ils éclosent en une durée (environ 5 à 16 jours) dépendant de la température. Les larves ont trois paires de pattes et cinq paires de ventouses. Elles subissent 8 à 10 mues et mesurent entre 1 et 23 mm (selon leur rang de mue). Elles sont blanches, jaunes ou grises (selon leur âge). La petite larve qui est libérée se nourrit et grossit rapidement (durant les 10 premiers jours, si les conditions sont favorables, elle double chaque jour son poids). Elle se nourrit de cire, du bois des cadres (on voit sur les ruches contaminées des « encoches » dues aux larves qui ont creusé le bois), de pollen, de miel et de résidus de cocons d'abeilles restés au fond des alvéoles. Elle creuse des galeries dans la cire, sous les alvéoles, et les tapisse de soie, se protégeant ainsi des abeilles.

La dernière mue larvaire effectuée, la chenille tisse un cocon de soie protecteur sur le bois de la ruche où se développe la pupe. En quelques semaines, la pupe fait sa mue imaginale et donne un adulte, qui sort de la ruche et ne se nourrit pas. Son existence est en effet vouée à la reproduction, qui a lieu dans les arbres situés à proximité des ruches. Généralement, les femelles s'introduisent la nuit dans la ruche (rarement loin, le plus souvent très près de l'entrée de la ruche). Elles pondent dans les coins sombres et les anfractuosités du bois de la ruche, qui sont hors de portée des ouvrières.

Si la nourriture manque aux larves, le cycle de développement peut s'allonger à plusieurs mois. Généralement, ces larves mal nourries donnent des adultes de faible vigueur, plus petits et vivant moins longtemps. Les larves peuvent passer l'hiver au sein de la colonie. En effet, le papillon adapte son cycle de vie à la température ambiante, et les œufs pondus en automne peuvent continuer à vivre : ils ne se développeront qu'au printemps, lorsque la température leur sera favorable.

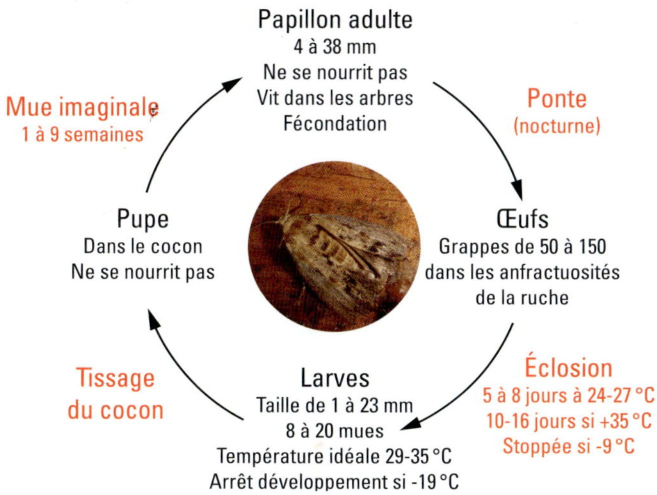

Figure 48 *Cycle de* Galleria mellonella

Transmission de la maladie

Les œufs de la fausse teigne peuvent être stockés dans les hausses. Dans ce cas, le papillon ne rencontre aucun obstacle à son développement. Dans une colonie forte, le papillon est expulsé sans difficulté. Les abeilles éliminent les œufs, tuent les chenilles, et expulsent les adultes. La fausse teigne se rencontre donc plutôt dans les ruches où les colonies sont faibles. Les larves prennent d'abord possession des cadres non habités (cadres de rive ou cadres abandonnés).

En dehors de la ruche, la fausse teigne s'attaque généralement aux rayons stockés sans précaution dans des endroits chauds et humides. Les cires atteintes deviennent inutilisables au bout de quelques semaines seulement. Les films que forme la soie tissée par les parasites enferment les excréments et rendent impossible le nettoyage des cires contaminées. Dans la plupart des cas, lors d'une infestation, une refonte des cires contaminées est obligatoire *(photo 198)*.

La contamination d'une ruche par la fausse teigne favorise indirectement l'affaiblissement de la colonie, et donc son pillage. Or, le pillage est, avec la dérive des abeilles, le principal mode naturel de transmission des maladies apicoles (loque américaine, loque européenne, varroose). Une analyse des excréments de *Galleria* a montré la présence de bactéries agents de la loque. Le papillon peut donc être un « réservoir » susceptible de contaminer d'autres ruches.

La larve de fausse teigne se nourrit d'abord de la cire, puis du pollen et des cocons du couvain, qu'elle emprisonne dans son tissage, ce qui provoque la mort des larves d'abeilles par étouffement.

Si les galeries réalisées par les teignes sont trop nombreuses, il y a un blocage de la ponte et une destruction du couvain par perforation des cellules. Cela provoque la construction de cellules surélevées. On parle alors de « couvain tubulaire » ou « couvain chauve ».

Si les galeries réalisées par les teignes sont trop nombreuses, il y a un blocage

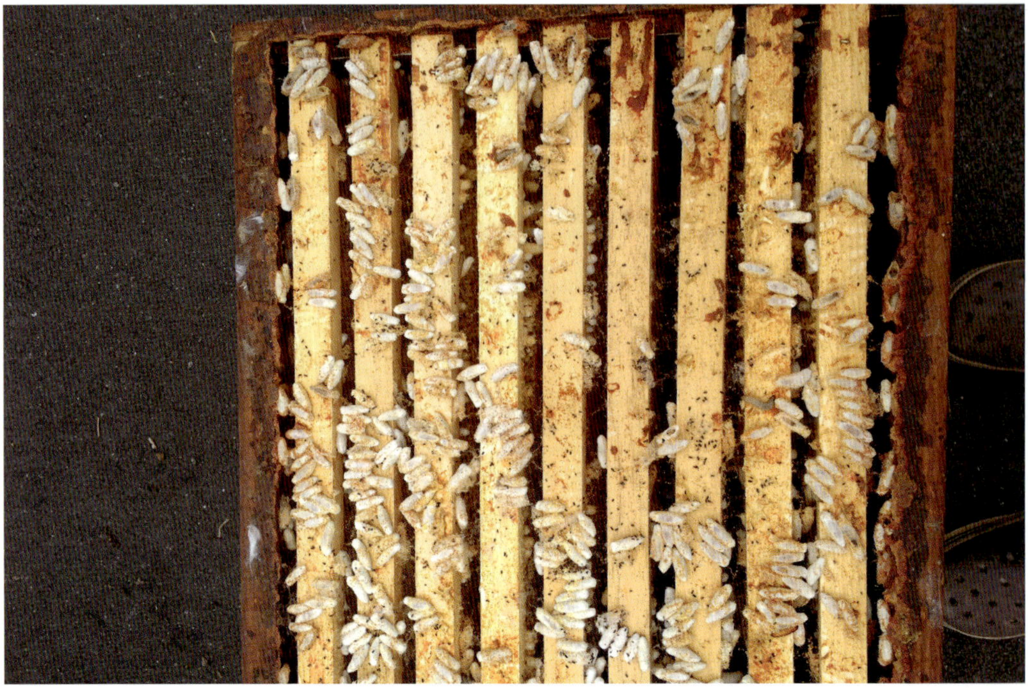

Photo 198 *Découverte d'une importante infestation. La colonie a été notée faible quelques jours auparavant.*

de la ponte et une destruction du couvain par perforation des cellules. Cela provoque la construction de cellules surélevées. On parle alors de « couvain tubulaire » ou « couvain chauve ».

D'autres maladies trouvent un terrain favorable à leur développement dans des ruches colonisées par les fausses teignes *(photos 199 à 201)*.

Diagnostic

L'observation est primordiale. Au départ, on trouve quelques cellules de couvain tubulaire. En observant bien, on peut voir quelques cellules avec un voile de soie blanche à la surface de l'opercule.

Si la colonie est faible, on observera rapidement des galeries, puis de la soie, des excréments (noirs et rectangulaires) et des débris de cire sur et entre les cadres *(photos 202 à 205)*.

Les larves deviennent visibles. Celles de *Galleria mellonella* sont plus grosses et plus rosées que celles d'*Achroia alvearia*. Des cocons fusiformes apparaissent ensuite. Ils sont assez gros et blancs, facilement visibles.

Les larves rongent souvent le bois des cadres, laissant ainsi une empreinte de la taille du cocon et fragilisant le bois.

La ruche devient très rapidement une non-valeur qu'il faut détruire *(photo 207)*.

Prévention

Le meilleur moyen de garder la fausse teigne loin des rayons de la ruche est de veiller à avoir **des colonies en bonne santé**, avec **une population suffisante** pour le nombre de cadres à couvrir.

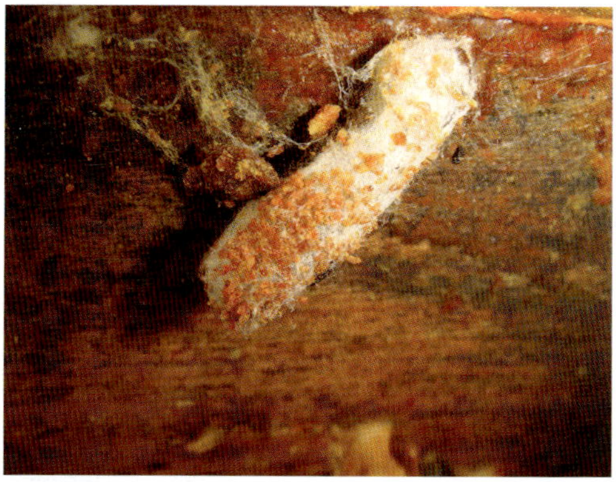

***Photo 199** L'un des moyens de défense des abeilles est de « propoliser » les cocons.*

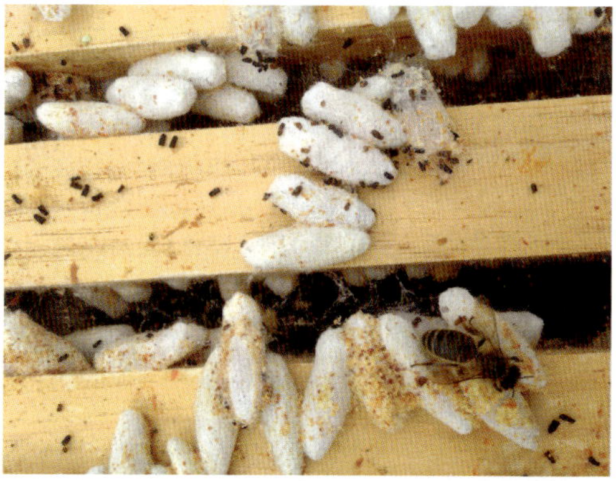

***Photo 200** Cadres infestés : on peut voir les excréments du papillon sur les cocons.*

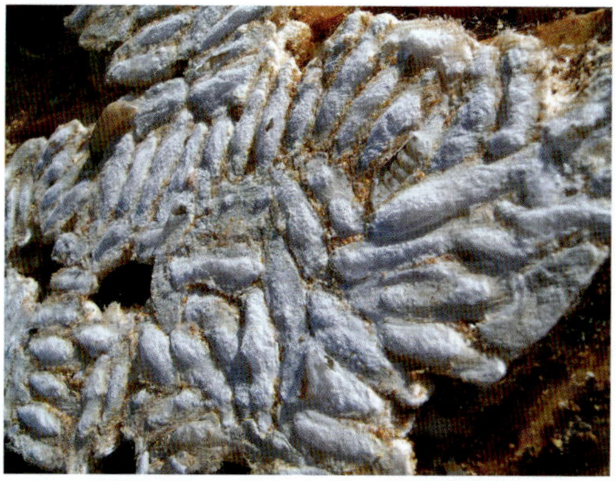

***Photo 201** Nombreux cocons découverts sous le couvre-cadres.*

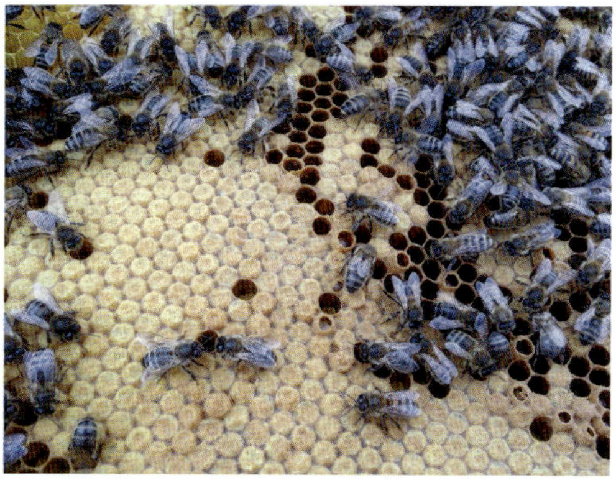

***Photo 202** Couvain chauve que l'on peut observer lors d'une infestation par* Achroia alvearia.

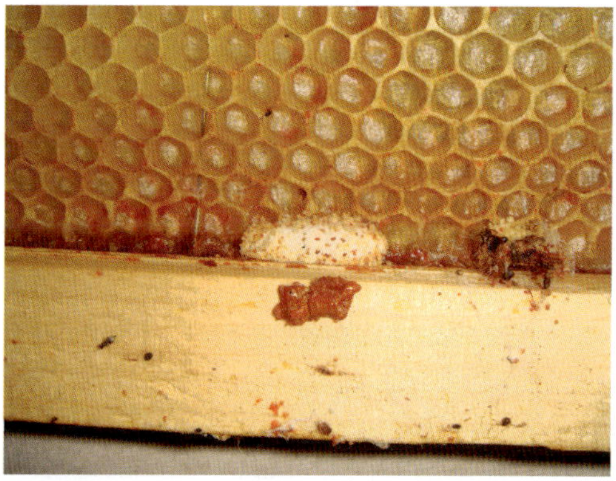

***Photo 203** L'infestation des cadres de hausse dans les réserves peut parfois être discrète.*

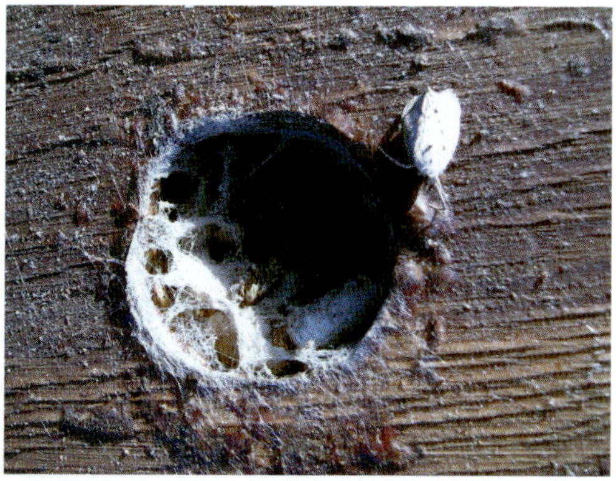

***Photo 204** Trou sur le couvre-cadres laissant présager une infestation très forte par* Galleria mellonella.

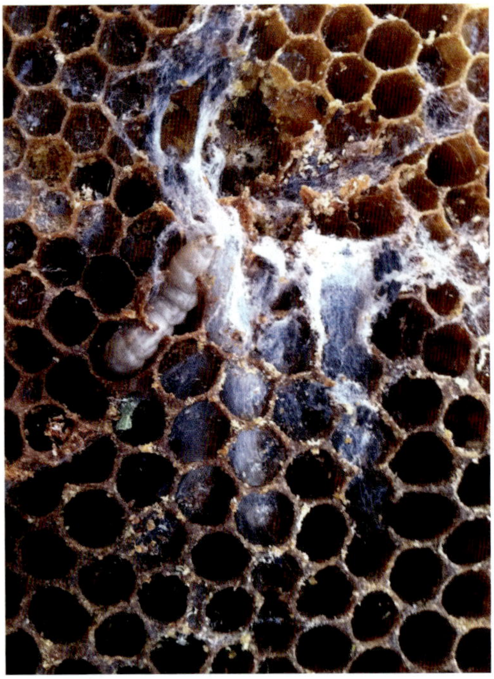

Photo 205 *Les larves détruisent une bonne partie du couvain.*

Pronostic

Lorsqu'une colonie est forte, la découverte de quelques cellules de couvain tubulaire, ou même d'une larve de teigne, n'est vraiment pas un problème. Les abeilles sauront se défendre. En revanche, dans une colonie faible où tous les cadres ne sont pas occupés, la situation est à prendre au sérieux.

On veillera particulièrement aux plateaux grillagés à tiroirs. Les larves, à l'abri des abeilles, s'y développent souvent *(photo 206)*.

Traitement

Lorsque la ruche est atteinte, il est fréquent de traiter les cadres avec un produit à base de *Bacillus thuringiensis*, de la souche Berliner, une bactérie largement

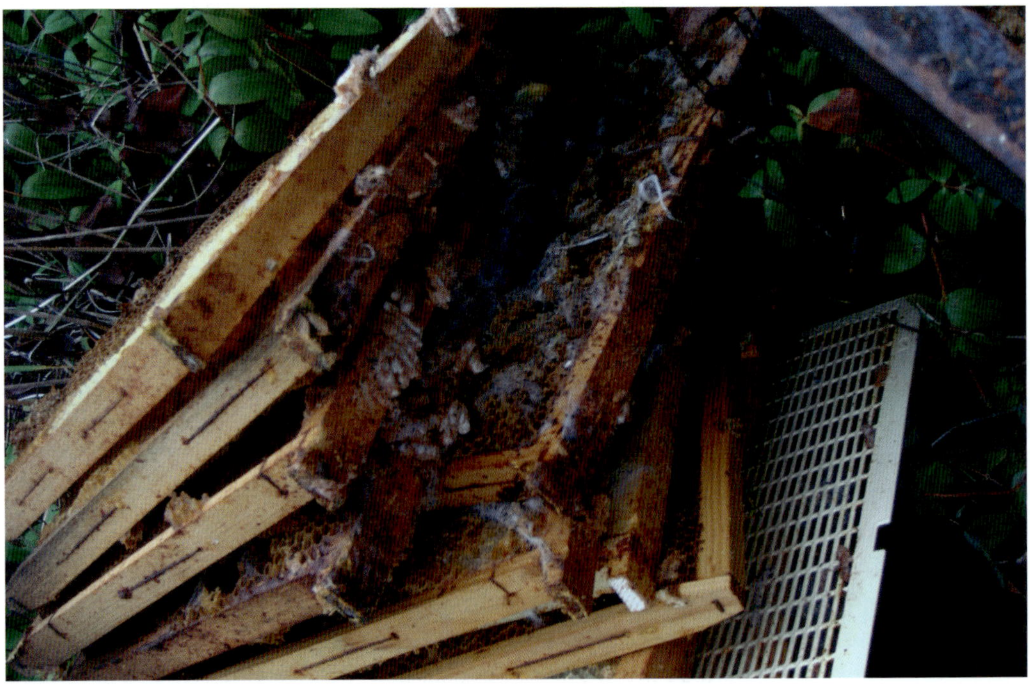

Photo 206 *Laisser des cadres infestés à l'abandon dans le rucher, c'est courir à la catastrophe et autoriser la contamination de toutes les ruches. Il faut les détruire au plus vite.*

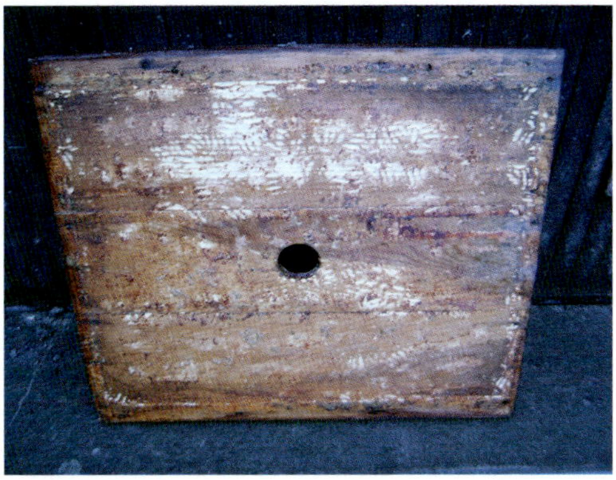

Photo 207 *Couvre-cadres abîmé par le passage d'une forte infestation par* Galleria mellonella.

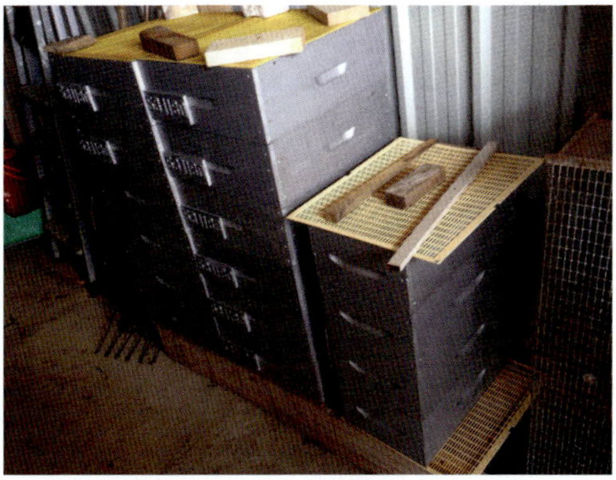

Photo 208 *Aération des hausses durant le stockage : bonne pratique apicole. L'air passe sous les housses et ressort dessus.*

utilisée en agriculture pour protéger les plantes. Cette bactérie sécrète une toxine s'attaquant à la larve de fausse teigne. Il faut pulvériser le produit sur tous les cadres, ce qui est un peu fastidieux.

L'anhydride sulfureux est parfois employé sous la forme d'une vapeur obtenue par combustion d'une mèche soufrée (une mèche pour trois hausses ; il faut la placer en haut de la pile de hausses à traiter, car c'est un gaz lourd). On peut aussi utiliser un spray de gaz sous pression en bouteille. Attention : cette méthode tue les abeilles. Il faut donc ne l'employer que sur les hausses vides. Le produit ne se stocke pas dans les cires et n'est pas détruit par les œufs. Par conséquent, il est conseillé de recommencer l'opération deux semaines plus tard. Par ailleurs, le métal peut être attaqué par les vapeurs de soufre.

Le plus efficace est de créer un simple courant d'air entre les hausses mises en stockage. Les fausses teignes n'aiment pas cela *(photo 208)*. Cette méthode consiste à empiler les hausses en les faisant reposer sur des briques les séparant du sol. On place au-dessus et en dessous de la pile une grille à reine, afin d'empêcher les souris de faire leur nid dans les hausses. On ajoute ensuite un toit sur le haut de la pile, sur lequel on aura aménagé une petite cheminée, et le tour est joué. Le courant d'air empêchera les papillons de se développer.

Certains ont utilisé des boules antimites, qui contiennent du PDCB (paradichlorobenzène). Or, ce produit est toxique pour les insectes et s'accumule dans les cires et le miel. Le risque cancérigène est alors réel pour le consommateur.

L'usage de trichogrammes (petites guêpes) comme agents de lutte biologique contre les fausses teignes est possible. Ils sont utilisés dans les cultures de maïs pour lutter contre la pyrale du maïs. Ils parasitent les œufs de différentes teignes en introduisant dans chaque œuf l'un de leurs propres œufs. L'œuf parasité donnera alors une larve de trichogramme, et non une larve de teigne. L'idée d'utiliser cet agent auxiliaire dans les armoires à cadres pour lutter contre les fausses teignes nous vient d'Allemagne, où les premiers essais furent menés avec succès en 1996.

2 LE FRELON ASIATIQUE *VESPA VELUTINA* OU FRELON À PATTES JAUNES

L'histoire de son arrivée en France

Le frelon de l'espèce *Vespa velutina* vit dans le sud-est asiatique, et sa variété *Vespa velutina nigrithorax* semble être originaire de Chine, du nord de l'Inde, ou des montagnes d'Indonésie. Ce frelon est sans doute arrivé dans le Lot-et-Garonne dissimulé dans des cartons de poteries en provenance de la province du Yunnan (sud-ouest de la Chine).

Jean-Pierre Bouguet, installé dans la commune de Nérac, dans le Lot-et-Garonne, fut le premier à signaler *Vespa velutina nigrithorax* en France. Il l'avait trouvé sur un fruit de plaqueminier. C'était le 1er novembre 2005. Le 8 mai 2006, trois autres exemplaires furent capturés par Jean-Philippe Tamisier, au sein de la réserve naturelle de la Mazière, à Villeton (à 30 km du lieu de la première capture). Il est probable que son implantation soit antérieure à 2005 et que son expansion se soit faite à partir de plusieurs foyers d'introduction. Au printemps 2007, à Bruges, un nid, découvert dans un conteneur de composants électroniques venant d'Asie, fut détruit. Cette espèce connaît depuis une expansion très rapide, à partir de la région Aquitaine : sa présence a été détectée dans de nombreux départements. La progression de la colonisation du continent européen semble inévitable. Un nouvel équilibre s'établira dans les zones de présence de l'insecte. En 2020, il a colonisé toute la France, et aura atteint le Portugal, l'Espagne, l'Italie, l'Allemagne, la Belgique, la Grande-Bretagne et les Pays-Bas. En 2024, il a colonisé toute la France incluant la Corse (le front d'invasion progresse en moyenne de 78 km par an).

Aujourd'hui Le frelon asiatique à pattes jaune est une espèce figurant sur la liste des espèces exotiques envahissantes préoccupantes pour l'Union Européenne. Elle est également inscrite sur un arrêté relatif à la prévention de l'introduction et de la propagation des espèces animales exotiques envahissantes sur le territoire métropolitain.

Savoir le reconnaître

Le frelon à pattes jaunes (*Vespa velutina*) est plus petit que le frelon européen (*Vespa crabro*) *(photo 209)*.

Tous les deux sont des insectes hyménoptères de la famille des *Vespidae*, de la sous-famille des *Vespinae* et du genre *Vespa*.

L'extrémité de ses pattes est jaune, son thorax est sombre, et l'extrémité de son abdomen présente des segments bruns bordés d'une bande orangée. Ses pattes sont brunes, ses tibias et ses tarses sont jaunes. Son nid se trouve souvent à la cime des arbres et est ouvert sur le côté.

On peut le différencier de notre frelon européen, *Vespa crabo*, qui est plus grand et plus coloré. De plus, le nid du frelon européen est plus petit et ouvert vers le bas, et on ne le trouve jamais à la cime des arbres.

Vespa velutina est parfois confondu avec la scolie des jardins (ou scolie à front

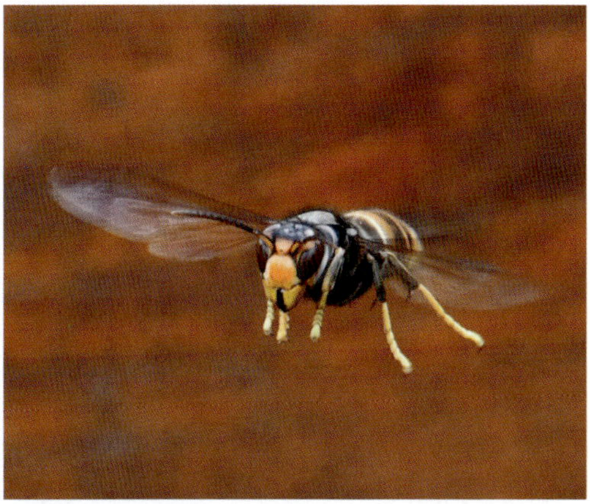

Photo 209 Vespa velutina *est dit « frelon à pattes jaunes ».*

jaune), *Megascolia maculata*, qui a de larges taches jaunes sur la tête et l'abdomen. La femelle peut mesurer jusqu'à 4 cm, soit près d'1 cm de plus que *Vespa velutina*. La scolie ne construit pas de nid *(photos 209 à 212)*.

Il existe différents phénotypes selon sa région d'origine : *Vespa velutina sumbana*, de l'île de Sumba, *Vespa velutina ardens*, de l'île de Lombok, et *Vespa velutina velutina*, de l'île de Java.

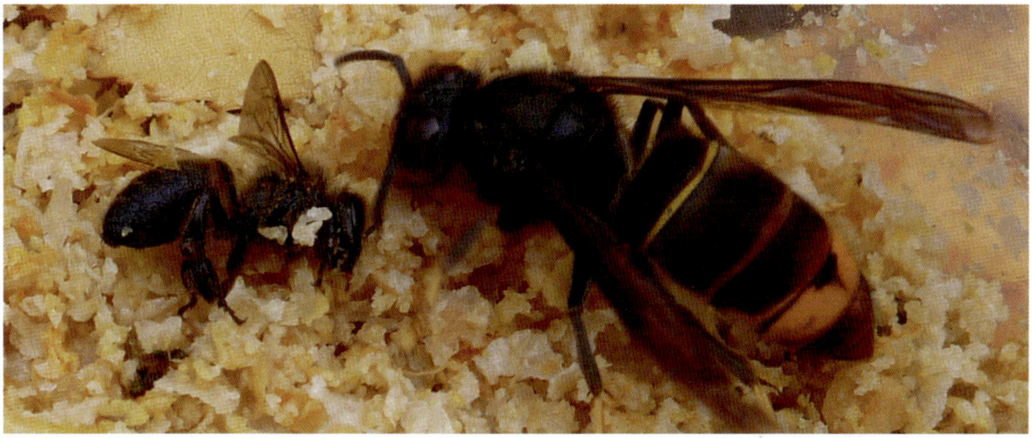

Photo 210 Vespa velutina *est attiré par les déchets de cire. On note une différence de taille entre l'abeille (morte) et le frelon asiatique.*

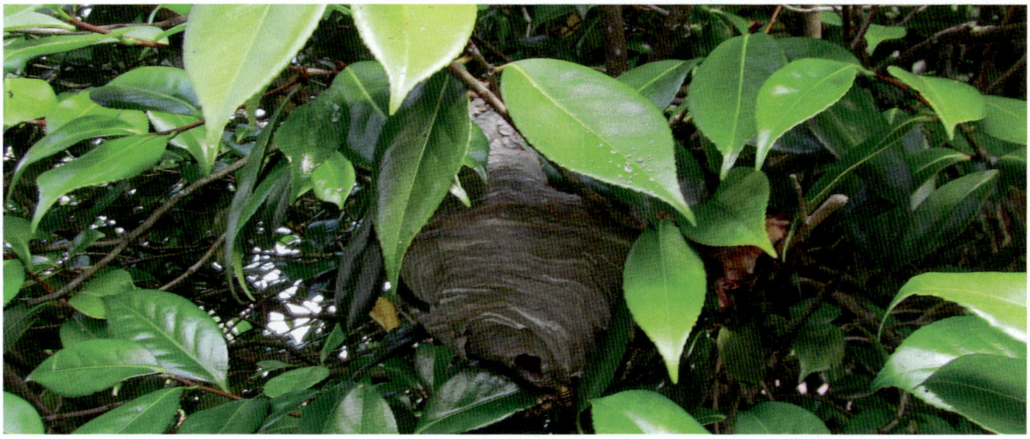

Photo 211 *Nid de* Dolichovespula media *ou abeille des buissons dans un camélia.*

La vie de *Vespa velutina*

Le frelon asiatique construit un nid de forme sphérique à ovoïde pouvant atteindre 90 cm de diamètre (en général, il mesure 40 à 50 cm). Il est généralement accroché à des hauteurs importantes. On peut cependant en trouver dans des bâtiments (abri de jardin, séchoir à tabac, habitation, église...), des cavités d'arbres, des haies basses, et même dans des endroits plus surprenants, comme le dessous d'une plaque d'égout ou au sol (plus rarement). La population au sein des nids est plus importante que pour le frelon européen *(photo 213)*. Elle peut atteindre 13 000 individus dont 500 fondatrices en fin de saison.

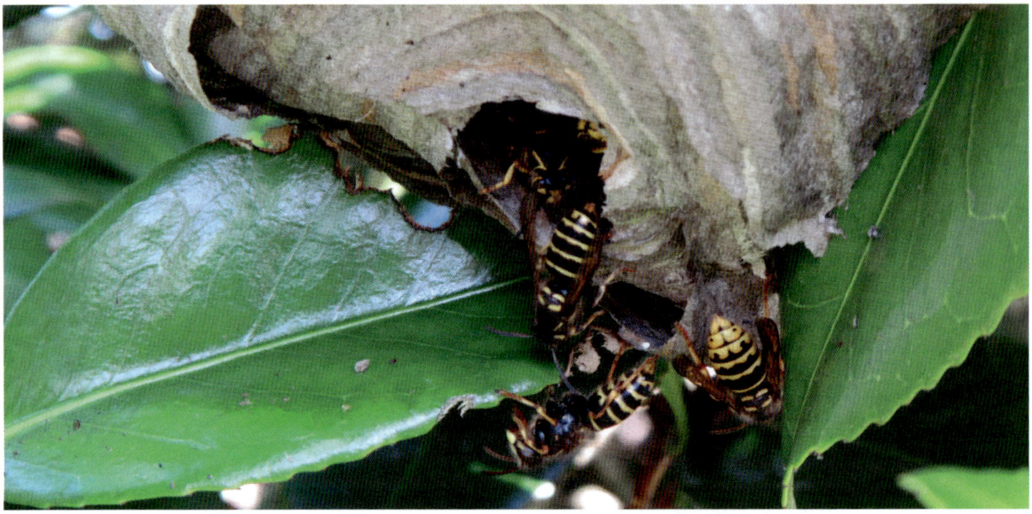

Photo 212 *Entrée du nid de guêpe des buissons* (Dolichovespula media) *qui peut être confondue avec le frelon européen* Vespa crabro. *Elle est un peu plus petite et a un abdomen très foncé strié de lignes jaunes, des pattes partiellement jaunes et une tête et un thorax noirs.*

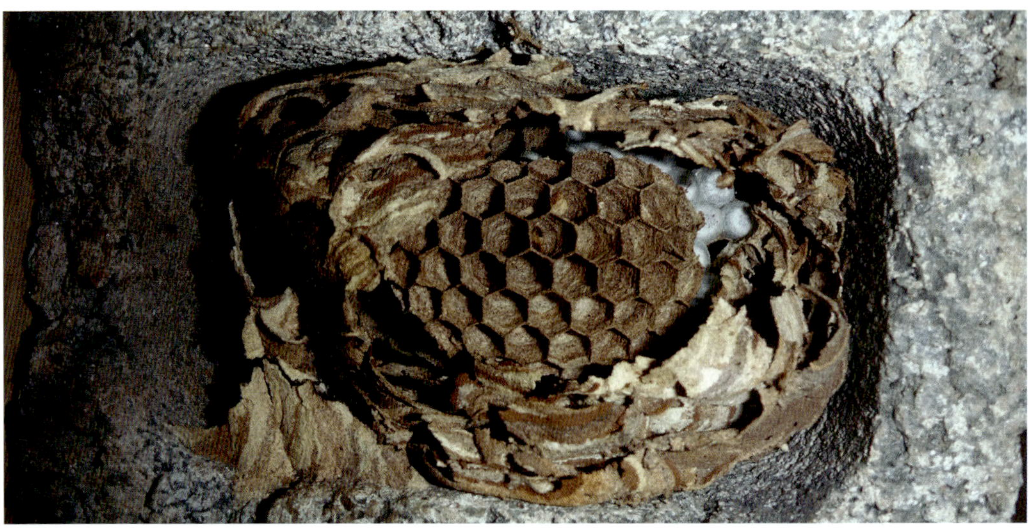

Photo 213 *Petit nid dans une brique.*

Son cycle de reproduction

La colonie est annuelle. Elle est fondée par une fondatrice selon quatre phases :

- fondation de la colonie,
- croissance de la colonie avec production d'ouvrières stériles,
- production de la génération reproductive et accouplement,
- hivernation des futures fondatrices et mort de la colonie.

Dès la fin de l'automne, la vieille reine, les mâles et les ouvrières meurent. Seules les femelles reproductrices de la nouvelle génération hivernent (dans un vieux tronc, de la litière...) après accouplement. Les nouvelles reines (dites « fondatrices ») fondent – si elles survivent – une nouvelle colonie. Les jeunes nids, de la taille d'une orange, sont installés à partir du mois de mars dans des endroits abrités, sous le rebord d'un toit, ou dans divers abris (cabanon, ruchette vide...) *(photos 214 et 215)*. La fondatrice pond quelques œufs et soigne ses premières larves *(photo 216)*, qui deviendront, 4 à 6 semaines plus tard, des ouvrières adultes (au cours du mois de mai). De nombreuses colonies déménagent lorsque le nid primaire est placé trop près du sol ou dans un endroit confiné ; la colonie s'installe alors dans un nouveau nid construit par les ouvrières dans les arbres (et souvent à une très grande hauteur). À partir de là, la reine consacrera le reste de sa vie à pondre.

La nouvelle génération de femelles et de mâles sexués se développe à l'automne. La vieille reine meurt peu de temps avant

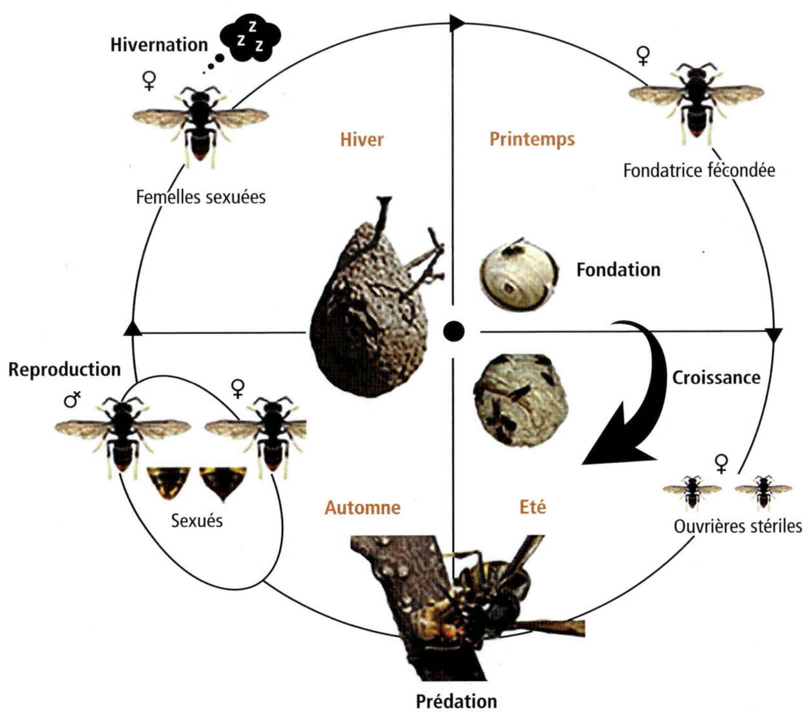

***Figure 49** Cycle de reproduction des colonies de* Vespa velutina *en France (d'après S. Pointeau ITSAP et Q. Rome MNHN)*

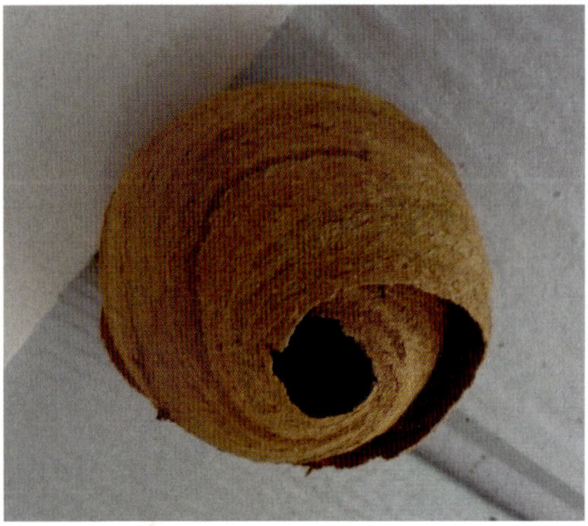

Photo 214 *Nid primaire de fondatrice.*

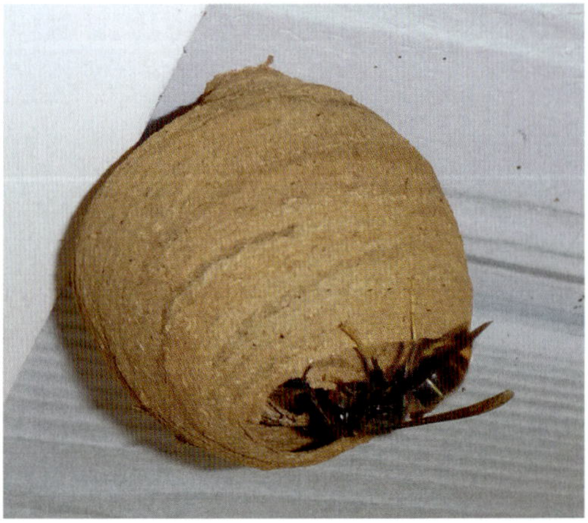

Photo 215 *Fondatrice sur son premier nid.*

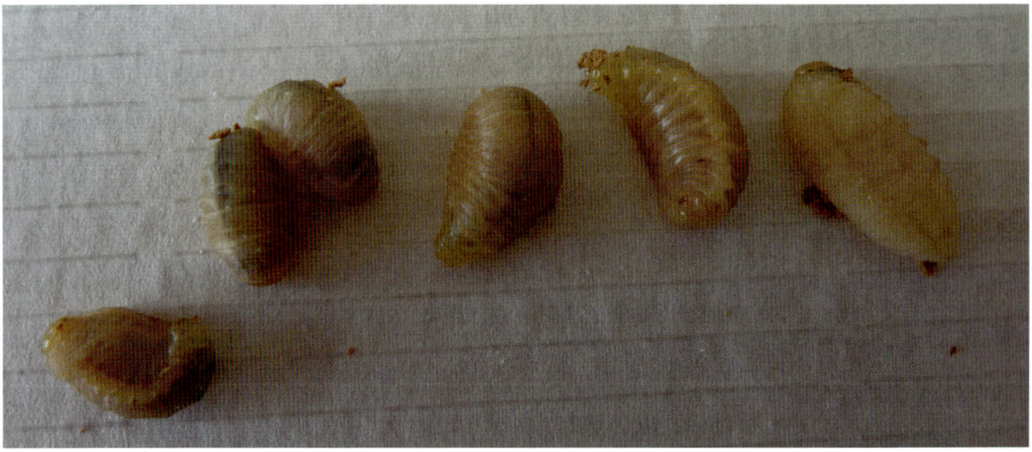

Photo 216 *Larves de* Vespa velutina.

l'essaimage des sexués. Les vols nuptiaux et les accouplements se font. Les nids abandonnés ne sont jamais réutilisés.

Vespa velutina a un spectre alimentaire large : fruits mûrs, nectar, morceaux carnés et asticots prélevés sur des cadavres, insectes coprophages. Certains individus chassent également les mouches autour du bétail. *Vespa velutina* capture une grande diversité de proies pour nourrir ses larves – en très grande majorité des insectes –, et notamment des araignées. Il a une nette préférence pour les insectes sociaux, et plus particulièrement pour les abeilles domestiques, qu'il capture sur les fleurs ou en vol stationnaire à l'entrée des ruches. Il consomme le thorax, plus riche en protéines (muscles). Les adultes consomment des liquides sucrés (miel, nectar, fruits blessés…) *(photos 217 à 219).*

Certains sites Internet, pour accréditer la prétendue férocité de *V. velutina*, présentent des vidéos de *Vespa mandarinia* s'attaquant aux ruches : or, cette espèce, qui vit dans l'est asiatique, n'est pas encore présente en France, et est beaucoup plus puissante et agressive que *V. velutina*. L'espèce est exclusivement diurne.

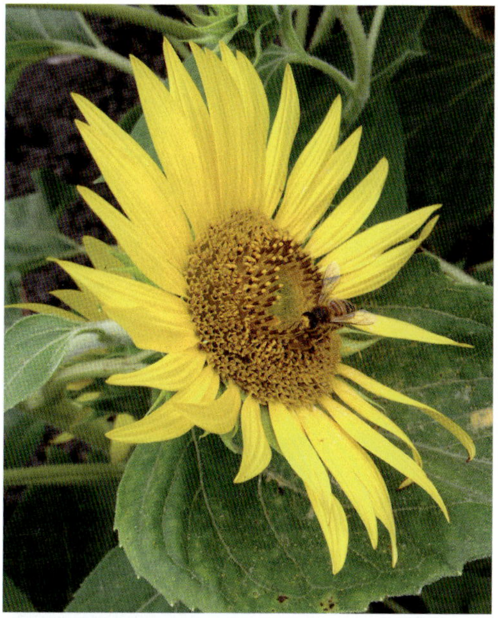

Photo 217 Vespa *sur un tournesol.*

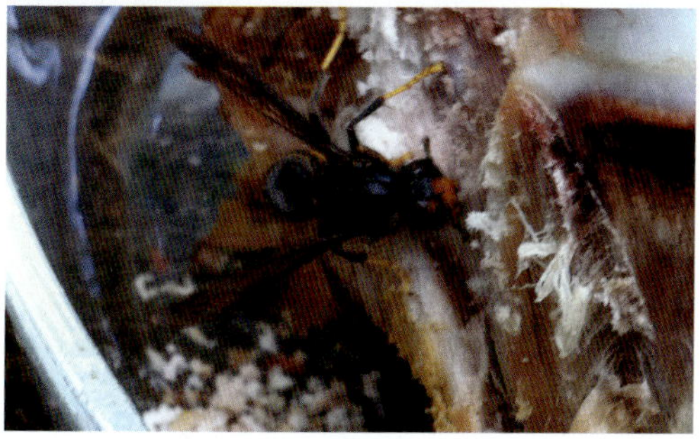

Photo 218 Vespa velutina *sur une carcasse de poulet : il réalise un émiettage de la viande.*

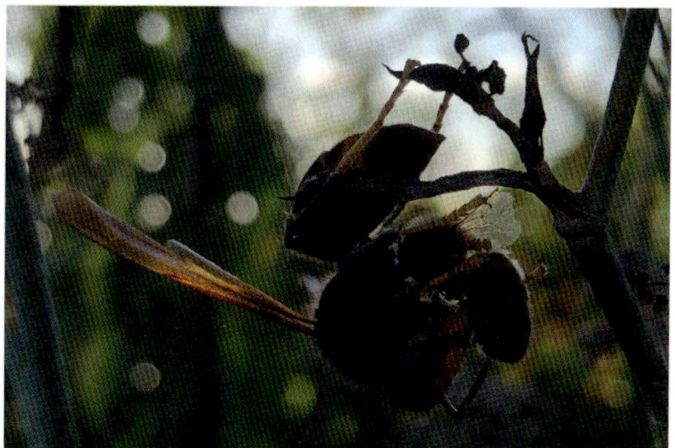

Photo 219 Vespa velutina *suspendu par les pattes arrière sur un pied de fenouil en train de préparer sa proie.*

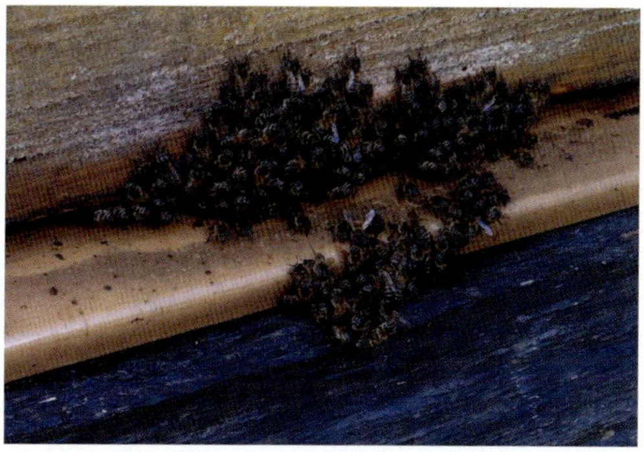

Photo 220 Vespa *en vol stationnaire devant la ruche avant son attaque.*

Son action destructrice

Les frelons détruisent les abeilles en les mangeant, mais ont également un impact indirect très important, car ils perturbent l'activité de la colonie, qui se mobilise dans la défense du nid.

Lorsque les assaillants sont nombreux, l'activité des abeilles est fortement réduite. La pénurie de pollen entraîne une mortalité des larves, et les provisions insuffisantes mettent en péril l'hivernage de la colonie. L'impact du frelon à pattes jaunes – qui est un prédateur potentiel des abeilles – sur les ruchers est avéré, mais variable et difficile à établir. Les situations peuvent être très différentes d'un rucher à l'autre. Un rucher faible, contrairement à un rucher fort, peut être totalement détruit *(photos 220 et 221)*.

Comment l'abeille s'en protège ?

En Asie, les abeilles ont trouvé une parade : pour contre-attaquer, elles forment une boule compacte autour du frelon et font vibrer leurs ailes pour augmenter la température. Le frelon, en hyperthermie, succombe à partir de

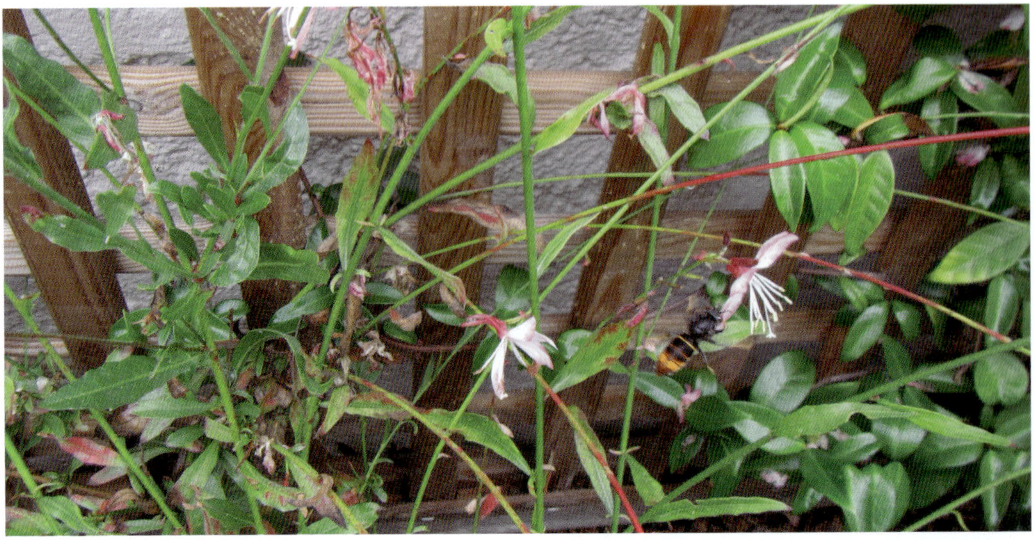

Photo 221 Vespa velutina *au milieu de fleurs de gaura sur lesquelles les abeilles butinent.*

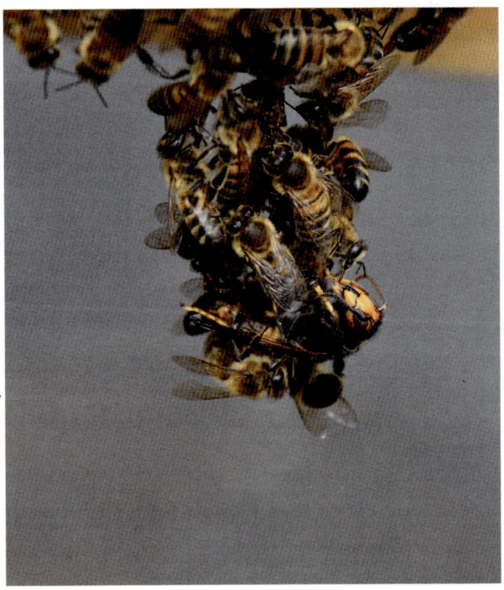

Photo 222 *Expulsion d'un frelon mort en dehors de la planche d'envol par un groupe d'ouvrières gardiennes.*

45 °C, alors que les abeilles peuvent supporter plus de 50 °C.

Il m'est arrivé aussi de voir un phénomène similaire dans mes ruchers en France. C'est assez impressionnant et, à la fin, le frelon est ressorti mort de la ruche, puis il

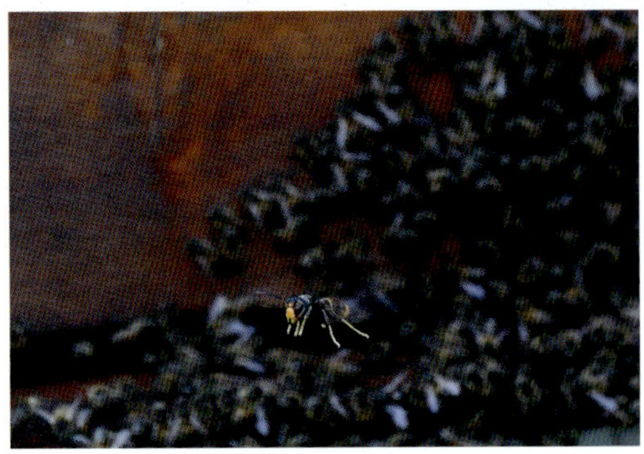

Photo 223 *Regroupement des butineuses pour lutter contre les frelons et permettre aux butineuses de rentrer plus facilement.*

a été expulsé hors de la planche d'envol *(photo 222).*

En France on commence à voir des stratégies de défense des abeilles domestiques. Ainsi, afin de faciliter la rentrée des butineuses elles se regroupent sur la planche d'envol en formations souvent triangulaires au sein desquelles les butineuses chargées de pollen et donc alourdies atterrissent, se fondant en quelques dixièmes de secondes au sein de la colonie et disparaissant ainsi rapidement aux yeux de leur assaillant.

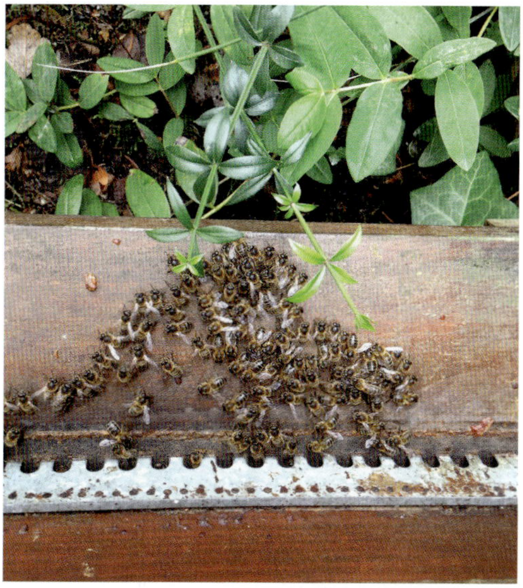

Photo 224 L'un des moyens de défense des abeilles contre Vespa velutina *: la formation en triangle sur la planche d'envol.*

Ce phénomène se met en place dès lors que les frelons apparaissent. Ils ont alors plus de mal à capturer les abeilles qui ne sont pas isolées lors de leur vol stationnaire *(photos 223 et 224)*.

Des oiseaux, comme la pie bavarde *Pica pica* ou le pic-vert *Picus viridis*, ont été vus en train de dévorer les larves de *Vespa velutina*…

Risque pour les apiculteurs ?

Tous les observateurs sont d'accord sur le fait que le frelon à pattes jaunes n'est pas agressif et qu'il est possible d'observer son nid à 4 ou 5 m de distance sans aucun risque. Les rares personnes piquées l'ont été en tentant de détruire un nid ou en touchant une ouvrière par inadvertance.

La piqûre, si elle est douloureuse, n'est pas plus dangereuse que celle d'une guêpe, mais les personnes allergiques au venin d'hyménoptères doivent bien sûr rester très prudentes (voir chapitre sur les envenimations). Les individus isolés ne sont pas particulièrement agressifs envers l'homme. Néanmoins, si les frelons sont nombreux devant les ruches, le risque de piqûre s'accroît en cas d'intervention de l'apiculteur. Les risques sont beaucoup plus importants lorsque l'on dérange les frelons en secouant le nid ou son support, ou que l'on s'en approche trop près. Les colonies du frelon à pattes jaunes étant plus importantes que celles du frelon européen, les attaques ont plus d'ampleur.

Que faire en cas de piqûre ?

- Appliquer une source de chaleur (cigarette ou sèche-cheveux, pendant 2 ou 3 minutes), puis du froid.
- Consulter un médecin en cas de :
  - piqûre des voies aériennes (risque d'obstruction) ou piqûre oculaire ;
  - hypersensibilité immédiate au venin chez un sujet préalablement sensibilisé ; la piqûre de tout hyménoptère peut provoquer une réaction générale ou un choc anaphylactique (déficit cardiorespiratoire) nécessitant un traitement médical (les accidents aigus restent rares : 15 décès par an en France, dus à l'ensemble des hyménoptères) ; en cas d'antécédents, il faut se munir d'un kit d'adrénaline prêt à l'emploi ;
  - piqûres multiples, qui peuvent entraîner des symptômes généraux provoqués par la toxicité du venin (troubles moteurs, paralysie, hyperthermie, tachycardie).

Cependant, il n'y a pas de risque toxique systémique en dehors des attaques massives (chez l'adulte, au moins 40 piqûres pour les frelons, à plus d'une centaine pour les autres hyménoptères).

Le frelon asiatique ne constitue donc pas à cet égard un danger particulier ni accru par rapport aux autres hyménoptères de type frelon ordinaire ou guêpe. Seul le risque de piqûres multiples est plus élevé (nombre accru par colonie). La prolifération de cet insecte augmente cependant le risque de rencontre.

Moyens de lutte

Le frelon à pattes jaunes a une très forte capacité d'adaptation et de dispersion. Certaines méthodes de lutte actuelles, utilisant des pièges non sélectifs sont peu efficaces et ont un impact sur le reste de l'environnement. Elles risquent de desservir nos espèces locales. En effet, avec certains pièges peu sélectifs d'autres espèces, autochtones, sont capturées et détruites *(photos 225 à 230)*.

Un plan national de lutte a été mis en place dès 2022 et il évolue. En 2024, il prévoit un mode de lutte au printemps et une réduction du stress des butineuses à l'automne afin de protéger les ruchers, les populations et la biodiversité. Il s'agit de diminuer la pression de prédation sur les colonies d'abeilles générant des pertes importantes pour les apiculteurs et ayant un impact sur les productions végétales en éliminant bon nombre de pollinisateurs.

Le plan prévoit le piégeage des fondatrices au printemps, après l'hivernage, à l'aide de pièges sélectifs de type nasse avec l'espoir de réduire la pression en automne *(photos 231 à 233)*. En effet, chaque fondatrice piégée ne construira pas de nid et c'est autant de colonies en moins en automne.

En automne, on utilisera plutôt des outils de réduction du stress des colonies d'abeilles tels que des muselières, des harpes électriques, des portières de restrictions d'entrée, des pièges et éventuellement on pensera à la transhumance

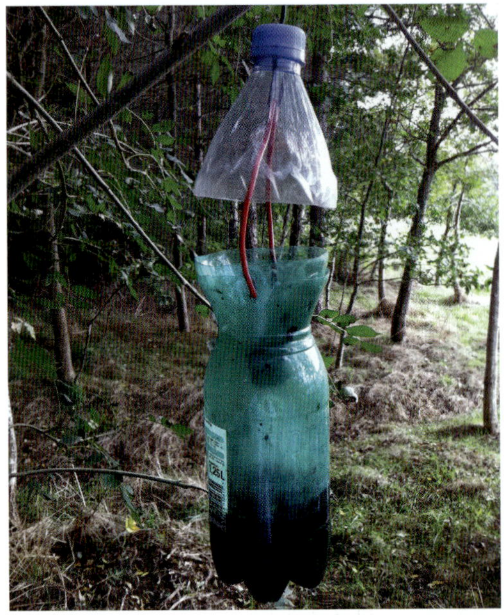

Photo 225 *Piège « maison », pas assez sélectif. L'arrivée de phéromones résoudrait grandement ce problème.*

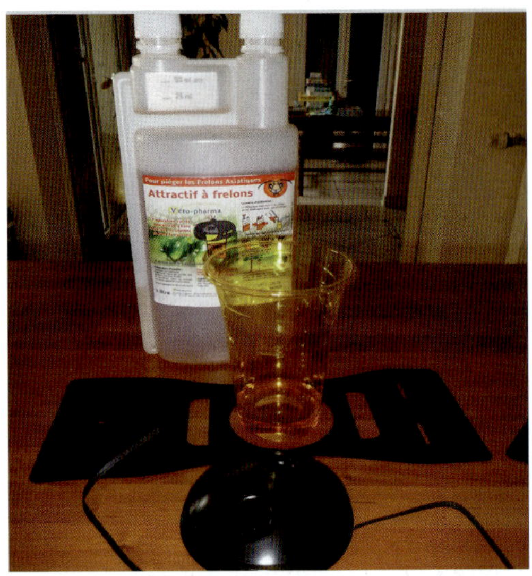

Photo 226 *Piège du commerce avant son montage. Une solution attractive le remplit.*

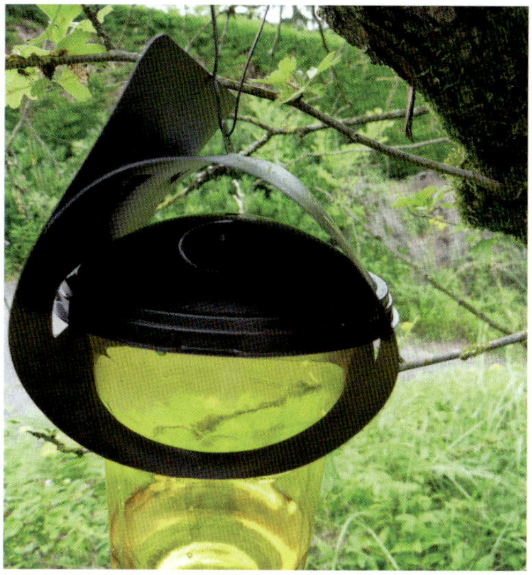

Photo 227 *Piège du commerce un peu ancien : la protection du trou d'entrée est à noter. Ce piège est abandonné car non sélectif.*

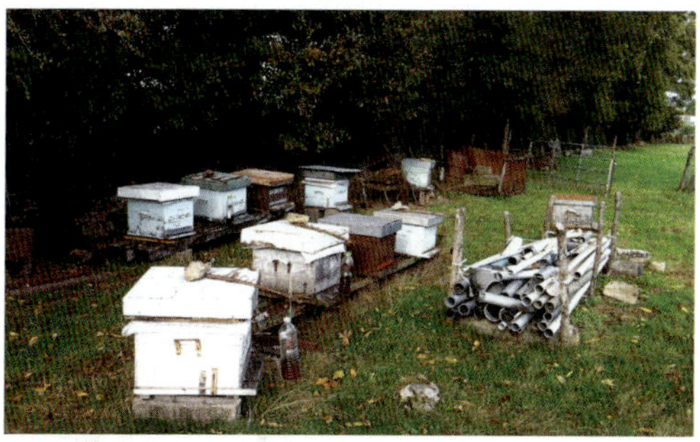

Photo 228 *Un rucher un peu mal entretenu, mais bien protégé par des pièges « maison ».*

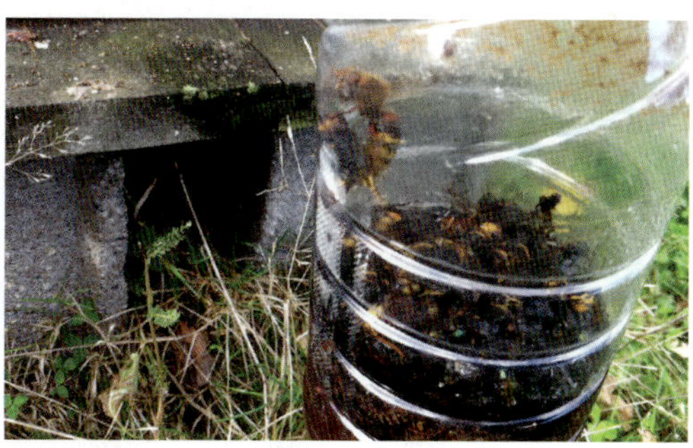

Photo 229 *Malheureusement, les pièges ne sont pas sélectifs ; on voit ici un frelon européen parmi les frelons asiatiques.*

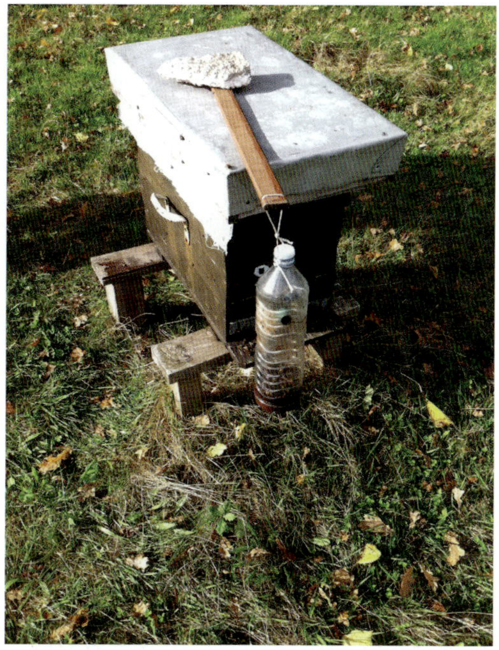

Photo 230 *Ruchette protégée par un piège « maison ».*

temporaire. Il s'agit de réduire le stress pour les abeilles, afin qu'elles continuent à sortir pour récolter pollens et nectars.

Ces pièges sélectifs sont chers. Pour ceux qui souhaitent économiser, un exemple de piège semi-sélectif est proposé. *(photos 234 à 236)* Il capture les gros insectes attirés par les déchets d'opercules comme *Vespa velutina*, *Vespa crabro* et *Galleria mellonella* (grande fausse teigne) mais il laisse facilement ressortir les abeilles, guêpes, mouches etc. plus petites. En automne, il ne capture que les frelons asiatiques attirés par leurs congénères captifs. Les autres insectes ne s'y aventurent pas. Il est beaucoup plus efficace et plus sélectif que les pièges bouteille initialement proposés. Pour le réaliser, on prend une caisse en plastique munie d'un couvercle hermétique, si possible transparent. On crée deux ouvertures sur les côtés (avec une scie cloche) et on y insère

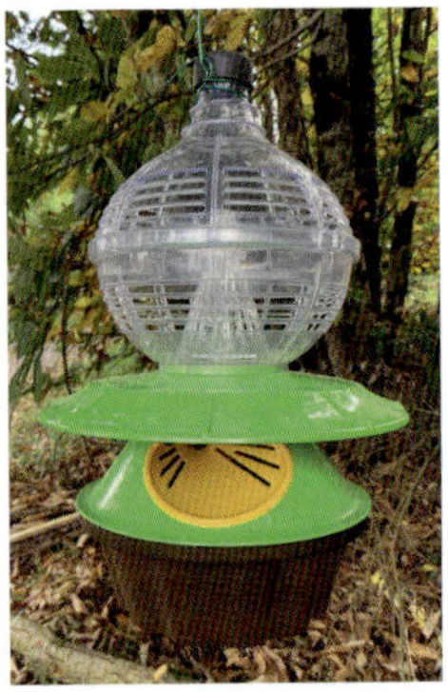

Le piège japonais à étages

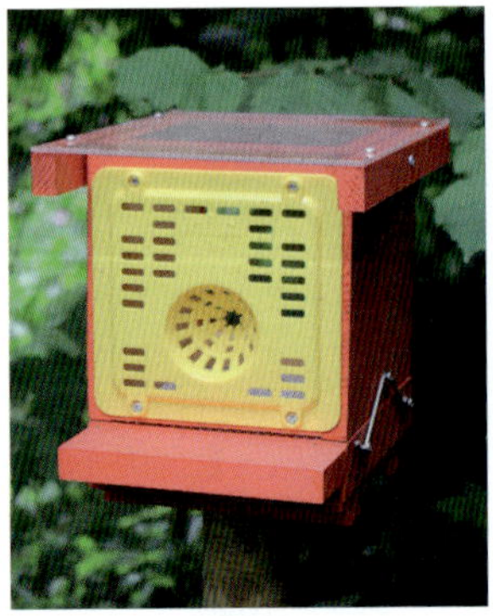

Le piège à grilles jaunes

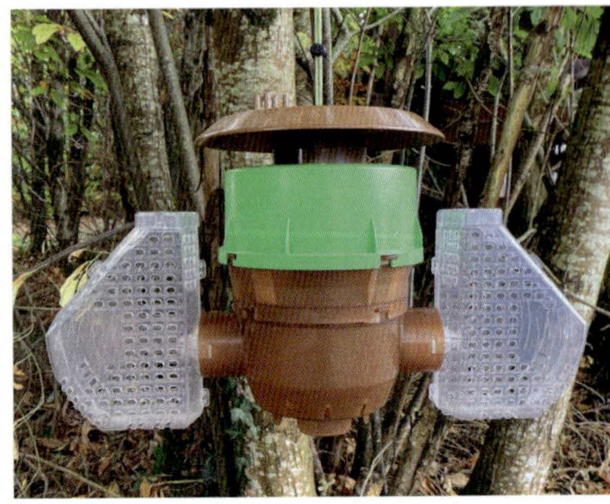

Le piège coréen à ailes

Photos 231, 232 et 233 *Les différents types de pièges sélectifs proposés par le plan national de lutte 2024 (Photo 232 aimablement prêtée par l'association Robida).*

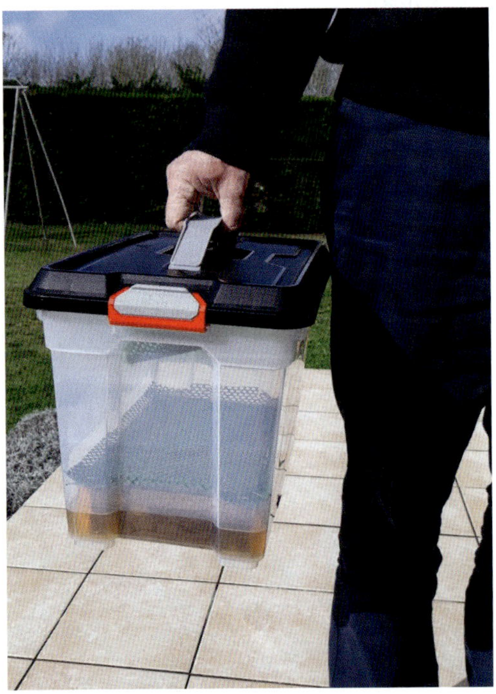

Photo 234 *Mallette piège à frelons sélective prête à l'emploi (Photo aimablement prêtée par Yves Pidou).*

deux cônes en grillage souple avec des mailles carrées de 5 mm de côté. Il est possible de remplacer les cônes en grillage par des grilles jaunes vendues pour être sélectives. Les cônes en grillage sont découpés pour laisser une ouverture de 10 mm de diamètre qui communiquera avec l'intérieur. Les insectes seront attirés par un mélange de bière, jus de pomme, sirop de sucre et surtout de déchets d'opercules qui sera placé sous un plancher grillagé protégeant les appâts. On ajoutera du vin pour repousser les abeilles. Les insectes entreront par la base du cône et les plus gros ne sauront pas ressortir. En revanche, les insectes plus petits ressortent sans problème par les côtés des cônes.

Quel type d'appât employer ?

Au printemps on privilégiera les appâts sucrés. Les phéromones des frelons capturés dans les pièges favorisent la capture de leurs congénères. En automne, il est possible d'ajouter des produits carnés comme des croquettes pour les carnivores domestiques.

Les cocktails sucrés feront appel à :

- de la bière qui, grâce à la fermentation, propage l'odeur de piège à l'extérieur et attire les frelons ;
- du vin qui repousse les abeilles ;

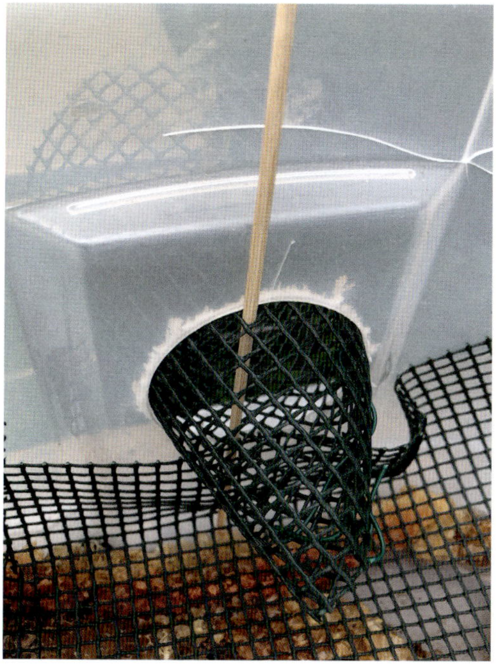
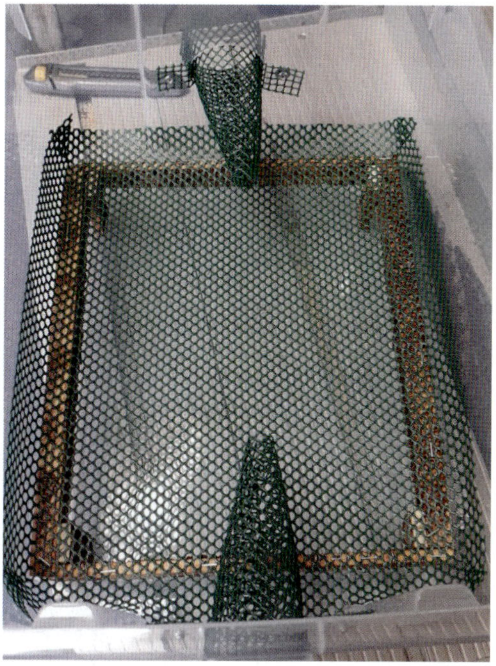

Photos 235 et 236 *Intérieur de la mallette piège à frelons plus sélective qu'un piège bouteille (Photo 236 aimablement prêtée par Yves Pidou).*

- du sirop (de fruits rouges) ou du sirop de nourrissement qui a une odeur sucrée appréciée ;
- du jus de fonte des cires ou du jus de cirier fermenté pour son odeur attractive.

Comment détruire un nid ?

Les nids primaires sont détruits mécaniquement (écrasement ou congélation après capture dans un bocal). Ils doivent être détruits le soir quand la fondatrice est dedans.

Les techniques de destruction de nids qui emploient une perche télescopique injectant un insecticide sont efficaces. Si l'insecticide est rémanent, le nid est décroché puis brûlé pour que les oiseaux n'avalent pas l'insecticide. Mais les conditions de terrain (difficulté à revenir, accessibilité) font que le décrochage n'est pas toujours possible. Dans ce cas, on emploiera comme insecticide un pyrèthre végétal naturel qui se dégrade rapidement et laisse peu de résidus dans l'environnement. On peut aussi utiliser de la vapeur d'eau très chaude ce qui permet de laisser le nid en place.

Si le nid est accessible, il est possible de le détruire sans utiliser d'insecticide : il suffit de boucher le trou d'entrée avec du coton, puis de mettre le nid dans un sac, de le détacher et de tuer la colonie par congélation. Cette méthode est plus dangereuse pour l'opérateur.

Il s'agit avant tout de limiter l'impact sur l'entomofaune. Comme tous les insectes sociaux, le frelon ne défend sa population et sa reine que contre les attaques effectives ou simulées contre le nid. C'est pour cela qu'il faut distinguer deux comportements : à proximité du nid (rayon de 2 ou 3 m) et hors du secteur du nid. Il est évident que des mouvements violents, le blocage de la trajectoire de vol ou le fait de secouer le nid sont à éviter absolument. Plusieurs études ont démontré que le piégeage d'une espèce invasive n'était pas une méthode de limitation des populations efficace. La capture des fondatrices a peu d'incidence sur le nombre ultérieur de colonies. Il ne faut piéger qu'en cas d'attaque des ruchers. Pour diminuer localement les populations de frelons asiatiques et pour réduire la prédation, il faut supprimer les nids uniquement dans l'environnement des ruchers. On doit laisser en place tout nid découvert à partir de la fin du mois de novembre. En effet, à partir de cette date, la colonie périclite et les nids ne sont pas réutilisés l'année suivante. Le nid se dégradera tout seul, avec le vent et la pluie *(photos 237 et 238)*.

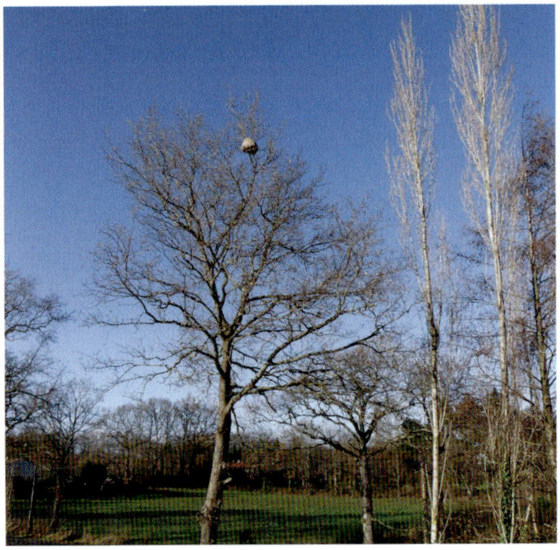

Photo 237 *Les nids de frelons asiatiques sont souvent implantés au sommet des arbres.*

Afin de suivre l'évolution de la répartition de l'espèce en France, s'est mis en

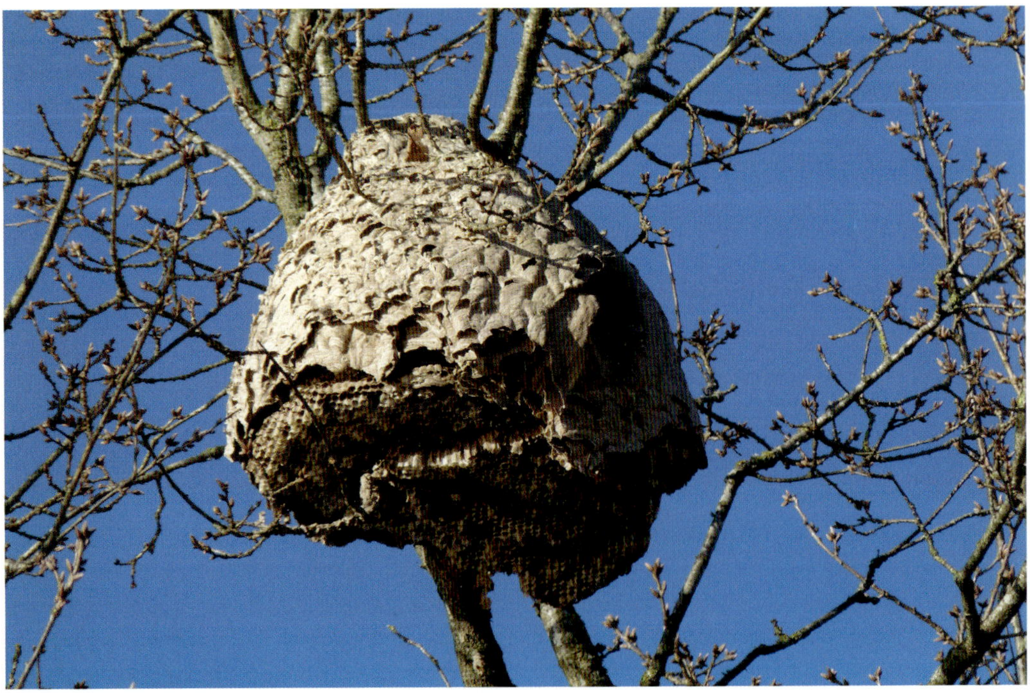

Photo 238 *Nid abandonné en fin de saison : il se détruit (Photo aimablement prêtée par M.N. Garandeau)*

place dans chaque département un dispositif de veille, avec une incitation au signalement des nids à un interlocuteur désigné. Au niveau national, GDS France qui est la fédération nationale des organismes à vocation sanitaire (OVS) dans le domaine animal et FREDON France qui est la fédération nationale des organismes à vocation sanitaire (OVS) dans le domaine végétal sont réunis autour de la stratégie nationale et visent à conjuguer leurs actions, chacun pour ses objectifs et domaines respectifs en fonction du besoin local. L'organisation du dispositif repose sur un pilotage conjoint par les deux organismes à vocation sanitaire. Un groupe technique frelon regroupant la FNOSAD, InterApi, ADAF, la SNGTV, l'ITSAP, le GS PESA Frelon, un expert de PatriNat (OFB, MNHN) a pour mission de faire des propositions d'évolutions du plan autant que de besoin. Ils sont complétés par des comités de pilotage régionaux et départementaux.

3 UN AUTRE FRELON ASIATIQUE : *VESPA MANDARINIA* OU FRELON GÉANT

Qui est-il ?

On l'appelle aussi frelon géant asiatique et on lui accorde le titre de « plus grand frelon du monde ». Il fut parfois appelé *Vespa japonica, V. sonani* ou *V. latilineata*. Il existe plusieurs sous-espèces comme *Vespa mandarinia japonica (photo 239), bellona, magnifica* ou *nobilis*. Comme son cousin *velutina*, il fait partie de l'ordre des hyménoptères, de la super famille des Vespoidea, de la famille des Vespidae et donc du genre *Vespa*.

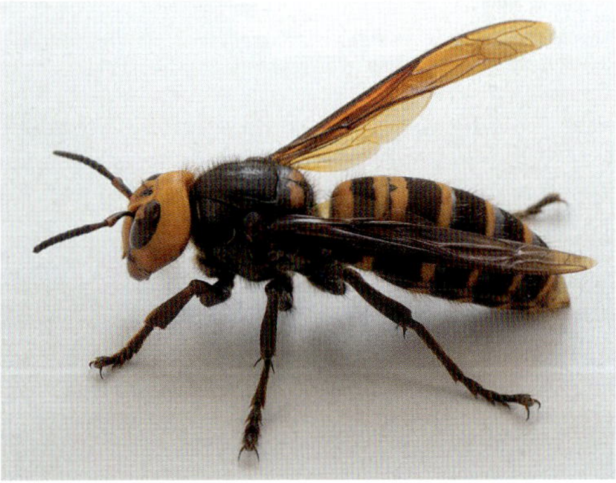

Photo 239 Vespa mandarinia japonica *(Photo aimablement prêtée par Yasunori Koide).*

Les reines mesurent de 4,5 à 5,5 cm de long et les ouvrières de 2,5 à 4 cm. Il est craint car sa piqûre, du fait de la quantité de venin injectée, est redoutable pour l'homme et les animaux mais il peut aussi décimer des colonies d'abeilles tant son appétit est grand en période de reproduction.

D'où vient-il ? Où vit-il ?

Il est originaire du Japon mais on le retrouve dans de nombreux pays d'Asie (Thaïlande, Chine, Népal) mais aussi en Russie. Il aime pourtant les climats tempérés ou subtropicaux. Il est apparu en Colombie britannique (Canada) en septembre 2019 et aux USA, à Washington, à l'automne de la même année. Il a été capturé en décembre 2019 à Blaine (Washington). Pourtant on ne le considère pas comme établi en Amérique.

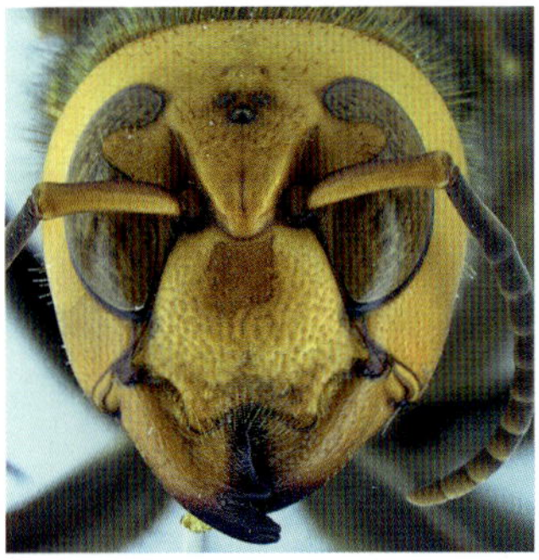

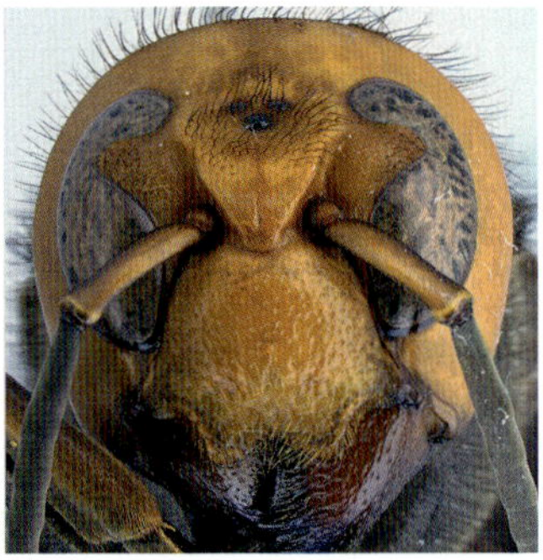

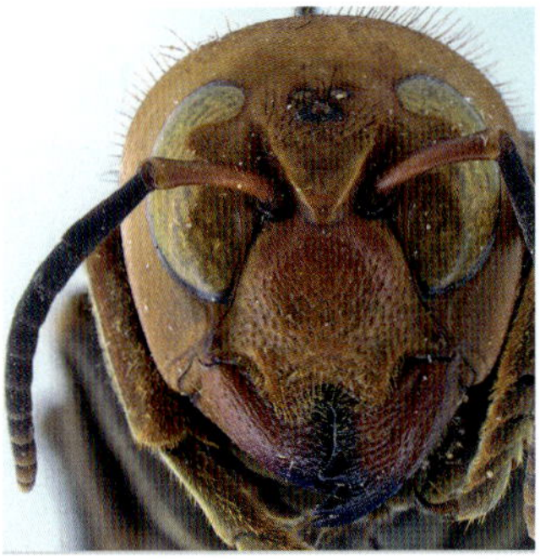

Photos 240, 241 et 242 *Têtes de différentes sous-espèces de* Vespa mandarinia *(Photos aimablement prêtées par Allan H. Smith-Pardo USDA-APHIS-PPQ-Science & Technology Sacramento).*

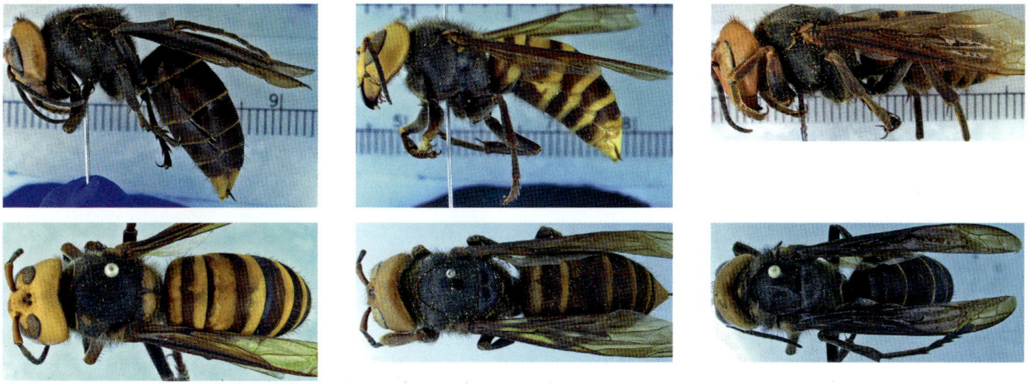

Vespa mandarinia japonica — **Vespa mandarinia magnifica** — **Vespa mandarinia nobilis**

Photos 243, 244, 245, 246, 247 et 248 *Corps de différentes sous-espèces de* Vespa mandarinia *(Photos aimablement prêtées par Allan H. Smith-Pardo USDA-APHIS-PPQ-Science & Technology Sacramento).*

Actuellement, cette espèce n'est pas non plus établie en Europe occidentale, mais des signalements sporadiques de sa présence ont été signalés dans plusieurs pays.

Comment le reconnaître ?

Sa tête, entre les mandibules et entre les deux yeux, est plus large que celle des autres espèces de frelons asiatiques. Le *clypeus* (un des sclérites de la tête, situé près des mandibules) a un bord festonné plutôt qu'arrondi. Les *gena* (« joues ») qui abritent des muscles puissants de la mâchoire sont également larges. La tête d'un adulte est plutôt jaune orangée. En plus des yeux composés, comme l'abeille, le frelon asiatique mandarinia a 3 ocelles *(photos 240 à 242 et 249-250).*

Les bandes de l'abdomen sont jaunes et brunes et le dernier segment est toujours jaune. La tête, l'abdomen et le thorax sont poilus. Les mâles n'ont pas de dard mais les ouvrières sont munies d'un aiguillon d'environ 1 cm. Il est lisse ce qui permet à l'insecte de piquer plusieurs fois. Il a deux paires d'ailes dont l'aile antérieure dépasse la longueur du corps de 5 cm *(photos 243 à 248 et 251).*

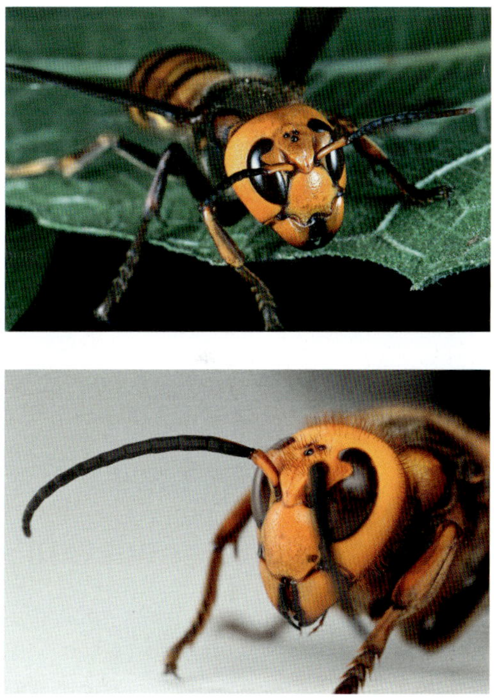

Photos 249 et 250 *Tête de* Vespa mandarinia *: large, clypeus festonné, jaune orangé (Photos aimablement prêtées par Scott Camaldine en haut et Yasunori Koide en bas).*

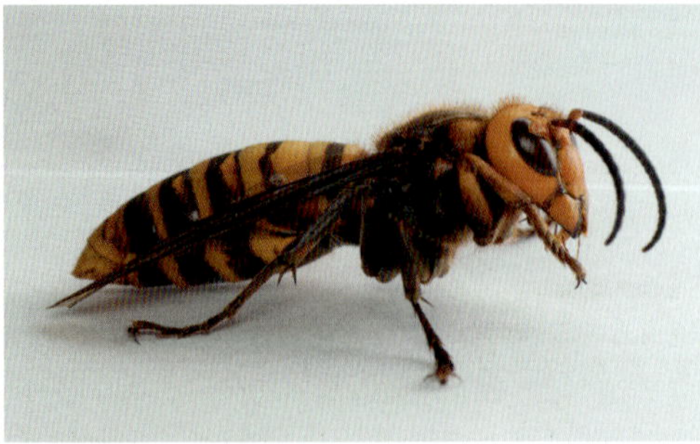

Photo 251 *Corps de* Vespa mandarinia *: dernier segment jaune, corps poilu, aile antérieure dépassant la longueur du corps (Photos aimablement prêtée par Yasunori Koide).*

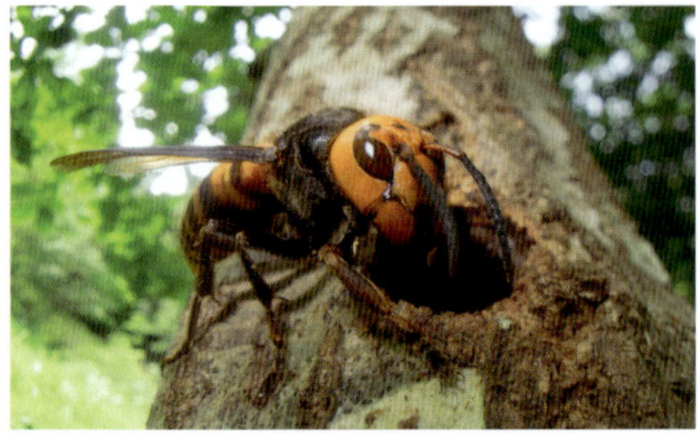

Photo 252 Vespa mandarinia *a besoin des arbres et de leur sève pour se nourrir et construire son nid (Photos aimablement prêtée par Yasunori Koide).*

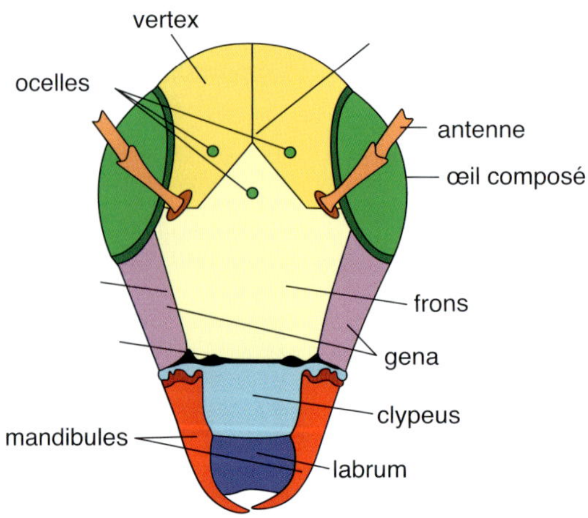

Figure 50 *Les différents éléments chitineux de la tête*

Son cycle de reproduction

Les reines s'accouplent après leur diapause et établissent leurs colonies au printemps. Elles se nourrissent de la sève des arbres, riche en énergie et choisissent un endroit favorable à l'établissement de leur nid (cavité, creux d'un arbre…). Une reine commence à construire à partir de matériaux ligneux qu'elle mastique *(photo 252)*. Les premiers frelons nés continueront la construction et prendront le relais de la reine pour nourrir la fratrie. La reine se consacrera alors uniquement à la ponte. Elle peut pondre jusqu'à 3 000 œufs.

Il y a 5 stades larvaires chez *Vespa mandarinia*. Les larves sont nourries de sève d'arbre et de morceaux de proies. La pupaison dure 18 jours. Le nid est souvent inachevé, laissant apparaître le couvain. Les cellules mesurent 11 mm sur 33 mm pour les ouvrières et sont plus grandes pour les reines (14 mm sur 42 mm).

La colonie se développe de l'été à l'automne puis les mâles et les reines

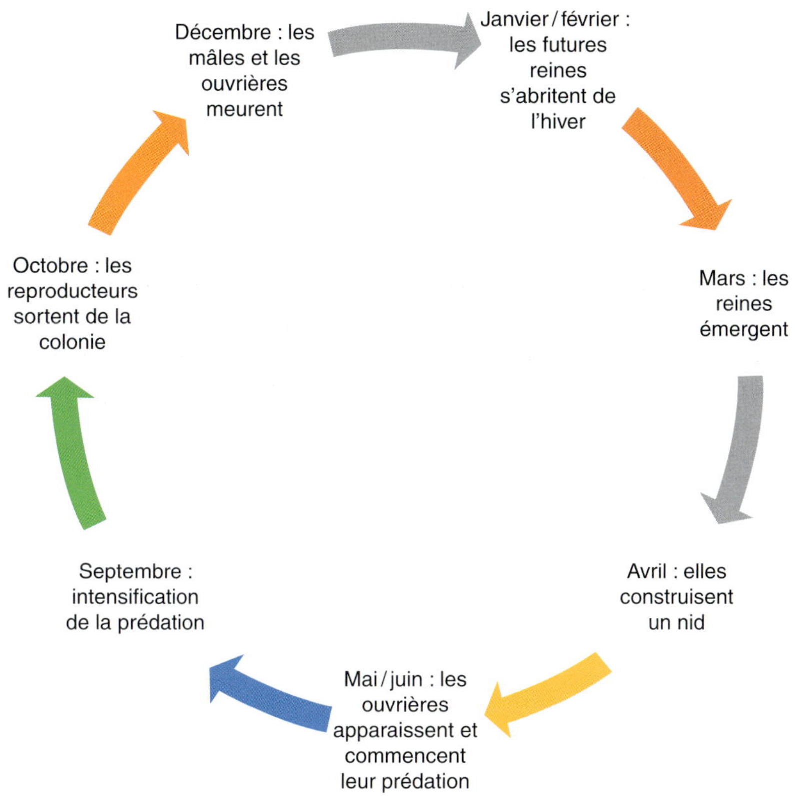

Figure 51 Cycle de développement de Vespa mandarinia

sortent de la colonie en octobre. Les mâles attendent les reines émergentes à la sortie du nid. L'accouplement réalisé, la future reine cherche un abri pour passer l'hiver. Pendant ce temps la colonie meurt peu à peu. C'est au printemps suivant que les reines se mettront en charge de fonder de nouveaux foyers.

Que mange-t-il ?

Pour chercher leur nourriture, les ouvrières de *Vespa mandarinia* peuvent parcourir jusqu'à huit kilomètres. Outre la sève, ils consomment des insectes, notamment des coléoptères, des abeilles, des guêpes… Lorsqu'il s'attaque aux abeilles, il chasse en solitaire, devant la planche d'envol. Une fois capturée, l'abeille est décapitée puis mâchée, la pâte nourrissante étant ramenée au nid pour nourrir les larves *(photos 253-254)*. Mais il arrive que les frelons chassent en meute, fondant à plusieurs compagnons de nid sur les gardiennes. La destruction massive et rapide des colonies peut alors avoir lieu en plusieurs heures. À ce stade ils mangent aussi les larves d'ouvrières.

Apis mellifera est bien dépourvue face à lui

Comme on commence à le voir chez nous de la part de notre abeille *Apis mellifera* envers *Vespa velutina*, *Apis cerana*, dans son pays d'origine, a développé une

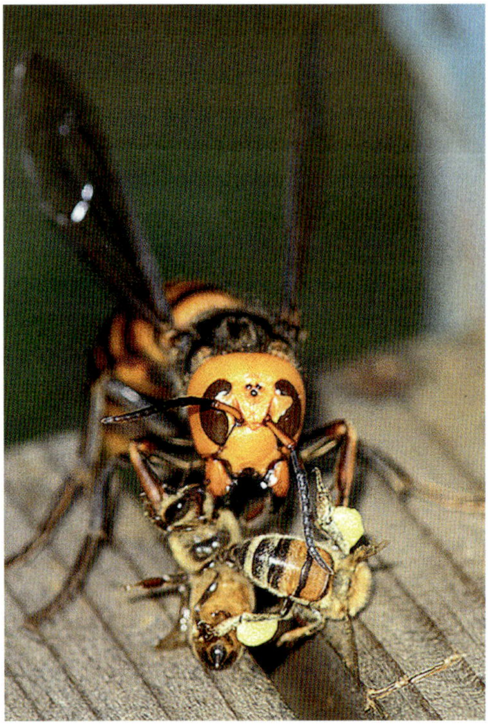

Photo 253 Vespa mandarinia *mange des abeilles et les attrape souvent à leur retour à la ruche (on voit ici des pelotes de pollen) (Photos aimablement prêtée par Masato Ono, Tamagawa University, Tokyo).*

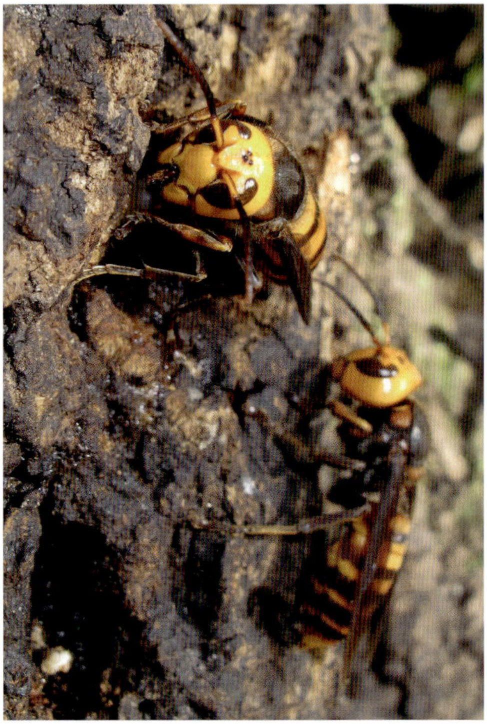

Photo 254 Vespa mandarinia japonica *sur un arbre (Photos aimablement prêtée par Yasunori Koide).*

stratégie de lutte contre *Vespa mandarinia*. Elle entoure le frelon et le « chauffe » au sein d'une boule d'abeilles. La température monte à plus de 45 °C ce qui tue le frelon mais pas les abeilles qui supportent un peu plus. S'il parvenait en Europe notre abeille saurait-elle lutter ? À ce jour il n'est pas connu de piège efficace.

VESPA ORIENTALIS : IL POURRAIT SE PLAIRE EN FRANCE

4

Qui est-il ?

Vespa orientalis est aussi appelé frelon oriental. Comme les autres frelons, il fait partie de l'ordre des hyménoptères, de la super famille des Vespoidea, de la famille des Vespidae et donc du genre *Vespa* (*photos 255 à 259*).

On distingue trois sous-espèces : *Vespa orientalis arabica, Vespa orientalis somalica, Vespa orientalis zavatarii.*

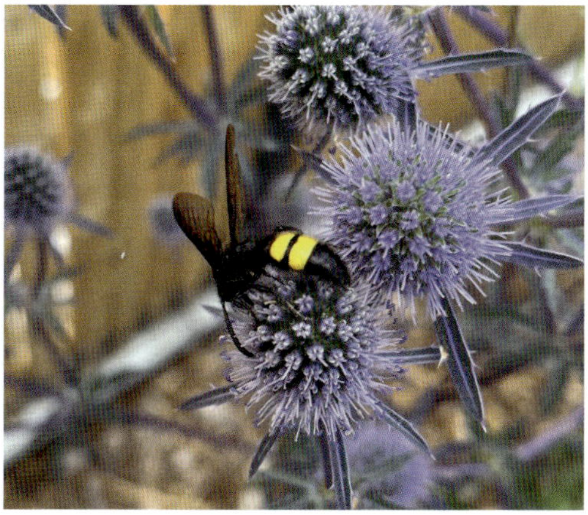

Photo 255 Megascolia *sur un* Eryngium planum *: un insecte qui est parfois confondu avec un frelon asiatique.*

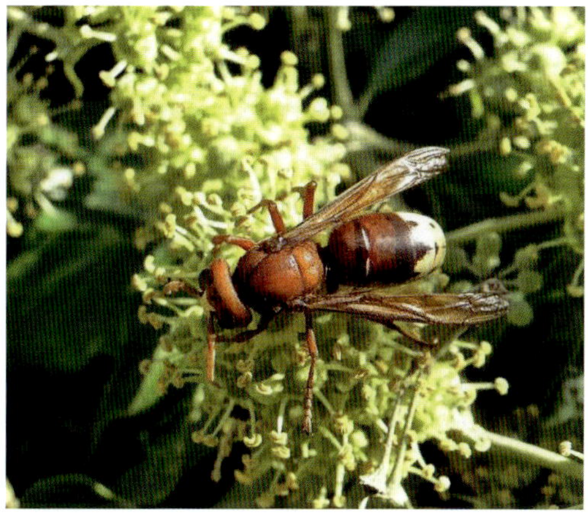

Photo 257 Vespa orientalis *butinant près de Marseille sur une fleur de lierre (Hedera helix) (Photo aimablement prêtée par Gérard Filipi)*

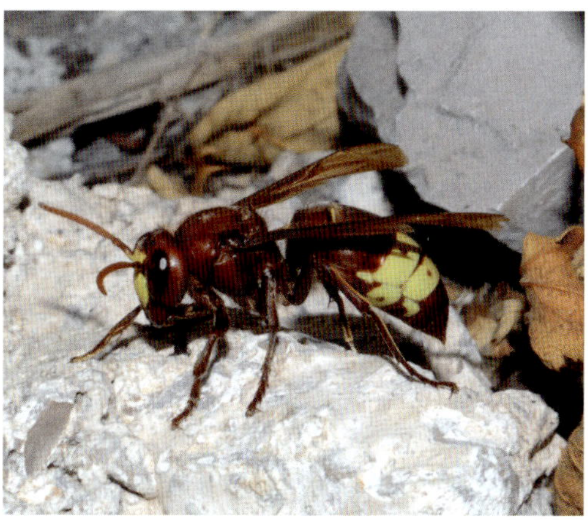

Photo 256 *Frelon oriental* Vespa orientalis *(Photo Quentin Rome MNHN disponible sur le site https://frelonasiatique.mnhn.fr/le-frelon-oriental-detecte-a-marseille/).*

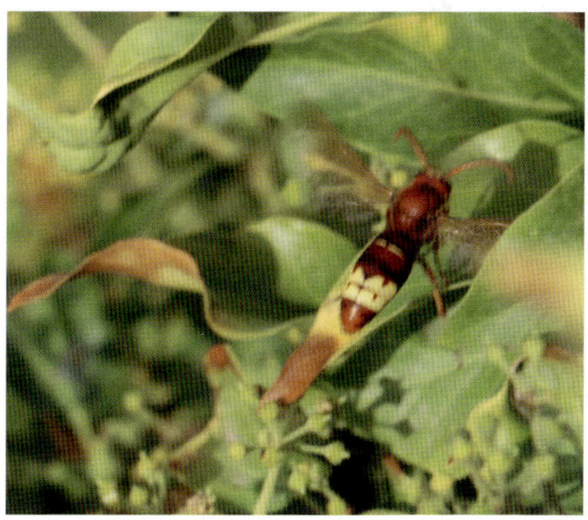

Photo 258 Vespa orientalis *en vol (Photo aimablement prêtée par Gérard Filipi).*

V. orientalis est la quatrième espèce de frelon surveillé par le Muséum national d'histoire naturelle, après la découverte du Frelon bicolore, *Vespa bicolor*, introduit en 2013 dans le Sud de l'Espagne, du Frelon géant, *Vespa mandarinia*, dans le Nord-Ouest des USA (encore absent en Europe), et du Frelon asiatique, *Vespa velutina*, qui a aujourd'hui colonisé toute la France.

D'où vient-il ? Où vit-il ?

Les frelons orientaux sont présents en Asie centrale, en Asie du Sud-Ouest, de l'Arménie et de la Turquie à l'Inde et au Népal, dans tout le Moyen-Orient, en Afrique du Nord-Est, dans certains pays afrotropicaux comme l'Éthiopie et la Somalie, et dans certaines parties de l'Europe méridionale : Croatie, Bosnie, Roumanie, Monténégro, Macédoine du Nord, Albanie, Grèce, Bulgarie, Chypre, Malte, Sicile Italie. En Europe occidentale, *Vespa orientalis* s'est établi depuis une dizaine d'années dans deux régions au sud de l'Espagne : Talence depuis 2012 et Algésiras en Andalousie depuis 2018.

Les frelons orientaux ont été introduits par l'homme au Chili, à Madagascar, au Mexique et à Xinjiang, en Chine, ainsi qu'occasionnellement en Belgique et au Royaume-Uni par l'intermédiaire de fruits. Le frelon oriental est le seul membre du genre *Vespa* que l'on trouve dans les climats désertiques tels que ceux de l'Afrique du Nord, du Moyen-Orient et de certaines parties de l'Asie du Sud-Ouest.

Alors qu'il n'était pas présent en France, trois entomologistes réalisant une étude sur la faune et la flore de Marseille (Alain Coache, le découvreur, Bruno Gereys et Gérard Filippi) l'ont observé en septembre 2021 dans le quartier de la Cabucelle de la cité phocéenne. Ils ont pu observer à la fois des mâles, des femelles ouvrières et des gynes (femelles reproductrices). Cela peut laisser supposer qu'il s'y est reproduit.

On ne sait pas comment il est arrivé en France mais dans le passé, des reines ont déjà été interceptées en Belgique et en Grande-Bretagne dans des caisses d'agrumes provenant d'Israël. Le premier exemplaire découvert sur Marseille l'a

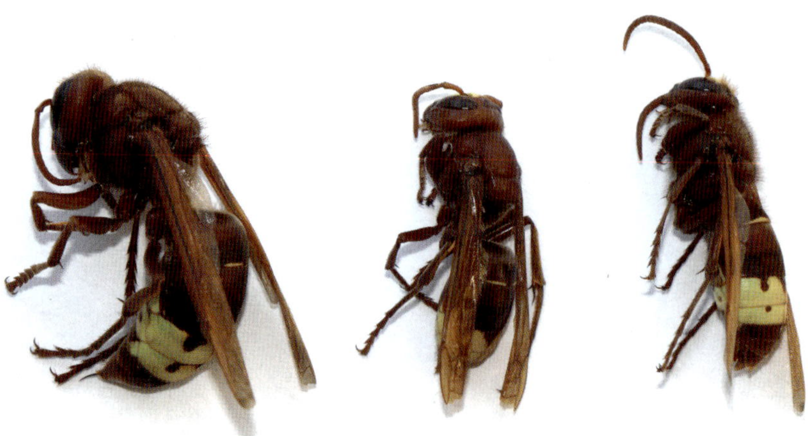

Photo 259 *Les 3 castes de* Vespa orientalis *(Photo aimablement prêtée par Bruno Gereys).*

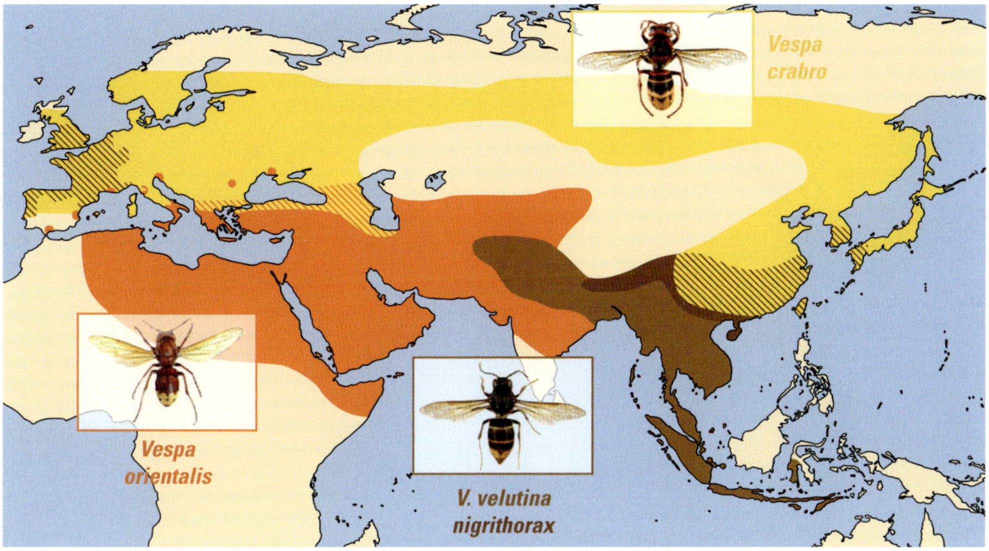

Figure 52 Carte de répartition des trois espèces de frelon présentes en Europe (d'après Q. Rome et al., *2011)*

été près d'une sucrerie située à moins d'un kilomètre du port. On peut suspecter un import involontaire.

Comment le reconnaître ?

Sa taille est comparable à celle de *Vespa crabro* : les reines mesurent de 25 à 35 mm de long. Les mâles et les ouvrières sont plus petits que la reine et atteignent rarement 25 mm.

V. orientalis est peu poilu, de couleur brun-rouge à l'exception de la face antérieure de la tête entre les yeux et des 3e et 4e segments de l'abdomen qui sont jaunes. Les femelles (ouvrières et reine) possèdent un ovipositeur qui sert à la ponte des œufs. Il sert également de dard. Les mâles se distinguent des ouvrières par le nombre de segments de leurs antennes : les mâles ont treize segments, alors que les ouvrières n'en ont que douze. Un autre caractère est le nombre de segments de l'abdomen : sept chez les mâles et six chez les femelles comme pour tous les Vespinae.

Son cycle de reproduction

Le cycle de vie du Frelon oriental est annuel comme celui de tous les autres Vespidés, mais il semble plus court que celui du Frelon asiatique. La jeune reine hiverne à l'abri des intempéries, cachée en dehors d'un nid. Elle se réveille au printemps, recherche des liquides sucrés pour se nourrir, puis un emplacement où installer son nid non enveloppé (souvent situé dans le sol ou dans un bâtiment). Lorsque le nid est aérien, il peut être accroché à un bâtiment ou à la végétation. *Vespa orientalis* construit, à l'aide de cellulose de bois, une enveloppe grise mêlée de particules du sol.

La fondatrice élèvera ses premières larves en les nourrissant avec des proies. Il y a

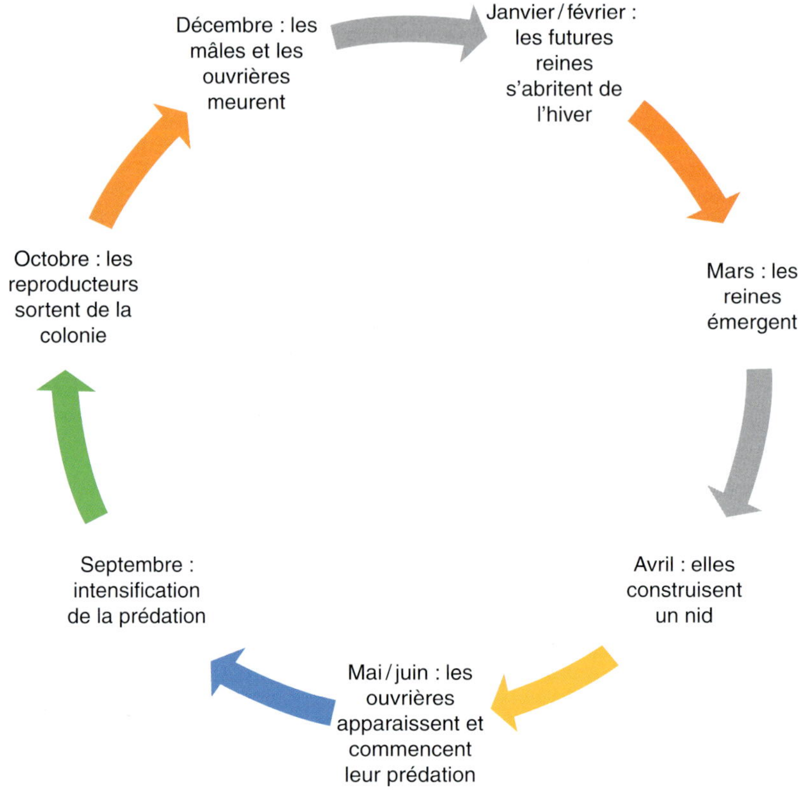

Figure 53 *Cycle de développement de* Vespa orientalis

5 stades larvaires chez *Vespa orientalis*. Les colonies rassemblent un maximum de mille individus. Les individus sexués quittent le nid à l'automne et le reste de la colonie meurt pendant l'hiver.

Que mange-t-il ?

Il consomme des insectes comme des mouches, des sauterelles, des cafards mais aussi des abeilles. Il en tire des protéines pour nourrir ses larves. Il collecte également d'autres protéines animales pour ses jeunes comme des morceaux de viande et de poisson frais ou avarié. Les adultes se nourrissent de nectar, de miellat et les fruits mûrs.

Apis mellifera face à *Vespa orientalis*

Bien qu'elle puisse piquer avec son dard, l'espèce n'attaque que si son nid est dérangé. Elle représente cependant une nouvelle menace pour les activités apicoles, en raison de sa prédation sur les colonies d'abeilles domestiques (*Apis mellifera*).

LE PETIT COLÉOPTÈRE DE LA RUCHE, OU *AETHINA TUMIDA* : UN BIO-AGRESSEUR QUI ÉMERGE MONDIALEMENT

5

Aethina tumida est souvent appelé « petit coléoptère de la ruche ». C'est un insecte originaire d'Afrique du Sud connu depuis 1867. Il a effectué de nombreux voyages à travers le monde.

Importance de la maladie, abeilles concernées

On l'a vu apparaître en Europe en 2004, au Portugal mais il a rapidement été intercepté et ne s'est pas implanté. En revanche, le parasite (ou bio-agresseur) a été observé en Italie pour la première fois en août 2014, et déclaré à l'organisation mondiale de la santé animale (OIE) le 5 septembre 2014. *Aethina tumida* a été mis en évidence dans trois nucléi mis en place à des fins de recherche à l'université d'agriculture de Reggio de Calabre. Venu d'Afrique, il a gagné les États-Unis en 1996 où il a été décrit en Caroline du Sud. En 2003 il est présent dans 29 états des États-Unis. L'Australie (région de Sydney) et le Canada (Manitoba) sont colonisés en 2002. Le parasite a été décrit en Égypte en 2000 mais n'y a jamais été revu. Le vecteur a toujours été une importation de mil ou de produits de la ruche.

Origine de la maladie

On ne peut pas vraiment parler de maladie. Le parasite prédateur crée des dégâts dans la ruche, spolie la colonie, ne lui laissant ainsi qu'une faible chance de survie, mais n'attaque pas les abeilles elles-mêmes.

La larve mesure environ 1 cm. Elle est blanc crème et peut être confondue de loin avec une larve de fausse teigne. Elle possède trois paires de longues pattes fines sur sa partie antérieure, et les segments de son corps sont parsemés d'une rangée d'épines dorsales. Sur le dernier segment, on note la présence de deux séries d'épines plus robustes.

L'adulte est petit. Il mesure 5 à 7 mm (1/3 de la taille de l'abeille ouvrière). La pupe se transforme en un adulte brun foncé, qui noircit petit à petit. L'une de ses particularités est d'avoir une tête, un pronotum et un abdomen bien séparés. Les élytres sont plus petits que l'abdomen, ce qui constitue une spécificité importante pour la diagnose. Le bas de l'abdomen est donc visible. Les antennes ont une forme de massue caractéristique *(photos 260 et 269)*.

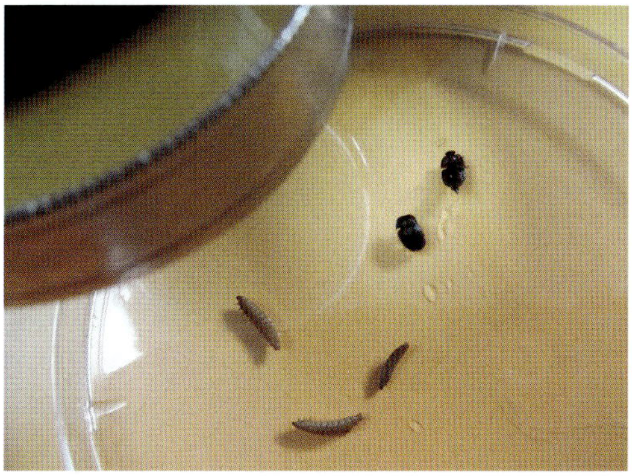

Photo 260 *Une bonne loupe permet de bien observer les détails de l'adulte ou des larves.*

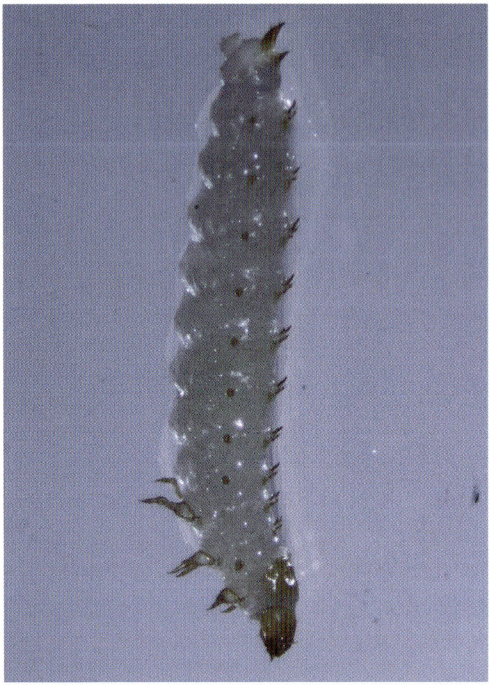

Photo 261 *Larve* d'Aethina tumida *(Photo aimablement prêtée par l'Anses de Sophia Antipolis).*

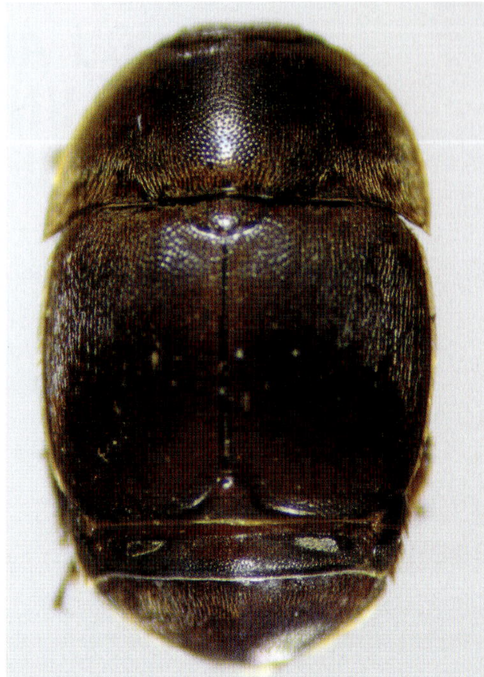

Photo 262 *Le petit coléoptère adulte (Photo aimablement prêtée par l'Anses de Sophia Antipolis).*

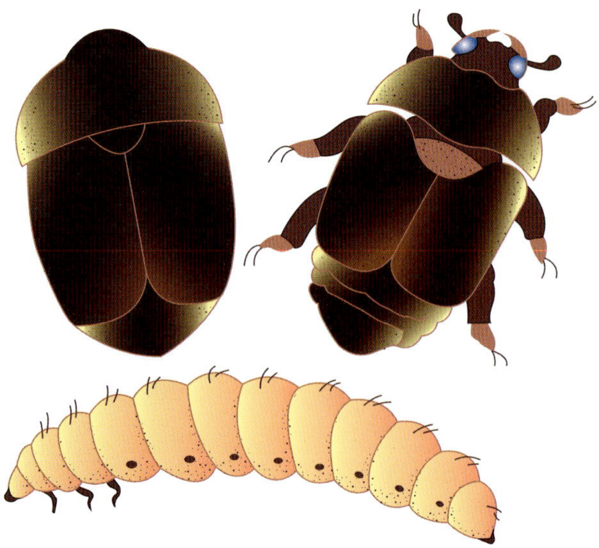

Figure 54 Aethina tumida *larve et adulte*

Cycle parasitaire

En l'absence de mesure de contrôle, les populations de coléoptères peuvent se multiplier rapidement. 80 adultes peuvent engendrer plus de 36 000 adultes en 63 jours

Le parasite peut effectuer selon les conditions environnementales de 1 à 2 (climat tempéré) ou 4 à 6 (climat méditerranéen) cycles par an, chaque cycle durant de 1 à plus de 4 mois.

La femelle adulte pond des grappes de petits œufs fécondés de 1,5 mm sur 0,25 mm, soit à peu près 2/3 de la taille d'un œuf d'abeilles. Elle en pondra 1 000 à 2 000 sur un cycle. Elle choisit de les installer dans des fissures du bois de la ruche ou directement sur le couvain, où ils se retrouvent pris dans les alvéoles. Les larves naissent en moyenne après 1 à 3 jours (et jusqu'à 6 jours), les durées varient selon les auteurs car elles sont liées aux conditions de vie : température, humidité, nourriture.

Le stade larvaire dure 10 à 14 jours (jusqu'à 30 J) durant lesquels les larves muent 4 à 5 fois selon la température et la nourriture disponible. On a donc conjointement des larves à différents stades ce qui peut compliquer le diagnostic. La taille d'une larve sera donc à relativiser. Elles font de 1,3 mm au début de leur développement à 8.6 à 10,6 mm en moyenne en fin de développement.

Elles sont omnivores : elles mangent le miel, le pain d'abeille et les œufs pondus par la reine.

La nymphose dure de 15 à 74 jours en fonction de la température et de l'humidité du sol (et jusqu'à 100 J en période froide).

La nymphose a lieu à l'extérieur de la ruche (dans un rayon de moins de 20 m, 1 à 2 m si le sol est sableux et meuble), dans la terre, à une profondeur pouvant aller de 1 à 30 cm. Il arrive parfois que les larves se déplacent sur 200 m pour trouver un sol plus adapté à leur

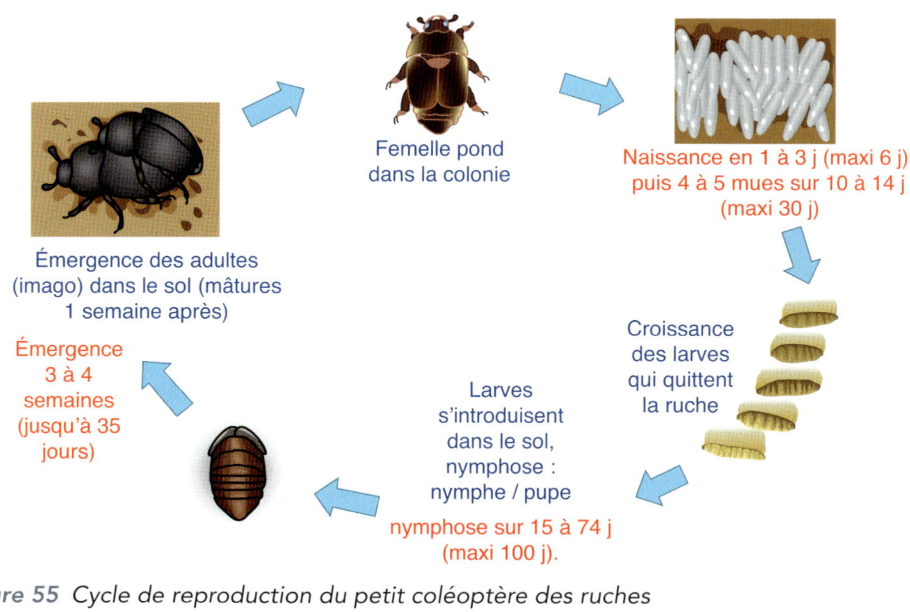

Figure 55 Cycle de reproduction du petit coléoptère des ruches

métamorphose. Elles apprécient en effet les sols meubles, humides, et une terre à plus de 10 °C. Elles n'aiment pas le froid, et vivent moins de 21 jours si la terre n'est pas réchauffée.

Les adultes émergent après 3 à 4 semaines, mais leur développement est thermodépendant, si bien que la transformation peut durer entre 8 et 84 jours.

La durée du cycle de développement dépend beaucoup des conditions environnementales, notamment en fonction de la température et de l'humidité. Le cycle le plus court est de 1 mois à 1 mois et demi et le plus long de 5 à 6 mois.

Transmission de la maladie

Le petit coléoptère de la ruche peut parcourir 10 km pour infester une nouvelle ruche. Il peut vivre neuf jours sans manger et sans boire. Il peut rester près de 60 jours dans du couvain, et peut s'abriter plusieurs mois dans un fruit.

La transmission d'un pays à l'autre peut se faire *via* les importations de matériel ou de nucléi contaminés. La transmission d'un rucher à un autre est soit active (déplacement du coléoptère), soit passive (*via* le matériel, la transhumance, les cires, etc.). Le bourdon peut constituer un hôte occasionnel et transmettre l'insecte.

Pathogénie

L'insecte détruit les cadres, mange les œufs des abeilles, le miel, les cires, ainsi que le pain d'abeille. Il abîme les cellules, qui voient leur miel couler et fermenter. La ruche est alors souillée.

Symptômes et lésions

Il faut bien observer la ruche et son contenu pour savoir si l'infestation par le petit coléoptère de la ruche peut être suspectée. Les ruches en périphérie des ruchers semblent les premières cibles. Il est même possible de voir des abeilles sortir de la ruche avec des larves.

On remarque que les cadres comportent des galeries. Le couvain disparaît, mangé par les larves. Le miel change de couleur et fermente. Il coule souvent à l'entrée de la ruche.

Le petit coléoptère adulte fuit la lumière donc on sera attentifs aux recoins situés entre le couvercle et le couvre-cadres, sur le dessus des cadres, sous les pâtons protéinés, sur la surface ou aux extrémités des cadres de rive, sur le plancher de la ruche, dans les débris.

Pour mener une bonne inspection visuelle, lors de l'ouverture de la ruche, on regarde rapidement sous le couvercle, sur le couvre-cadres puis sur les cadres et enfin sous le couvercle qu'on pose ensuite à l'envers au sol. On dépose le cas échéant la hausse dessus et on attend quelques instants. On regarde le dessus des cadres de la hausse située sous la première. On reprend la première hausse qu'on soulève et on regarde sur le couvre-cadres. On inspecte le plancher à la fin une fois qu'on a sorti les cadres un par un et qu'on les a inspectés. Les petits coléoptères ont tendance à se laisser tomber au fond de la ruche avant l'inspection des cadres.

Diagnostic

L'observation régulière de la ruche et de son contenu est importante. On peut détecter le petit coléoptère de la ruche par un simple examen visuel des cadres abîmés, examen qui permet de constater la présence de larves caractéristiques et d'adultes, mais il est plus efficace, vu la taille de l'insecte, de disposer, comme on le fait pour les langes graissés, de plaquettes de plastique alvéolé, dans lesquelles les coléoptères vont se loger. On retire régulièrement la plaquette pour voir les insectes. On peut aussi utiliser les papiers d'emballage ondulés des paquets de biscuits. L'absence de transparence rend cependant le piège moins efficace pour le diagnostic.

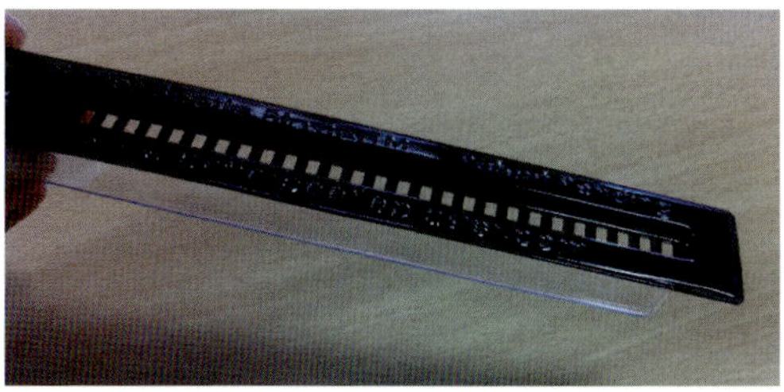

Photo 263 *Modèle de piège de cadre : noter le récipient translucide qui sera rempli d'un liquide où se noieront les parasites.*

Il existe de nombreuses autres formes de pièges allant des chiffonnettes placées sur les cadres (beetle bee gone) dans lesquelles *Aethina* se prend aux petits récipients (beetle blaster) qu'on place entre les cadres et qu'on remplit d'huile dans laquelle il se noie. Attention à vider les pièges pour déplacer les ruches sous peine de voir l'huile se répandre partout.

Un œil averti peut aisément détecter le petit coléoptère. Néanmoins, en France, dans l'hexagone, (pays indemne à l'heure où ce chapitre est écrit), il est important de ne pas se tromper. Les prélèvements suspects doivent être envoyés par le vétérinaire au laboratoire national de référence pour confirmer le diagnostic. Pour éviter de contaminer une autre région en cas de perte ou de destruction du colis, il est conseillé de congeler durant 24 heures les prélèvements à envoyer. On peut aussi les plonger dans de l'alcool à 70° *(photos 263 à 268)*.

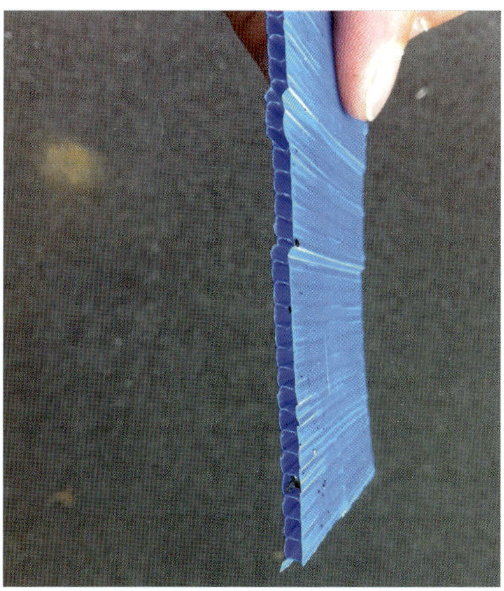

Photo 264 *Matériau susceptible de constituer un piège.*

Photo 265 *Piège de fond de ruche.*

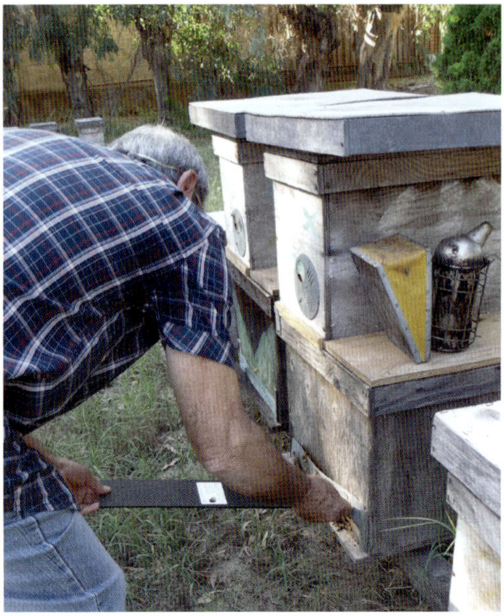

Photo 266 *Pose d'un piège de fond de ruche : il faut bien le mettre à plat (Photo aimablement prêtée par l'Anses de Sophia Antipolis).*

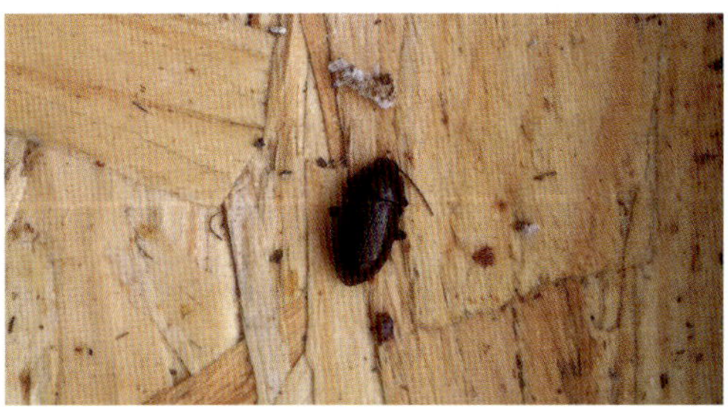

Photo 267 *D'autres coléoptères peuvent être retrouvés dans la ruche.*

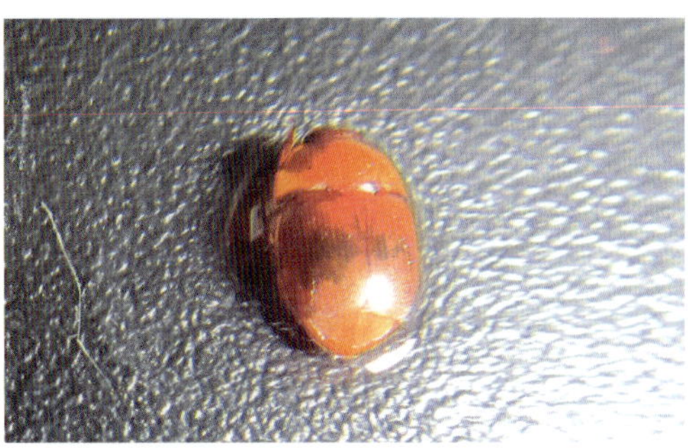

Photo 268 *Adulte jeune d'*Aethina tumida* conservé dans l'alcool pour l'envoyer au laboratoire.*

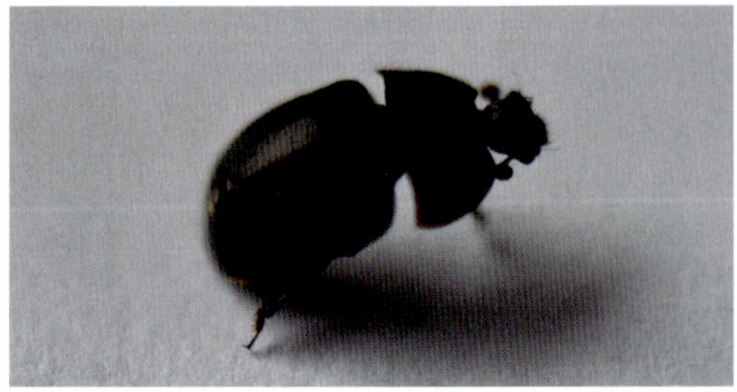

Photo 269 *Adulte fixé : on voit les 3 éléments permettant la diagnose : antennes en massue, élytres ne recouvrant pas l'abdomen et pronotum et abdomen bien séparés.*

Prévention

Dans le pays d'origine du petit coléoptère, l'Afrique, les abeilles africaines ont développé une stratégie de lutte efficace : elles emprisonnent les adultes dans de la propolis, puis sortent les œufs et les larves de la ruche.

On fera tout particulièrement attention à ne pas importer de matériel apicole d'occasion ou d'abeilles (reines, nucléi, paquets d'abeilles…) venant de régions contaminées.

La France a classé *Aethina tumida* parmi les Dangers sanitaires de catégorie 1 (D+E dans la nouvelle classification liée à la Loi de santé animale), ce qui oblige quiconque à déclarer un rucher infesté. Des règles sont également établies pour éviter son introduction sur le territoire. Il s'agit de détecter précocement toute apparition d'*Aethina tumida* sur le territoire national dans le but d'en favoriser l'éradication rapide et de garantir et d'attester le statut indemne de la France vis-à-vis de ce danger sanitaire dans le cadre des échanges et des exportations. Actuellement la surveillance *d'Aethina tumida* en France est avant tout événementielle, c'est-à-dire qu'elle se fonde sur les déclarations réalisées par les apiculteurs ou tout autre acteur de la filière aux directions départementales en charge de la protection des populations.

Les échanges d'abeilles au sein de l'Union européenne sont quant à eux fondés sur la reconnaissance mutuelle du statut indemne de chaque État membre. Tout échange d'abeilles entre pays membres de l'Union européenne (ainsi qu'Andorre et la Suisse) doit faire l'objet d'une certification notifiée dans le système d'information Traces par les services vétérinaires du pays d'origine. En revanche, pour les pays tiers, des laboratoires agréés français procèdent à un examen systématique des cages de transport et des abeilles accompagnatrices dans le cadre des importations de reines d'abeilles. Le transfert en provenance de zones soumises à des restrictions liées à l'apparition du petit coléoptère des ruches est quant à lui interdit.

Au niveau du rucher, il faut maintenir des colonies fortes et en bonne santé. Dans une ruche forte, les coléoptères se développent mal. Il faut donc attendre que la colonie soit à son maximum avant d'ajouter les hausses. On est plus attentifs à la présence d'*Aethina* dans les nuclei, les ruchettes. On gardera des reines assez jeunes et on effectuera une sélection sur le caractère hygiénique. On ne laissera pas une colonie problématique qui pourrait être faible sans soins (bourdonneuse, orpheline, malade, avec des vieux cadres sales...). Tous les facteurs de stress autorisant la colonie à voir ses ouvrières réduire leur nombre seront pris en compte (famines, transhumances...).

On effectuera des inspections régulières dans les zones à risque assez souvent (tous les 8 à 10 jours si possible). On conseille de décoller les cadres de rive de la paroi de la hausse et d'y retirer la cire afin de permettre aux abeilles d'éliminer les œufs de petit coléoptère qui pourraient y avoir été pondus. De même on nettoiera régulièrement les planchers pour ne pas laisser de débris où les larves pourraient se cacher.

Les pâtons de pollen étant particulièrement à risque, on ne les utilisera qu'en cas de besoin et on éliminera les restes rapidement. Il est préférable de privilégier des compléments distribués *via* du sirop dans des distributeurs fermés.

On choisira son matériel avec soin. Les parois ne doivent pas avoir trop de rainures. On ne laissera pas un matériel non nettoyé à l'air libre. On évitera la récupération d'essaims. Si le rucher est placé à l'ombre on le déplacera au soleil, le petit coléoptère n'aimant pas la lumière on constate qu'il y est moins présent.

À la miellerie on mettra des moustiquaires et on ventilera beaucoup, les insectes n'aimant pas les courants d'air. On portera comme pour les fausses teignes une attention particulière aux hausses. Si on en a la possibilité on les congèlera avant stockage.

On placera des pièges 7 jours avant l'extraction. La récolte sera rapidement faite. Les chasse abeilles seront mis au maximum 24 heures avant. En cas de transport conséquent des hausses vers la miellerie, on privilégiera les trajets le plus courts et on placera un filet à mailles étroites sur les hausses dans le camion. On extraira en moins de 72 heures, chambre chaude incluse sinon on congèlera les hausses à – 12 °C à cœur pendant 24 heures ou on les réfrigérera à moins de 15 °C. La miellerie sera nettoyée immédiatement après l'extraction. Les cires seront rapidement fondues, congelées ou entreposées dans un endroit à moins de 50 % d'humidité.

Le choix des ruchers sera également fait en fonction du petit coléoptère. On les placera à 10 ou 15 km d'un rucher infesté. On n'importera pas de matériel ou d'abeilles issus d'un lieu infesté. On respectera strictement les règles sanitaires d'importation.

Pour limiter collectivement les risques de diffusion, on pensera à déclarer rapidement toute suspicion.

Pronostic

Lorsque le petit coléoptère arrive dans un rucher, la spoliation est très importante. La présence d'*Aethina tumida* est classée en danger sanitaire de catégorie 1 par l'État, et doit donc être attentivement surveillée. Sa découverte doit entraîner la destruction des ruches et la désinsectisation du rucher *(photo 270)*.

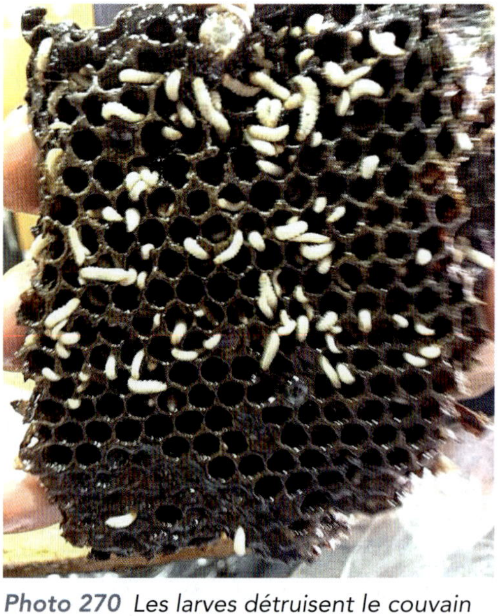

Photo 270 *Les larves détruisent le couvain (Photo aimablement prêtée par l'Anses de Sophia Antipolis).*

L'exemple du Portugal ou de la Sicile montre que si la déclaration est très rapidement faite après l'introduction du bioagresseur, des mesures efficaces peuvent être prises et il est alors encore possible d'éradiquer le parasite. En revanche, une fois qu'il s'est implanté et est sorti des ruchers pour se développer ailleurs dans la nature, comme on le voit en Italie dans la région des Calabres, il est presque impossible de l'éliminer totalement et il faut alors utiliser des stratégies de protection des ruchers car l'éradication devient impossible.

Sous le froid climat québécois, les impacts sur la santé des colonies et la productivité des entreprises sont curieusement minimes. L'observation de règles strictes de biosécurité et la pose de pièges permettent de garder un bon contrôle des populations et de limiter les dommages. Pour cela l'apiculteur doit adapter ses pratiques à la présence du coléoptère.

En France, l'île de la Réunion est infestée. À ce jour nous n'avons pas de recul sur les dégâts réellement opérés mais les acteurs locaux semblent confirmer, après le Canada, qu'il est possible de vivre avec ce bioagresseur pour peu qu'on ne le laisse pas devenir trop envahissant.

Traitement

Il est simple mais peu écoresponsable : après avoir pulvérisé un insecticide en spray dans toutes les ruches, on brûle l'ensemble du rucher (ruches et cadres). La zone qui contenait les ruches doit être désinsectisée. La plus grosse difficulté réside dans le fait de tuer les coléoptères enfouis dans la terre.

Au Canada, des traitements à base de lanières imprégnées de coumaphos ont été utilisés.

VI

LES INTOXICATIONS CHEZ LES ABEILLES ET AUTRES POLLINISATEURS

1 LES PESTICIDES

Les intoxications chez les abeilles peuvent être dues à des causes très variables. Elles peuvent être provoquées par l'ingestion de pollen ou de nectar de certains végétaux. Une quinzaine de plantes peuvent être toxiques si les abeilles les butinent en exclusivité. Certains tilleuls (en cas de sécheresse), des renonculacées, des astragales, des euphorbes, la jusquiame, certaines spirées, les rhododendrons, ou encore le vératre sont des exemples de plantes toxiques. Dans certaines circonstances, le miellat de forêt peut, parce qu'il est riche en minéraux, abîmer les parois de l'intestin et perturber la digestion des abeilles. On voit alors se développer – durant la période de floraison de ces plantes – des troubles que l'on peut rapprocher d'une intoxication.

Parfois, ce sont les pratiques apicoles elles-mêmes qui intoxiquent les insectes. Ainsi, l'utilisation de paradichlorobenzène (antimite) pour traiter les hausses contre la fausse teigne se révèle toxique pour les abeilles. La pose de pièges contre les fourmis dans le rucher peut aussi causer d'importants dégâts dans les colonies. Certaines peintures contiennent des insecticides. Peindre les ruches avec ce type de produit peut être néfaste pour la colonie.

Mais ce sont les intoxications aux pesticides qui font le plus parler d'elles. Elles sont parfois spectaculaires et souvent difficiles à mettre en évidence. Il arrive qu'elles soient intentionnelles (certaines personnes ont peur des abeilles et peuvent être amenées à répandre des insecticides dans un rucher, souvent à l'aide d'un spray insecticide pulvérisé au travers du trou de vol). Néanmoins, la plupart du temps, les intoxications sont accidentelles et liées aux traitements réalisés sur les végétaux environnants.

Les intoxications chez les abeilles ne datent pas d'aujourd'hui, mais elles sont devenues plus dangereuses avec l'apparition de produits phytosanitaires toujours plus efficaces.

Histoire des pesticides

La lutte chimique contre les « pestes » existe depuis plusieurs milliers d'années. Ainsi, les Grecs utilisent-ils déjà du soufre 1 000 ans avant Jésus-Christ. Pline, quant à lui, cite l'arsenic comme insecticide. L'aconit, plante extrêmement toxique, est déjà utilisé au Moyen Âge comme raticide. En Chine, mais aussi en Europe, dès le XVIe siècle, on connaît certaines propriétés de l'arséniate de plomb.

Au XVIIe siècle, on découvre les propriétés insecticides de certaines plantes, comme le tabac (qui produit de la nicotine pour se défendre de ses prédateurs) ou le derris (dont les racines donnent la roténone, insecticide d'abord agréé en culture biologique, puis retiré du marché).

Mais l'usage généralisé des pesticides minéraux est apparu un peu avant les années 1900. À cette époque, on commence à utiliser à plus grande échelle le sulfate de cuivre (Isaac-Bénédict Prévost avait découvert ses propriétés pour le traitement de la carie du blé dès 1807, mais n'avait pas été suivi en France). La fameuse bouillie bordelaise (sulfate de cuivre mélangé à de la chaux) est encore largement utilisée de nos jours, y compris dans la lutte biologique contre certains champignons de la vigne, des cultures fruitières ou des pommes de terre. L'inconvénient est sa très faible dégradation dans les sols, dans lesquels le cuivre s'accumule, au risque de devenir dangereux (par exemple pour les moutons qui y pâturent et qui peuvent être touchés par une hépatite mortelle).

Le soufre est également largement utilisé en viticulture ou en arboriculture contre les maladies fongiques, de même que des huiles minérales et des sels d'arsenic contre les insectes et les acariens.

Un peu plus tard, on a vu apparaître la poudre de pyrèthre (insecticide), la fumée (ou le jus) de tabac (riche en nicotine toxique pour certains insectes, comme *Braula coeca*), la strychnine, ou encore la « mort-aux-rats », utilisée pour lutter contre certains petits mammifères (taupes, rats, souris).

Tous ces produits sont toxiques pour les abeilles, mais sont employés sur des surfaces réduites, souvent en dehors des périodes de butinage. Le danger est donc réel, mais le risque limité. Les pesticides organiques (issus du monde vivant, comme la nicotine et la strychnine) se dégradent en général assez vite. Les pesticides minéraux (cuivre, soufre) se dégradent plus lentement.

Parallèlement à ces substances naturelles, les chimistes – forts de leurs découvertes en chimie organique sur les armes biologiques lors de la Première Guerre mondiale – synthétisent à partir des années 1930 des molécules mimétiques ayant des propriétés parfois insecticides et se dégradant souvent lentement. C'est notamment le cas d'un insecticide chimique de synthèse : le dichloro-diphényl-trichloroéthane, ou DDT, synthétisé en 1874 par un chimiste allemand, Zeidler. Il sera commercialisé en 1943, puis interdit en 1970. Ses propriétés insecticides ont été découvertes par Müller, pour la firme suisse Geigy. Cela lui vaudra un prix Nobel en 1948. Le DDT est un puissant neurotoxique pénétrant par contact ou par ingestion. Cet insecticide appartient à la famille des organochlorés (molécules contenant un atome de chlore), tout comme le lindane, l'endosulfan, ou encore le chlordécone. Beaucoup de ces produits, parce qu'ils ne se dégradent pas dans le sol, sont interdits aujourd'hui.

Au milieu du XXe siècle, une autre classe d'insecticides fait son apparition : les organophosphorés. Ces molécules ne contiennent pas du chlore, mais du phosphore. Elles sont le fruit de connaissances acquises lors de la recherche menée sur les gaz de combat. Le parathion est l'un des plus célèbres insecticides appartenant à cette famille. Très vite, il détrône la nicotine. Il sera suivi du dichlorvos, ou encore du malathion. Ces molécules sont, là encore, neurotoxiques. Elles bloquent la cholinestérase, enzyme indispensable au passage de l'influx nerveux. Certains organophosphorés passent dans la sève des plantes. On dit qu'ils sont « systémiques ». Ces molécules sont encore plus toxiques pour les abeilles (et pour les autres insectes) que les organochlorés. Les butineuses sont décimées lors de leur passage dans les champs traités avec ces molécules.

Certains insectes ravageurs se mettent alors à résister aux organochlorés et aux organophosphorés, devenus par conséquent moins efficaces. Les chimistes réagissent en inventant les carbamates (carbaryl, méthiocarbe, carbofuran, dimétan, etc.). Ces molécules sont extrêmement toxiques pour les abeilles. Une région dans laquelle un champ est traité peut voir disparaître plus de 10 % du cheptel en quelques jours.

Et puis, vers 1970, l'industrie chimique crée les perturbateurs de mue, comme le diflubenzuron. En imitant les hormones, ils perturbent les mues des larves d'arthropodes. La chitine se forme mal et la larve ne peut pas muer correctement.

Arrivent également à cette époque les pyréthrinoïdes de synthèse. Les inflorescences de pyrèthre produisent un insecticide naturel copié par les chimistes, puis « amélioré » pour le rendre plus efficace. Des doses très faibles sont nécessaires pour traiter un champ (10 à 40 g par hectare). Cet insecticide produit un effet « choc », immédiat, sur les insectes. La deltaméthrine fait partie des pyréthrinoïdes de synthèse. Les abeilles qui butinent sur un champ traité sont immédiatement tuées, et ne reviennent donc pas à la ruche.

Puis, dans les années 1990, on voit émerger la classe des néonicotinoïdes et celle des phénylpyrazoles. Ces insecticides sont utilisés aussi bien dans la défense des plantes que dans la lutte contre les parasites des mammifères (la puce des carnivores, par exemple).

Les néonicotinoïdes copient la molécule de nicotine et agissent sur les récepteurs cholinergiques en perturbant le fonctionnement du système nerveux central. Les abeilles perdent alors le contrôle de leurs mouvements volontaires, et voient leur sommeil perturbé et leur mémoire affectée. Il s'agit sans doute des molécules les plus dangereuses pour *Apis mellifera*. L'imidaclopride et le thiaméthoxame font partie de cette famille. Ils sont systémiques et passent donc dans tous les organes de la plante, fleurs incluses.

Le fipronil, insecticide utilisé tant sur les plantes que pour lutter contre les parasites des animaux, fait quant à lui partie de la famille des phénylpyrazoles. Ces insecticides viennent enrober les graines et diffusent ensuite dans toute la plante, qui devient hautement toxique pour les abeilles. Ce fut très clairement observé sur des tournesols dont les graines avaient été traitées, les faisant passer de plantes très mellifères à plantes hautement toxiques.

À ce jour, depuis 2018, l'usage de produits phytopharmaceutiques contenant des néonicotinoïdes est interdit en France, sauf dérogation *(photo 271)*.

Qu'est-ce qu'un pesticide ?

Les biocides sont des substances ou des préparations destinées à détruire, repousser ou rendre inoffensifs les organismes nuisibles, à en prévenir l'action ou à les combattre, par une action chimique ou biologique. Dans le cadre des demandes d'autorisation de mise sur le marché de ces produits, l'Anses a pour mission d'évaluer les substances actives biocides et les produits les contenant. Cette évaluation se fait dans un cadre réglementaire européen.

Les pesticides font partie des biocides (produits tuant des organismes vivants) et, au sein des pesticides, il y a les produits phytosanitaires ou phytopharmaceutiques qui soignent les plantes, les animaux ou l'homme. Le problème, c'est qu'ils peuvent aussi, lors de leur dégradation, former des métabolites parfois actifs, qui, quand ils sont peu dégradables, forment les polluants.

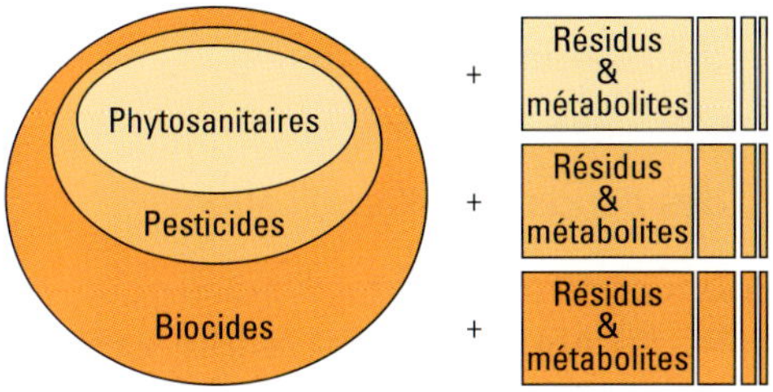

Les pesticides regroupent les algicides, les acaricides, les antimicrobiens, les corvicides, les fongicides, les herbicides, les insecticides, les molluscicides, les nématicides, les ovicides, les parasiticides, les rodenticides, les taupicides et les virucides. Il faut néanmoins savoir qu'une substance dirigée contre un organisme nuisible peut aussi être plus ou moins active contre un autre organisme. Ainsi, des herbicides ou des fongicides – également insecticides, même si ce n'est pas leur fonction première – peuvent aussi être dangereux pour les abeilles.

Circulation des pesticides dans l'écosystème

On retrouve des pesticides dans l'eau (mer, nappes phréatiques, nuages, eaux superficielles), et même dans l'eau du robinet. En France, la pollution par les eaux usées domestiques et industrielles a fortement régressé, mais la plupart des rivières sont touchées par une pollution chronique liée aux pesticides. En 2010-2011, on a retrouvé des pesticides dans 89 % des points de mesure en métropole. En Martinique, le chlordécone, interdit depuis vingt ans, est encore très présent dans les cours d'eau et les sols. En effet, les sols aussi peuvent être pollués par des pesticides et leurs résidus. Lors d'un traitement, plus de 90 % des quantités de pesticide utilisées n'atteignent pas le ravageur visé. L'essentiel du produit phytosanitaire aboutit dans les sols (directement ou *via* la pluie, après évaporation dans l'air).

Un pesticide répandu dans un champ peut être entraîné par la pluie à la surface du sol, soit à l'état dissous, soit en étant retenu sur des particules de terre elles-mêmes entraînées. Il peut alors y être retenu par les phénomènes d'adsorption, qui résultent de l'attraction exercée par la surface des constituants minéraux et organiques du sol sur les molécules de matière active en phase gazeuse ou en solution dans la phase liquide de ce même sol. Le phénomène inverse, qui correspond à la libération de la molécule dans le sol, s'appelle la « désorption ». Une molécule adsorbée n'est plus disponible, ses effets biologiques sont supprimés. Elle n'est plus dégradée par les micro-organismes du sol, ce qui augmente sa persistance, et n'est plus entraînée par l'eau, qui n'est par conséquent pas polluée. Sa désorption lui rend toutes ses capacités biotoxiques.

Les polluants, dans certains types de sols riches en micro-organismes, sont biodégradables. La dégradation des matières actives aboutit à la formation de molécules d'eau, de dioxyde de carbone et d'ammoniac. Des phénomènes physiques ou chimiques peuvent aussi intervenir dans les phénomènes de dégradation. Mais, attention, tous les produits phytosanitaires ne sont pas dégradables. C'est notamment le cas de l'oxychlorure de cuivre, qui s'accumule dans les sols. Il a déjà provoqué la stérilisation de 50 000 ha au Costa Rica (dans des bananeraies).

Les notions de danger et de risque

Pour qu'il y ait une intoxication sur les abeilles, il faut au départ qu'il y ait un risque potentiel. Le risque est un danger associé à une probabilité de voir ce danger se réaliser.

Ainsi, le danger peut être représenté par l'épandage de produits toxiques pour les abeilles. La probabilité que les abeilles entrent en contact avec ce produit est, la nuit, presque nulle. Si le produit est épandu à la tombée de la nuit, alors que le danger est grand, le risque est modéré (à condition que le produit ne se retrouve pas dans les nectars ou le pollen).

C'est en s'appuyant sur ces constatations que les préconisations concernant l'utilisation des pesticides sont édictées.

Protection des abeilles : les bonnes pratiques d'application des pesticides

La réglementation est très claire : « Tout usage [de pesticide] non autorisé est interdit. » Ainsi, chaque spécialité commerciale possède un numéro d'AMM ou un numéro d'homologation figurant de manière visible sur l'emballage. L'arrêté du 5 juillet 1985 limite l'application de produits phytosanitaires aux seuls usages pour lesquels ils sont homologués.

Ainsi, chaque spécialité commerciale est autorisée pour :

- un type de cultures (céréales, fruits…) ou une situation (parcs, jardins, trottoirs…) ;
- un type de parasites (les pucerons, etc.), de maladies (le mildiou, etc.) ou d'adventices (le liseron, etc.) ;
- une dose d'emploi ;
- des conditions d'application.

Pour connaître les interdictions et restrictions d'usage, on peut se rendre sur le site du ministère de l'Agriculture (http://ephy.agriculture.gouv.fr/wiphy/).

L'utilisateur d'un produit phytosanitaire est donc responsable de ses actes. L'arrêté du 25 février 1975 précise qu'il doit utiliser des produits homologués pour l'usage qu'il souhaite en faire, mais qu'il doit également prendre toutes les précautions nécessaires afin de ne pas entraîner ces produits vers :

- les habitations, les parcs et les jardins (on devrait ajouter les haies) ;
- les points d'eau potable, ainsi que les périmètres de protection des captages, les cours d'eau, les lacs, les étangs d'eau douce ou saumâtre, les bassins de pisciculture et d'aquaculture, les fossés d'assainissement des voies, etc. ;
- les ruches et les ruchers déclarés ;
- d'une façon générale, toutes les propriétés et les biens appartenant à des tiers.

On doit intervenir, et cela relève du bon sens le plus élémentaire, lorsque les conditions météorologiques sont optimales. Cela permet en effet d'augmenter l'efficacité du traitement et de réduire les risques de pollution.

- Il faut intervenir lorsque le vent ne dépasse pas la vitesse de 10 km/h. En effet, le fait de traiter par vent fort augmente la dérive du produit (ce dernier n'atteint pas forcément l'adventice, et peut se retrouver sur des fleurs butinées à proximité du champ traité). Cela diminue aussi la qualité de répartition des gouttes sur les mauvaises herbes et la réceptivité de la plante.
- On doit agir tôt le matin ou en fin de journée, lorsque l'humidité relative de l'air est élevée et que les abeilles sont rentrées. Il faut éviter les températures extrêmes (trop froides ou trop chaudes).
- On doit également s'assurer qu'aucune chute de pluie importante n'est prévue à court terme. En effet, lorsqu'il pleut beaucoup, le produit est lessivé et son efficacité diminue. La pluie, juste après un traitement, peut être un facteur aggravant de la pollution des eaux, notamment par ruissellement sur des surfaces imperméables.

Mise sur le marché d'un produit phytopharmaceutique

Pour qu'il puisse être utilisé, un pesticide doit avoir une autorisation de mise sur le marché (AMM). Cette AMM est limitée dans le temps. Ainsi, en raison de cette révision régulière, les nouvelles connaissances sur la potentielle toxicité d'un produit bénéficiant pourtant de l'autorisation peuvent être prises en compte. Certaines spécialités autorisées durant un temps ont donc été interdites en raison d'une dangerosité démontrée après l'octroi d'une AMM. La raison de ces interdictions peut reposer sur la pollution rémanente des eaux, l'apparition d'une résistance des souches, l'influence métabolique à long terme, etc. Les produits retirés du marché après avoir été autorisés sont appelés « produits phytosanitaires non utilisables » (PPNU).

L'atrazine, puissant herbicide utilisé entre 1962 et 2001 en France, fut par exemple interdite, après avoir été autorisée. Ce produit toxique polluait les eaux de manière rémanente, en raison de sa faible biodégradabilité. Toute la famille des triazines fut interdite en 2003. Le DDT est quant à lui interdit depuis 1973. Pourtant, on le retrouve encore sous forme de traces dans les graisses animales et l'alimentation.

Plusieurs organisations non gouvernementales demandent l'interdiction des produits jugés dangereux pour les abeilles (imidaclopride, thiaméthoxame, clothianidine, fipronil, chlorpyriphos, cyperméthrine et deltaméthrine). À ce jour, l'utilisation de produits phytopharmaceutiques contenant des néonicotinoïdes est désormais interdite en France, sauf dérogation. Elles réclament « des mesures de promotion de la biodiversité sur les terres agricoles et de protection et de restauration des écosystèmes pour préserver l'environnement dont les abeilles et autres pollinisateurs ont besoin pour vivre. En font partie : les haies, les jachères florales et les réseaux de biotopes ».

En 1993, on a constaté que les abeilles qui butinaient sur les tournesols issus de graines enrobées avec de l'imidaclopride présentaient des troubles nerveux et mouraient. De très nombreuses études ont mis en évidence le fait que ces dépopulations étaient en partie

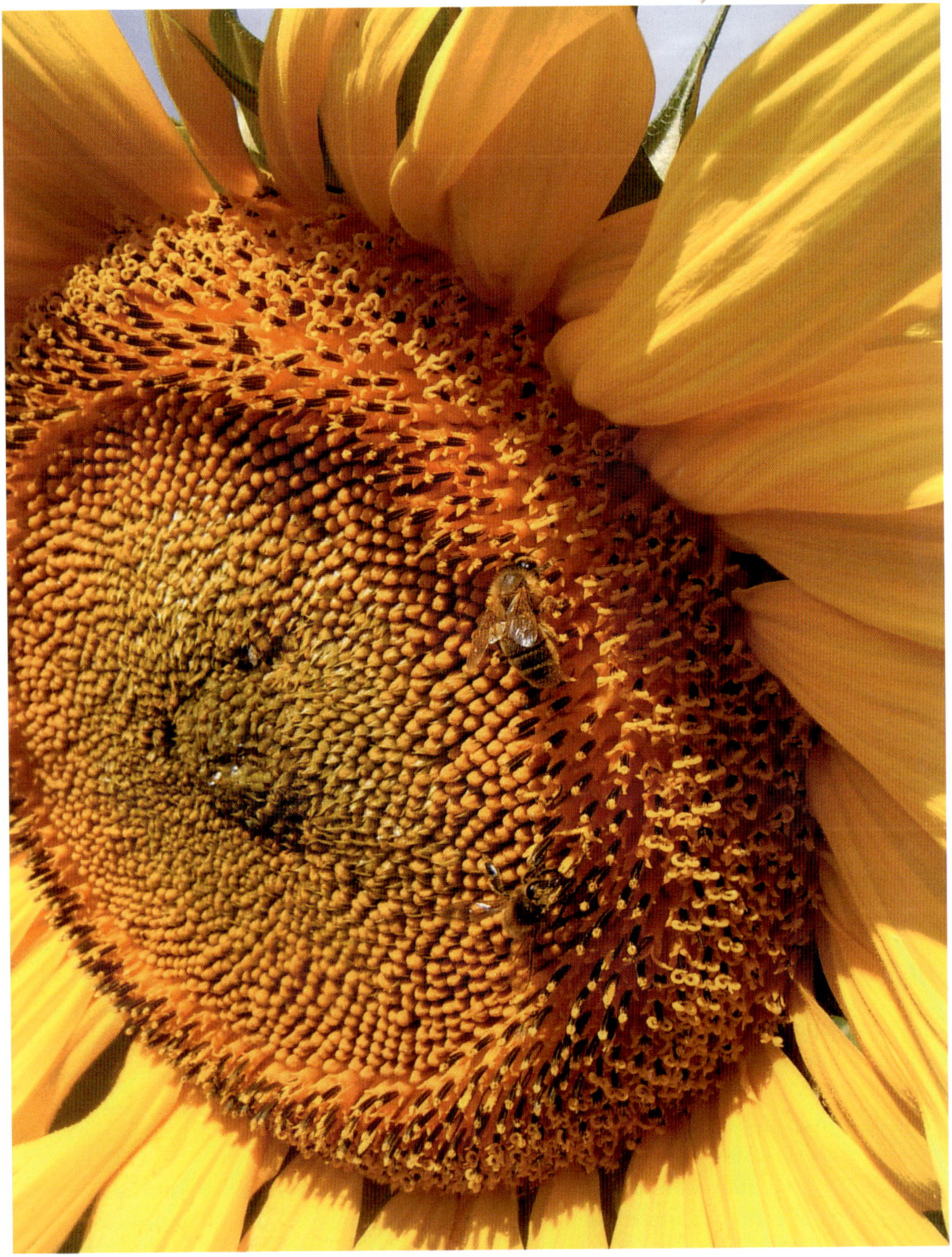

Photo 271 Le butinage sur les tournesols est devenu dangereux pour les abeilles, en raison des néonicotinoïdes.

liées à l'utilisation d'un insecticide. Elles ont néanmoins également montré que d'autres facteurs intervenaient dans le syndrome de dépopulation (parasitisme dû à *Varroa* et infections virales associées, utilisation de races d'abeilles très productives, mais pas toujours adaptées à l'écosystème, baisse de la présence de ressources florales diversifiées, etc.). En mai 2013, la Commission européenne a décidé d'interdire l'utilisation et la vente de semences traitées avec des produits phytopharmaceutiques contenant de la clothianidine, du thiaméthoxame ou de l'imidaclopride.

La France est allée plus loin en 2018 interdisant l'utilisation phytopharmaceutique des néonicotinoïdes.

Les lésions et dégâts directement engendrés par les principaux pesticides sur les colonies

Les modes d'action des principaux insecticides employés en agriculture sont détaillés ici. Un tableau récapitulatif permettra au lecteur de retrouver une information plus synthétique. Il est à noter qu'un pesticide peut être herbicide, fongicide, acaricide, insecticide, etc., et qu'il a parfois plusieurs fonctions associées. Un désherbage peut donc aussi être préjudiciable pour une abeille.

Les organophosphorés

Cette famille d'insecticides a pour principale cible les acétylcholinestérases (enzymes présentes, selon les espèces, au niveau du système nerveux central, des muscles, des globules rouges et du plasma), dont elle inhibe irréversiblement l'activité. L'acétylcholinestérase est essentielle au contrôle normal de la transmission des influx nerveux à partir des fibres nerveuses et musculaires lisses des cellules, les cellules glandulaires, ainsi que dans le système nerveux central. L'accumulation d'acétylcholine provoque une intoxication. Quand l'enzyme est rendue inactive, l'acétylcholine s'accumule près des jonctions neurofacteurs (effets muscariniques), au niveau des jonctions nerfs-muscles (effets nicotiniques), mais aussi centralement, au niveau des jonctions nerveuses cholinergiques avec les muscles lisses. La concentration élevée en acétylcholine provoque la contraction musculaire et l'excitation (responsable de secousses musculaires).

Les carbamates

Le mode d'action des carbamates est très similaire à celui des organophosphorés : ils inhibent les cholinestérases. Toutefois, ils sont un peu moins toxiques, dans la mesure où leur mode d'action permet la régénération de l'enzyme. On observe donc les mêmes perturbations neuro-hormonales qu'avec les organophosphorés, mais le degré d'inhibition est atténué de manière proportionnelle à la vitesse de régénération de l'enzyme. Chez les insectes, le principal effet des carbamates est l'empoisonnement du système nerveux central.

Les organochlorés

Les mécanismes moléculaires d'action ont été plus clairement analysés pour le DDT et ses analogues que pour les autres organochlorés. Ces derniers étant interdits, les mécanismes d'action n'ont pas

Tableau 18 Mode d'action des principaux pesticides

Modes d'action	Familles chimiques	Substances actives
Inhibiteurs de l'acétylcholinestérase	Carbamates	Alanycarbe, aldicarbe, aminocarbe, bendiocarbe, benfuracarbe, butocarboxime, butoxycarboxime, carbaryl, carbofuran, carbosulfan, éthiofencarbe, fénobucarbe (BPMC), formétanate, furathiocarb, isoprocarbe, méthiocarbe, méthomyle, métolcarbe, oxamyle, pirimicarbe, propoxur, thiodicarbe, thiofanox, triazamate, triméthacarbe, XMC, xylylcarbe
	Composés organophosphorés	Acéphate, azaméthiphos, azinphoséthyl, azinphosméthyl, bromophos, cadusafos, chinalphos, chloréthoxyphos, chlorfenvinphos, chlorméphos, chlorpyrifos, coumaphos, cyanophos, déméton-S, déméton-S-méthyl, diazinon, dichlorvos, dicrotophos, diméthoate, diméthylvinphos, dioxathion, disulfoton, EPN, éthion, éthoprophos, famphur, fénamiphos, fénitrothion, fenthion, fonofos, fosméthilan, formothion, fosthiazate, heptenophos, imicyafos, isofenphos, isoxathion, malathion, mecarbam, méthamidophos, méthidathion, mévinphos, monocrotophos, naled, ométhoate, oxydéméton-méthyle, parathion, parathion-méthyle, phenthoate, phorate, phosalon, phosmet, phosphamidon, phoxime, pirimiphos-méthyl, profénophos, propétamphos, prothiofos, pyraclofos, pyridaphenthion, sulfotep, tébupirimfos, téméphos, terbufos, tétrachlorvinphos, thiométon, triazophos, trichlorphos, trichlorfon, vamidothion
Antagonistes du canal ionique chlorure du GABA	Cyclodiènes/hydrocarbures chlorés	Chlordane*
		Endosulfan*
	Phénylpyrazoles (fiproles)	Éthiprole
		Fipronil
Perturbateurs du canal sodium	Pyréthrinoïdes Pyréthrines	Acrinathrine, alléthrine, bifenthrine, bioalléthrine, bioresméthrine, cycloprothrine, cyfluthrine, cyhalothrine, cyperméthrine, cyphénothrine, deltaméthrine, empenthrine, esfenvalérate, étofenprox, fenpropathrine, fenvalérate, flucythrinate, fluméthrine, fluvalinate, halfenprox, imiprothrine, kadéthrine, métofluthrine, perméthrine, phénothrine, pralléthrine (ETOC), pyréthrine, resméthrine, silafluofène, téfluthrine, tétraméthrine (phthalthrine), traléméthrine, transfluthrine
	DDT et méthoxychlore	Dichlorodiphényltrichloroéthane* (DDT), méthoxychlore

* Substance interdite par la convention de Stockholm

Tableau 18 Mode d'action des principaux pesticides (suite)

Modes d'action	Familles chimiques	Substances actives
Antagonistes des récepteurs nicotiniques de l'acétylcholine	Néonicotinoïdes	Acétamipride
		Clothianidine
		Dinotéfurane
		Imidaclopride
		Nitenpyrame
		Thiaclopride
		Thiaméthoxame
	Nicotine	Nicotine
	Sulfoxaflor	Sulfoxaflor
	Buténolide	Flupyradifuron
Activateurs des récepteurs nicotiniques de l'acétylcholine (activateurs nAChR)	Spinosynes	Spinétoram
		Spinosad
Activateurs des canaux chlorure glutamate-dépendants (activateurs GluCl)	Avermectines	Abamectine, émamectine, lépimectine
	Milbémycines	Milbémectine
Inhibiteurs de l'hormone juvénile	Analogues d'hormones juvéniles	Hydroprène, kinoprène, méthoprène
	Fénoxycarbe	Fénoxycarbe
	Pyriproxyfène	Pyriproxyfène
Inhibiteurs multisites	Hydrocarbures halogénés	Bromométhane, etc.
	Chloropicrine	Chloropicrine
	Fluorure de sulfuryle	Fluorure de sulfuryle
	Borates	Borax
	Tartre émétique	Tartrate d'antimoine et de potassium
Inhibiteurs sélectifs des homoptères	Dérivés de la pyridine	Pymétrozine
		Flonicamide
Inhibiteurs de croissance des acariens	Tétrazine, thiazolidine	Clofentézine (résistance croisée entre clofentézine et hexythiazox)
		Hexythiazox
		Diflovidazine
		Flubenzimine
	Étoxazol	Étoxazol

Tableau 18 Mode d'action des principaux pesticides (suite)

Modes d'action	Familles chimiques	Substances actives
Perturbateurs microbiens des membranes de l'intestin moyen des insectes	*Bacillus* (bactéries du genre *Bacillus*, ainsi que les protéines insecticides qu'elles produisent)	*Bacillus thuringiensis* (Bt) subsp. *israelensis, aizawai, kurstaki, tenebrionis*
		Bacillus amyloliquefaciens (syn. *B. subtilis* subsp. *amyloliquefaciens*)
		Bacillus sphaericus
Inhibiteurs de l'ATP synthase	Précurseurs de la carbodiimide	Diafenthiurone
	Organostanniques	Azocyclotine
		Cyhéxatine
		Fenbutatin-oxyde
	Ester de sulfite	Propargite
Acaricides organochlorés	Tétrasul	Tétrasul
	Tétradifon	Tétradifon
Découplage de la phosphorylation oxydative		chlorfénapyr
		2-méthyl-4,6-dinitrophénol (DNOC)
		Sulfuramide (insecticide fluoré)
Bloqueurs du canal du récepteur nicotinique de l'acétylcholine (bloqueurs du canal nAChR)	Analogues de la néréistoxine	Bensultap
		Cartap
		Thiocyclame
		Thiosultap
Inhibiteurs de la biosynthèse de la chitine (inhibiteurs de la chitine) type 0	Benzoylurée	Bistrifluron
		Chlorfluazuron
		Diflubenzuron
		Flucycloxuron
		Flufenoxuron
		Hexaflumuron
		Lufenuron
		Novaluron
		Noviflumuron
		Téflubenzuron
		Triflumuron
Inhibiteurs de la biosynthèse de la chitine (inhibiteurs de la chitine) type 1	Buprofézine	Buprofézine

Tableau 18 Mode d'action des principaux pesticides (suite)

Modes d'action	Familles chimiques	Substances actives
Perturbateurs de mue (diptères)	Cyromazine	Cyromazine
Antagonistes de l'ecdysone	Diacylhydrazine	Chromafénozide
		Halofénozide
		Méthoxyfénozide
		Tébufénozide
Antagonistes des récepteurs de l'octopamine	Formamidine	Amitraze
		Chlordimeform
		Formparanate
		Médiméforme
		Semiamitraze
Complexe III : inhibiteurs de la cytochrome C réductase	Hydraméthylnone	Hydraméthylnone
	Acéquinocyle	Acéquinocyle
	Fluacrypyrime	Fluacrypyrime
Complexe I : inhibiteurs de la NADH déshydrogénase	Insecticides METI (*Mitochondrial Electron Transport Inhibitors*, inhibiteurs du transport des électrons dans les mitochondries)	Fénazaquin
		Fenpyroximate
		Pyrimidifène
		Pyridabène
		Tébufenpyrade
		Tolfenpyrade
	Roténone	Roténone
Bloqueurs du canal sodium dépendant de la tension	Indoxacarbe	Indoxacarbe
	Métaflumizone	Métaflumizone
Inhibiteurs de l'acétyl-CoA carboxylase (inhibiteurs-ACCase)/ inhibiteurs de la biosynthèse des lipides (LBI)	Dérivés de l'acide tétronique et de l'acide tétramique	Spirodiclofène
		Spiromésifène
		Spirotétramate
	Dihalopropène	Pyridalyl
Complexe IV : inhibiteurs de la Cytochrom C oxidase	Phosphine	Monophosphane, phosphure d'aluminium, phosphure de calcium, phosphure de zinc
	Cyanure	Cyanure d'hydrogène
Complexe II : inhibiteurs de la succinate déshydrogénase	Dérivés du β-kétonitrile	Cyenopyrafène
		Cyflumétofène

Tableau 18 Mode d'action des principaux pesticides (suite)

Modes d'action	Familles chimiques	Substances actives
Modulateurs des récepteurs de la ryanodine	Diamide anthranilique	Chlorantraniliprole
		Cyantraniliprole
		Flubendiamide
Mode d'action incertain ou inconnu		Azadirachtine (huile de neem)
		Benzoximate
		Bromopropylate
		Chinométhionate
		Dicofol
		Pyrifluquinazone
	Carbazate	Bifénazate
	Composés arsenicaux	Vert de Paris
	Composés fluorés	Hexafluorosilicate de baryum
		Cryolite
		Fluorure de sodium
		Fluorosilicate de sodium

fait l'objet d'études récentes et sont peut-être moins précisément définis. On note des interactions avec les phénomènes neuro-hormonaux à localisation membranaire. Trois mécanismes existent :

- la fixation des dérivés alicycliques sur le site de la picrotoxine du canal ionophore du chlore, ce qui inhibe le flux d'ions chlorure dans le nerf ;
- la fixation sur un site commun aux barbituriques et aux benzodiazépines ;
- l'altération du fonctionnement de la transmission (arrêt de l'excitation), se traduisant par une hyperexcitation.

Les avermectines

Les effets paralysants sur les muscles pharyngiens sont associés à l'interaction entre les avermectines et les récepteurs des canaux de chlorure qui dépendent du glutamate (ClGlu). Le rôle physiologique du ClGlu dans le pharynx est de régulariser l'action du glutamate libéré par les motoneurones pharyngiens, le glutamate exogène inhibant le pompage du pharynx. En revanche, la paralysie des muscles somatiques est associée aux récepteurs des canaux de chlorure qui dépendent de l'acide 4-aminobutanoïque. Les avermectines accroissent donc la perméabilité des muscles aux ions chlorure. Cela réduit le potentiel excitateur et la résistance à la pénétration des tissus. En présence d'avermectines, l'acide 4-aminobutanoïque est libéré. Il se lie aux membranes musculaires, et les canaux à chlorure demeurent alors ouverts. Cette charge négative est maintenue au niveau du motoneurone, et la membrane devient hyperpolarisée, bloquant les signaux pour une réaction excitatrice ou inhibitrice. Les avermectines agissent donc en interférant avec la fonction des synapses neuromusculaires. On note une paralysie des muscles pharyngiens et somatiques.

Les pyréthrinoïdes

L'essence de pyrèthre prolonge la conduction nerveuse. En induisant des décharges répétées, les mécanismes moléculaires altèrent le fonctionnement des canaux sodiques et potassiques. On distingue, parmi les pyréthrinoïdes de synthèse, les esters de l'acide chrysanthémique (tétraméthrine, alléthrine, phénothrine, perméthrine), et ceux qui comportent un radical cyanhydrique (cyperméthrine, deltaméthrine, fenvalérate, cyphénothrine). La stéréospécificité structurale des molécules permet différents modes d'action, sans pour autant qu'ils soient bien appréhendés. Le caractère lipophile des molécules explique leur implication dans la perturbation des phénomènes membranaires. Ainsi, la deltaméthrine provoque chez les insectes un dérèglement hormonal lié à la rupture de l'homéostasie glucidolipidique. Le radical cyclopropane permet de franchir les barrières cérébrales ; la molécule crée alors des perturbations neuronales anesthésiques qui pourraient être impliquées dans le phénomène de « *knock down* » qui immobilise les insectes avant leur mort.

2 LES INTOXICATIONS ET LEUR GESTION

Symptômes observés sur les abeilles

On a coutume de regrouper les intoxications entraînant la mort des insectes selon leur caractère aigu ou chronique, et d'y ajouter les intoxications sublétales ne provoquant pas la mort.

Les intoxications aiguës

Pour qu'il y ait intoxication aiguë, il faut que les abeilles entrent en relation avec une forte dose de pesticide. On note en général une mortalité importante et subite d'abeilles jusque-là non perturbées. On les retrouve devant ou dans la ruche, mais parfois on ne remarque qu'une dépopulation, les insectes mourant dans le champ de butinage. Quand il s'agit d'intoxications aiguës, toutes les colonies d'un rucher sont généralement atteintes. D'ailleurs, bien souvent, plusieurs ruchers voisins sont touchés en même temps.

La réglementation a fixé des seuils concernant la définition d'une intoxication massive aiguë. Une colonie est considérée comme victime de mortalité massive aiguë lorsque :

- plus de 3 000 abeilles retrouvées mortes forment un tapis devant ou dans la ruche (10 % des butineuses) ;
- toutes les abeilles sont retrouvées mortes dans la ruche ;
- la ruche est vide, hors phénomène d'essaimage ;
- la colonie est considérée comme une non-valeur (moins de 500 abeilles) ;
- la colonie est victime de dépopulation, c'est-à-dire lorsqu'il y a disparition brutale des butineuses, avec présence dans la ruche de la reine entourée d'une population très réduite d'abeilles (il y a aussi du couvain, ainsi que de grandes réserves de miel et de pollen).

Un rucher est considéré comme atteint d'une mortalité massive aiguë lorsqu'au moins 20 % des colonies (ou au moins une colonie lorsque le rucher en compte 2 à 5, et 2 colonies lorsqu'il en compte 6 à 10) sont touchées *(photo 272)*.

Les intoxications chroniques

Elles sont en général dues à des apports plutôt faibles, mais fréquents, de pesticides. La raison peut être une source de contamination assez éloignée, à laquelle toutes les abeilles n'ont pas accès. Cela peut également être dû au fait que les abeilles se mettent à consommer des réserves stockées contaminées (pollen, miel). Ce type d'intoxication est plus difficile à diagnostiquer. Les symptômes sont moins immédiats, et peuvent être confondus avec ceux de diverses maladies. Les mortalités sont également moins faciles à objectiver. L'observation devra être attentive.

Les intoxications sublétales

Elles n'entraînent pas la mort directe de l'abeille, mais perturbent son métabolisme.

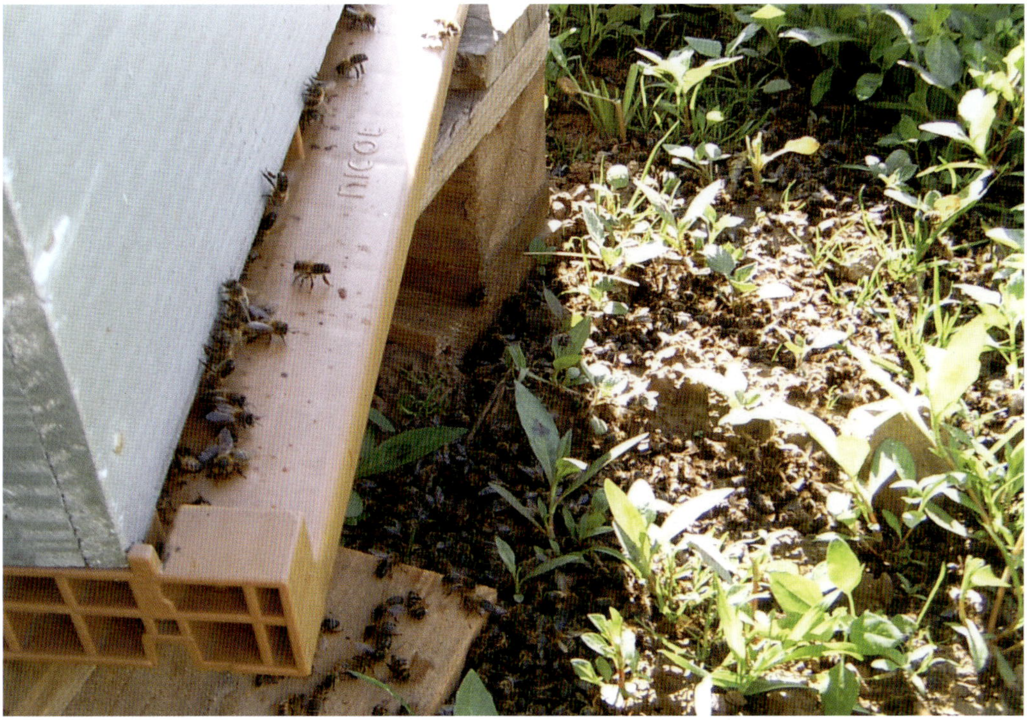

Photo 272 Mortalité anormale devant la ruche : une enquête s'impose.

Quels symptômes pourrons-nous observer en présence d'une intoxication ?

- Une mortalité :
  - devant la ruche ;
  - dans la ruche ;
  - dans les champs ;
  - des adultes ;
  - des larves (rejetées hors de la ruche)
  - générale ;
  - de certaines castes, comme les butineuses ou les larves que l'on retrouve sur la planche d'envol (car sorties par les nettoyeuses) ;
  - progressive (lors d'intoxications chroniques).
- Une dépopulation qui, outre le fait que l'on ne trouve pas le nombre attendu d'abeilles le soir, à la tombée de la nuit, fait cristalliser le miel, qui n'est plus réchauffé (colza, notamment) *(photos 273 et 274)*.
- Un rapport abeilles/couvain déséquilibré. De ce fait, le couvain refroidit : il manque de soins.
- Une durée de vie des ouvrières écourtée. C'est le cas en présence d'une intoxication liée aux carbamates, aux organophosphorés et aux pyréthrinoïdes.
- Des symptômes nerveux :
  - en « hypo » (expression d'un comportement insuffisant, diminué) : abeilles traînant au sol, paralysées, incapables de voler, manquant de dynamisme, et ayant des rendements en miel plus faibles qu'à l'habitude ; en coma réversible (avec les pyréthrinoïdes), et parfois accrochées sur des brins

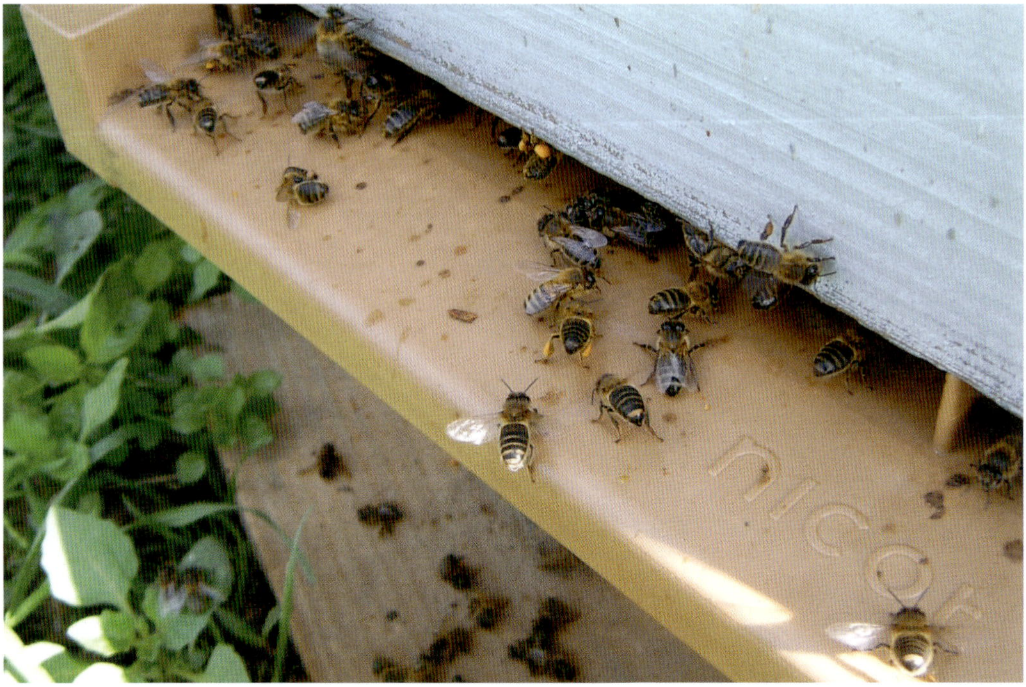

Photo 273 *Mortalité, comportement anormal : il faut d'abord observer, puis ouvrir la ruche.*

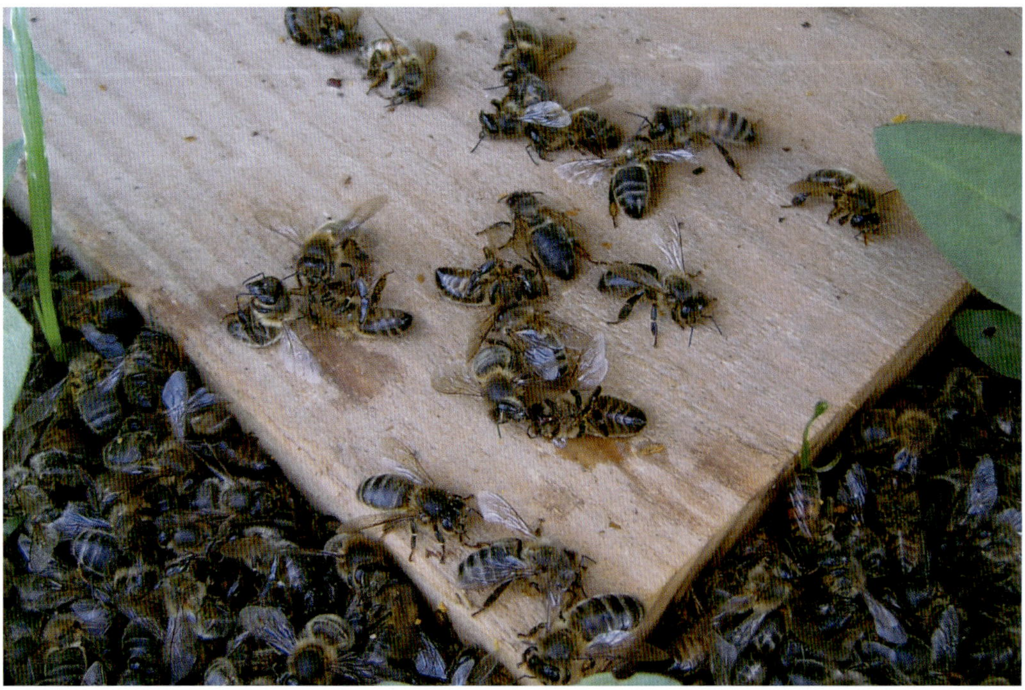

Photo 274 *Tapis d'abeilles mortes : situation anormale.*

d'herbe, semblant avoir perdu toute force, tombant si on les pousse du doigt ; mauvaise tenue au cadre (surtout les abeilles noires, qui restent en bas du cadre ou au fond de la ruche au lieu de se répartir sur tout le cadre) ; perte d'orientation des butineuses, qui ne savent plus rentrer à la ruche ;
- en « hyper » (expression d'un comportement exacerbé) : abeilles agressives ou affolées, hyperactives, bataille entre une abeille capable de voler et une autre qui ne l'est pas ;
- avec les insecticides à effet immédiat (effet dit « *knock down* », également vu chez des mouches domestiques), on observe d'abord des déplacements rapides, des vols anarchiques, des mouvements incoordonnés, puis des tremblements. L'insecte se met ensuite sur le dos et ne peut pas se retourner. Il convulse, puis se tétanise. La paralysie entraîne alors la mort en quelques minutes *(photos 275 à 278)*.

- Des symptômes digestifs :
  - vomissements (régurgitation du contenu du jabot lors d'une intoxication liée aux organophosphorés) ;
  - langue des abeilles mortes dépliée sur toute sa longueur.
- Des symptômes liés à la reproduction supersédures anormalement importantes.
- Des symptômes généraux : malformations touchant les larves et les pupes (lors d'une intoxication aux insecticides régulateurs de croissance) *(photos 279 et 280)*.

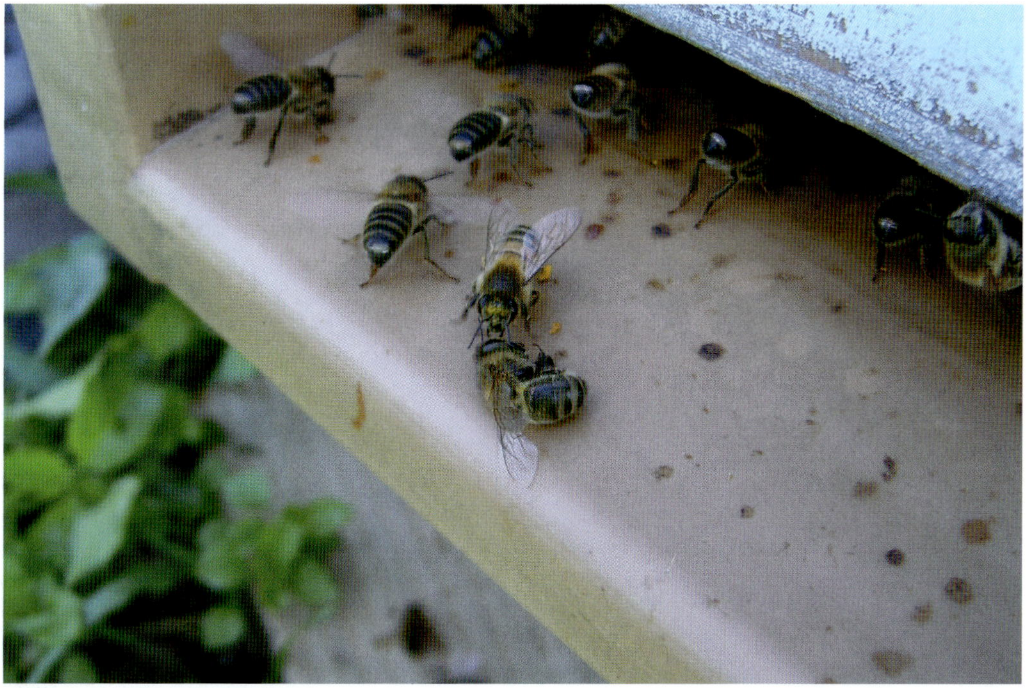

Photo 275 *Les gardiennes battent le rappel et les nettoyeuses évacuent les mortes : situation à surveiller.*

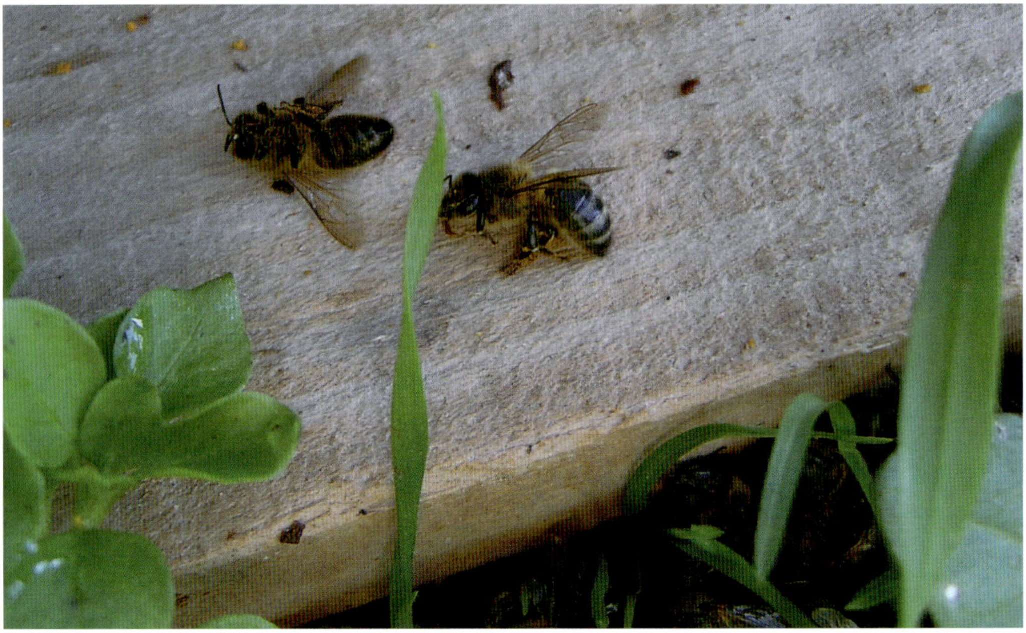

Photo 276 *Troubles nerveux causés par un effet « knock down ».*

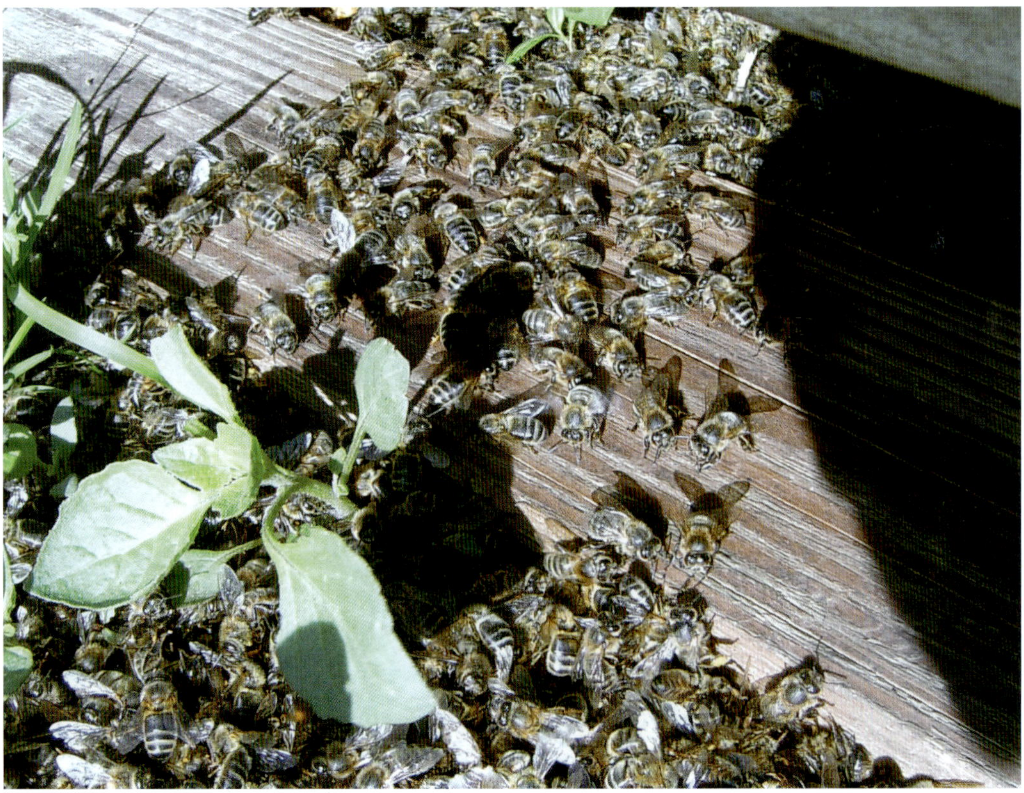

Photo 277 *Tapis d'abeilles récemment mortes : à prélever pour analyse.*

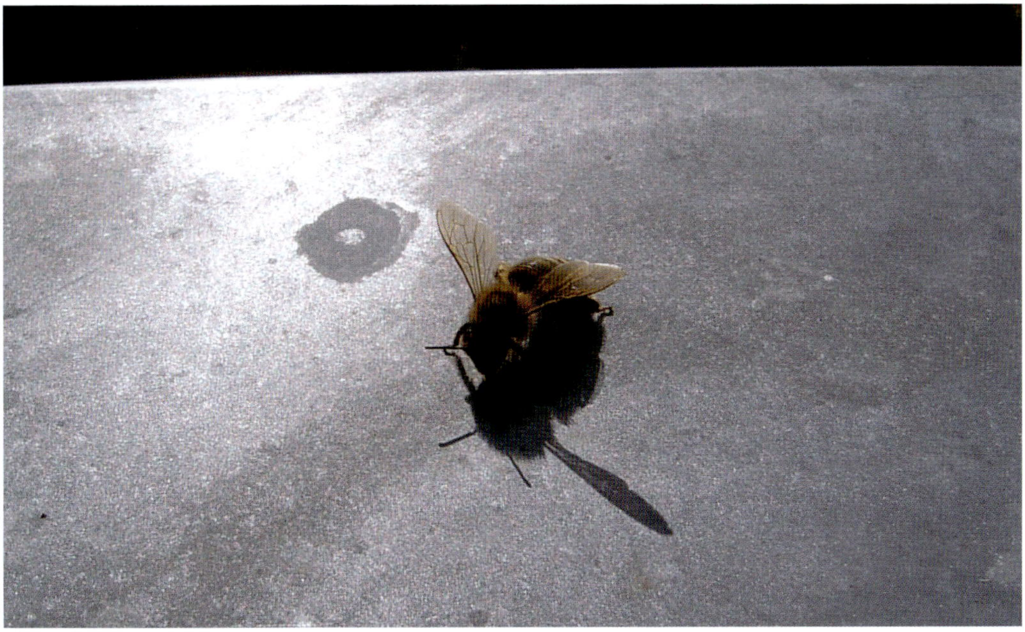

Photo 278 *Comportement anormal sur le toit de la ruche.*

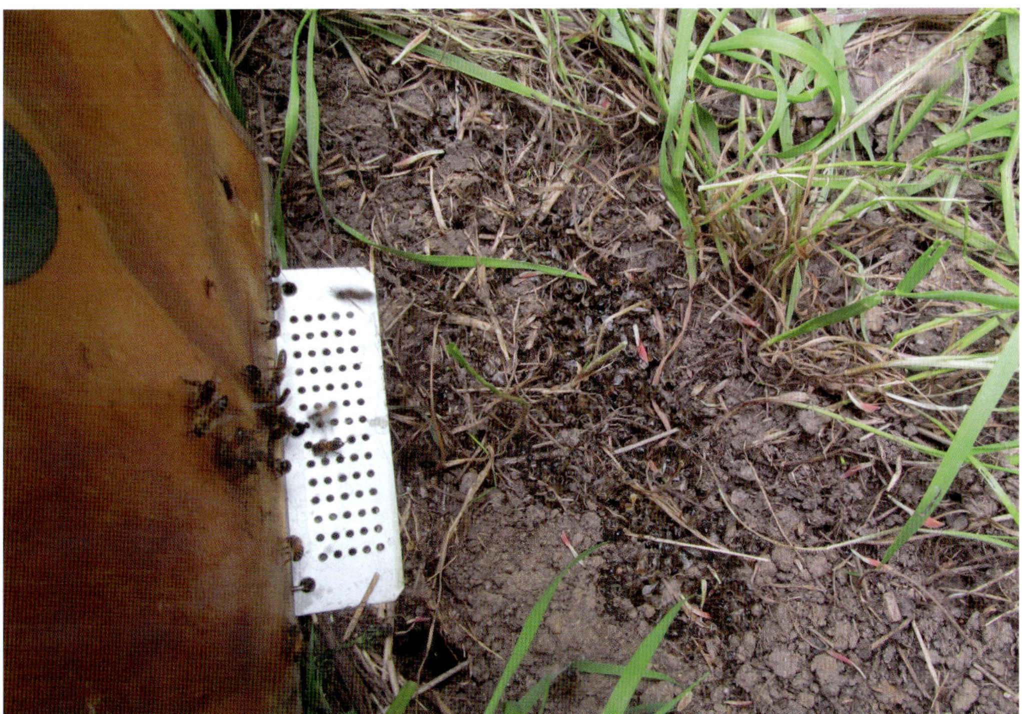

Photo 279 *Quelques abeilles mortes devant la ruchette : à ce stade, en début de saison, il s'agit peut-être simplement des conséquences d'un nettoyage. Quoi qu'il en soit, les abeilles sont trop décomposées pour lancer une analyse.*

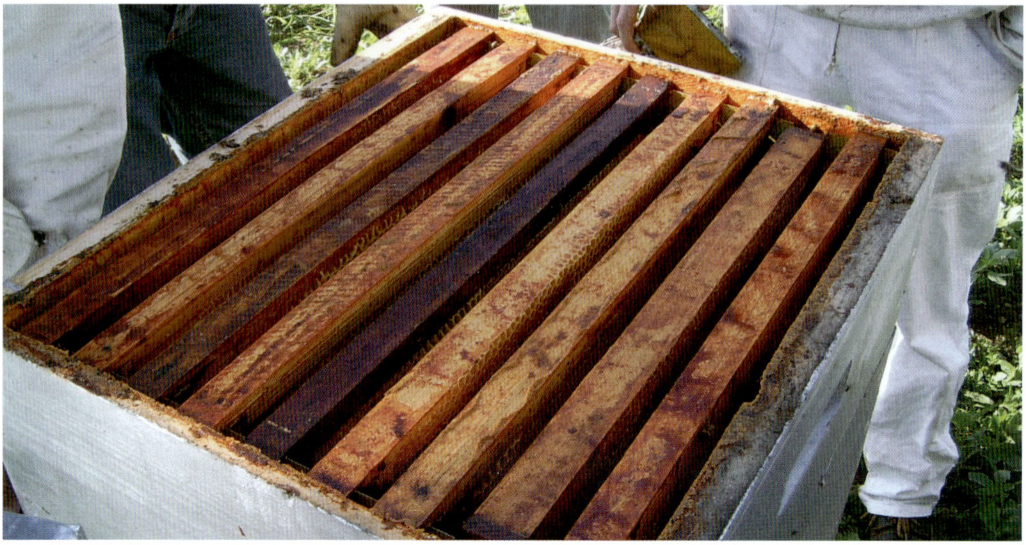

Photo 280 *Une hausse pleine en l'absence d'abeilles : mais où sont-elles parties ? Sont-elles mortes au champ ?*

Démarche diagnostique en cas d'intoxication

En premier lieu, il faut **éloigner les abeilles du produit toxique**. Il est donc nécessaire de les transporter ailleurs, d'enlever les réserves susceptibles d'être contaminées et de les remplacer par des substances de substitution (sirop, pollen, pâtes protéiques), et de sortir les abeilles mortes ou mourantes de la ruche.

Ensuite, il faut **rechercher le toxique**, tout en envisageant **d'autres causes possibles** à cette mortalité et aux symptômes observés.

Analyses

On doit réaliser les **prélèvements** destinés à être analysés le plus tôt possible après la découverte de la supposée intoxication. L'idéal est d'être accompagné d'un huissier ou de gendarmes qui attesteront que les prélèvements sont bien effectués sur le rucher supposément intoxiqué. On prélèvera :

- des abeilles ;
- des plantes (rameaux provenant de la parcelle suspectée, fleurs cueillies sur les haies…) ;
- des produits de la ruche (cire, propolis, pollen frais, miel, pain d'abeille, parfois gelée royale).

Il faut mener une **enquête** (aidé si possible par les services de l'État en charge de ce sujet) au sujet des traitements phytosanitaires qui ont pu être réalisés dans le voisinage du rucher, sur un rayon de 3 km environ *(photo 281)*.

Prélèvement d'abeilles : il faut essayer de prendre 200 g d'abeilles (sachant que le laboratoire a besoin d'au moins 50 g, soit un volume de 200 ml environ), essentiellement des ouvrières (il faut bien entendu veiller à ne pas capturer la reine). L'idéal est de prendre des abeilles sur le cadre si l'on suspecte une intoxication

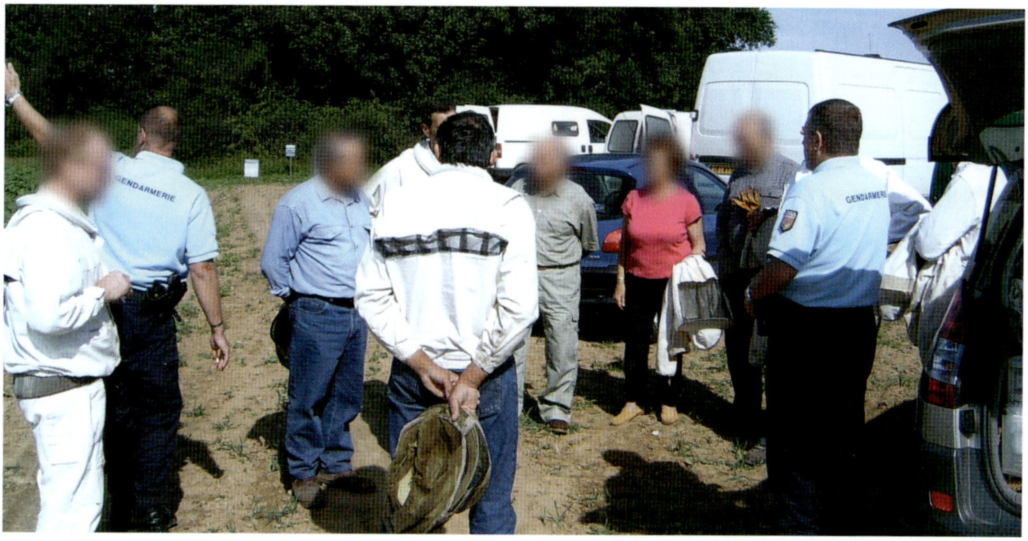

Photo 281 *Lors d'une intoxication, il arrive qu'une confrontation entre cultivateurs et apiculteurs soit organisée en présence de gendarmes assermentés.*

dans la ruche, ou des butineuses si l'on suspecte une intoxication dans les environs. On peut aussi ajouter des abeilles mortes devant la ruche (s'il y en a), mais il faut alors prendre celles qui ne sont pas encore décomposées.

On placera les insectes dans un emballage propre et perméable à l'air (carton solide, bois, cage grillagée). Les emballages étanches (sachets en plastique, pots, etc.) sont à éviter, car il s'y produit des fermentations pouvant accélérer la dégradation des pesticides et de leurs résidus.

Les abeilles avec des pelotes de pollen sont très intéressantes. On essaiera, dans la mesure du possible, de les trier et de les mettre à part.

Prélèvement des produits de la ruche : la gelée royale et le miel pourront être placés dans un pot en verre (ou dans un flacon en plastique, comme ceux utilisés en laboratoire) fermé. Bien entendu, ce pot ne doit pas avoir été en contact avec des produits phytosanitaires. S'il s'agit d'un pot de récupération (pot à confiture ou pot à miel), il devra être lavé à l'eau très chaude (et rien d'autre) avant d'être rempli. Tous les autres produits seront emballés dans un matériau perméable à l'air. Pour ce qui est du pollen, il faut s'efforcer de le prendre frais (50 g environ). Si l'on suspecte une accumulation de pesticides dans les réserves, on prendra du pain d'abeille (50 g, soit 20 cm^2 de cadre bâti rempli). De la propolis peut également être ajoutée (20 g environ).

Prélèvement de végétaux : on prendra un échantillon d'une quinzaine de tiges appartenant aux végétaux suspects (ceux qui auraient pu être traités), mais aussi des adventices potentiellement contaminées, sur lesquelles les abeilles auraient pu aller (ronces dans les haies situées près du champ, fleurs diverses, etc.).

On enverra les prélèvements le plus vite possible (Chronopost, transport express), afin qu'ils soient très rapidement pris en compte par le laboratoire. Lorsqu'un délai est nécessaire, on conserve généralement les échantillons au réfrigérateur (plantes, miel, cire, propolis) ou au congélateur (abeilles, pollen, pain d'abeille, gelée royale) avant l'envoi.

Il faudra impérativement joindre à l'envoi une **note** :

- indiquant l'historique du problème et les symptômes observés ;
- donnant le nombre de colonies atteintes par rapport au nombre de colonies présentes dans le rucher ;
- décrivant l'environnement du rucher (naturel, industriel, agricole…) ;
- indiquant les traitements effectués sur les colonies (dates, produits/principes actifs, modalités) ;
- indiquant les produits suspectés ou l'objet du contrôle (intoxication, plan de surveillance ou de commercialisation) ;
- donnant la date et la nature des prélèvements effectués ;
- donnant les conditions météorologiques associées aux prélèvements (par exemple, un échantillon lessivé par la pluie risque de ne plus être exploitable pour la recherche de certains agents et de résidus).

Enquête

En attendant le résultat des analyses, une enquête est menée dans un rayon de 3 km. Les enquêteurs chercheront à mettre en évidence une éventuelle relation entre le toxique suspecté et les troubles observés. L'enquête concernant le rucher s'attachera d'abord à mettre en évidence d'éventuelles maladies et/ou des pratiques inadaptées, pour s'assurer que les troubles ne sont pas dus à autre chose. À ce stade, le vétérinaire apicole est capable d'apporter une aide non négligeable à l'apiculteur, en décrivant précisément les symptômes observés et en établissant le lien entre les observations, les symptômes et le résultat des analyses. En général, la cause des

Tableau 19 *Quantités, conditionnement et stockage préconisés pour la recherche de résidus chimiques en fonction du type de prélèvement*

Matrice	Quantité à prélever	Conditionnement	Conditions de stockage
Contaminants physico-chimiques			
Miel	**250 g**	Pot en verre propre, hermétiquement fermé et enveloppé dans un sac en plastique	Réfrigération (+4 °C)
Gelée royale	**20 g**		Congélation (–20 °C)
Cire et propolis	**20 g**	Emballage propre en carton ou en papier N.B. – Éviter le plastique pour le conditionnement des abeilles.	Réfrigération (+4 °C)
Pollen frais (pelotes)	**50 g**		Congélation (–20 °C)
Pain d'abeille	**50 g** (soit un morceau de cadre comprenant au moins 20 cm² d'alvéoles pleines)		
Abeilles	**50 g** (500 abeilles environ)		

Source : S. Franco, Anses Sophia Antipolis

troubles observés n'est pas unique, et les corrélations entre les différentes observations sont à établir avec discernement. Il est donc très fortement conseillé de faire appel à des spécialistes *(photos 282 à 284)*.

En France, le SRAL (Service régional de l'alimentation, qui fait partie de la DRAAF) coordonne la programmation du contrôle des végétaux et des produits végétaux, des animaux et des produits animaux, mais également des aliments, en élaborant un plan cadre régional de contrôle. Il fait appliquer la réglementation relative à la surveillance biologique du territoire et au maintien du bon état sanitaire des végétaux. À ce titre, il effectue les mesures de contrôle liées à la distribution et à l'application des produits phytosanitaire. Au sein du SRAL, des spécialistes des intoxications apicoles peuvent apporter leur aide.

Après avoir décrit avec précision les lésions et symptômes observés, et effectué les prélèvements nécessaires aux analyses, une enquête auprès des agriculteurs ou de toute personne ayant pu utiliser un pesticide est lancée. Elle vise à déterminer avec le plus de précision possible s'il y a eu un épandage de pesticides et dans quelles conditions (jour, heure, conditions météorologiques, nature du produit, surface, dosage, plante traitée, adventices potentiellement touchées, etc.). Tous ces éléments vont permettre de déterminer les analyses à demander. Le laboratoire de chimie et celui de pathologie apicole seront sollicités, et on pourra même réaliser des tests en cage, afin de démontrer que le prélèvement suspect est à l'origine de la mort des abeilles (par exemple, on place 100 abeilles dans une cage en présence

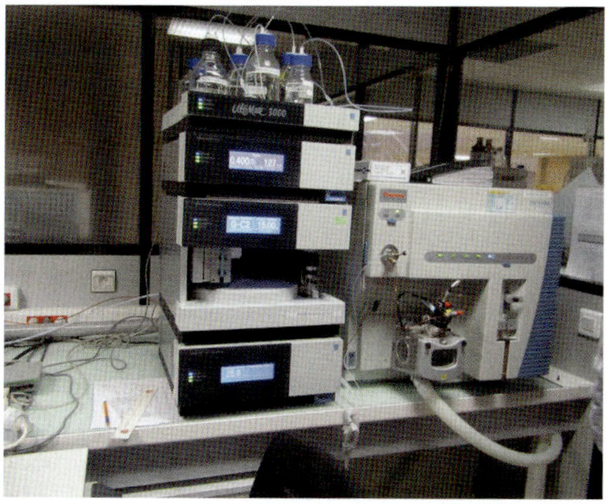

Photo 282 *Les automates de l'Anses permettent de réaliser des analyses chimiques fiables et précises.*

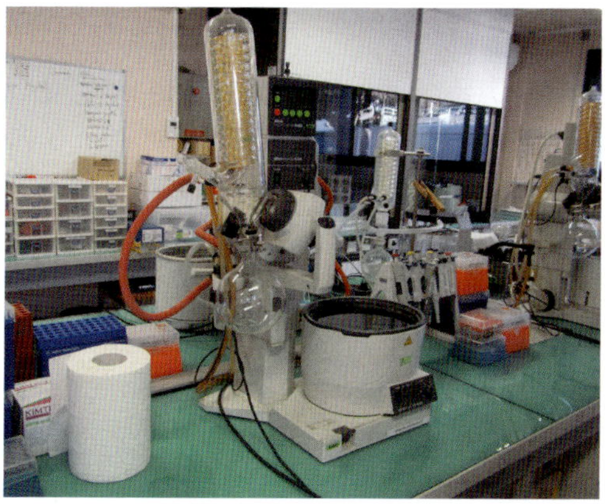

Photo 283 *Pour réaliser l'analyse d'un toxique, un matériel coûteux est nécessaire.*

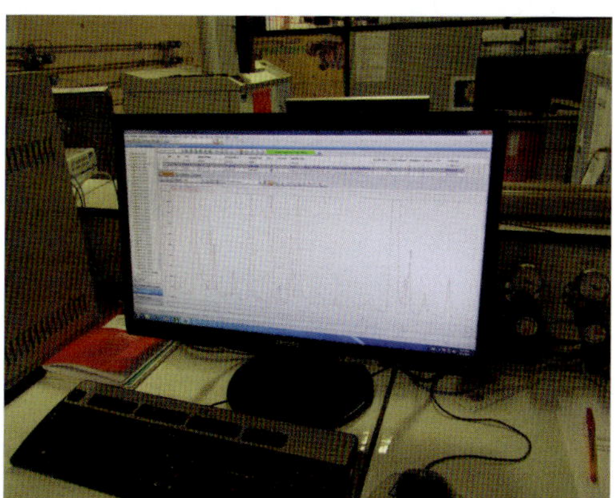

Photo 284 *Visualisation des courbes sur les écrans.*

de cire suspecte, et on note le comportement et la mortalité des abeilles mises en contact avec l'échantillon).

Diagnostic

Ainsi, tous ces éléments réunis (observation, symptômes et diagnostic, élimination d'autres causes ou causes conjointes observées, analyses, enquête, etc.) permettront d'aboutir au diagnostic d'intoxication. Il arrive fréquemment qu'une telle enquête mette en évidence l'action de différents facteurs (maladie, toxique, pratiques d'élevage défavorables, conditions climatiques…) qui, ajoutés les uns aux autres, ont provoqué l'affection subie par les abeilles. On parle dans ce cas d'affection « multifactorielle ». Les actions à mettre en place pour corriger cela sont diverses (retirer le toxique, mettre en place des actions qui empêcheront la contamination, revoir les plans de prophylaxie, corriger certaines pratiques, etc.). C'est encore plus vrai pour les intoxications chroniques. Dans le cas d'une intoxication aiguë, il est en revanche fréquent de réussir à mettre en cause un seul agent toxique.

VII

ANALYSER, GÉRER LA BIOSÉCURITÉ, CERTIFIER LA BONNE SANTÉ ET PRESCRIRE : DES ACTIONS VÉTÉRINAIRES EN APICULTURE

1 LE LABORATOIRE EN PATHOLOGIE APICOLE

Comme pour beaucoup de maladies animales ou humaines, il est souvent utile de compléter l'examen clinique du praticien par un examen de laboratoire complémentaire. Ce n'est pas forcément utile pour une maladie comme la loque américaine, qu'il est difficile de confondre avec une autre maladie, mais cela peut être indispensable pour clarifier plusieurs hypothèses diagnostiques, notamment lors d'une affection virale ou d'une intoxication. L'examen de laboratoire est donc un outil indispensable dans la démarche diagnostique du vétérinaire apicole : il lui permet en effet de mettre en place les mesures de lutte appropriées.

Le statut réglementaire de certaines maladies et la réglementation relative aux contaminants physico-chimiques imposent de déterminer la nature précise des agents pathogènes et des résidus présents dans les colonies ou dans les produits de la ruche. Le laboratoire est alors, là encore, une étape incontournable.

Quelques-unes des méthodes mises à notre disposition par les laboratoires

Analyses destinées à objectiver une parasitose

L'identification de ***Varroa destructor*** s'effectue par examen visuel direct. Plusieurs techniques permettent de rechercher l'acarien sur du couvain ou sur un lot d'abeilles. Le lavage des abeilles à l'alcool (ou avec du sucre glace, ce qui ne tue pas les insectes) permet par exemple d'évaluer le taux d'infestation moyen d'une colonie sur un échantillon ciblé d'abeilles internes.

La mise en évidence du parasite est facile, et le praticien n'a pas besoin de faire appel au laboratoire pour faire la diagnose. Il faut juste faire attention à ne pas confondre *Varroa* avec *Braula* voir dans certains pays avec *Tropilaelaps*. Néanmoins, le laboratoire peut aider à établir le diagnostic de varroose. En effet, la présence du parasite est une chose, mais la maladie développée suite à sa présence en est une autre. Le laboratoire aidera par exemple à déterminer si le virus de la maladie des ailes déformées est présent dans la ruche. Il n'y a pas toujours d'expression clinique de cette affection virale liée à la présence spoliatrice de *Varroa*.

C'est grâce à la microscopie optique que l'on effectue la recherche de **l'acariose des trachées**. Pour ce faire, on réalise, avant l'observation, un broyat de thorax d'abeilles symptomatiques. Cette méthode rapide met en évidence les acariens du genre *Acarapis* sp. En revanche, étant peu spécifique, elle ne permet pas l'identification de l'espèce *Acarapis woodi*. La dissection de la première paire de trachées thoraciques est une technique plus spécifique qui permet, d'une part, de mettre en évidence les altérations de la trachée liées à l'infestation parasitaire, et, d'autre part, de détecter, *in situ*, par examen microscopique,

Acarapis woodi. Cette méthode nécessite que l'échantillon d'abeilles soit suffisamment frais.

Les spores de ***Vairimorpha* sp.** peuvent être recherchées et dénombrées par le biais de la microscopie optique à partir d'un broyat d'abdomens d'abeilles symptomatiques. Il est ainsi possible d'estimer un taux d'infection moyen par abeille. Les méthodes PCR permettent de différencier ***Vairimorpha*** *apis* et ***Vairimorpha*** *ceranae*.

C'est grâce à une diagnose (identification à partir d'éléments anatomiques observés) que l'on identifie les parasites exotiques tels que le petit coléoptère de la ruche (***Aethina tumida***) ou les acariens du genre ***Tropilaelaps* spp**. La PCR permet ensuite, quand cela s'avère nécessaire, de confirmer le diagnostic (larves d'insectes en mauvais état de conservation, par exemple).

Analyses destinées à objectiver une maladie bactérienne

Pour identifier la **loque européenne** et la **loque américaine**, on peut réaliser un examen microscopique après coloration de Gram (coloration permettant de distinguer les bactéries Gram positif (en bleu) des bactéries Gram négatif (en rose).

La phase de prélèvement d'éléments symptomatiques sur le couvain est essentielle et nécessite une certaine expertise. Il n'est pas rare d'obtenir un résultat négatif alors que la colonie est atteinte, et ce, uniquement parce que la cellule choisie pour l'analyse était en fait l'une des cellules saines du couvain. Il est conseillé de bien identifier les cellules loqueuses observées (au moyen d'une punaise, par exemple).

La bactérioscopie est une technique rapide et peu onéreuse, mais les agents bactériens sont difficilement identifiables.

Les techniques PCR permettent, en seconde intention, d'identifier *Paenibacillus larvae* (agent de la loque américaine) et *Melissococcus plutonius* (agent principal de la loque européenne) lorsque cela s'avère nécessaire.

Des méthodes de culture permettent également d'identifier ces agents (voir chapitre spécifique sur les loques). Le résultat analytique arrive en quelques jours. Ces techniques mettent en évidence la viabilité des spores. Si ces dernières sont détruites, la culture est impossible.

Analyses destinées à objectiver une maladie virale

Le diagnostic de la **paralysie chronique** peut s'appuyer sur la recherche et la quantification du virus par RT-PCR en temps réel. Une méthode interne a été validée par le Laboratoire national de référence – Maladies des abeilles de l'Anses. Le résultat obtenu permet d'avoir une estimation de la charge virale par abeille. Le diagnostic est affiné en fonction de la valeur analytique et des symptômes observés sur le rucher.

Des techniques de biologie moléculaire permettent également d'effectuer la détection de plusieurs virus de l'abeille : virus de la paralysie aiguë, virus israélien de la paralysie aiguë, virus du Cachemire, virus des ailes déformées, virus du couvain sacciforme, ou encore virus de la cellule royale noire...

Il arrive que les techniques utilisées soient seulement qualitatives (on détermine le virus présent) ; il est alors particulièrement important de prendre en compte les symptômes associés. Parfois, on peut quantifier la charge virale et – en associant cette donnée à l'observation clinique – élaborer un pronostic.

Analyses destinées à rechercher un contaminant physico-chimique

Lorsque l'on fait face à une mortalité inexpliquée au sein de la colonie, le premier réflexe est la recherche d'un produit toxique. Cependant, il est aussi possible de se mettre en quête des composants physico-chimiques, pour s'assurer que les produits de la ruche sont sains et qu'ils peuvent être sans problème livrés à la consommation.

Les produits cherchés peuvent provenir de différentes sources. Il peut s'agir de médicaments vétérinaires, de produits phytopharmaceutiques, de pesticides divers destinés aux plantes ou aux animaux, de polluants industriels, de peintures ou de vernis, etc.

Ces molécules chimiques appartiennent à des classes différentes (antibiotiques, insecticides, acaricides, herbicides, fongicides, métaux lourds...).

Les pesticides homologués et autorisés en France sont répertoriés au sein de l'Index phytosanitaire. Plusieurs d'entre eux peuvent être regroupés dans des classes chimiques plus ou moins homogènes (organochlorés, organophosphorés...), ce qui permet de réaliser une analyse « multirésidus », cherchant, en une seule fois, différentes molécules apparentées. Mais il existe également des produits spécifiques nécessitant l'emploi d'une technique d'analyse déterminée. Le laboratoire pourra mettre en œuvre une méthode d'analyse dite « monorésidu », lorsque la demande sera suffisamment précise et que les recherches se focaliseront par exemple sur une molécule ou une famille de pesticides.

Le dosage des résidus de pesticides et d'antibiotiques est effectué à l'aide de techniques chromatographiques (en phase liquide et/ou en phase gazeuse), et leur identification est confirmée par la chromatographie couplée à la spectrométrie de masse. Concernant les métaux lourds (plomb, cadmium), l'analyse des échantillons comprend une minéralisation, puis un dosage en spectrophotométrie d'absorption atomique (par exemple). Ces méthodes quantitatives permettent de rendre au demandeur un résultat chiffré exprimé en mg/kg (en rapport avec les LMR souvent indiquées en mg/kg), en µg/kg, ou en ng/abeille, lorsqu'il s'agit d'un prélèvement d'abeilles. Le laboratoire doit également indiquer les limites de détection (LD) et de quantification (LQ) de chaque méthode employée pour l'analyse du prélèvement reçu.

Pour orienter le laboratoire dans sa démarche et faciliter l'interprétation des résultats, il revient au vétérinaire de réaliser les prélèvements pertinents, de les conditionner et de les adresser au laboratoire de façon correcte, de formuler précisément la demande d'analyse, et de joindre les commémoratifs utiles.

Réaliser correctement un prélèvement

Il faut avant tout savoir ce que l'on cherche pour effectuer correctement l'échantillonnage, et apporter au laboratoire tout ce qu'il faut pour mener à bien les analyses.

Dans le cas d'une colonie présentant des signes cliniques, le prélèvement concernera les abeilles malades ou la partie du couvain souffrant de lésions.

Dans le cas d'une analyse visant à estimer le taux d'infestation ou d'infection des colonies, les modalités d'échantillonnage sont particulières. Il faut donc bien suivre les recommandations du laboratoire.

Tout d'abord, on prélèvera des abeilles vivantes présentant des signes cliniques ou des comportements anormaux. Lorsqu'il n'y a que des abeilles mortes, il faut prêter attention à l'état de l'échantillon, et ce, afin d'éviter l'envoi d'abeilles desséchées ou putréfiées.

L'envoi d'un morceau de couvain dont l'aspect anormal motive l'analyse est à privilégier. Un prélèvement de larves présentant des symptômes pourra aussi être réalisé, notamment en dehors de la saison apicole, lorsque l'envoi de couvain peut endommager la colonie.

Les prélèvements doivent être réalisés en quantité suffisante. Une attention particulière sera portée au risque de contamination des échantillons, notamment en ce qui concerne la recherche de résidus.

Pour l'emballage, on regroupera les prélèvements en fonction de leur type et du type de symptôme observé.

Les conditionnements choisis pour l'envoi doivent permettre un acheminement sûr : ils doivent prévenir tout risque d'écrasement, d'écoulement, de macération ou de contamination croisée.

Les échantillons doivent être identifiés individuellement et accompagnés d'une fiche présentant les commémoratifs détaillés.

Lorsque l'envoi ne peut se faire dans la journée, il est indispensable de congeler les échantillons à –20 °C et de veiller à ce que la chaîne du froid ne soit pas interrompue en cours de transport.

Le miel et la cire peuvent être envoyés à température ambiante.

Tableau 20 Quantités, conditionnement et stockage préconisés pour la recherche de résidus chimiques et d'agents pathogènes en fonction du type de prélèvement

Matrice	Quantité à prélever	Conditionnement	Conditions de stockage
Contaminants physico-chimiques			
Miel	**250 g**	Pot en verre propre, hermétiquement fermé et enveloppé dans un sac en plastique	Réfrigération (+4 °C)
Gelée royale	**20 g**		Congélation (–20 °C)
Cire et propolis	**20 g**	Emballage propre en carton ou en papier N.B. – Éviter le plastique pour le conditionnement des abeilles.	Réfrigération (+4 °C)
Pollen frais (pelotes)	**50 g**		Congélation (–20 °C)
Pain d'abeille	**50 g** (soit un morceau de cadre comprenant au moins 20 cm^2 d'alvéoles pleines)		
Abeilles	**50 g** (500 abeilles environ)		
Recherche d'agents pathogènes			
Abeilles vivantes/ moribondes/ mortes récemment	**> 20 abeilles** Si suspicion d'acariose : > 200 Si mesure du taux d'infestation par ***Vairimorpha*** *apis* : > 60 abeilles par colonie (si possible, les plus âgées) Si mesure du taux d'infestation par *Varroa destructor* : > 300 abeilles internes	Enveloppes en papier kraft, emballages en carton (ex. : boîte d'allumettes) N.B. – Éviter le plastique pour le conditionnement des abeilles.	Température ambiante, si un envoi est possible dans la journée ; sinon, congélation à –20 °C
Couvain	**Morceau d'environ 10 × 10 cm** contenant au moins 15 larves et/ou nymphes anormales	Boîtes rigides en carton ou en plastique	
	Larves ou autres éléments symptomatiques (ex. : écailles loqueuses)	Tubes de type Eppendorf	
Parasites, prédateurs suspects (œufs, larves, insectes, acariens...)	**Si possible, plusieurs spécimens**	Tube à bouchon vissant Boîte en carton pour les insectes	Température ambiante (sauf pour les larves, car risque de dessèchement : les placer dans de l'alcool à 99 %)

Source : S. Franco, Anses Sophia Antipolis

GÉRER LA BIOSÉCURITÉ AU RUCHER POUR PRÉSERVER LA SANTÉ DES ABEILLES

2

« Rien ne sert de courir il faut partir à point » écrivait Jean de La Fontaine. Avant d'investir dans l'achat d'une colonie, il faut bien réfléchir et préparer les choses. Tous les choix qu'un apiculteur est amené à faire dans son activité ont un retentissement plus ou moins important sur la santé de ses abeilles. Dès lors, pour chaque action, chaque décision, il faut essayer de se demander si un risque sanitaire peut exister, pour l'animal comme pour le consommateur de miel ou de gelée royale, voire de propolis.

Une colonie d'abeilles est quotidiennement exposée à de nombreux dangers. On peut essayer de lister les agents biologiques, et, pourquoi pas, chimiques aussi, qui peuvent favoriser la survenue d'une maladie. Les « bonnes pratiques apicoles », la « prophylaxie » et du bon sens sont des éléments de la biosécurité qui peuvent nous aider à l'éviter.

En matière de biosécurité, on s'intéresse à tout ce qui entre ou sort d'un rucher. Pour faciliter le raisonnement, les vétérinaires utilisent la « règle des 5B » :

- Bio-exclusion : on ne doit pas entrer d'agent pathogène ce qui oblige à réfléchir les flux entrants.
- Bio-compartimentation : il ne doit pas y avoir de circulation d'un agent pathogène au sein du rucher. La compartimentation permet de confiner le danger dans le but de le maîtriser.
- Bio-préservation : il s'agit de préserver l'environnement du danger en ne rejetant pas d'agent pathogène ou chimique à l'extérieur.
- Bio-confinement : en cas de contamination, il ne doit pas y avoir de sortie de l'agent pathogène. On doit protéger les autres apiculteurs et l'environnement
- Bio-prévention : éviter la contamination de l'Homme.

Se former

Avant toute chose, l'apiculteur, même amateur, doit se former. On n'élève pas des abeilles « à l'instinct ». L'abord d'un insecte social est bien moins intuitif que l'abord d'un mammifère ou d'un oiseau, plus proches de nous. Aussi, me semble-t-il important de prendre le temps d'accompagner un apiculteur proche de chez soi dans son travail, de lire des livres sur l'apiculture, voire d'aller dans un rucher école (il en existe dans toutes les régions) et seulement ensuite d'acheter sa colonie. Cela permet de vaincre ses peurs à l'approche d'un essaim et de savoir si on est allergique au venin d'abeilles. Les professionnels procèdent ainsi. Ils se forment généralement en école (souvent en alternance), reçoivent un diplôme et suivent tout au long de leur carrière une formation continue *via* les GDS, les associations comme l'ANERCEA, les ADA, etc.

Ces formations permettent aussi de mieux connaître la biologie de l'abeille, ses besoins, ses principales maladies, les risques d'exposition à des toxiques… mais elles permettent surtout de suspecter un danger afin de l'éviter. C'est grâce à elles que l'apiculteur saura s'il doit faire appel à un professionnel de la santé ou pas et qu'il saura donner à ses colonies tous les soins utiles pour qu'elles ne tombent pas malades.

Acheter du matériel

Dans un premier temps, avant d'acheter une colonie de la race choisie, on va acheter le matériel. Les ruches doivent être facilement déplaçables et les visites doivent être faciles. On bannira donc tout matériel qui ne permet pas d'insérer des cadres extractibles (ruches en paille par exemple). Elles doivent aussi permettre

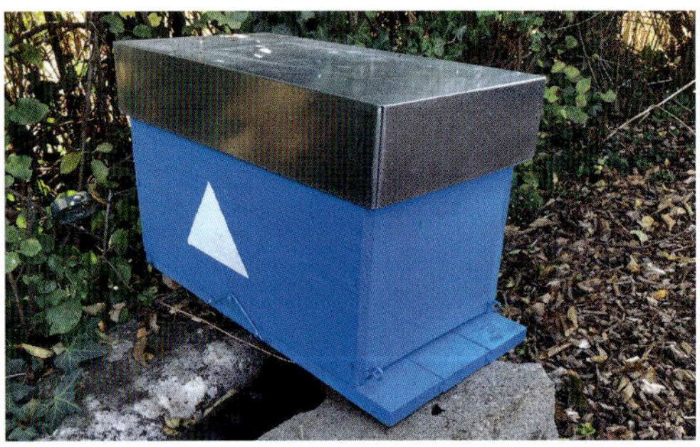

Photo 285 *Ruchette neuve peinte prête à accueillir un nouvel essaim. Le choix du bois permettra une bonne isolation mais la ruchette sera plus difficile à désinfecter.*

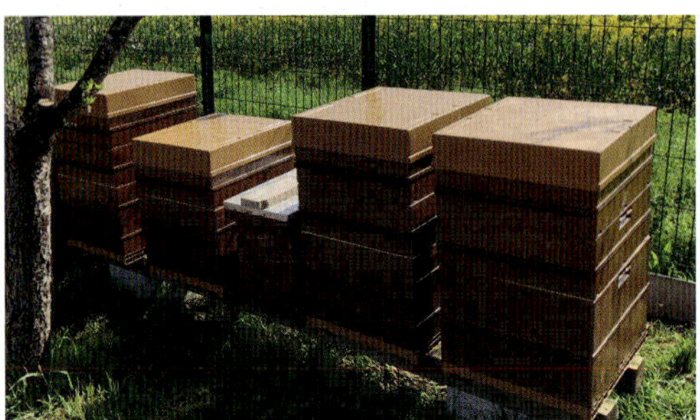

Photo 286 *Le plastique est assez léger, peu onéreux et facile à désinfecter mais il est peu isolant et plus difficile à recycler.*

une bonne aération et une bonne isolation des colonies. Le matériau de construction est donc important. Le nettoyage et la désinfection doivent être faisables. Ainsi, le plastique est le plus facile à nettoyer et désinfecter mais moins agréable,

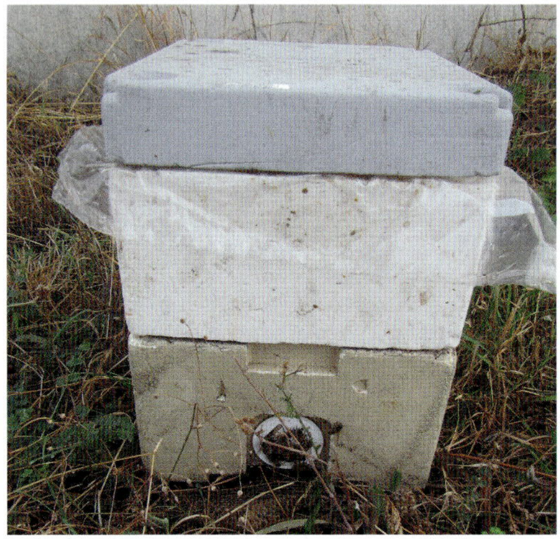

Photo 287 *Le polystyrène est léger, très isolant mais assez polluant et peu solide. Il est surtout utilisé pour les ruchettes et les nuclei.*

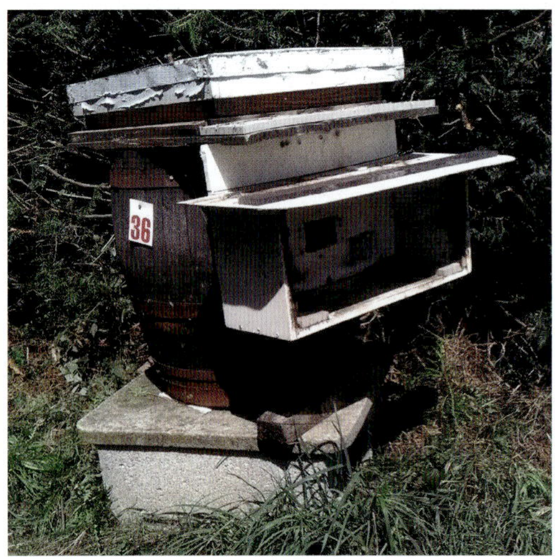

Photo 288 *Exemple de ruche astucieusement installée dans un tonneau. Malheureusement elle ne sera pas correctement nettoyable, ni déplaçable car l'apiculteur a coulé du béton à l'intérieur pour la stabiliser et insérer ses cadres.*

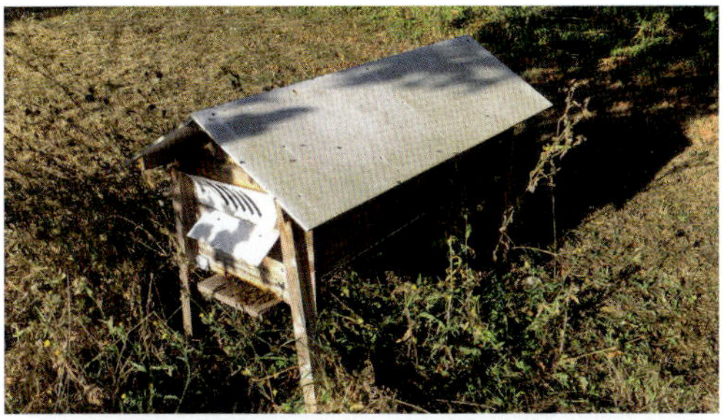

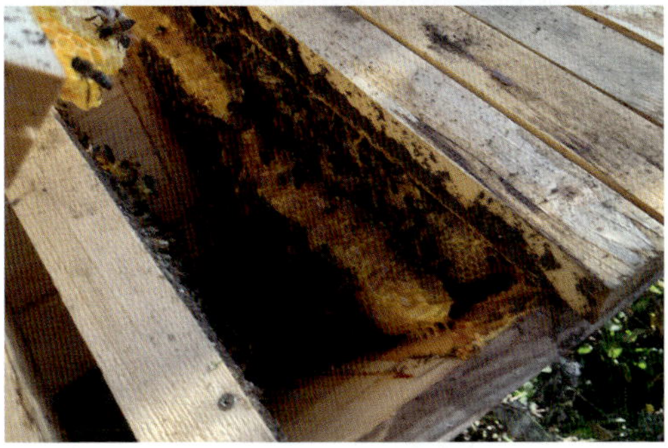

Photos 289, 290 *Ruche kenyane : ce modèle de ruche est très difficile à nettoyer ou visiter car les rayons ne sont pas bâtis sur des cadres. Il est fréquent de casser les rayons lors de la manipulation.*

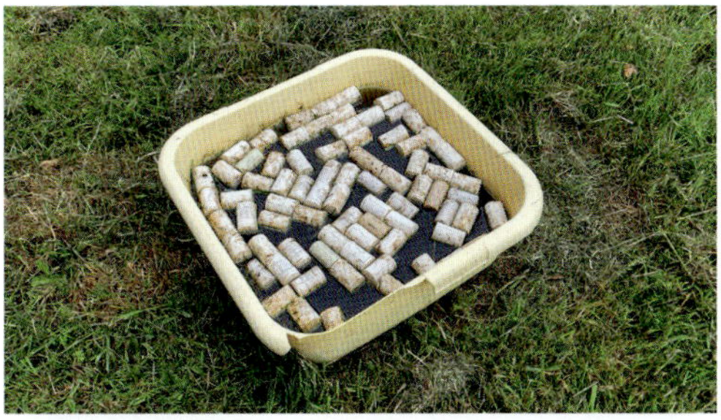

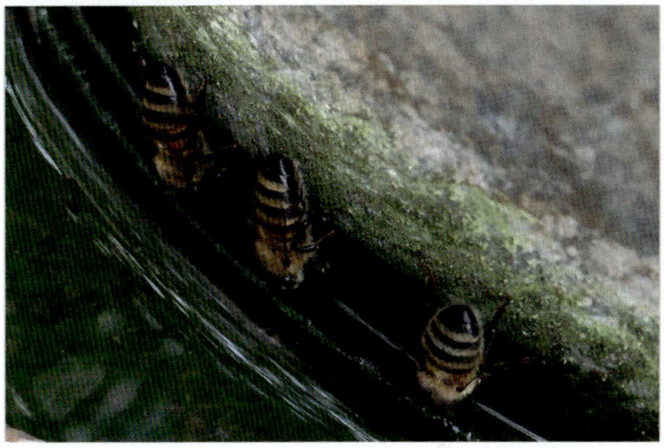

Photos 291, 292 *Les abreuvoirs sont aussi des lieux d'échanges de microbes.*

plus cassant. Il doit en outre être alimentaire. Le polystyrène est polluant pour l'environnement, mais c'est un bon isolant. Il est très difficile à désinfecter et possède une durée de vie courte. Le bois est un bon isolant et il peut se désinfecter moyennant quelques consignes à respecter. Souvent, les ruches sont peintes pour les protéger des dégradations liées à l'usure, à l'humidité et des attaques de xylophages. Les vernis ne doivent pas contenir d'antifongique ou de substance toxique pour les insectes ou l'Homme et seul l'extérieur est à peindre. On pensera aussi à mettre une grille à l'entrée de la ruche pour éviter les agresseurs (souris, frelons…). On ne récupérera jamais de matériel ancien qu'on ne pourrait pas désinfecter au risque de récupérer des agents pathogènes en même temps.

L'équipement de protection (vareuse, cote, gants…) doit être nettoyable et il doit permettre d'éviter la contamination entre les ruchers *(photos 285 à 292)*.

La gestion des hausses est importante. Lors des manipulations, il faut faire attention à ne pas toucher le sol (contamination par la terre et ses clostridium, par des corps étrangers, par des abeilles mortes malades (virus, bactéries)), etc. *(photos 293 et 294)*.

Lors de la récolte, il est fréquent de pratiquer le « léchage », pratique qui consiste à faire ingérer les résidus de miel des cadres de hausse ou des déchets d'opercules aux colonies. C'est bien entendu une façon très efficace de transmettre des maladies et d'échanger des bioagresseurs entre les colonies. Les petits possesseurs pourront remettre la hausse de chaque ruche sur son corps d'origine, pour les apiculteurs professionnels, il s'agira de remettre les hausses d'un rucher sur le même rucher.

Le renouvellement des cadres est nécessaire. Il permet notamment d'éliminer en partie l'accumulation des pesticides dans les cires. Les vieux cadres à éliminer qui se trouvent en bordure (cadres de rives) ne contiennent plus de couvain, mais parfois quelques traces de miel. On en remplacera 2 à 3 par saison apicole. On cherchera à s'approvisionner

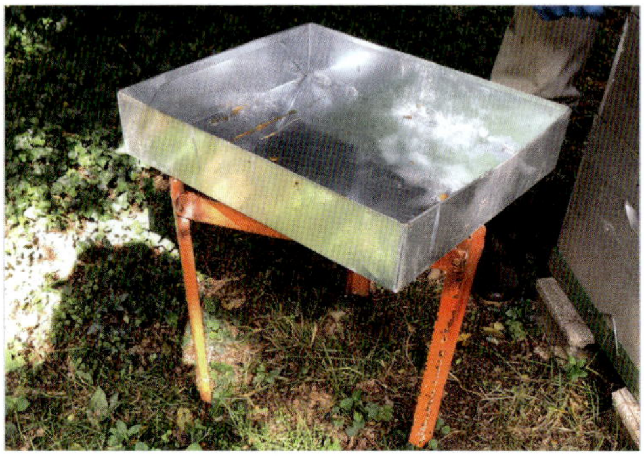

Photo 293 *Portoir à hausse très utile lors des visites. Il permet de ne pas mettre en contact le matériel et le sol.*

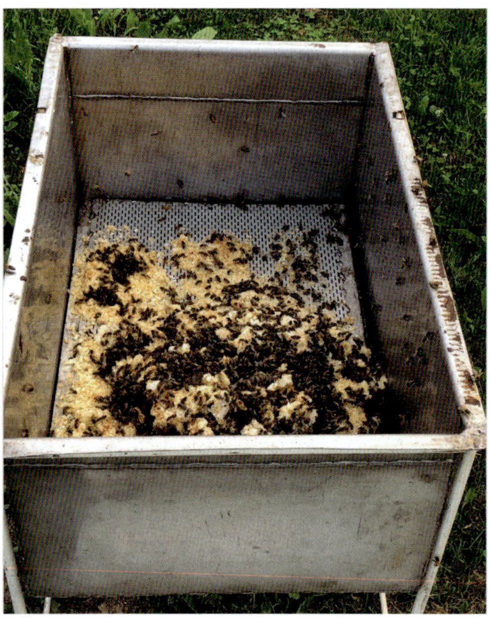

Photo 294 *Pillage dans un bac à désoperculer : la probabilité de se transmettre les maladies par ce biais est forte.*

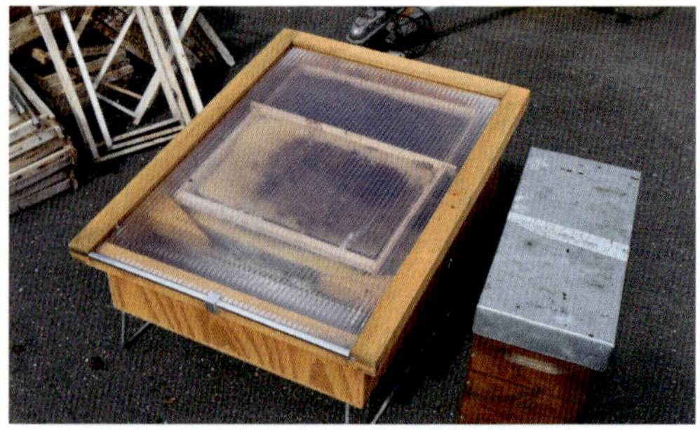

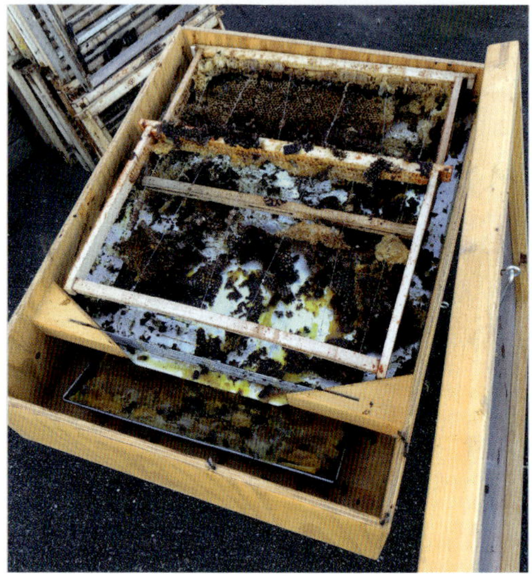

Photos 295, 296 *L'intérieur d'un cérificateur solaire est le lieu de passage des cadres à détruire dont on extrait la cire. Elle peut concentrer agents pathogènes et substances chimiques.*

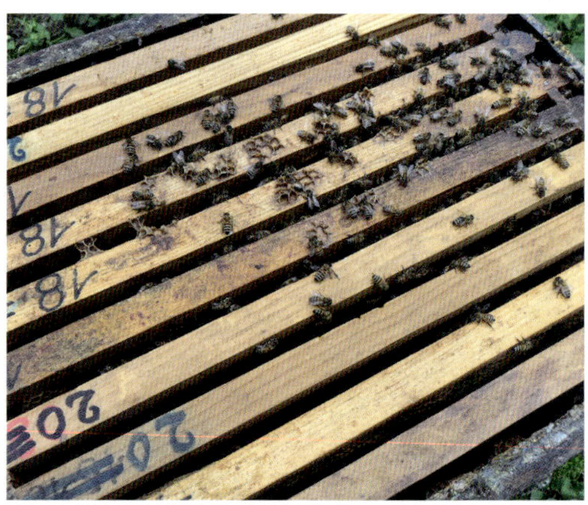

Photo 297 *Cadres bien gérés : l'année de leur mise en place est notée sur le bois.*

préférentiellement avec des cires d'origine et de qualité connues et on préférera les cires d'opercules. Autant que faire se peut, on assurera la traçabilité et la gestion différentielle des cires en notant les numéros de lot achetés dans le registre d'élevage. Si possible, on notera sur le nouveau cadre l'année de remplacement *(photos 295 à 297)*.

Afin de limiter l'imprégnation des cires par les résidus de médicaments vétérinaires, on respectera les doses et les durées de traitement. On écartera du circuit apicole les cires anciennes et celles sur lesquelles des problèmes sanitaires ont été constatés. La cire peut aussi être un vecteur de contamination par les spores de loque américaine (maladie contagieuse) qui peuvent survivre pendant plusieurs années. En renouvelant régulièrement les cires, l'apiculteur limite l'accumulation des agents pathogènes et des contaminants auxquels les abeilles sont exposées dans la ruche.

Le nettoyage et la désinfection du matériel sont des gestes indispensables à connaître. Ils font partie d'un chapitre à part.

Acquérir ses abeilles

Il est fréquent au début de sa carrière de recueillir ou d'acheter un essaim. S'il s'agit d'une vente, l'acheteur peut demander au vendeur un certificat vétérinaire de bonne santé. Mais le partage de génétique – chez un apiculteur plus expérimenté – peut aussi se faire par l'achat de cellule royale, de reine vierge ou fécondée, d'essaim nu. Chaque modalité fait prendre des risques sanitaires. Le plus facile est d'acheter un essaim sur cadre mais c'est aussi le mode de contamination potentielle le plus élevé (abeilles ET couvain ouvert et fermé permettent le transport de nombreux agents pathogènes). La récupération d'un essaim nu (sans couvain) d'origine inconnue est risquée également et doit prendre en compte quelques précautions. L'origine des abeilles doit être connue. Si elles viennent de l'étranger, elles sont déclarées dans le fichier TRACES (qui garantit que les abeilles ne proviennent pas d'une zone d'importation interdite pour des raisons sanitaires *(photo 298)*.

L'origine de la colonie est très importante en matière de biosécurité. Il vaut mieux acheter ses colonies chez un sélectionneur en s'assurant qu'il pratique des tests hygiéniques et qu'il garantit une certaine qualité sanitaire de ce qu'il vend. La sélection de souches d'abeilles ayant un bon comportement hygiénique est un facteur favorisant le nettoyage des cellules atteintes (loques, couvain plâtré, voire varroose, etc.). Une bonne solution, évitant tout apport exogène au rucher est de fabriquer ses essaims soi-même mais cela nécessite quelques connaissances *(photos 299 et 300)*.

Il faudra faire attention aussi à la race des abeilles choisies. Les nouveaux apiculteurs peuvent être surpris de l'agressivité de l'abeille noire mais seront satisfaits de son peu de facilité à tomber malade. En revanche, certaines colonies de Buckfast, très douces, conviennent bien au débutant mais… il ne faut pas se laisser prendre par la famine en plein été entre deux miellées dans certaines régions. Cela oblige à des visites régulières. On cherchera à acheter des abeilles de race/souche adaptée à l'environnement où on va les placer. Ainsi, les échanges internationaux étant faciles aujourd'hui, il serait préjudiciable d'acheter des reines dans un pays où on est en été pour les installer chez nous

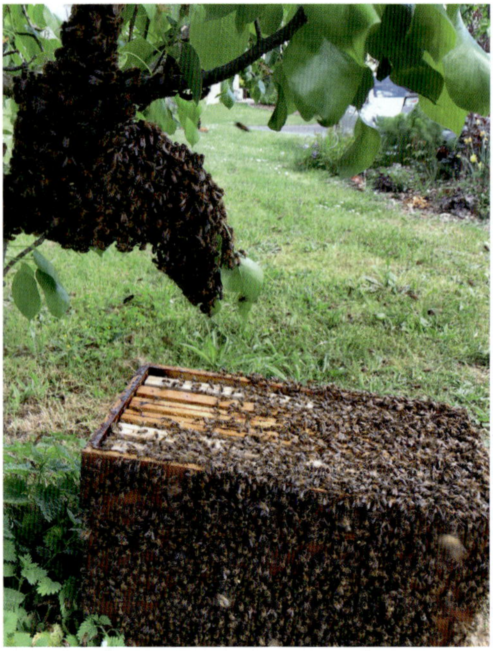

Photo 298 *Récupérer un essaim nu d'origine inconnue est la façon la plus risquée de se procurer des abeilles. Cela nécessite un diagnostic, un traitement éventuel et une mise en quarantaine d'au moins 3 semaines.*

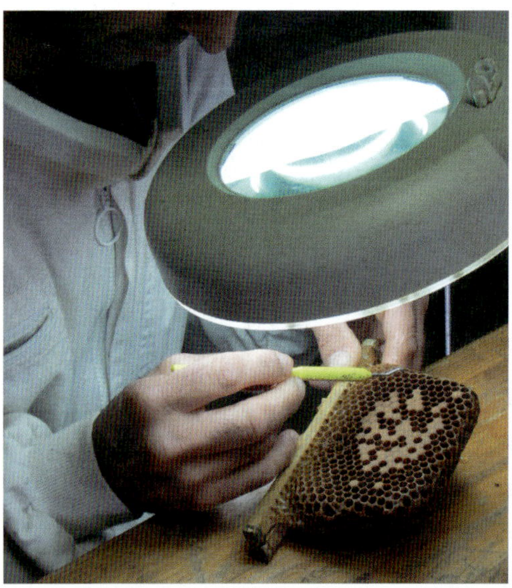

Photo 299 *Produire ses propres reines est une façon d'éviter les risques sanitaires de l'introduction d'un nouveau cheptel au sein du sien. Ici picking sous loupe.*

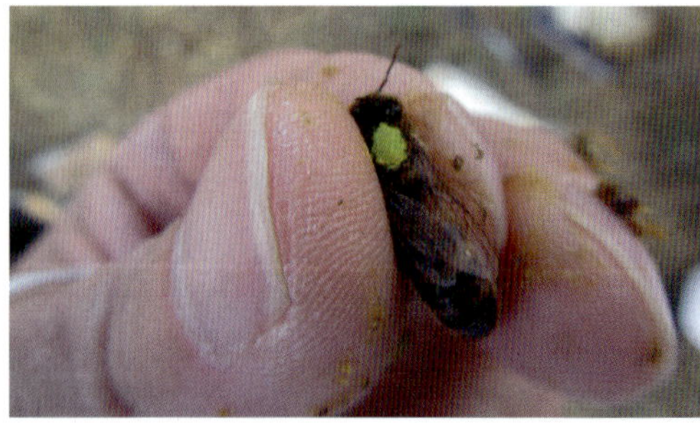

Photo 300 *La naissance puis la fécondation de la reine seront suivies de son marquage.*

en hiver. Elles tomberaient irrémédiablement malades n'ayant pas eu le temps de s'adapter. De même, acheter des abeilles de régions chaudes pour les placer sans adaptation en région froide de montagne ne serait pas sage. Et que dire des chercheurs qui ont introduit l'abeille africaine en Amérique du Sud pour renforcer l'état sanitaire des colonies et qui l'ont vue sortir et se croiser avec les abeilles introduites par les colons, devenant extrêmement agressive au point que les journalistes l'appellent « l'abeille tueuse » ?

Les emplacements

Il faut faire de bons choix d'emplacement afin d'avoir à la fois la protection et l'alimentation nécessaires au développement de ses colonies. Cela fait partie intégrante de la biosécurité. L'emplacement impose un type de ressources alimentaires et un voisinage. Exposer ses colonies à des miellées/pollinées à risque chimique ou à des carences, voire à un voisinage apicole trop dense, à une prédation élevée par le frelon etc. ne serait pas raisonnable.

Sachant qu'un alignement trop strict des ruches favorise la dérive, on veillera à disposer ses ruches – qu'on peut par ailleurs personnaliser avec des couleurs ou des formes différentes – sans les aligner *(photos 301 à 303)*.

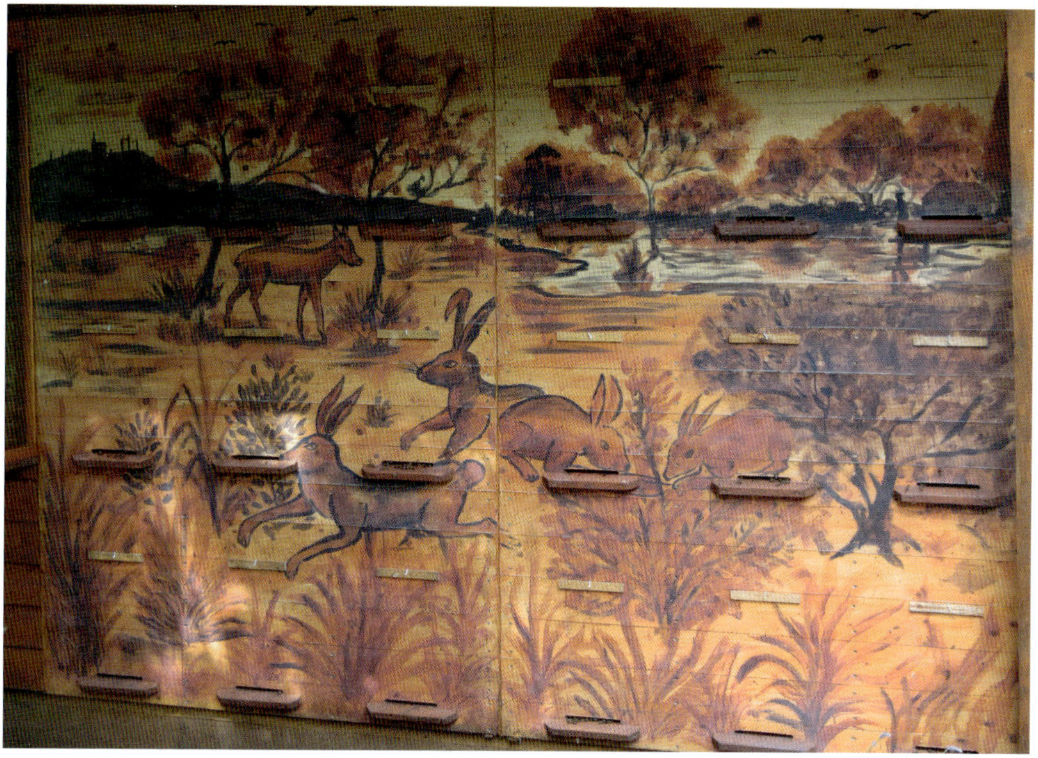

Photo 301 *Rucher slovène fixe très joliment décoré.*

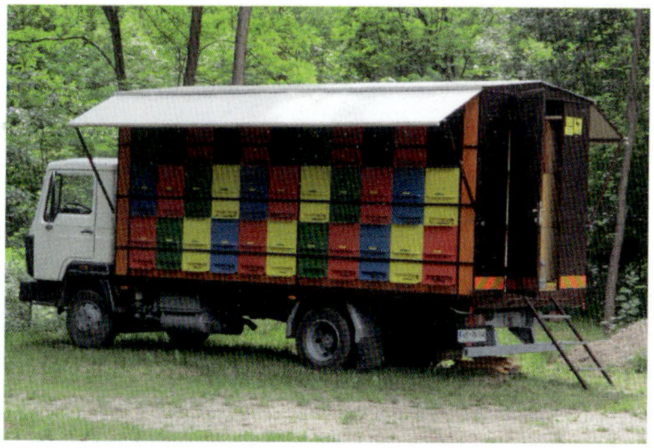

Photo 302 *Rucher slovène mobile : les couleurs des ruches doivent éviter la dérive.*

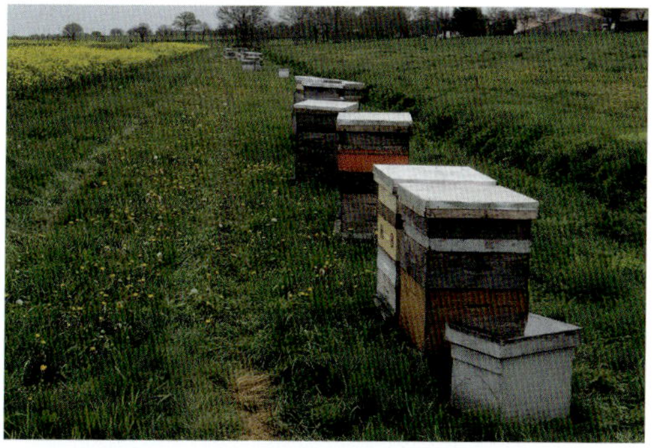

Photo 303 *Les semenciers calculent le nombre de colonies nécessaires par hectare. Pour optimiser la pollinisation des plants.*

Les visites

Chaque visite de rucher se fait dans une logique de marche en avant, et dans un objectif particulier : visite de toutes les colonies ou contrôle de certaines, etc. On commence par avoir une vue d'ensemble puis on visite les colonies les plus fortes qui sont susceptibles d'être les plus saines *(photo 305)*. Si au cours de la visite on découvre une maladie infectieuse dans une colonie, alors on change ou on désinfecte le matériel. Pour les grandes exploitations, pour lesquelles les visites sont fréquentes et chronophages, il est souvent nécessaire de trier les colonies en fonction de leur taille et les regrouper sur un même emplacement par catégories (en fonction de l'activité, force, etc.) de manière à avoir un rucher homogène, ce qui permet aussi d'assurer une bonne biosécurité. On distinguera :

1/*Colonie vivante, en bon état de santé* (vitalité, force, pas d'anomalie du couvain, ni des abeilles adultes, pas de varroa visible à l'œil nu, évolution normale en fonction de la saison).

Règles de biosécurité :

- Instruments propres, tenue propre, on ne pose pas la hausse par terre pour éviter la contamination du miel par *Clostridium botulinum*.

2/*Colonie vivante, mais en mauvais état de santé* :

- savoir décrire le dysfonctionnement,
- essayer d'identifier la cause : agent infectieux, agent chimique, problème d'élevage, colonie orpheline, etc.
- savoir pallier ce trouble de santé pour « sauver » la colonie.

Règles de biosécurité :

- utilisation d'instruments propres, tenue propre, on ne pose pas la hausse par terre pour éviter la contamination du miel par *Clostridium botulinum*,
- si identification d'une cause infectieuse, prendre les précautions d'usage, pour la colonie et pour la suite des visites (désinfection ou changement de matériel de visite),
- si DS1 (Danger sanitaire de catégorie 1) suspecté : il faut alerter la DDcsPP (Direction Départementale de la Protection des Populations),

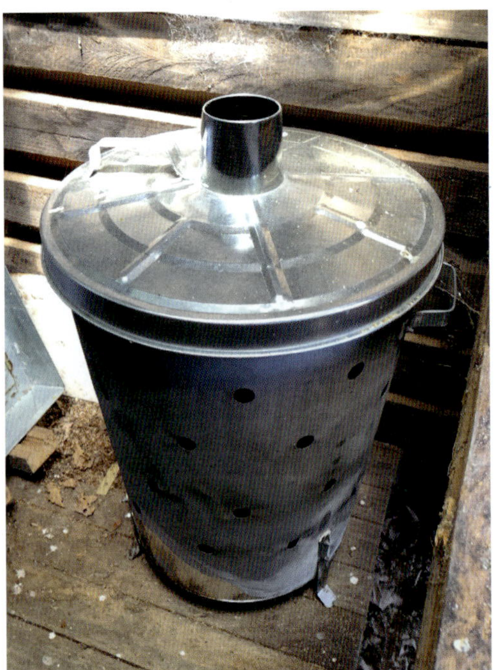

Photo 304 *Un incinérateur est utile au rucher pour détruire des cadres infectés.*

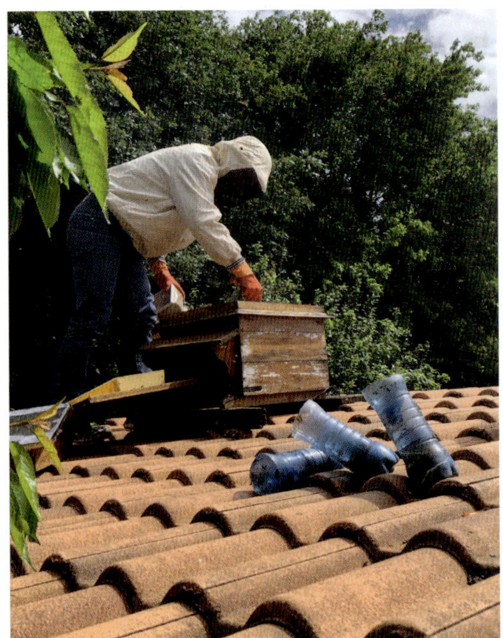

Photo 305 *Pour pouvoir effectuer des visites régulières et efficaces il faut que la ruche soit facilement accessible.*

- si cause infectieuse écartée, se contenter des règles de bonnes pratiques d'hygiène, comme pour une colonie en bonne santé.

3/Colonie morte :

- comprendre pourquoi la colonie est morte,
- fermer la porte d'entrée pour éviter l'introduction d'abeilles, d'une autre colonie du même rucher, voire d'un autre rucher, qui seraient tentées de venir piller les réserves. Le pillage sera à l'origine de transfert d'agent infectieux si la cause de la mort de la colonie est une cause infectieuse.

Règles de biosécurité : Devenir du matériel : cadres, cires, corps de ruche.

- Si agent infectieux :
  - DS1 (Danger sanitaire de catégorie 1) : (loque américaine et *Aethina tumida,* nosémose à *Vairimorpha apis* ou Tropilaelose) : destruction des cadres et cires par le feu. Désinfection soignée du corps de ruche *(photo 304).*
  - DS2 (Danger sanitaire de catégorie 2) :
    - Frelon asiatique : protéger les autres colonies, (piéger dans le rucher.
    - Varroa : vérifier la charge parasitaire des autres colonies.
- AUTRE :
  - si on observe d'autres maladies du couvain : loque européenne, ascophérose, viroses… : élimination des cadres par le feu, désinfection du corps de ruche et du matériel,
  - si intoxication : élimination des cires (car accumulation des toxiques), nettoyage et désinfection des cadres et corps de ruche,
  - si problème d'élevage, ruche bourdonneuse, etc., sans identification de risque infectieux : nettoyage et désinfection du corps de ruche et des cadres. L'utilisation des réserves serait envisageable à la vue de la santé globale du cheptel mais il faut être certain de son diagnostic.

Les visites (avec ouverture de la ruche) doivent s'effectuer, en saison, si l'on veut maîtriser le développement des colonies, tous les 15 jours au moins (la fréquence doit être adaptée au risque et donc à la saison). Des visites de rucher doivent aussi être effectuées en hiver, pour dépister d'éventuelles mortalités.

Parcours techniques

On ne déplacera (transhumance) que des colonies en bonne santé. En effet, de mauvaises conditions de transport des colonies sont des facteurs favorisant le développement de maladies des abeilles adultes du fait de la claustration et du contact entre abeilles *(photo 307).*

Certains apiculteurs créent un « rucher de quarantaine » : la colonie est saine et on l'observe durant 3 semaines (1 cycle de couvain) avant de la rentrer dans le rucher. Cette bonne pratique, largement développée pour d'autres espèces animales élevées en claustration, est relative en apiculture. En effet, les abeilles malades peuvent se retrouver à 5 km de leur rucher et contaminer d'autres colonies. Néanmoins, si le rucher est éloigné d'au moins 5 km de tout rucher, cela peut éviter l'introduction de maladies. D'autres créent un « Rucher hôpital » où les apiculteurs stockent les colonies malades pour les isoler des autres. C'est une pratique intéressante si on pense

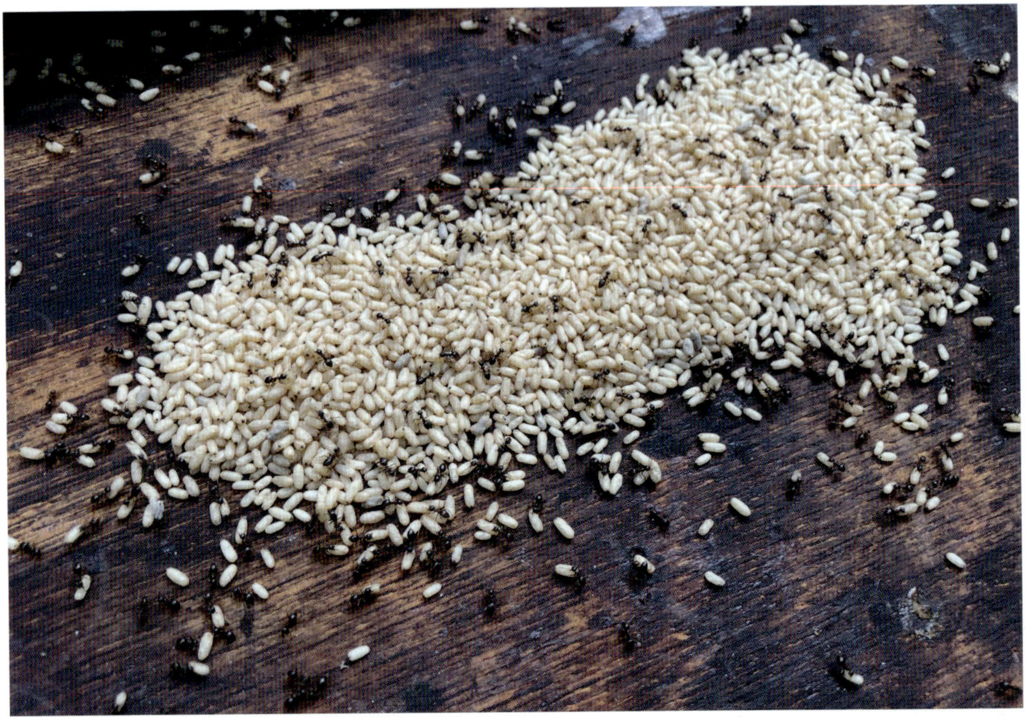

Photo 306 *Que penser des fourmis souvent trouvées dans les ruches ? Collaboration utile ou transmission d'agents pathogènes ? L'apiculteur ne leur accorde pas beaucoup d'importance en métropole mais elles sont considérées comme de sévères ravageurs sous les Tropiques.*

qu'elles ont une chance de survie et si l'apiculteur suit l'évolution, aide la colonie à s'en sortir (nourrissement, traitement contre *Varroa*, etc.). Cela permet éventuellement de limiter la dispersion d'agents biologiques contagieux dans un rucher. Attention toutefois le déplacement d'une colonie atteinte par un DS1 est interdit.

Le nourrissement est une pratique habituelle en apiculture. Il présente peu de risque si les aliments sont achetés dans le commerce mais l'apport de miel qui peut contenir des spores de loque fait partie des pratiques à risque.

Le changement des cires est risqué. On connaît assez bien les risques liés aux cires de mauvaise qualité, soit parce qu'elles contiennent des agents chimiques, soit parce qu'elles sont corrompues/additionnées de substances lipophiles. S'approvisionner chez un cirier ayant une bonne réputation et pouvant présenter des garanties est important *(photo 308)*.

Les traitements antiparasitaires doivent être faits avec des médicaments ayant une AMM en suivant les recommandations. C'est la seule façon de limiter la création de résidus néfastes et les sous-dosages rendant le traitement inefficace, voire de tuer les abeilles par l'emploi inadapté de substances dangereuses.

Enfin, la miellerie est un lieu stratégique en matière de biosécurité, il est indispensable d'y assurer une traçabilité et des bonnes pratiques exemplaires. Le local doit être dédié, les registres de miellerie et les documents d'élevage

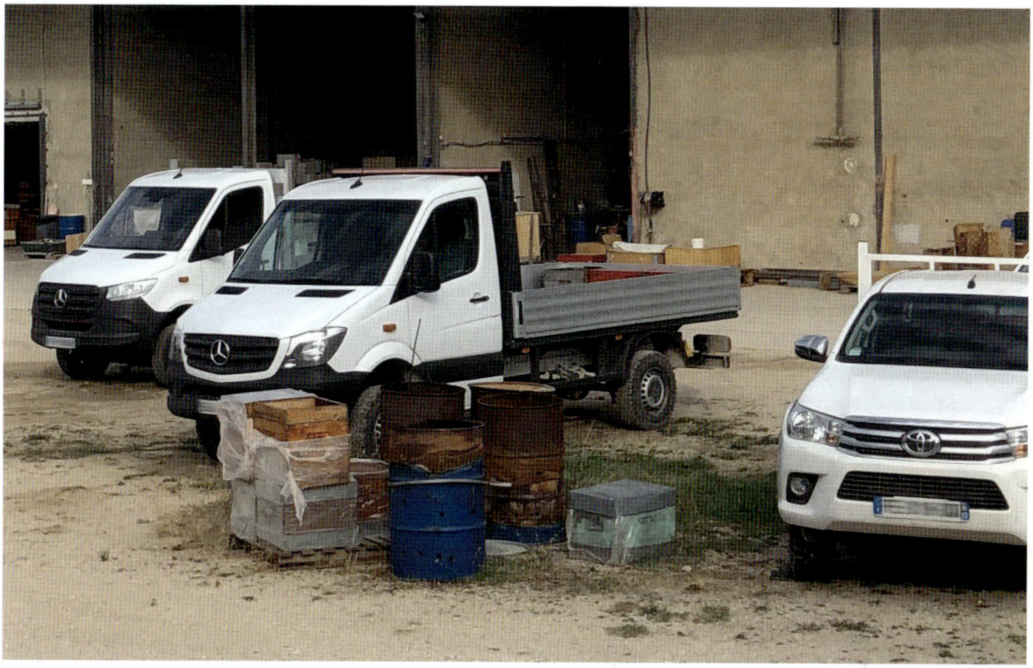

Photo 307 *La transhumance qui nécessite une logistique et un matériel importants doit être réfléchie, y compris en matière sanitaire.*

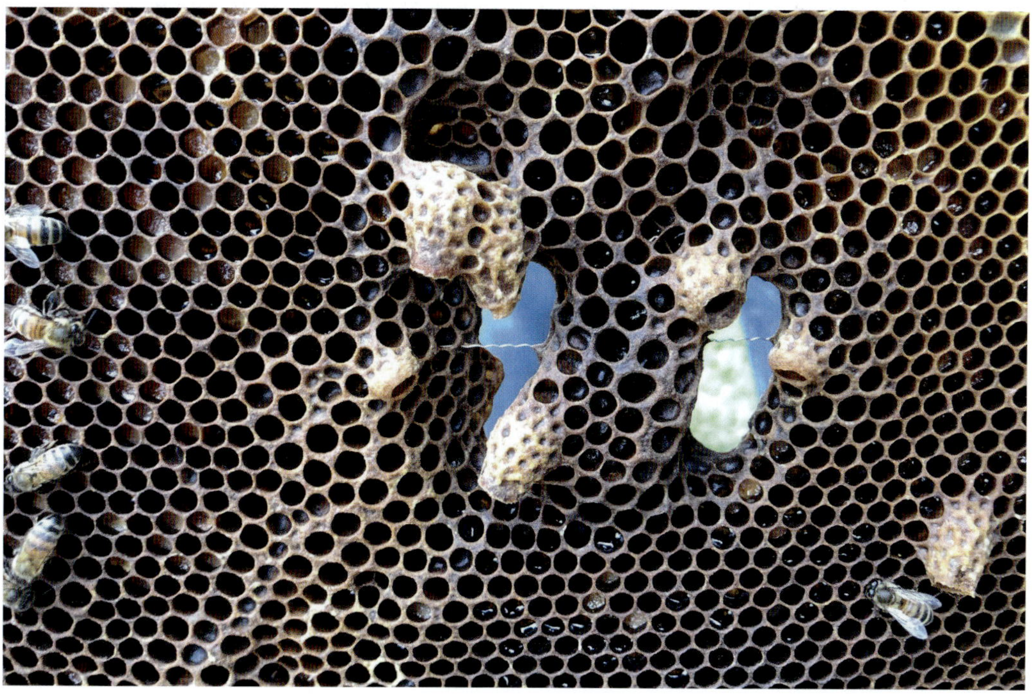

Photo 308 *Une cire de mauvaise qualité pousse les abeilles à construire un cadre parfois troué.*

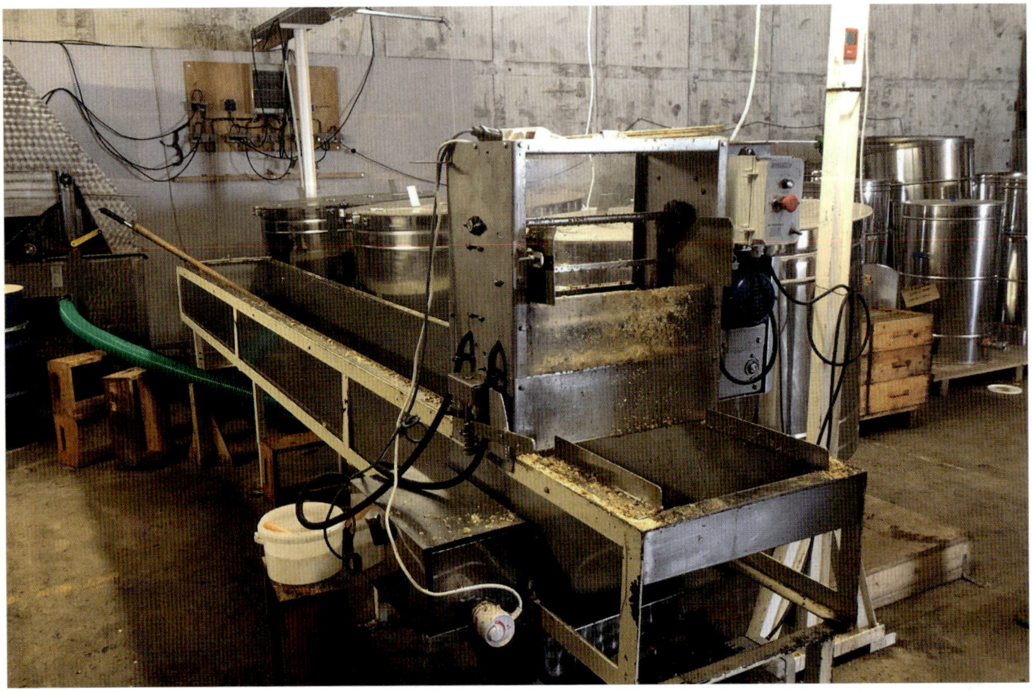

Photo 309 *La miellerie est un espace dédié qui doit être nettoyé après usage.*

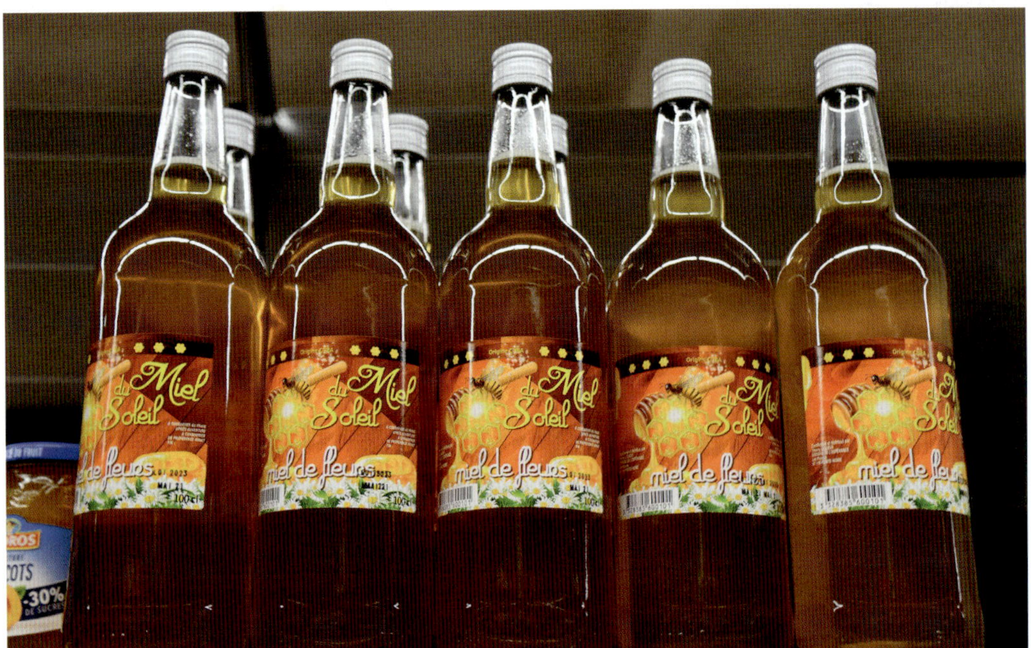

Photo 310 *Faire du miel en région tropicale nécessite de lutter contre l'humidité. Un déshumidificateur est indispensable. La chaleur constante permet par ailleurs de commercialiser le miel en bouteille.*

doivent être présents et complétés et on doit mettre en place une traçabilité des produits ainsi qu'une marche en avant, et des contrôles à différentes étapes (humidité du miel, absence de résidus…) *(photos 309 et 310)*.

Le hangar est également un lieu stratégique en matière de biosécurité, il est indispensable d'y assurer une traçabilité et des bonnes pratiques exemplaires. C'est souvent un lieu de stockage qui rassemble les matériels d'origines diverses. On y croise du matériel souillé à nettoyer et du matériel neuf. Il faut dès lors bien séparer les choses *(photo 311)*.

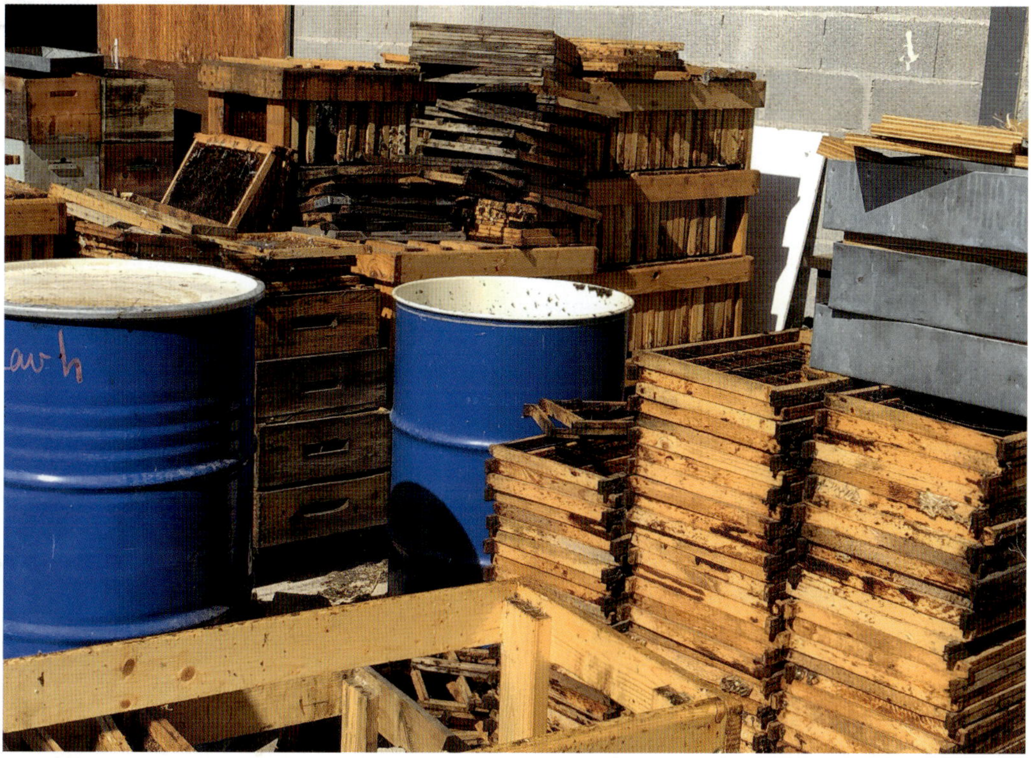

Photo 311 *Matériel sale en cours de nettoyage sur le quai avant d'être stocké dans le hangar.*

3 NETTOYAGE ET DÉSINFECTION AU SEIN DU RUCHER

Après un nettoyage complet, on réalise une désinfection, qui correspond à la mise en œuvre de procédures destinées à détruire les agents infectieux ou parasitaires responsables de maladies animales, y compris de zoonoses ; elle s'applique aux locaux, aux véhicules et aux divers objets ayant pu être, directement ou indirectement, contaminés.

L'Organisation mondiale de la santé animale (OIE) fait les recommandations suivantes :

« Les autorités vétérinaires des pays exportateurs sont invitées à réglementer dans leur propre pays l'usage des produits et moyens d'assainissement et de désinfection du matériel apicole, en s'inspirant des indications ci-après.

1. Tout matériel apicole se trouvant dans une exploitation reconnue atteinte d'une maladie contagieuse des abeilles doit être soumis à des mesures sanitaires qui assurent l'élimination des agents pathogènes.
2. Ces mesures comprennent, dans tous les cas, d'abord le nettoyage et le décapage du matériel, puis, selon la maladie en cause, l'assainissement ou la désinfection.
3. Le choix des opérations tiendra compte également de la nature du matériel (ruches, ruchettes, rayons, extracteur, petit matériel, appareils de manipulation ou de stockage).
4. Le matériel infectieux ou contaminé qui ne peut être soumis aux mesures indiquées ci-dessus doit être détruit, de préférence par le feu. Tout le matériel en mauvais état – notamment les ruches, ainsi que les rayons de couvain atteints de varroose, de loque américaine ou de loque européenne – sera obligatoirement détruit par le feu *(photos 312 à 316)*.
5. Les produits et moyens utilisés pour l'assainissement et la désinfection doivent être reconnus efficaces par l'autorité vétérinaire et être utilisés de telle sorte qu'il n'en résulte aucun risque de souillure du matériel, susceptible par la suite de porter atteinte à la santé des abeilles ou d'altérer les produits de la ruche.
6. En dehors de ces opérations, les produits seront tenus hors de portée des abeilles et soustraits à tout contact avec du matériel et des produits apicoles.
7. Les eaux usées provenant des opérations de nettoyage, d'assainissement et de désinfection du matériel apicole seront à tout moment maintenues hors de portée des abeilles et déversées dans un égout ou un puits perdu. »

Différentes manières de préparer un matériel en bois neuf sans nuire

Avant de parler de désinfection, il faut parler d'entretien. Une ruche ne pourra pas être désinfectée si elle n'est pas

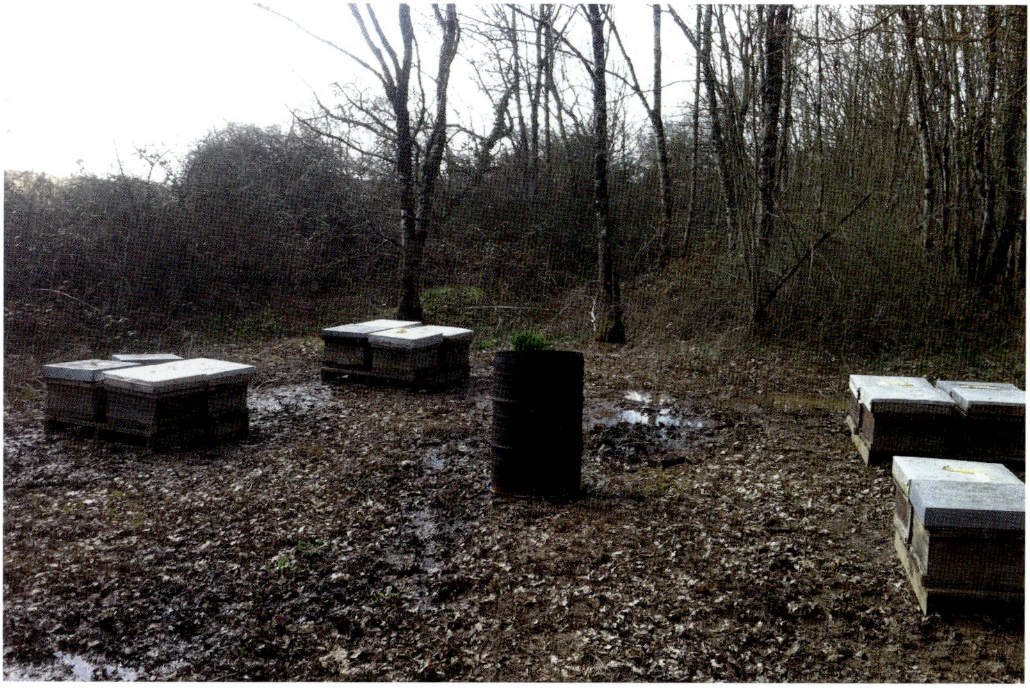

Photo 312 *Il est judicieux de placer un fût dans les ruchers, afin de brûler les cadres suspects.*

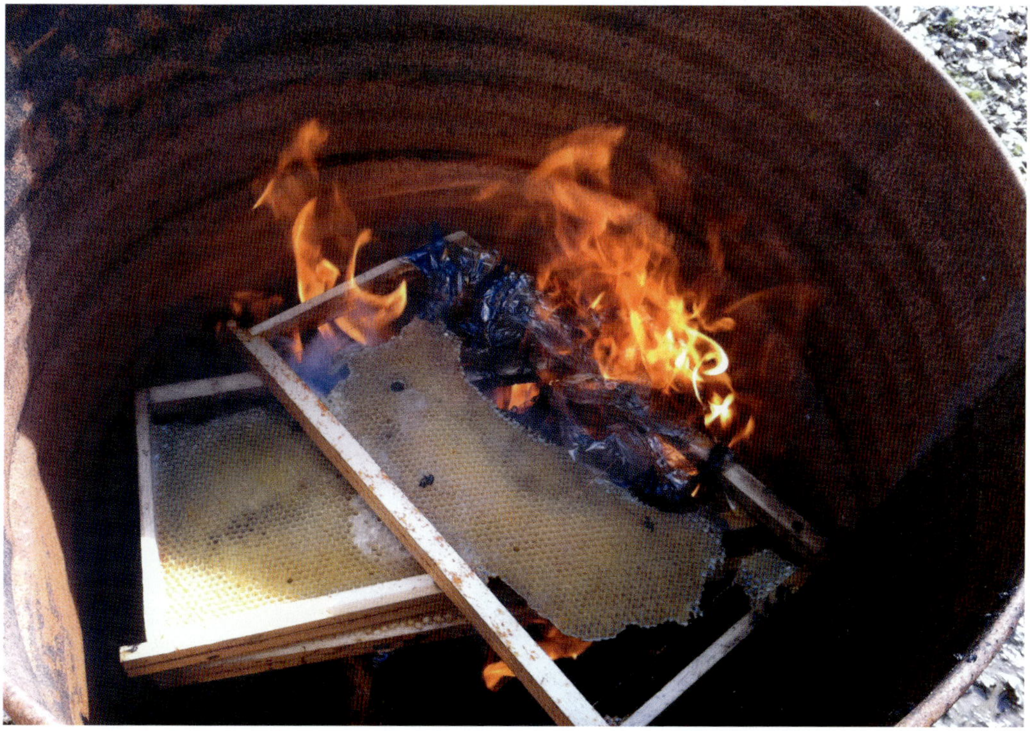

Photo 313 *La cire permet de brûler efficacement les autres déchets.*

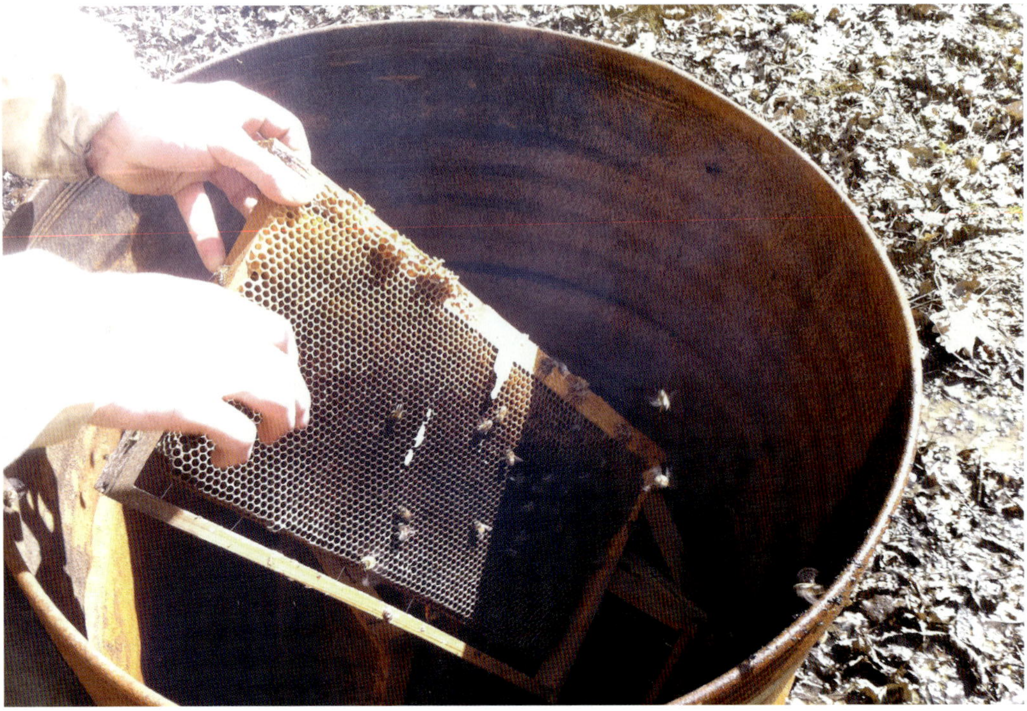

Photo 314 Le fait de placer dans un fût des abeilles vivantes est une très mauvaise pratique. Elles vont s'échapper et essayer de rentrer dans une autre ruche, contaminant ainsi une autre colonie. Il faut d'abord les tuer, et ce, sans les faire souffrir.

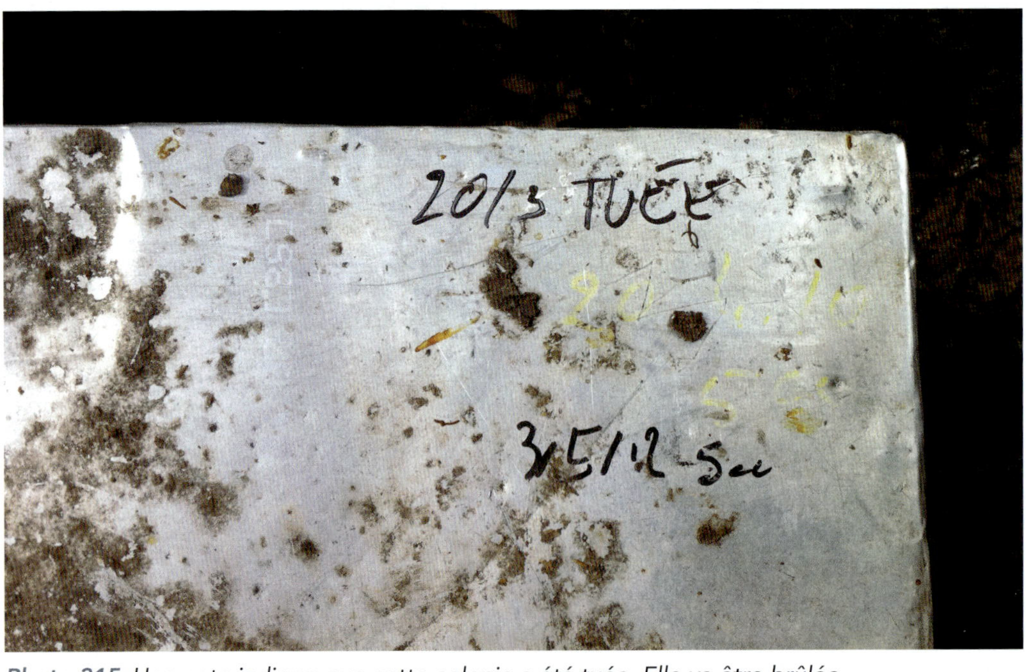

Photo 315 Une note indique que cette colonie a été tuée. Elle va être brûlée.

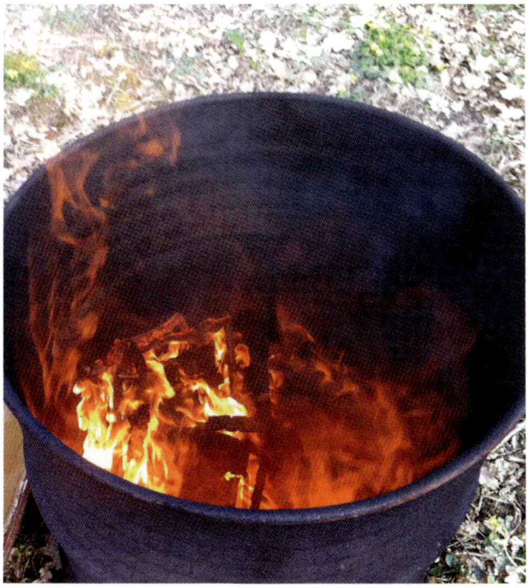

Photo 316 *Le feu détruit efficacement les agents pathogènes.*

entretenue. Les multiples anfractuosités sont autant de niches pour les agents pathogènes. Il faut donc protéger le matériel en bois. L'entretien du matériel neuf doit se faire dès son arrivée au sein du rucher. Pour les ruches, on peut employer de la peinture ou des vernis du commerce, qui ne seront appliqués que sur l'extérieur de la ruche, et du vernis à la propolis, qui pourra, quant à lui, être passé à l'intérieur du corps de ruche (mais les abeilles se chargeront rapidement de « propoliser » elles-mêmes les parois). On pourra aussi utiliser de la cire microcristalline, qui pénétrera à l'intérieur et à l'extérieur du matériel en bois. Ces opérations sont inutiles sur les corps de ruche en plastique *(photos 317 et 318)*.

Le choix des peintures et des vernis doit se faire avec discernement. Tous ne sont pas utilisables (même s'ils sont vendus pour) sur les ruches. Certains, c'est un comble, comptent des insecticides dans leur composition. Les peintures aluminium et les lasures spécifiques

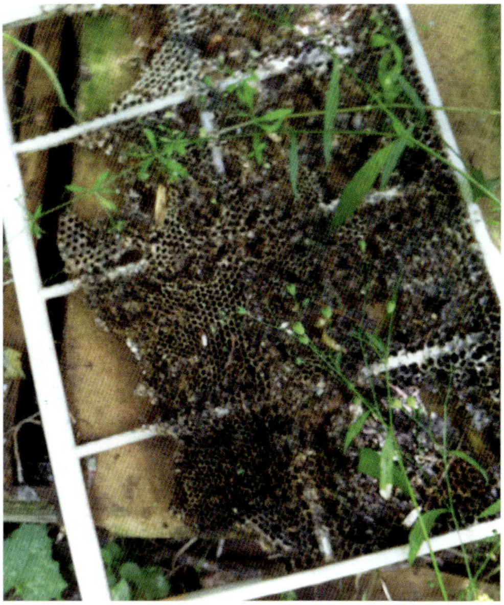

Photo 317 *Le fait de laisser des cadres contaminés à l'abandon dans un rucher est un bon moyen de contaminer toutes les colonies.*

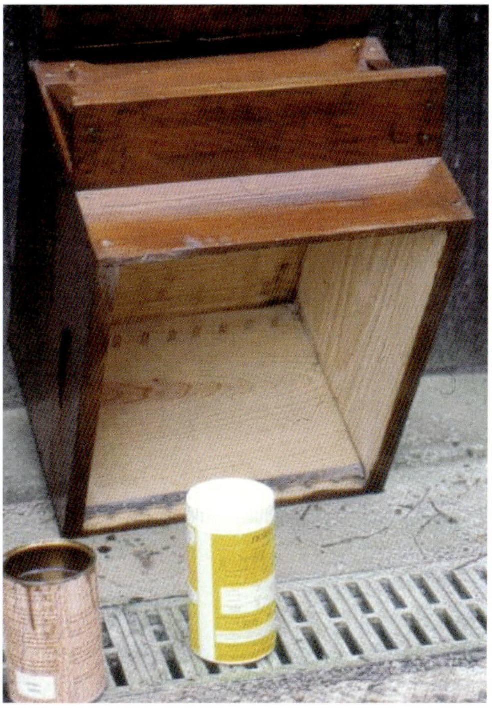

Photo 318 *Entretenir l'extérieur d'un corps de ruche est important.*

non traitées sont les plus classiques. On veillera à ne pas employer de produits toxiques, comme le carbonyle. Il existe aujourd'hui des peintures et des vernis « bio » qui sont utilisables en apiculture.

Les vernis à la propolis sont utilisés en lutherie pour vernir les violons. Pour en fabriquer soi-même et être sûr de ne pas y incorporer de substances toxiques, on mélange dans une bouteille en verre 150 g de propolis pure avec 500 g d'alcool. On obtient alors un liquide brunâtre en surface, avec une lie se déposant sur le fond (lie en grande partie constituée de pollen). On agite deux fois par jour, puis on filtre sur un coton au bout de huit jours. Attention : cela tache énormément et c'est indélébile.

La cire microcristalline est sans doute le meilleur traitement existant. Son application a l'avantage de désinfecter très efficacement, tout en protégeant le bois. La méthode est cependant onéreuse. L'humidité du bois s'évapore et est remplacée par de la cire. Le traitement tient plus d'une décennie.

Différentes manières de désinfecter un matériel

Désinfecter un matériel en métal (lève-cadre, certains grillages...)

La chaleur est une bonne méthode. Après avoir gratté les salissures, on passe la flamme sur le matériel. Attention toutefois aux matériels galvanisés, qui seront ainsi abîmés. Le matériel ne se trouvant pas au contact des abeilles ou des produits de la ruche peut être désinfecté avec un désinfectant du commerce homologué pour l'utilisation en élevage. Là encore, attention à la corrosion. Le choix du désinfectant sera fait en fonction de son efficacité (bactéricide, virucide, fongicide) et de son homologation pour l'usage souhaité (un numéro apparaît alors sur le récipient qui le contient). Désinfecter l'enfumoir est inutile. La chaleur s'en charge à chaque utilisation.

Désinfecter un matériel en bois (hausses, corps de ruche, cadres...)

On grattera d'abord la cire et la propolis pour enlever le maximum de matière organique (aucun désinfectant chimique n'est actif en sa présence). On peut ensuite passer la flamme d'un chalumeau, en insistant bien pour faire fondre les cires restantes. Cette désinfection n'est pas parfaite. Il reste toujours des endroits non atteints.

Pour enlever complètement la matière organique d'un matériel en bois, on peut le plonger pendant 15 minutes dans une solution de cristaux de soude (carbonate de sodium) portée à ébullition (à 500 g de cristaux de soude pour 100 litres d'eau). On prendra soin de neutraliser le produit très basique avec de l'acide avant de le rejeter. Le matériel est ensuite lavé, séché. Les cadres sont filés à nouveau et cirés. On peut aussi, si on est pris par le temps (il faut à peu près 6 à 7 heures pour traiter 250 cadres) acheter des cadres neufs et brûler les cadres contaminés.

On peut affiner la technique en trempant le matériel en bois dans un bain de « phosphate de sodium » (phosphate trisodique $Na_3 PO_4$) à 6 % ou dans un bain contenant un détergent enzymatique. Cette opération qui élimine la matière organique sera suivie d'un nettoyage au jet d'eau à haute pression.

Le grattage s'il n'est pas suivi d'un trempage dans une solution de cristaux de soude sera suivi d'un brûlage à la flamme ou d'un trempage dans de la cire microcristalline. Cette technique de trempage est ce qu'il y a de plus efficace. On la réalisera en suivant les étapes énoncées ci-dessous.

- Préparer un bac de trempage, sorte de friture géante où de la cire microcristalline est fondue et maintenue à 150 °C. Attention, eau et huile bouillante sont incompatibles.
- Y plonger (avec des gants et des vêtements de protection), dans un bac grillagé, le petit matériel (le matériel plus important y sera déposé directement).
- Laisser agir 10 minutes. L'humidité du bois s'évapore et est remplacée par de la cire.

Attention, les vapeurs de cire sont toxiques : l'opération doit être menée à l'extérieur ou dans un local bien aéré.

Ce traitement est le meilleur qui puisse se faire en apiculture. Il élimine tout agent pathogène, y compris les pourtant très résistantes spores de loque américaine *(photos 319 à 329)*.

Désinfecter un matériel en peau (gants...)

On utilisera un gel hydroalcoolique servant à se désinfecter les mains. Il faut veiller à passer le gel sur toute la surface *(photo 330)*.

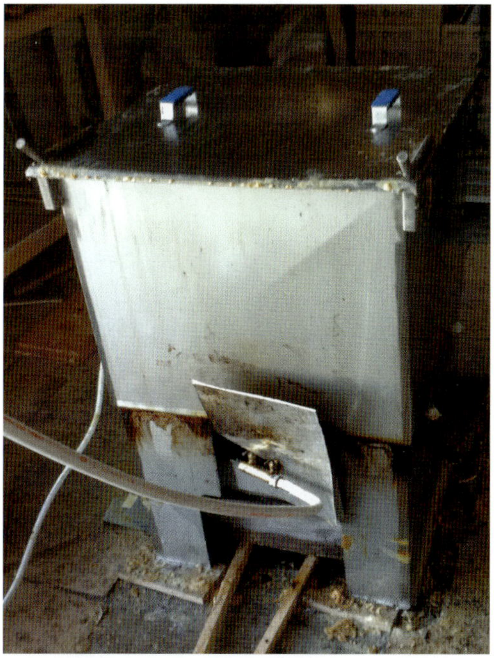

Photo 319 *Cuve aménagée pour l'utilisation de la cire microcristalline.*

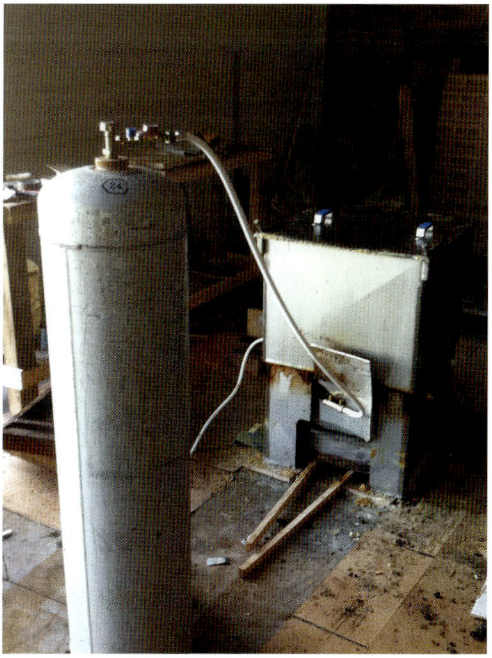

Photo 320 *La cuve est reliée à une bouteille de gaz.*

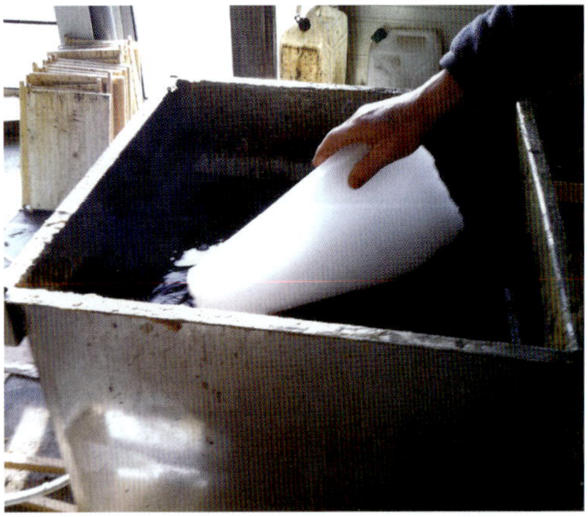

Photo 321 *On fait fondre la paraffine dans la cuve.*

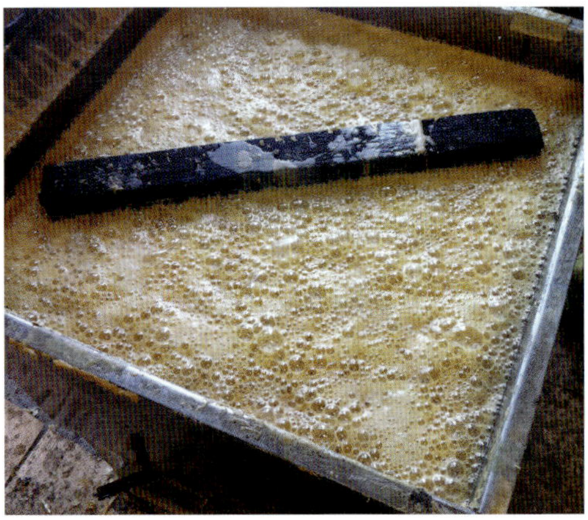

Photo 322 *On laisse quelques instants l'objet dans la cire microcristalline.*

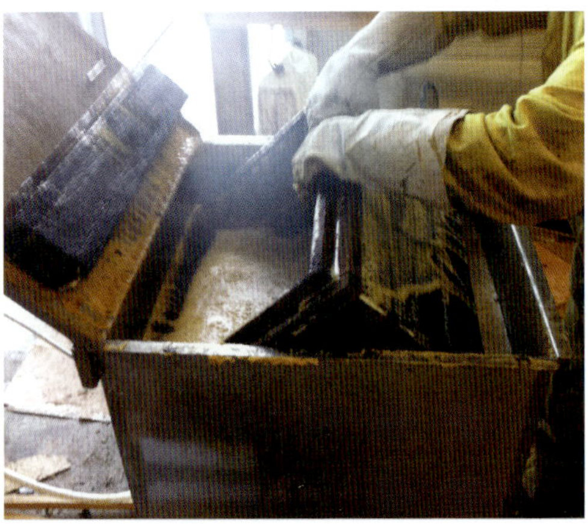

Photo 323 *Cette tâche est dangereuse : des protections sont donc utiles.*

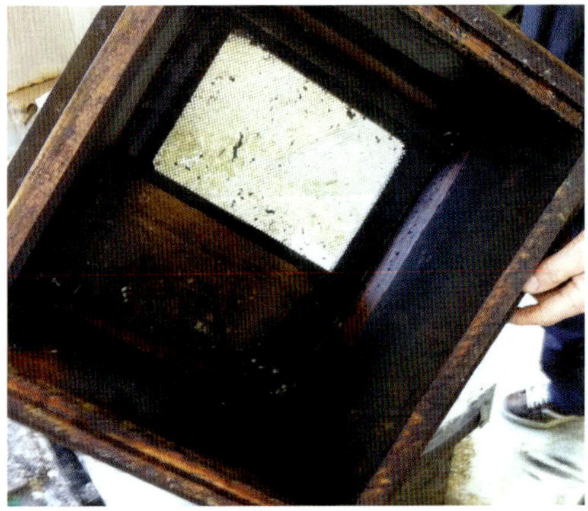

Photo 324 *Une fois le trempage terminé, la ruche est désinfectée et protégée.*

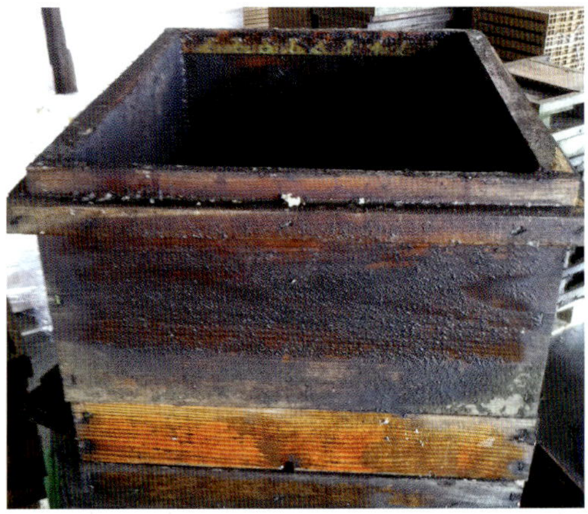

Photo 325 *La ruche une fois désinfectée.*

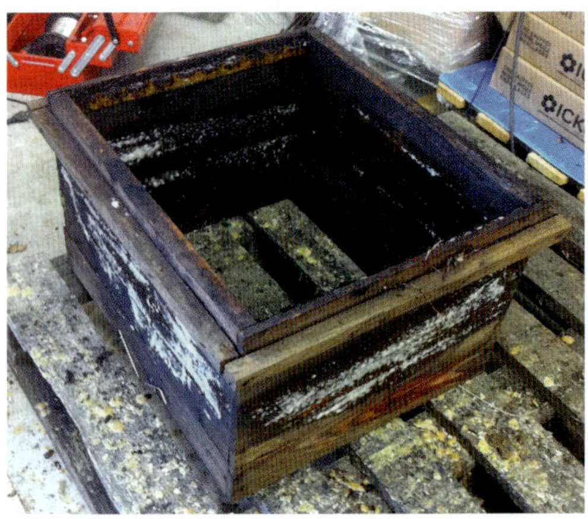

Photo 326 *On laisse la ruche refroidir.*

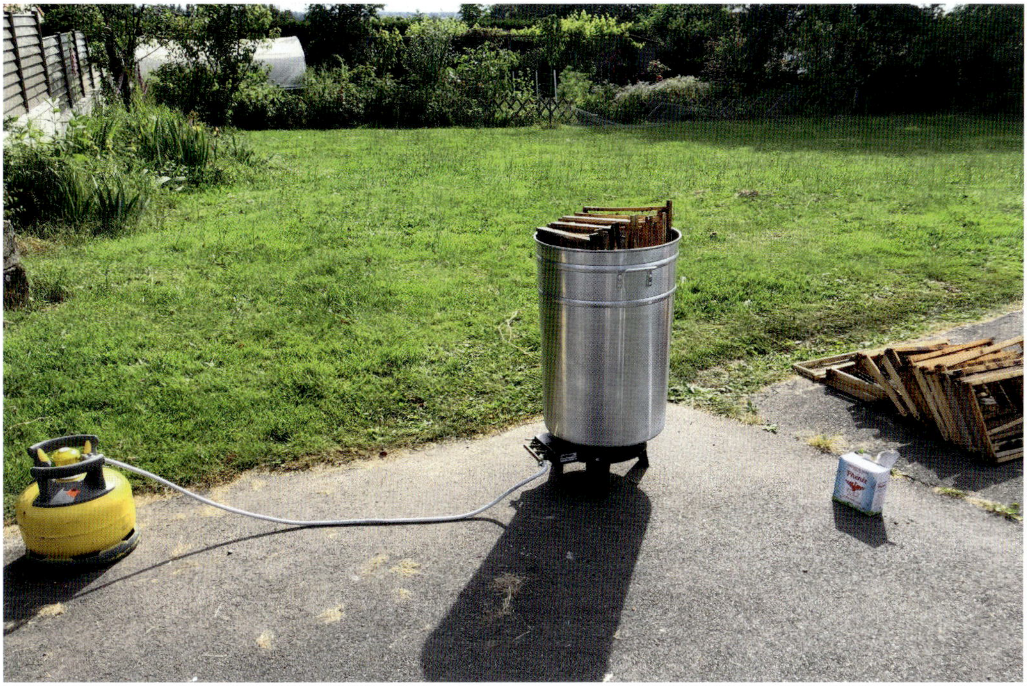

Photo 327 Installation permettant de nettoyer des cadres usagés à l'aide de cristaux de soude.

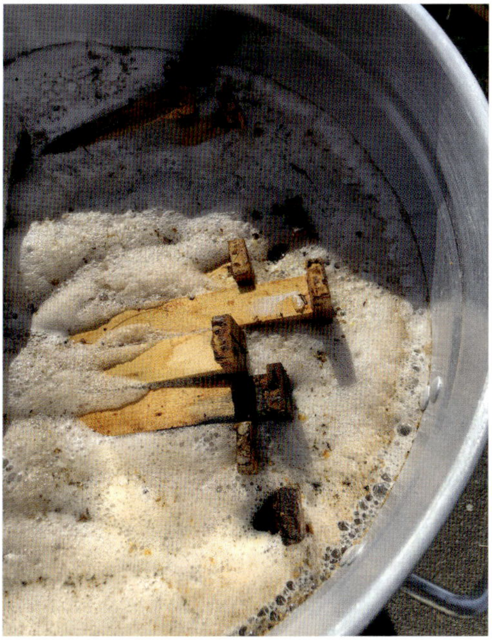

Photo 328 Les cadres sont placés dans le liquide porté à ébullition. Il faut les lester pour qu'ils ne remontent pas.

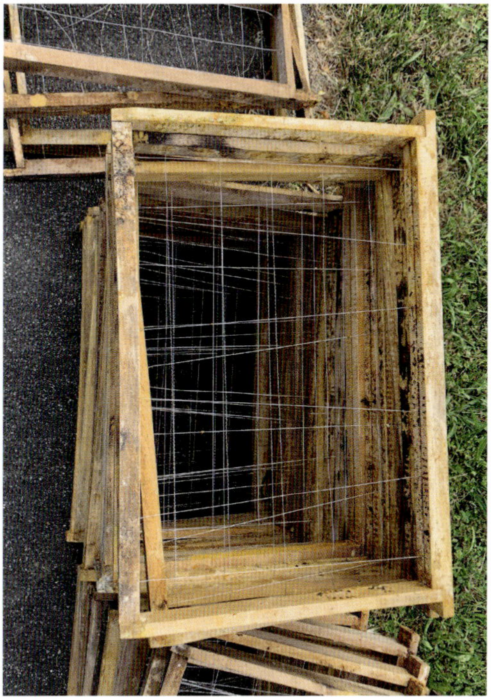

Photo 329 Cadres nettoyés après rinçage.

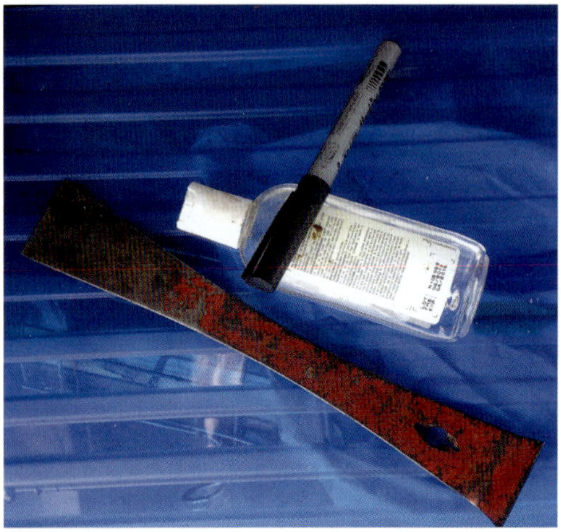

Photo 330 *Gel hydroalcoolique à passer sur le lève-cadre, entre chaque ruche.*

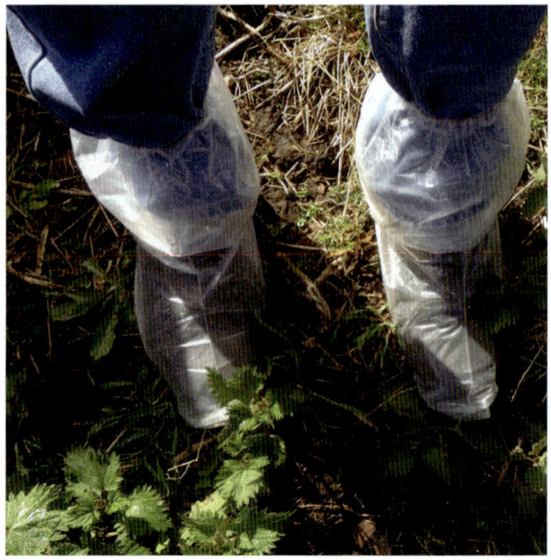

Photo 331 *S'équiper de pédisacs jetables entre deux ruchers, c'est éviter une infection liée aux agents pathogènes présents sur les semelles de chaussures.*

Désinfecter un matériel en tissu (vareuse, blouse, cotte, pantalon…)

On le passera à la machine à laver en choisissant l'option la plus chaude (90 °C). Si le programme ne le permet pas, on fera bouillir le tissu dans un récipient contenant de l'eau chauffée à 90 C, puis on le passera à la machine à laver à plus faible température.

Pour limiter la contamination par les chaussures, on peut utiliser des pédisacs jetables *(photo 331)*. En effet la terre contenue dans les crampons rend les chaussures très difficiles à décontaminer.

Désinfecter ses mains

La désinfection des mains ne peut pas se faire avec de l'eau (qui est rarement suffisamment propre). On utilisera donc un gel hydroalcoolique. Attention, un rapide passage n'est pas suffisant. Il faut respecter les doses indiquées sur l'emballage et se frotter les mains assez longuement, tout en suivant un ordre précis. On se lavera les mains après chaque geste salissant et avant chaque geste non salissant. Les infections transmises par les mains constituent la principale cause de maladie chez les animaux d'élevage. La main est en effet un site privilégié pour les micro-organismes. Elle abrite la flore résidente, que l'on retrouve sur chaque individu. Elle est stable, non pathogène, et on ne peut pas la faire disparaître complètement. Elle se reconstitue au bout d'une heure environ après élimination. On trouve également sur la main la flore transitoire, ou flore superficielle. Cette flore est composée de micro-organismes apparaissant après un **contact** avec des objets ou des animaux contaminés (ou avec leurs sécrétions). L'air ambiant peut également favoriser l'arrivée de cette flore, qui s'implante difficilement sur la peau. Elle s'élimine facilement au lavage.

Il faut que le lavage avec le gel hydroalcoolique dure 30 à 60 secondes (jusqu'au séchage complet).

Une fois la montre et les bijoux ôtés, on verse la quantité de gel préconisée par le fabricant sur l'une des mains. On masse les espaces interdigitaux (entre les doigts), la paume de la main, les doigts et leurs extrémités. Une bonne friction comprend sept étapes *(photo 332)*.

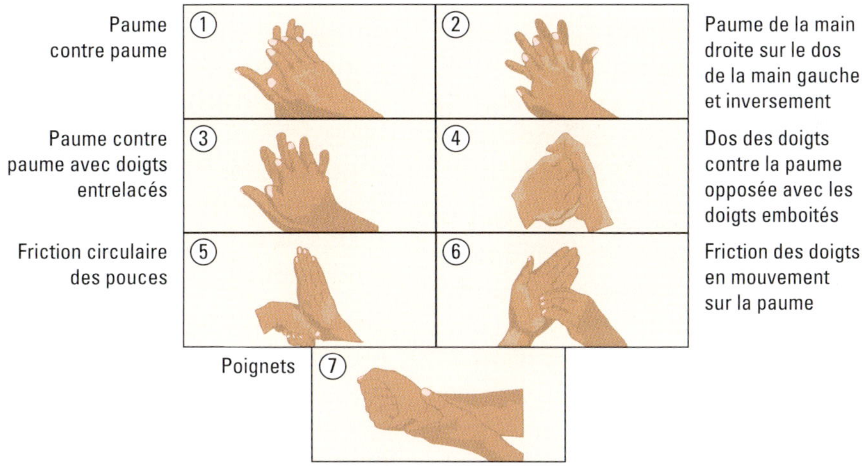

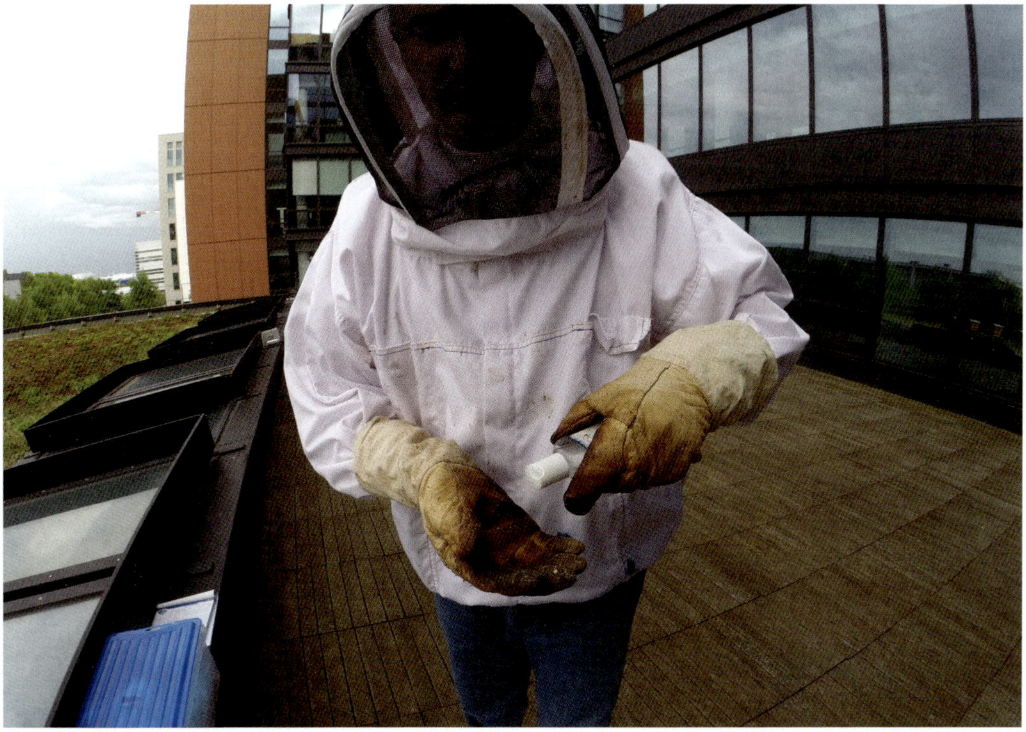

***Photo 332** Nettoyer ses gants avec du gel hydroalcoolique constitue une bonne pratique apicole.*

4 CERTIFIER LA BONNE SANTÉ D'UNE RUCHE

La certification est un processus d'évaluation de la conformité aboutissant à l'assurance écrite qu'un produit, une organisation ou une personne répond à certaines exigences. Ici, il s'agit d'évaluer la bonne santé (absence de certaines maladies) d'une ruche et de pouvoir l'écrire.

La certification est très présente dans le domaine apicole, et elle est même codifiée par l'OIE pour ce qui est de l'exportation de produits issus de la ruche ou d'un cheptel apicole. Les conditions d'importation figurant sur le certificat vétérinaire international doivent garantir que les marchandises introduites dans le pays importateur satisfont aux normes de l'OIE.

On note néanmoins une carence au sein de la filière apicole : il n'existe pas de certification officielle de type « visite d'achat », certificat qui garantirait à un acheteur que l'essaim qu'il vient d'acquérir n'est visuellement par porteur des maladies et des parasites indésirables en France.

La commission apicole de la SNGTV (Société nationale des groupements techniques vétérinaires) a abouti à l'élaboration d'un certificat et d'une méthode de certification.

L'identification préalable : quelle solution ?

Avant toute chose, il faut pouvoir identifier les colonies des ruches et ruchettes concernées, ou du moins prouver que le certificat établi correspond bien à une ruche donnée et à sa population. L'absence d'identification des colonies rend la mise en place d'une certification sanitaire des ruchers plus complexe. Cela ne facilite pas la gestion sanitaire des cheptels, et ce, tant sur le plan national que lors d'échanges intracommunautaires et internationaux. De plus, il est impossible de marquer toutes les abeilles d'une ruche, et quand bien même nous pourrions le faire, la dérive et les pillages rendraient cette démarche peu efficace.

Légalement, l'identification des ruches n'est pas obligatoire : il suffit d'identifier le rucher ou 10 % des ruches présentes avec le numéro du rucher attribué par l'État. Néanmoins, l'identification des essaims permet d'assurer la traçabilité. Elle est un préalable nécessaire à toute certification d'unité. Elle doit être inviolable.

Certaines firmes proposent, comme en Nouvelle-Zélande, des plaquettes pourvues d'un code-barres et d'un numéro. Ces plaquettes sont apposées sur les ruchettes et sont fixées avec des « œillets », ce qui fait que si on les enlève, cela se voit. Cependant, cela permet seulement d'identifier le contenant, pas le contenu (cadres et/ou abeilles).

Il est possible de solidariser les cadres avec une bande scellée inviolable ou avec une bande collante sur laquelle est inscrit le nom du vétérinaire (bande collante préimprimée). Si l'on détruit la bande, le certificat n'est plus valable. À l'endroit où les bords se rejoignent, on appose la signature du vétérinaire, ce qui rend le repositionnement de la bande plus délicat.

Une fois scellée et marquée du numéro d'ordre et de la signature du vétérinaire, ainsi que de la date de certification, la ruche (ou la ruchette) est identifiée. Ces éléments sont reportés sur le certificat. Le contenu de la ruche est désormais solidaire du contenant, et l'ensemble est identifié.

La liste des essaims certifiés doit être dressée sur le certificat. Le compte rendu doit être signé par le vétérinaire, mais aussi par l'apiculteur, qui constate que les ruches citées sont bien celles qui ont été observées.

Que peut-on certifier ?

On doit se limiter à ce que l'on voit (aspect clinique) pour la certification de ruchettes ou d'essaims, et lier la certification à la traçabilité.

Par exemple, le certificat peut être rédigé de la manière suivante :

« Au jour de la visite, j'ai pu observer par simple examen visuel et sans procéder à des examens complémentaires :

- des abeilles actives dans tous les essaims et sans mortalité anormale devant et dans la ruche ;
- l'absence d'abeilles traînantes ou montrant des signes de diarrhée laissant suspecter la présence de nosémose ;
- un couvain ouvert ne présentant aucun signe de maladie de type loque européenne ;
- un couvain fermé uniforme (le testage de quelques cellules n'a pas permis de suspecter visuellement la présence de la loque américaine) ;
- l'absence de *Tropilaelaps clareae* ;
- les cadres et le fond des ruches, sans présence du petit coléoptère *Aethina tumida*, de ses œufs ou de ses larves.

En conclusion de quoi, je certifie que les essaims sont apparus à cette date indemnes visuellement des maladies courantes de l'abeille et des parasites *Aethina* et *Tropilaelaps.* »

La certification n'est valable qu'au moment de l'envoi. Elle ne doit pas dater de longtemps, car l'incubation des maladies apiaires est courte. Ce que nous n'avons pas constaté un jour donné, peut apparaître rapidement les jours suivants.

Il est également possible de certifier, en plus des observations sanitaires, la présence d'une reine le jour de l'observation, le nombre de cadres de couvain, l'aspect des cadres, etc.

En cas de besoin, des analyses peuvent être jointes et des prélèvements conservatoires réalisés *(photos 333 à 338).*

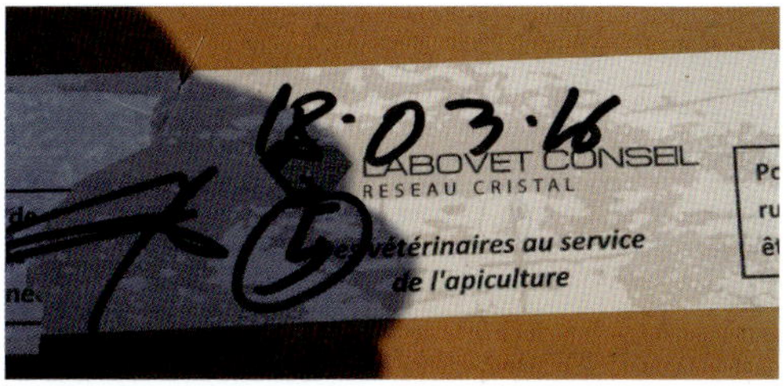

Photo 333 *Une signature à l'endroit où les bandes collantes se rejoignent, une date et un numéro : la ruche est certifiée.*

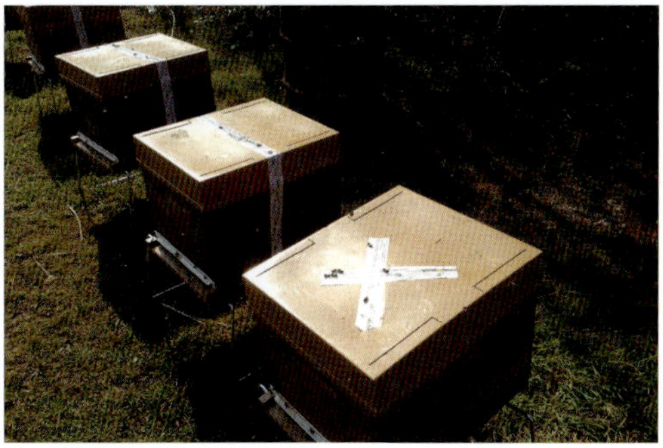

Photo 334 *Les ruches rejetées pour la certification sont marquées d'une croix, les autres sont scellées.*

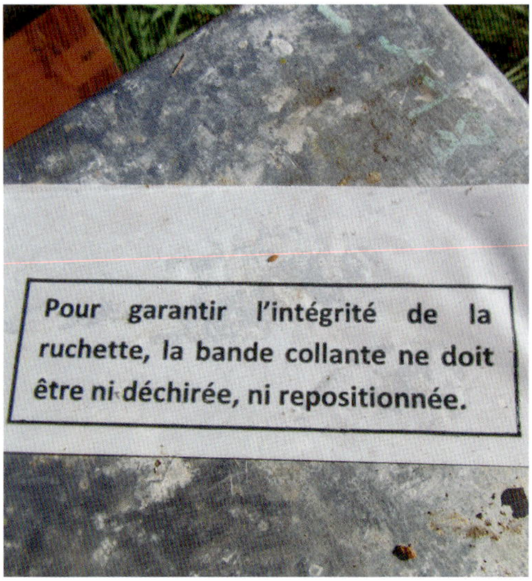
Pour garantir l'intégrité de la ruchette, la bande collante ne doit être ni déchirée, ni repositionnée.

Photo 335 *Lorsque la bande est arrachée, la ruche n'est plus certifiée.*

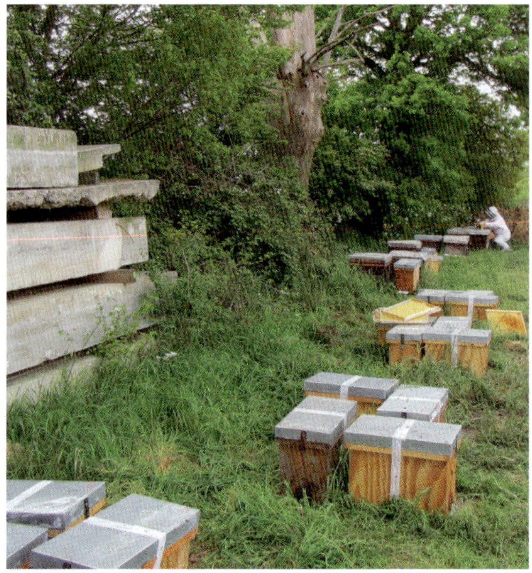

Photo 337 *Ruchettes destinées à la certification. Elles partiront dans la nuit.*

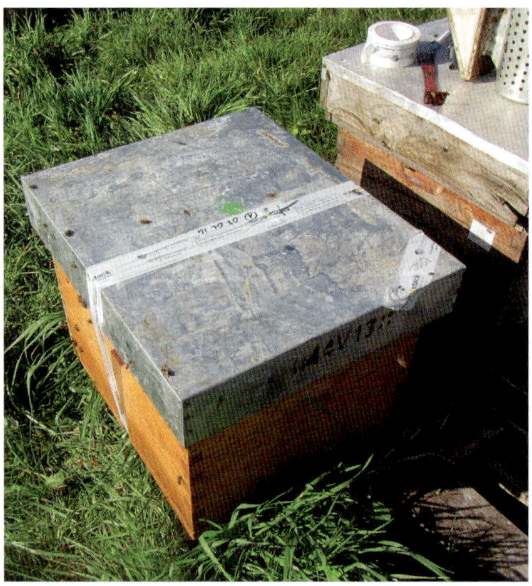

Photo 336 *Une ruche certifiée.*

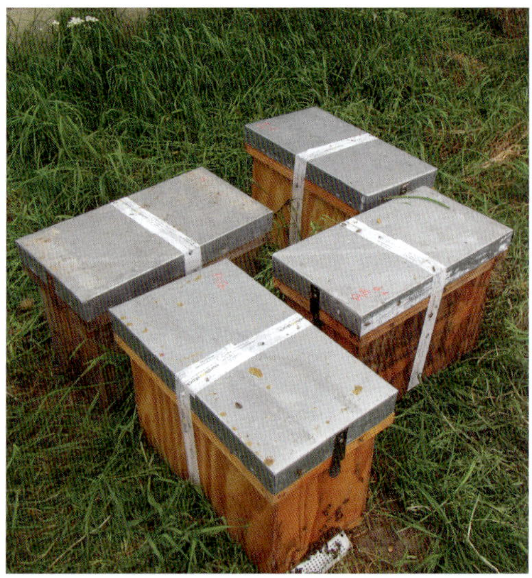

Photo 338 *Les ruchettes sont certifiées par le vétérinaire. L'apiculteur a noté quelques indications techniques sur les toits.*

Exemple de certificat
(en ligne sur le site de la SNGTV)

CERTIFICAT DE BONNE SANTÉ DES ABEILLES

L'incubation des différentes maladies étant variable,
ce certificat est valable au jour de l'examen.

Je soussigné ...., docteur vétérinaire inscrit à l'ordre n° : ....,

exerçant à ....

Travaillant à la demande de ....

Certifie que l'ensemble des abeilles présentées par l'apiculteur demandant ce certificat (ouvrières, reines, faux bourdons) dans les ruches, ruchettes, hausses, etc. (dont la liste figure ci-dessous), a bien été examiné par mes soins le ....

Numéro des ruches, ruchettes, etc.	Date de la visite	Rucher où ont été observés les insectes	Contenant des essaims (ruche, ruchette, nucléi, essaim nu...)

Au jour de la visite, j'ai pu observer par simple examen visuel et sans procéder à des examens complémentaires :

- des abeilles actives dans tous les essaims et sans mortalité anormale devant et dans la ruche ;
- l'absence d'abeilles traînantes ou montrant des signes de diarrhée laissant suspecter la présence de nosémose ;
- un couvain ouvert ne présentant aucun signe de maladie de type loque européenne ;
- un couvain fermé uniforme (le testage de quelques cellules n'a pas permis de suspecter visuellement la présence de la loque américaine) ;
- l'absence de *Tropilaelaps clareae* ;
- les cadres et le fond des ruches, sans présence du petit coléoptère *Aethina tumida*, de ses œufs ou de ses larves.
- En conclusion de quoi, je certifie que les essaims sont apparus à cette date indemnes visuellement des maladies courantes de l'abeille et des parasites *Aethina* et *Tropilaelaps*.

Les contenants des essaims, une fois ma visite effectuée, ont été fermés avec une bande collante préimprimée identifiant le numéro de la ruche. La destruction de la bande collante signifiant que la ruche aurait pu être ouverte entraîne l'annulation de ce certificat.

Fait à ...., le ....

Signature et cachet du vétérinaire sanitaire : DIE ....

Je soussigné, M. X, apiculteur, certifie que les ruches et ruchettes décrites ci-dessus par le docteur Y sont bien celles qui ont fait l'objet de ma demande de certification.

Fait à ...., le ....

Signature de l'apiculteur demandeur : ....

5 UTILISER DES MÉDICAMENTS EN APICULTURE

Avant toute chose, il ne faut pas nuire. C'est pourquoi il existe, dans toute l'Union européenne une agence (Agence nationale du médicament vétérinaire, ANMV en France) en charge d'attribuer – après avoir fait toutes les études nécessaires pour prouver l'innocuité (le non-danger) du médicament, son efficacité et le respect de l'environnement – l'autorisation de mise sur le marché (AMM) d'un médicament.

L'AMM garantit que, dans les conditions normales d'emploi d'un médicament, il n'y aura pas de danger à soigner l'affection dont souffrent les abeilles. L'ANMV est l'autorité compétente en matière d'évaluation et de gestion du risque pour le médicament vétérinaire en France. Elle a pour but de contribuer à la protection de la santé humaine et de la santé animale à travers la sécurisation de la filière du médicament vétérinaire, et ce, depuis son autorisation jusqu'à son utilisation. Elle évalue les dossiers d'autorisation de mise sur le marché des médicaments vétérinaires, surveille leur qualité, les éventuels effets indésirables, et autorise leur mise sur le marché après avoir supervisé les essais cliniques nécessaires.

On interdit donc l'utilisation – à des fins de soins – de tout ce qui n'est pas autorisé (produit non médicamenteux, matière première, etc.).

Qu'est-ce qu'un médicament vétérinaire ?

Un médicament vétérinaire est une substance (ou une composition) possédant des propriétés curatives ou préventives. Il peut aussi être administré afin d'établir un diagnostic concernant un animal. En France, la notion de « médicament » est définie par l'article L. 5111-1 du Code de la santé publique : « On entend par médicament toute substance ou composition présentée comme possédant des propriétés curatives ou préventives à l'égard des maladies humaines ou animales, ainsi que toute substance ou composition pouvant être utilisée chez l'homme ou chez l'animal ou pouvant leur être administrée, en vue d'établir un diagnostic médical ou de restaurer, corriger ou modifier leurs fonctions physiologiques en exerçant une action pharmacologique, immunologique ou métabolique. Sont notamment considérés comme des médicaments les produits diététiques qui renferment dans leur composition des substances chimiques ou biologiques ne constituant pas elles-mêmes des aliments, mais dont la présence confère à ces produits, soit des propriétés spéciales recherchées en thérapeutique diététique, soit des propriétés de repas d'épreuve. Les produits utilisés pour la désinfection des locaux ne sont pas considérés comme des médicaments. Lorsque, eu égard à l'ensemble de ses caractéristiques, un produit est susceptible de répondre à la fois à la définition du médicament prévue au premier alinéa et à celle d'autres catégories de produits régies par le droit communautaire ou national, il est, en cas de doute, considéré comme un médicament. »

Les médicaments vétérinaires sont prescrits par le vétérinaire à ses clients, qui peuvent les acheter directement chez

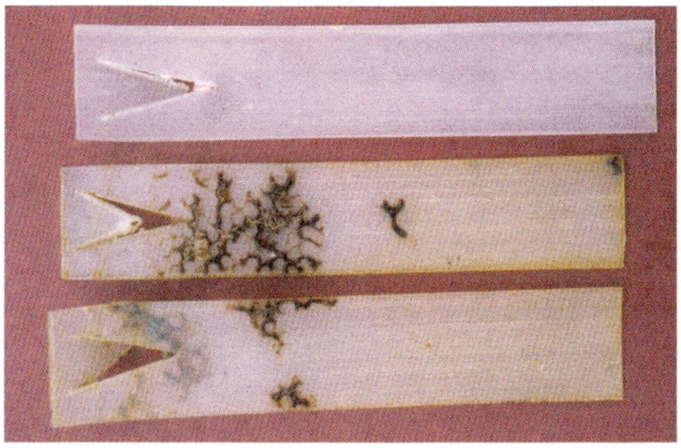

Photo 339 Lanières imprégnées d'amitraze (usagées en bas, neuves en haut).

lui, ou chez un pharmacien. Il existe une exception : le groupement agréé, qui propose à ses adhérents un programme sanitaire d'élevage. Ce groupement a le droit de vendre directement, sur prescription du vétérinaire qu'il emploie, les médicaments nécessaires à ces actions de prévention. Cela nécessite qu'il ait déposé un dossier auprès de la commission régionale de la pharmacie, et que ce dossier soit agréé.

Beaucoup de médicaments en apiculture sont dits « exonérés ». Il n'y a pas besoin d'ordonnance pour les obtenir. Néanmoins, cela reste des médicaments et – même sans ordonnance – on doit les traiter comme tels et respecter la réglementation qui entoure le médicament.

Qu'est-ce que la pharmacovigilance ?

La pharmacovigilance vétérinaire consiste à surveiller les éventuels effets indésirables sur l'homme, l'animal et l'environnement, et à valider l'efficacité annoncée de tous les médicaments vétérinaires après leur autorisation de mise sur le marché (AMM). Les médicaments destinés aux abeilles – essentiellement des antiparasitaires – ne dérogent pas à cette règle. Les médicaments vétérinaires bénéficient en effet d'une autorisation de mise sur le marché (autorisation de commercialisation donnée au titulaire des droits d'exploitation d'un médicament fabriqué industriellement) *(photos 339 et 341)*. Une évaluation des médicaments en termes de bénéfice (efficacité, qualité) et de risque (innocuité) est réalisée lors de l'instruction du dossier d'AMM. Le bénéfice lié à l'utilisation du médicament doit être supérieur au risque accepté pour soigner une maladie. Des essais cliniques sont donc réalisés. Ils mettent parfois en évidence un certain nombre d'effets indésirables.

Ces essais sont forcément limités en nombre. Une fois mis sur le marché, le médicament est utilisé à grande échelle, dans diverses régions, sur des animaux de différents types génétiques, etc. De nombreuses données concernant l'utilisation « sur le terrain » du médicament sont alors disponibles. Ces données permettent notamment de mieux cerner les effets indésirables du médicament et d'identifier de potentiels facteurs de risque (espèce, race, âge, affections préexistantes, etc.).

Quel est son objectif ?

La pharmacovigilance a pour objectif de détecter le plus rapidement possible tout effet indésirable inattendu ou connu, mais dont la fréquence (ou la gravité) est inattendue. On demande au vétérinaire de systématiquement déclarer les effets indésirables constatés chez l'animal ou chez l'homme, qu'ils soient graves ou non, connus ou non. Il doit également faire état de ses soupçons concernant un éventuel manque d'efficacité, des problèmes liés aux résidus, ou encore les effets sur l'environnement.

Que peut-elle apporter aux utilisateurs de médicaments vétérinaires ?

Cette surveillance, après mise sur le marché des spécialités, permet d'adapter les mesures de gestion des risques. Nous pouvons par exemple citer le cas de certains antiparasitaires à base de perméthrine, mal tolérée par les chats, qui peuvent alors présenter des troubles nerveux : le nombre de déclarations d'effets indésirables a poussé l'ANMV à interdire leur prescription pour cette espèce et à faire figurer la mention « Ne pas utiliser chez le chat » sur les emballages. Cela peut même aller jusqu'au retrait d'un médicament, comme ce fut récemment le cas pour un vaccin luttant contre les maladies respiratoires du bovin et pour un médicament antiparasitaire lui aussi destiné aux bovins.

Dans la mesure où l'ANMV reçoit des déclarations de manque d'efficacité d'un médicament, elle peut les prendre en compte. Ainsi, suite au constat de la non-efficacité d'un vaccin destiné à prévenir une maladie virale du lapin (le virus avait muté et le vaccin – bien que très efficace jusqu'alors – était devenu inefficace sur le nouveau mutant), l'ANMV a très rapidement autorisé la mise sur le marché d'un vaccin efficace contre la version mutante du virus incriminé.

Le vétérinaire ne peut prescrire que des médicaments autorisés. Pour pouvoir utiliser un médicament autorisé, mais « hors AMM », le vétérinaire doit faire la preuve de l'inefficacité de tous les médicaments disponibles sur le marché pour traiter l'affection concernée. L'une des bonnes méthodes consiste à déclarer l'inefficacité du médicament à l'ANMV. Ce n'est donc que lorsqu'il a déjà utilisé tous les médicaments disponibles dans les conditions prévues par le fabricant et qu'aucun n'a produit les résultats attendus qu'il peut prescrire un autre médicament dans le processus encadré par la réglementation, processus communément appelé « cascade ». Or, cette cascade est assez stricte. D'abord, elle ne permet le recours qu'aux médicaments vétérinaires autorisés. Ensuite, elle oblige à respecter un cheminement précis. Ainsi, le vétérinaire doit prescrire en premier un médicament avec AMM pour l'espèce concernée et dans l'indication prévue, s'il est efficace. S'il considère que le médicament est inefficace, et après avoir fait une déclaration à l'ANMV, il peut prescrire en deuxième intention un médicament avec AMM pour l'espèce concernée, mais dans une autre indication. Si celui-ci n'est pas efficace, il peut prescrire en troisième intention un médicament avec AMM pour une autre espèce dans la même indication, ou un médicament avec AMM pour une autre espèce et dans une autre indication. Une condition supplémentaire doit être remplie pour les espèces productrices de denrées, comme les abeilles : il n'est possible de prescrire un médicament que si une limite maximale concernant ses résidus est fixée pour la denrée produite. En effet, pour pouvoir prescrire à des abeilles selon le processus de la cascade un médicament destiné à une autre espèce, il faut qu'une limite concernant les résidus du médicament soit définie pour le miel. Les animaux pour lesquels on prescrit habituellement des médicaments ne produisent pas de miel. La limite de résidus est calculée pour le lait, les œufs, la chair ou les abats, mais pas pour ce dernier. Or, les médicaments dont nous disposons pour les animaux de rente sont tous formulés pour des mammifères ou des oiseaux. Du fait de la non-définition de la LMR miel pour les médicaments vétérinaires dont nous disposons (hormis ceux strictement destinés aux abeilles), il ne nous est donc pas permis d'utiliser un médicament destiné à d'autres animaux sur des abeilles. En revanche, en quatrième intention, on peut prescrire un médicament utilisé en médecine vétérinaire dans un autre État membre pour l'espèce donnée (les abeilles) et dans l'indication exigée. Cela nécessite cependant d'avoir fait la preuve de l'inefficacité des médicaments français et de l'avoir notifié. C'est notamment très difficile concernant les médicaments destinés à lutter contre la varroose.

C'est le professionnel de santé, le vétérinaire en l'occurrence, qui doit déclarer à l'ANMV les effets indésirables, l'inefficacité, la présence de résidus, etc. Il lui faut remplir une fiche de déclaration et l'envoyer au service concerné. Cela peut même se faire en ligne. Les effets indésirables et le manque d'efficacité doivent donc être signalés par l'apiculteur au vétérinaire. On voit ici toute l'importance d'un comptage méthodique et d'une bonne tenue du registre d'élevage *(photo 340 et figure 41)*.

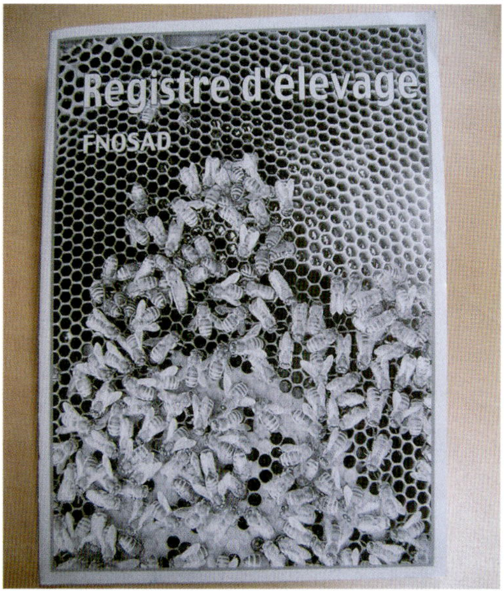

Photo 340 *Le registre d'élevage doit permettre de consigner les traitements effectués.*

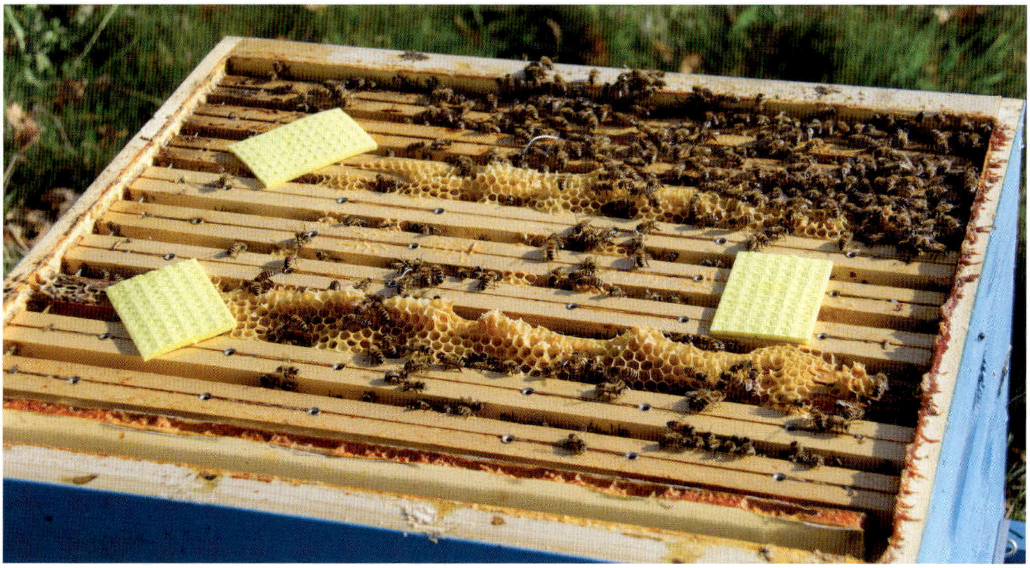

Photo 341 *Exemple de traitement à base de thymol.*

ANNÉE 20

Le récépissé de déclaration du cheptel doit étre agrafé la registre d'élevage de l'année en cours.

SUIVI SANITAIRE DU CHEPTEL

Objet du traitement	Diagnostic réalisé par*	Matière active ou dénomination commerciale employée	Dosage/ ruche	Date ou période

N.B. -Ordonnance, analyses, expertises doivent, étre agrafées systématiquement au registre.
[*] Apicultaur lui même, agent sanitaire apicole, vétérinaire.

CAS PARTICULIERS

Rucher	Objet du traitement	Diagnostic réalisé par*	Matière active ou dénomination commerciale employée	Dosage/ ruche	Date ou période
Département:...................................... Commune:... Lieu-dit:... Nombre de ruches:...........................					
Département:...................................... Commune:... Lieu-dit:... Nombre de ruches:...........................					
Département:...................................... Commune:... Lieu-dit:... Nombre de ruches:...........................					
Département:...................................... Commune:... Lieu-dit:... Nombre de ruches:...........................					
Département:...................................... Commune:... Lieu-dit:... Nombre de ruches:...........................					

Figure 56 Exemple de page du registre d'élevage concernant les traitements

VIII

ORGANISATION DU SANITAIRE EN APICULTURE EN FRANCE

1 LA GOUVERNANCE SANITAIRE FRANÇAISE

La gouvernance en santé animale et végétale est issue des États généraux du sanitaire qui se sont déroulés au début de l'année 2010. Ils ont défini les bases d'une nouvelle organisation sanitaire visant à optimiser la gouvernance et le financement de la politique sanitaire française. La Gouvernance Sanitaire assure la sécurité sanitaire dans les secteurs animal et végétal, objectif stratégique pour la qualité de l'agriculture française et plus largement pour la sécurité de l'ensemble de nos concitoyens. L'État exerce directement son pouvoir de police administrative et judiciaire, mais les professionnels du secteur animal et du secteur végétal sont appelés à faire part de leur avis sur les politiques sanitaires au sein d'un conseil national et de conseils régionaux, instances de consultation qui ont vocation à constituer de véritables « parlements du sanitaire ».

Orientations

Trois orientations majeures sont mises en œuvre par ce dispositif :

- le rapprochement des règles sanitaires et du pilotage des politiques dans le domaine animal et le domaine végétal ;
- la priorisation des ressources et des moyens publics, comme privés, mobilisés au service de la prévention, de la surveillance et de la lutte contre les maladies animales et les organismes nuisibles à la santé des végétaux ;
- les opportunités de délégation (dans un cadre précis) de missions et de tâches particulières de contrôle à des structures régionales dont l'objet essentiel est la lutte sanitaire.

Instances

Plusieurs instances existent. Le **CNOPSAV** (Conseil national d'orientation de la politique sanitaire animale et végétale) regroupe des professionnels du secteur animal et du secteur végétal. Il est chargé de donner son avis sur les politiques sanitaires. Le CNOPSAV, qui est placé auprès du ministère de l'Agriculture, est consulté sur :

- la liste des dangers sanitaires de première et de deuxième catégorie ;
- les programmes collectifs volontaires de prévention, de surveillance et de lutte contre certains dangers sanitaires ;
- les dispositions du code de déontologie vétérinaire ;
- la liste des programmes collectifs volontaires approuvés, pour lesquels l'adhésion est une condition préalable à une qualification sanitaire ou à une certification sanitaire en vue d'échanges et d'exportations vers des pays tiers ;
- la liste des dangers sanitaires de deuxième catégorie donnant lieu à une transmission d'informations (déclaration de suspicion ou de confirmation de l'apparition de ces dangers à l'autorité gestionnaire) ;
- le plan national d'intervention sanitaire d'urgence en santé animale et végétale.

Il est consulté sur les orientations de la politique sanitaire animale et végétale, sur les projets de mesures réglementaires, ou sur toute autre question relative à la santé et à la protection des animaux et des végétaux.

Un **CROPSAV** (conseil régional d'orientation de la politique sanitaire animale et végétale) est placé auprès de chaque préfet de région et est consulté sur :

- les schémas régionaux de maîtrise de certains dangers sanitaires soumis à approbation par l'**ASR** (association sanitaire régionale) ;
- les demandes d'inscription des dangers sanitaires de deuxième catégorie faisant l'objet de programmes collectifs volontaires approuvés sur la liste arrêtée par le ministre ;
- les programmes collectifs volontaires de prévention, de surveillance et de lutte contre certains dangers sanitaires soumis à approbation par l'ASR.

Les structures opérationnelles sont définies régionalement. Dans chaque région, le ministre de l'Agriculture reconnaît, pour une période (renouvelable) de cinq ans, un seul **OVS** (organisme à vocation sanitaire) pour le domaine animal. Ces organismes peuvent recevoir délégation de l'État pour différents types de missions. Ils doivent mettre en œuvre la politique sanitaire en élevage, et doivent gérer le sanitaire de toutes les filières d'élevage, y compris l'apiculture. L'État encourage la mise en place de sections apicoles dans les OVS, qui peuvent se regrouper au sein d'une ASR (association sanitaire régionale).

L'ASR associe d'autres acteurs du domaine sanitaire et fait l'objet d'une reconnaissance par le ministre de l'Agriculture pour une durée de cinq ans. Elle peut compter une ou plusieurs sections spécialisées bénéficiant d'une certaine autonomie si 60 % des exploitants d'une filière le souhaitent dans la région. L'ASR peut recevoir les mêmes délégations de l'État que celles reçues par les OVS, et dans les mêmes conditions. L'ASR a la possibilité de soumettre des programmes collectifs volontaires à l'approbation du ministre de l'Agriculture. Elle propose au préfet de région, après avis du CROPSAV, le schéma régional de maîtrise des dangers sanitaires.

Une **OVVT** (organisation vétérinaire à vocation technique) peut être reconnue par le ministère de l'Agriculture dans chaque région pour une durée (renouvelable) de cinq ans : elle doit remplir certaines conditions, notamment des conditions relatives à son expérience en matière de formation et d'encadrement technique des vétérinaires, à ses moyens et à son fonctionnement. Elle doit également présenter des garanties d'indépendance et d'impartialité vis-à-vis des intérêts économiques particuliers de ses adhérents.

La gouvernance sanitaire a été rénovée par ordonnance n° 2021-1370 du 21/10/2021

On y note l'évolution de la notion de « Plan collectif Volontaire » qui prend désormais la forme de **P**rogramme **S**anitaire d'**I**ntérêt **C**ollectif **(PSIC)** afin de favoriser la prévention, la surveillance et la lutte contre les dangers sanitaires et de mutualiser les coûts correspondants avec la possibilité d'être porté par :

- Un organisme à vocation sanitaire
- Une organisation interprofessionnelle

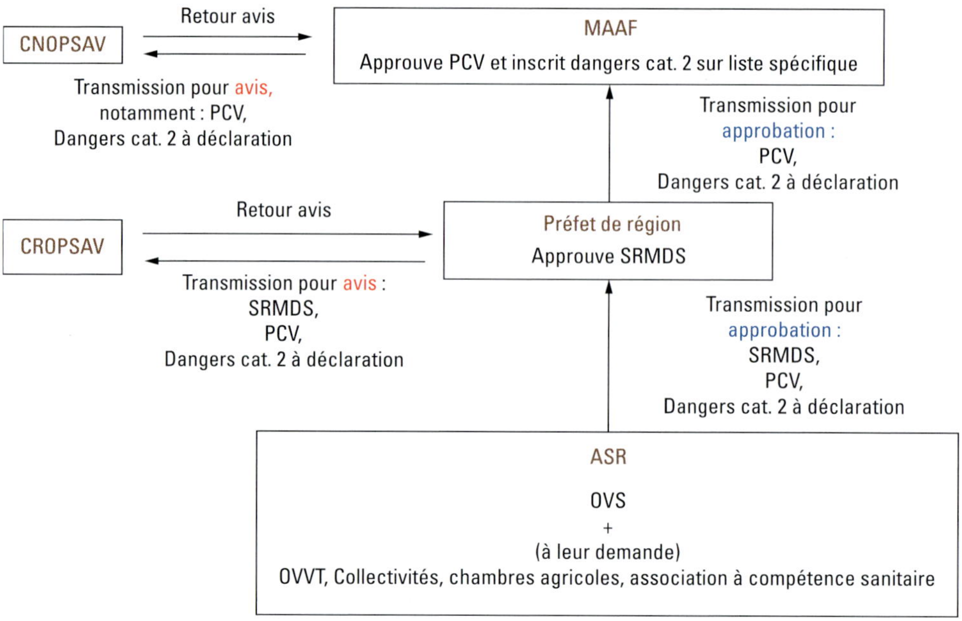

Figure 57 *Schéma de la gouvernance sanitaire en France*

- Une organisation de producteurs ou leurs associations.

Le PSIC est ouvert à tout détenteur, professionnel ou non et les mesures qu'il prévoit sont financées par les adhérents au programme, dans des conditions qu'il détermine, sans préjudice de l'attribution d'aides publiques. En apiculture des PSIC sont élaborés pour la varroose, la loque américaine, *Aethina tumida* par exemple.

Un **PSIC** peut être :

- **Reconnu** par l'autorité administrative sur tout ou partie d'une région ou sur tout ou partie du territoire national ;
- **Etendu** et donc rendu obligatoire par l'autorité administrative en direction :
  - soit uniquement des détenteurs professionnels,
  - Soit des détenteurs professionnels et non professionnels.

La catégorisation des maladies animales

Jusqu'au 21 avril 2021, la catégorisation des maladies animales en France dépendait du Code rural et pêche maritime (art. L. 201-1). Il définissait les « dangers sanitaires » comme les dangers de nature à porter atteinte à la santé des animaux et des végétaux ou à la sécurité sanitaire des aliments et les maladies d'origine animale ou végétale qui sont transmissibles à l'homme. Ces dangers sanitaires étaient répartis en 3 catégories.

Le classement des dangers était prévu par l'ordonnance n° 2011-862 du 22 juillet (article L. 201-1 du CRPM), qui distinguait trois catégories.

- Les dangers sanitaires de première catégorie, qui requièrent la mise en place de mesures de prévention, de surveillance ou de lutte dans un but d'intérêt général. En apiculture, selon l'arrêté du 29 juillet 2013 relatif à la définition des dangers sanitaires de première et deuxième catégorie pour les espèces animales, il s'agissait d'infestations liées à *Aethina tumida* ou à *Tropilaelaps clareae*, d'infections liées à la loque américaine due à *Paenibacillus larvae*, et de la nosémose due à *Vairimorpha apis*. La classification de ces quatre maladies a été revue pour mieux s'harmoniser avec les réglementations européennes.

- Les dangers de deuxième catégorie, qui requerraient la mise en place de mesures de prévention, de surveillance ou de lutte dans un but d'intérêt collectif. Apparaissaient dans cette catégorie le frelon asiatique *Vespa velutina* et la varroose due à *Varroa destructor*.
- Les dangers de troisième catégorie, qui sont les dangers autres que ceux classés en première ou en deuxième catégorie.
- La classification mise en place par l'Europe n'est pas tout à fait transposable à l'ex. classification française.

La nouvelle classification définie par la Loi de Santé Animale (LSA)

La LSA précise 5 nouvelles catégories de maladies animales :

- Catégorie A : maladie normalement absente de l'Union européenne – Éradication immédiate
- Catégorie B : maladie devant être contrôlée par tous les États membres – Éradication obligatoire
- Catégorie C : maladie soumise à contrôle volontaire des États membres – Éradication volontaire
- Catégorie D : maladie pour laquelle des restrictions aux mouvements entre Etats membres s'appliquent
- Catégorie E : maladie soumise à surveillance

Une maladie peut dépendre d'une combinaison de catégories : elle peut être ADE, BDE, CDE, DE ou simplement E. Ces combinaisons entraînent différentes obligations :

- ADE : obligation de déclaration, de surveillance, de prévention, de certification.

Tableau 21 Évolution de la catégorisation des maladies avec la nouvelle LSA

Maladies / dangers sanitaires visés	Catégorisation nationale (arrêté 29 juillet 2013)	Catégorisation LSA (règlement d'exécution 2018/1882)
Infestation due à *Aethina tumida*	DS1	D + E
Infestation due à *Tropilaelaps spp.*	DS1	D + E
Loque américaine (*Paenibacillus larvae*)	DS1	D + E
Nosémose (*Nosema apis*)	DS1	Non catégorisé
Frelon asiatique (*Vespa velutina*)	DS2 non réglementé	Non catégorisé
Varroose (*Varroa destructor*)	DS2 non réglementé	C + D + E

DS = Danger Sanitaire

Ce sont les maladies à PISU (Plan d'Intervention Sanitaire d'Urgence) pour une éradication immédiate dès détection.

- BDE : obligation de déclaration, de surveillance, de prévention, de certification, d'éradication.
- CDE : obligation de déclaration, de surveillance, de prévention et de certification, mais l'éradication est facultative.
- DE : obligation de déclaration, de surveillance et de certification.
- E : obligation de déclaration et de surveillance.

On voit donc qu'en apiculture, toutes les maladies listées dans la LSA sont à déclaration obligatoire (toutes les maladies sont catégorisées E).

VÉTÉRINAIRE ET TECHNICIEN SANITAIRE APICOLE : DEUX ACTEURS DU SANITAIRE

2

Les vétérinaires sont depuis toujours en charge de la santé des animaux. Néanmoins, il faut bien avouer que peu d'entre eux s'intéressaient aux abeilles, et ce, d'autant plus que le sanitaire était géré par les apiculteurs eux-mêmes, qui ne faisaient que très peu appel aux vétérinaires. En effet, ils pouvaient (comme certains vétérinaires) être nommés spécialistes sanitaires apicoles (ASA) par les préfets, après avoir suivi une formation de cinq jours, et être alors mandatés par l'État pour aller détecter les maladies réglementées dans les ruchers de leurs collègues. Cette organisation palliait le déficit de vétérinaires, mais elle coupait aussi le monde apicole des conseils de ces derniers.

Ce système n'a pas permis à la profession vétérinaire de se développer en apiculture, et la filière s'est coupée de tous les conseils vétérinaires dispensés dans les autres filières de production pour améliorer la santé, le bien-être et la productivité des animaux d'élevage.

Malgré tout, quelques pionniers passionnés ont mis en place des formations vétérinaires en apiculture et en pathologie apicole dans les écoles vétérinaires (DIE apiculture et pathologie apicole). L'État a également confié certaines tâches aux vétérinaires diplômés, comme il en confie dans les autres domaines de l'agriculture. Par conséquent, le paysage apicole se dote peu à peu de vétérinaires compétents, prêts à exercer leur métier auprès des abeilles, de leur filière et des gens qui les élèvent.

Que peut apporter un vétérinaire en apiculture ?

Le vétérinaire est le « médecin » des animaux. Il est donc en charge des soins à apporter aux animaux, mais aussi de la prescription et de la délivrance des médicaments dans le respect de la réglementation relative à la pharmacie vétérinaire. Il établit un diagnostic.

Le vétérinaire formé en apiculture prodigue ses conseils lors de ses visites et peut réaliser l'audit complet d'une exploitation, dans le but d'accroître la production et, par conséquent, les revenus de son client. La production d'une exploitation, quelle qu'elle soit, dépend en effet de la gestion technique du cheptel, de la maîtrise du risque sanitaire et de la qualité des productions (miel, pollen, propolis, gelée royale, cire, essaims, etc.) *(photo 342)*. Le vétérinaire est donc un acteur essentiel de la filière. Il identifie les facteurs de risque sanitaire en évaluant le parcours technique, les pratiques apicoles, la miellerie, la production, etc. *(photo 343)*. Il évalue la pression infectieuse et parasitaire, et dépiste les colonies à risque. Il met en place les plans de prophylaxie *(photos 344 et 345)*.

Il peut aussi certifier la bonne santé d'une colonie avant une transaction, une transhumance pour pollinisation, etc. *(photo 346)*.

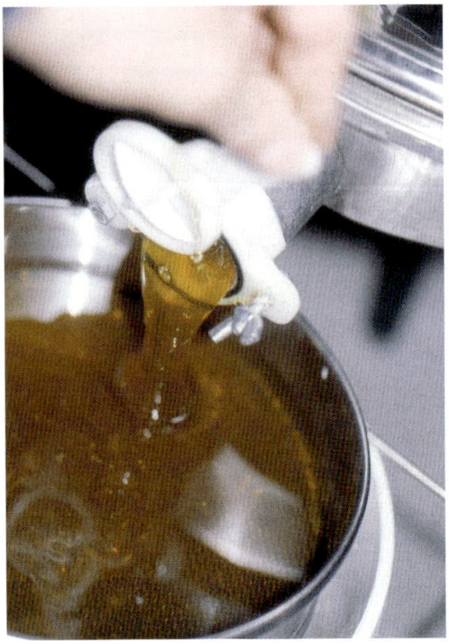

Photo 342 C'est à la miellerie qu'il faudra veiller à ne pas souiller le miel extrait.

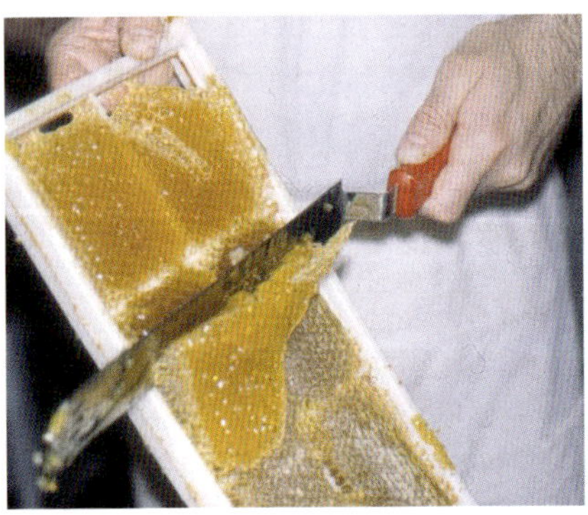

Photo 343 Le camion au rucher : des précautions sanitaires sont à prendre pour ce vecteur d'agents pathogènes.

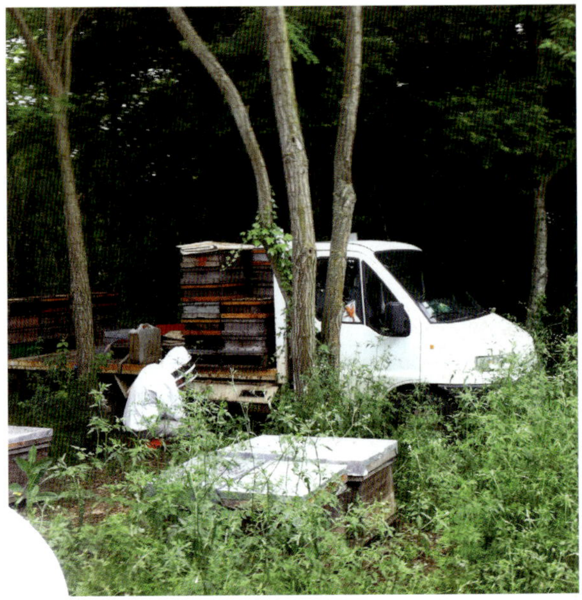

Photo 344 Le vétérinaire peut aider l'apiculteur amateur ou professionnel à produire du miel en quantité.

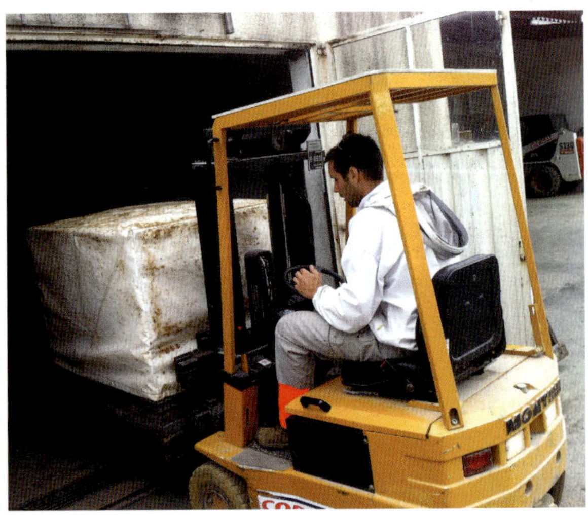

Photo 345 L'audit d'une exploitation prend en compte toutes les étapes de la récolte (ici, l'arrivée des hausses en miellerie). Le croisement des circuits propres et sales : un nœud particulièrement observé.

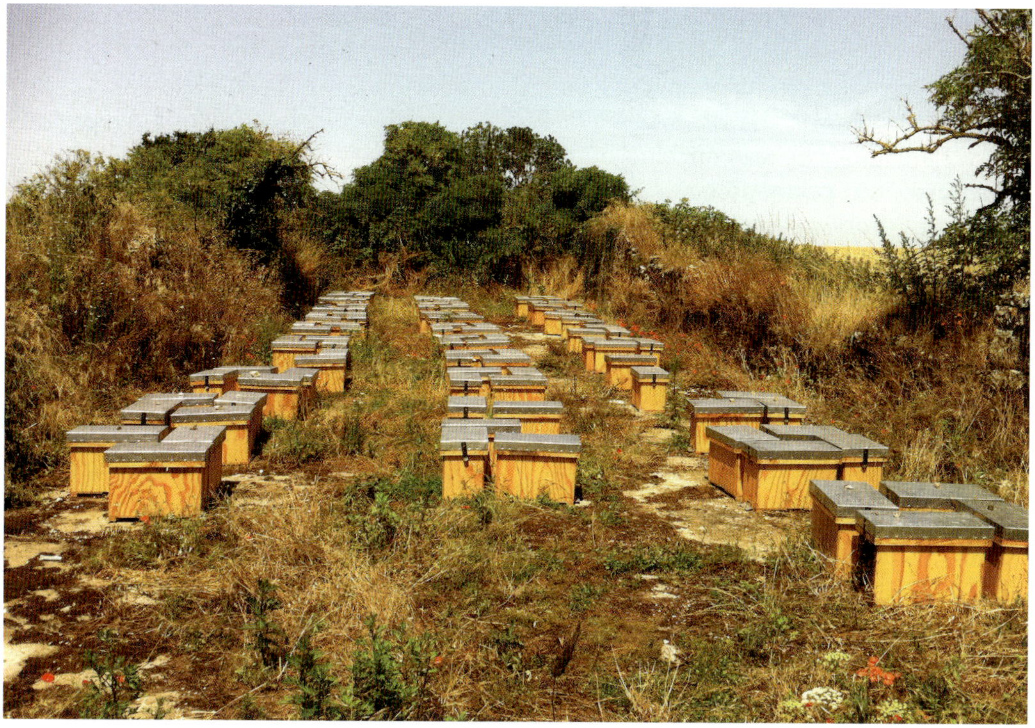

Photo 346 *Des ruchettes chez un producteur d'essaims : elles sont toutes prêtes à être certifiées après examen des colonies par le vétérinaire.*

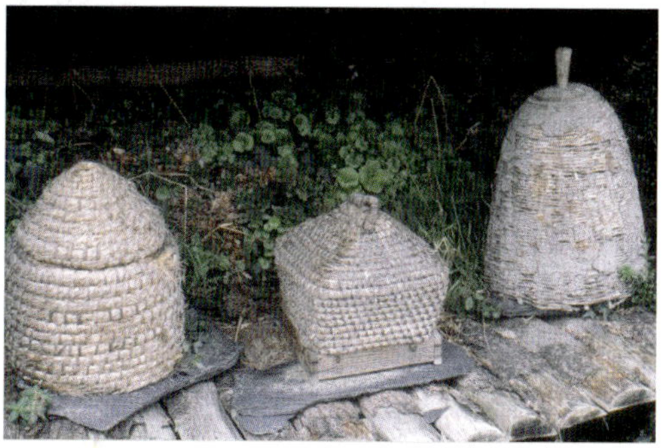

Photo 347 *Une apiculture du passé qui ne connaissait pas* Varroa.

C'est également lui qui peut inspecter un rucher dont les abeilles présentent des troubles (santé, intoxication, comportement…). Il formulera des hypothèses, effectuera des prélèvements et ordonnera les analyses nécessaires à l'établissement du diagnostic.

Il est parfois chargé de mener des enquêtes sur différents sujets touchant au sanitaire lors d'enquêtes épidémiologiques.

Il peut participer à la recherche clinique lors de l'élaboration, puis du test d'un médicament destiné aux abeilles. Il mène des essais cliniques et gère l'émergence de nouvelles maladies. Son travail l'amène aussi parfois à effectuer des expertises pour les assureurs, dans des dossiers judiciaires, etc.

L'État a prévu de confier aux vétérinaires titulaires du DIE et inscrits à l'Ordre des vétérinaires la surveillance des dangers sanitaires de catégorie 1. Pour cela, le vétérinaire diplômé et formé doit être mandaté. Il fait la démarche auprès de la direction départementale des populations et s'engage à travailler sur demande pour l'État dans le cadre de la police sanitaire. Il peut alors être envoyé dans les ruchers pour gérer des cas déclarés de loque américaine ou de nosémose, ou pour détecter *Aethina tumida* ou *Tropilaelaps*. Seul un vétérinaire mandaté peut être chargé de ces maladies. Il intervient en cas de suspicion d'un danger sanitaire réglementé, et met en œuvre des mesures de police sanitaire, conformément à l'arrêté ministériel du 23 décembre 2009 établissant les mesures de police sanitaire applicables aux maladies réputées contagieuses des abeilles.

Dans ce cadre, ses missions peuvent être les suivantes :

- visite de l'exploitation en vue d'établir un diagnostic, avec recensement des ruchers et des colonies ;
- conduite d'une enquête épidémiologique incluant les éléments de traçabilité, de conduite d'élevage, de traitement, de prise en compte de l'environnement des ruchers et des pratiques culturales ;
- participation aux investigations nécessaires à la confirmation du diagnostic par examen clinique des colonies, recherche visuelle de parasites ou de dévastateurs, réalisation des prélèvements nécessaires au diagnostic de laboratoire des dangers sanitaires réglementés (abeilles mortes ou vivantes, couvain, miel, pollen, propolis, cire) ;
- mise en œuvre et supervision des mesures de lutte nécessaires à la prévention de l'extension de la maladie (isolement des colonies et délimitation de périmètres sanitaires) ;
- participation aux opérations d'assainissement des ruchers (brûlage, transvasement, traitement, etc.) ;
- rapport de visite et rédaction des documents administratifs nécessaires.

Il peut aussi être en charge de la gestion d'un programme sanitaire d'élevage (PSE) et de la pharmacie d'un groupement agréé.

Enfin, dans trois régions pilotes (Bretagne, Pays de la Loire et Auvergne Rhône Alpes), des vétérinaires formés à cela sont en charge du fonctionnement d'un observatoire nommé OMAA (Observatoire des mortalités anormales des abeilles domestiques). Toute personne qui observe des mortalités anormales peut appeler un numéro de téléphone unique et déclarer le cas. Il est accueilli par un vétérinaire spécialement formé qui recueille toutes les informations utiles. C'est le « répartiteur ». Il décide ensuite si une visite est nécessaire pour élucider la cause de la mortalité. Si tel est le cas, il fait appel à un vétérinaire diplômé en apiculture et pathologie apicole qui mènera une enquête. On le nomme « l'investigateur ». Pour la réaliser, il peut être secondé par un TSA formé spécifiquement pour OMAA. Les causes de mortalité peuvent être des Dangers Sanitaires de catégorie 1 (dans ce cas les DDPP – Directions Départementales de la Protection des Populations – sont averties), des mortalités massives aiguës laissant penser à une intoxication (dans ce cas le SRAL – Service Régional de l'Alimentation – est prévenu) ou des maladies autres gérées par les vétérinaires spécialisés seuls. Cet observatoire est actuellement en test dans les régions pilotes mais a vocation à être déployé sur tout le territoire.

Le technicien sanitaire apicole : un nouvel agent du sanitaire

Dans certains cas définis par la loi, le vétérinaire peut être assisté par un technicien sanitaire apicole (TSA). Il s'agit d'une personne ayant suivi une formation. Il peut effectuer, sous conditions, certains actes de médecine animale, sans pour autant exercer illégalement la profession de vétérinaire.

Il peut aider le praticien dans les tâches suivantes :

- le recueil de signes cliniques et lésionnels affectant les colonies d'abeilles, y compris le recueil de commémoratifs relatifs à leur état de santé ;
- les prélèvements biologiques à visée diagnostique ou zootechnique ;
- le traitement des colonies d'abeilles par transvasement ou au moyen de médicaments prescrits par le vétérinaire.

Le technicien sanitaire apicole prend ses instructions auprès du vétérinaire sous l'autorité duquel il intervient, et lui rend compte de ses interventions.

L'exécution du PSE demeure placée sous la surveillance et la responsabilité effectives du vétérinaire, ce dernier étant responsable des actes du technicien (actes qu'il a lui-même validés).

Les visites régulières de suivi du PSE peuvent être réalisées par le vétérinaire ou le TSA, sous réserve que :

- tous les ruchers soient visités par le TSA au cours de la période de validité de l'agrément (5 ans) ;
- des réunions de formation et d'information entre le vétérinaire et le TSA soient régulièrement organisées ;
- le vétérinaire soit destinataire des comptes rendus de visite du TSA ;
- le TSA fasse rapidement part au vétérinaire des difficultés rencontrées lors de ces visites ;
- le vétérinaire réalise une visite de supervision annuelle de l'activité de chaque TSA.

TABLEAU RÉCAPITULATIF DES MALADIES DES ABEILLES

Tableau 22 Récapitulatif des maladies des abeilles

Nom vernaculaire de la maladie ou de l'affection	Nom de l'agent pathogène	Atteint l'abeille adulte	Atteint directement la larve	Concerne la ruche	Nature de la maladie
Acariose des trachées	*Acarapis woodi*	Oui	Non	Non	Parasitaire
Nosémose	*Vairimorpha apis, Vairimorpha ceranae*	Oui	Non	Non	Parasitaire
Loque américaine	*Paenibacillus larvae*	Non	Oui	Non	Bactérienne
Loque européenne	*Melissococus plutonius*	Non	Oui	Non	Bactérienne
Couvain plâtré	*Ascosphaera apis*	Non	Oui	Non	Parasitaire
Acariose du couvain	*Tropilaelaps clarae*	Non	Oui	Non	Parasitaire
Amibiase des tubes de Malpighi	*Malpighamoeba mellificae*	Oui	Non	Non	Parasitaire
Trypanosomose	*Crithidia mellificae et/ou Lotmaria passim*	Oui	Indirect	Non	Parasitaire
Ascosphérose	*Ascosphaera apis*	Non	Oui	Non	Parasitaire
Aspergillose	*Aspergillus flavus*	Oui	Oui	Non	Parasitaire
Varroose	*Varroa destructor*	Oui	Oui	Non	Parasitaire
Fausse teigne	*Galleria mellonnella ou Acroia alvearia*	Non	Oui	Oui	Parasitaire
Petit coléoptère de la ruche	*Aethina tumida*	Non	Oui	Oui	Parasitaire
Myase	*Braula coeca*	Oui	Non	Oui	Parasitaire
Virus de la paralysie aiguë	ABPV	Oui	Non	Non	Virale
Virus de la cellule royale noire	BQCV	Oui (nymphes)	Non	Non	Virale
Virus X de l'abeille	BVX			Non	Virale
Virus Y de l'abeille	BVY			Non	Virale
Virus de la paralysie chronique	CBPV	Oui	Non	Non	Virale
Virus des ailes opaques	CWV	Oui	Non	Non	Virale
Virus des ailes déformées	DWV	Oui	Non	Non	Virale
Virus filamenteux	FV	Oui	Non	Non	Virale
Virus du Cachemire	KBV	Oui	Non	Non	Virale
Virus du couvain sacciforme	SBV	Non	Oui	Non	Virale
Virus de la paralysie lente	SBPV	Oui	Non	Non	Virale

BIBLIOGRAPHIE

ABE T, TANAKA Y, MIYAZAKI H, KAWASAKI YY. 1991. Comparative study of the composition of hornet larval salvia, its effect on behavior and role of trophallaxis. Comparative Biochemistry and Physiology 99 : 79-84.

Academic Press, Volume 31, Pages 255-319.

AL GHZAWI, A. A.-M., ZAITOUN, S. and SHANNAG, H. Management of *Braula orientalis* Örösi (Diptera : Braulidae) in honeybee colonies with tobacco smoke under semiarid conditions. Entomol Res 2009 39 :3, 168-174.

ALAUX C., BRUNET J.L., DUSSAUBAT C., MONDET F., TCHAMITCHAN S., COUSIN M., BRILLARD J., BALDY A., BELZUNCES L., LE CONTE Y., "Interactions between Nosema microspores and a neonicotinoid weaken honeybees (Apis mellifera)", *Environmental Microbiology*, 12 (3), 2010, 774-782.

ALAUX C., DUCLOZ F., CRAUSER D., Le CONTE Y., "Diet effects on honeybee immunocompetence", *Biology Letters*, 2010, rsbl20090986.

ALAUX C., FOLSCHWEILLER M., McDONNELL C., BESLAY D., COUSIN M., DUSSAUBAT C., BRUNET J.L., LE CONTE Y., "Pathological effects of the microsporidium Nosema ceranae on honey bee queen physiology (Apis mellifera)", *Journal of invertebrate pathology*, 106 (3), 2011, 380-385.

ALBOUY V., *L'ABC de la pollinisation au potager et au verger*, Mens : éditions Terre vivante, 2012, 192 p.

ALBOUY V., *La lutte biologique au jardin*, « Guide pratique », Versailles : éditions Quae, 2012, 102 p.

ALBOUY V., LE COMTE Y., *Nos abeilles en péril*, « Carnets de sciences », Versailles : éditions Quae, 2014, 190 p.

ALBOUY V., *Les insectes ont-ils un cerveau ?*, « 200 clés pour comprendre les insectes », Versailles : éditions Quae, 2010, 200 p.

ALEXEYENKO FM., BAKAI SM. Tests of certain chemicals for braulosis control and observations on the biology of Braula (coeca). International Beekeeping Congress Of. Rpt. 1960-17(2) : 641-645.

ALFALLAH, H. M. and MIRWAN, H. B. The story of *Braula coeca* (bee lice) in honeybee colonies *Apis mellifera* L. in Libya. Int J Agric Sci 2018 - 5:34-36.

ALFONSUS E.C., BRAUN E. Preliminary studies of the internal structures of Braula coeca Nitzsch. Annals of the Entomological Society of America 1931-24(3) : 561-582.

ALLEN M., BALL B.V., "The incidence and world distribution of honey bee viruses", Bee World, 77, 1996, 141-62.

ALLEN M.F. & BALL B.V., "Characterisation and serological relationships of strains of Kashmir bee virus", *Annals of Applied Biology*, 1995, 126, 471-84.

ALLEN M.F. & BALL B.V., "The cultural characteristics and serological relationships of isolates of Melissococcus pluton", *Journal of Apicultural Research*, 32, 1993, 80-88.

ALONSO J.M., REY J., PUERTA F., HERMOSO DE MENDOZA J., HERMOSO DE MENDOZA M., FLORES J.M., "Enzymatic equipment of *Ascosphaera apis* and the development of infection by this fungus in *Apis mellifera*", 24, 1993, 383-390.

ANDERSON D.L. & EAST I.J., "The latest buzz about colony collapse disorder", *Science*, 319, 2008, 724-725.

ANDERSON D.L., "Kashmir bee virus : A relatively harmless virus of honey bee colonies", *American Bee Journal*, 131, 1991, 767-70.

ANDERSON D.L., "Pests and pathogens of the honeybee (*Apis mellifera L.)*", Fiji, *Journal of Apicultural Research*, 29, 1990, 53-59.

ANNAND N. 2011. Investigations on small hive beetle biology to develop better control options. Master of science. Centre for plants and the environment College of health and science university of Western Sydney. 163 p.

ANSES. 2018. Avis de l'Agence nationale de sécurité sanitaire de l'alimentation, de l'environnement et du travail relatif au « risque d'introduction et de diffusion d'*Aethina tumida* sur le territoire national suite à la découverte d'éléments suspects lors du contrôle d'un lot de 1 000 reines d'abeilles importées d'Argentine » 3 mai 2018.

ANSES. 2018. Note d'appui scientifique et technique de l'Anses relatif aux « mesures de surveillance et de lutte contre *Aethina tumida* en Italie et leur impact sur le risque d'extension du ravageur à d'autres territoires de l'Union Européenne » : réponse à la question relative à la possibilité de transposer le protocole de surveillance et de lutte appliquées en Italie en cas de foyers en France, y compris aux départements et régions d'Outre-mer.

ANSES, 2017. Note d'appui scientifique et technique de l'Agence nationale de sécurité sanitaire de l'alimentation, de l'environnement et du travail relatif aux « mesures de surveillance et de lutte contre *Aethina tumida* appliquées en Italie et leur impact sur le risque d'extension du ravageur à d'autres territoires de l'Union européenne ».

ANSES. 2017. Bulletin épidémiologique, santé animale et alimentation. Octobre/ Novembre 2017/numéro 81, Numéro spécial abeilles. 88 p.

ANSES. Recherche et quantification du virus de la paralysie chronique (CBPV) par RT-PCR en temps réel. 2016, ANSES/ SOP/ANA-I1.MOA.13 – Version 3.

ANSES. 2015. Avis relatif aux co-expositions des abeilles aux facteurs de stress Avis de l'Anses Saisine n° 2012-SA-0176

ANSES. Avis relatif à une méthode de hiérarchisation des maladies animales exotiques et présentes en France. 2015. Saisine n° 2013-SA-0049 A.

ARCHER, M.E. 2012. *Vespine wasps of the world. Behaviour, Ecology and Taxonomy of the Vespinae.* Monograph series. Siri Scientific Press, Manchester. 4 : 352 pp.

ATWAL A.S. & GOYAL N.P., "Infestations of honeybee colonies with *Tropilaelaps*, and its control", *Journal of Apicultural Research*, 10, 1971, 137-142.

AUBERT M., BALL B., FRIES I., MILANI N., MORITZ R., "BRAVE" (Bee Research And Virology in Europe), Proceedings of the meeting in Sophia-Antipolis (France), 24-26 April 2005, 1-320.

AUBERT M., FAUCON J.P., CHAUZAT M.P., *Enquête prospective multifactorielle : influence des agents microbiens et parasitaires et des résidus de pesticides sur le devenir de colonies d'abeilles domestiques en conditions naturelles,* Rapport FEOGA, DPEI Ministère de l'Agriculture, 2008.

AUFAUVRE J., BIRON D., VIDAU C., FONTBONNE R., ROUDEL M., DIOGON M., VIGUES B., BELZUNCES L., DELBAC F., BLOT N., "Parasite-insecticide interactions : a case study of *Nosema ceranae* and fipronil synergy on honeybee", *Scientific Reports*, 2 : 326, 2012.

AUFAUVRE J., MISME-AUCOUTURIER B., VIGUES B., TEXIER C., DELBAC F., BLOT N., "Transcriptome Analyses of the Honeybee Response to *Nosema ceranae* and Insecticides", *Plos one*, 9 (3), 2014.

AUMEIER P, SCHMIDT F, TRENCZEK T, BOECKING O, WITTMANN D (2001) Characterization of honey bee hemocytes. Apidologie 32 : 491-492.

AVALOS, J., ROSERO, H., MALDONADO, G., & REYNALDI, F.J. Honey bee Louse (Braula Schmitzi) as a honey bee virus vector ? Journal of Apicultural Research, 2019 - 58(3), 427-429.

AYDIN L., GULEGEN E., CAKMAK I., GIRISGIN A.O., WELLS H., "Relation between *Nosema* and Chalkbrood diseases, and its implication for an apiary management model", *Bulletin Veterinary Institute,* Pulawy, 50 : 4, 2006, 471-475.

AYYAZ A., H. LI, and H. JASPER, 2015 Haemocytes control stem cell activity in the Drosophila intestine. Nat. Cell Biol. 17 : 736-748.

BAILEY L., and BALL BV, Honey Bee Pathology 2nd ed. Academic Press, London. 1991.

BAILEY L., "A strain of *Melissococcus pluton* cultivable on chemically defined media", *FEMS Microbiology Letters*, 25, 1984, 139-141.

BAILEY L., CARPENTER J.M., WOODS R.D., "Properties of a filamentous virus of the honey bee (Apis mellifera)", *Virology*, 114, 1981, 1-7.

BAILEY L., BALL B.V., CARPENTER J.M., WOODS R.D., "Small virus-like particles in honey bees associated with chronic paralysis virus and with a previously undescribed disease", *Journal of General Virology*, 46, 1980, 149-55.

BAILEY L. & WOODS R.D., "Three previously undescribed viruses from the honey bee", *Journal of General Virology,* 25, 1974, 175-186.

BAILEY L., CARPENTER J.M., WOODS R.D., "Egypt bee virus and Australian isolates of Kashmir bee virus", *Journal of General Virology,* 43, 1979, 641-7.

BAILEY L., GIBBS A.J., WOODS R.D., "The purification and properties of chronic bee-paralysis virus", *Journal of General Virology,* 2, 1968, 251-60.

BAILEY L., GIBBS A.J., WOODS R.D. "Two viruses from adult honey bees (Apis mellifera Linnaeus)". 1963. Virology 21, 390-395.

BAILEY L., "The epizootiology of European foulbrood of the larval honey bee, *Apis mellifera* Linnaeus", *Journal of Insect Pathology,* 2, 1960, 67-83.

BAKONYI T., RUSVAI M., NOWOTNY N., "Phylogenetic analysis of bee viruses : genetic relationships with other insect viruses and support of the current taxonomic classification", Proceedings of the meeting BRAVE in Sophia-Antipolis

(France) 24-26 April 2005, 6th framework programme, 65-86.

BAKONYI T., FARKAS R., SZENDRÖI A., DOBOS-KOVÁCS M., RUSVAI M., "Detection of acute bee paralysis virus by RT-PCR in honey bee and *Varroa destructor* field samples : rapid screening of representative Hungarian apiaries", *Apidologie,* 33, 2002, 63-74.

BAKONYI T., GRABENSTEINER E., KOLODZIEJEK J. *et al.*, "Phylogenetic analysis of acute bee paralysis virus strains", *Applied and Environmental Microbiology*, 68, 2002, 6446-50.

BALAYIANNIS G., BALAYIANNIS P., "Bee honey as an environmental bioindicator of pesticides occurrence in six agricultural areas of Greece", *Archives of Environmental Contamination and Toxicology,* 55, 2008, 462-470.

BAMFORD S., HEATH L.A.F., "The infection of *Apis mellifera* by *Ascosphaera apis*", *Journal of Apicultural Research*, 28, 1989, 30-35.

BARBANÇON JM., GIRAUD F. Paralysie chronique : résumé. 2013. La santé de l'abeille. N° 255 mai juin 281-284.

BARBANÇON J.M. & L'HOSTIS M., « Nosema qui es-tu ? », *La santé de l'Abeille*, n° 219, 2007.

BARBANÇON J.M. & MONOD D., « Traitement de la varroase : Emploi de l'acide oxalique », *Abeilles & Fleurs*, n° 666, 2005, pp. 23-26.

BASSI S., CARPANA E., BERGOMI P., GALLETTI G. 2018. Detection and quantification of *Paenibacillus larvae* spores in samples of bees, honey and hive debris as a tool for American foulbrood risk assessment. *Bulletin of Insectology* **71** *(2) :* 235-241.

BASTIDE H., LEGOUT H., DOGBO N., OGEREAU D., PREDIGER C., CARCAUD J., FILÉE J., GARNERY L., GILBERT C., MARION-POLL F., REQUIER F., SANDOZ JC., YASSIN A. 2024. The genome of the blind bee louse fly reveals deep convergences with its social host and illuminates Drosophila origins. Current Biology 34, 1-11, March 11.

BEAUVAIS C., « L'alimentation artificielle de l'abeille domestique *Apis mellifera* », JNGTV Nantes 18 mai 2016, pp. 295-301.

BEAUVAIS C., « Stratégies de butinage des colonies d'abeilles domestiques *Apis mellifera* », JNGTV Nantes 18 mai 2016, pp. 263-277.

BEAUVAIS C., VIDAL-NAQUET N., « Conduite à tenir face à une suspicion d'intoxication », Abstracts des JNGTV Reims 21 mai 2014, pp. 271-283.

BEAUVAIS C., VIDAL-NAQUET N., ROY C., « Vétérinaire apicole, pourquoi pas ? », *La Semaine Vétérinaire*, n° 1473 du 02/12/2011.

BELLIARD M., KERSAUSON M., DELMAR E., MÉNAGE A., SOURDEAU C., WENDLING S. Retour sur la phase pilote de l'Observatoire des Mortalités et des Affaiblissements de l'Abeille mellifère (OMAA). 2020. Journées Vétérinaires Apicoles Oniris, Nantes.

BELLMANN H., *Guide des abeilles, bourdons, guêpes et fourmis d'Europe*, Paris : Éditions Delachaux et Niestlé, 1999, 336 p.

BELSHAM G.J., "Divergent picornavirus IRES éléments", *Virus Research*, 139, 2009, 183-192.

BELZUNCES L.P., TCHAMITCHIAN S., BRUNET J.L., 2012. "Neural effects of insecticides in the honey bee", *Apidologie*, 43 (3), 2012, 348-370.

BENDALI F., DAVAINE J.B. FRANCO S., « Bilan de la surveillance des maladies et troubles des abeilles sur l'année 2012 », *Santé animale-alimentation*, 72, 2012.

BENJEDDOU M., LEAT N., ALLSOPP M., DAVISON S., "Detection of Acute Bee Paralysis Virus and Black Queen Cell Virus from Honeybees by Reverse Transcriptase PCR", *Applied and environmental Microbiology*, May 2001, p. 2384-2387.

BERENYI O., BAKONYI T., DERAKHSHIFAR I., KOGLBERGER H., NOWOTNY N., "Occurrence of Six Honeybee Viruses in Diseased Australian Apiaries", *Applied and Environmental Microbiology,* 72.4, 2006, p. 2412-2420.

BERNIER M. 2013. Piégeage et développement pupal du petit coléoptère de la ruche (*Aethina tumida*) dans les colonies d'abeilles mellifères (*Apis mellifera*) du Québec. Maîtrise en biologie végétale Maître ès sciences (M. Sc.) Québec, Canada. 109 p.

BERNIER M. 2012. Le petit coléoptère de la ruche. Bulletin de la Société d'entomologie du Québec. *Antennae* 2012, vol. 19, n° 2.

BERTRAND E., *La conduite du rucher*, Lausanne : Éditions Payot, 1991, 304 p.

BERTRAND F., « Les maladies de l'abeille domestique (*Apis mellifica*) et leurs conséquences sanitaires en France », Thèse de doctorat vétérinaire ENVL, 2003.

BLANCHARD P., GUILLOT S., ANTÙNEZ K., KÖGLBERGER H., KRYGER P., de MIRANDA J.R. *et al.*, "Development and validation of a real-time two-step RT-qPCR TaqMan® assay for quantitation of Sacbrood virus (SBV) and its application to a field survey of symptomatic honey bee colonies", *Journal of virological methods*, 197, 2014, 7-13.

BLANCHARD P., SCHURR F., CELLE O., COUGOULE N., DRAJNUDEL P., THIÉRY R., FAUCON J.P., RIBIÈRE M., "First detection of Israeli acute paralysis virus (IAPV) in France, a dicistrovirus affecting honeybees (*Apis mellifera*)", *Journal of Invertebrate Pathology*, 99, 2008, 348-350.

BLANCHARD P., RIBIÈRE M., CELLE O., LALLEMAND P., SCHURR F., OLIVIER V., ISCACHE A.L., FAUCON J.P., "Evaluation of a real-time two-step RT-PCR assay for quantitation of chronic bee paralysis virus (CBPV) genome in experimentally infected bee tissues and in life stages of a symptomatic colony". 2007. *Journal of Virological Methods*, 141, 7-13.

BLAZYTE-ERESKIENE L., SKRODENYTE-ARBACIAUSKIENE V., BUDA V., "Microsporidian parasites of honey bees *Nosema ceranae* and *N. apis* in Lithuania : supplementary data on occurrence along Europe", *Journal of Apicultural Research*, 53 (3), 2014, 374-376.

BLOT J., « Évaluation de l'incidence du frelon d'Asie *Vespa velutina* sur les ruches d'Aquitaine », ADDAQ, Chambre d'agriculture des Landes, 2008.

BOOT WJ *et al.*, "Reproduction succes of Varroa jacobsoni in brood of its original host, Apis cerana, la comparison to that of its new host, A. mellifera (Hymenoptera, Apidae)", *Bulletin of Entomological Research*, 87, 1997, 119-126.

BOQUET M., *Le Nourrissement*, Éditions OPIDA, 1994, 158 p.

BORCHERT A., *Les maladies et parasites des abeilles*, Paris : Éditions Vigot Frères, 1970.

BOTIAS C., MARTIN-HERNANDEZ R., BARRIOS L., MEANA A., HIGES M., "*Nosema* spp. infection and its negative effects on honey bees (*Apis mellifera iberiensis*) at the colony level", *Veterinary Research*, 44, 2013.

BOTIAS C., ANDERSON D.L., MEANA A., GARRIDO-BAILON E., MARTIN-HERNANDEZ R., HIGES M., "Further evidence of an oriental origin for *Nosema ceranae* (Microsporidia : Nosematidae)", *Journal of Invertebrate Pathology*, 110, 2012, 108-113.

BOTIAS C., MARTIN-HERNANDEZ R., GARRIDO-BAILON E., GONZALEZ-PORTO A., MARTINEZ-SALVADOR A., DE LA RUA P., MEANA A., HIGES M., "The growing prevalence of *Nosema ceranae* in honey bees in Spain, an emerging problem for the last decade", *Research in Veterinary Science*, 93, 2012, 150-155.

BOUCHER S. 2024. L'infestation due à *Braula coeca*, ou « pou » des abeilles *Apis mellifera* : parasitisme ou commensalisme ? JNGTV 2024 Tours 16 mai.

BOUCHER S. Guide pratique des maladies des abeilles. France Agricole Ed. 2023 161 p.

BOUCHER S. 2023. La paralysie chronique due au virus CBPV en dix questions. BOUCHER S. Bulletin des GTV – N° 109 p. 49-54.

BOUCHER S., 2023. L'insémination artificielle chez l'abeille mellifère *Apis mellifera* : indication, matériel et gestes techniques. Bull. Acad. Vét. France.

BOUCHER S. 2022. Né presque uniquement pour reproduire : le faux bourdon. Bulletin des GTV - N° 106 p. 57-64.

BOUCHER S., 2021. Après Vespa velutina, un autre frelon asiatique, Vespa mandarinia ou frelon géant, se prépare-t-il à conquérir le monde ? Bulletin des GTV - N° 101 p. 79-84.

BOUCHER S. 2017. *Aethina tumida* ou petit coléoptère de la ruche : nouveau danger « parasite » de la colonie. Bull. Acad. Vét. France, Tome 170 – N° 1 51-55.

BOUCHER S. 2018. Nettoyer et décontaminer un rucher malade : exemples pratiques d'un foyer loqueux français et des cas italiens d'infestation à *Aethina tumida*. JNGTV Nantes. 421-427.

BOUCHER S., « Autopsie de l'abeille ouvrière *Apis mellifera* », *La Semaine Vétérinaire*, n° 1680, 22/06/2016.

BOUCHER S., « Anatomie et physiologie de la digestion chez l'abeille domestique *Apis mellifera* », JNGTV Nantes 18 mai 2016, pp. 257-263.

BOUCHER S., « *Aethina tumida*, ou petit coléoptère de la ruche : nouveau danger "parasite" de la colonie », Abstracts des JNGTV Nantes 20 mai 2015, pp. 477-481.

BOUCHER S., « Certifier la bonne santé d'une ruche », Abstracts des JNGTV Reims 21 mai 2014, pp. 267-271.

BOUCHER S., « Élaboration d'un certificat de bonne santé d'une ruche », *La Semaine Vétérinaire*, n° 1594, 29/08/2014.

BOUCHER S., « Focus sur *Aethina tumida*, le petit coléoptère de la Ruche », *La Semaine Vétérinaire*, n° 1608, 2014, pp. 52-53.

BOUCHER S. 2013. Gestion sanitaire de la loque américaine. JNGTV Nantes. 805-808.

BOURGEOIS A.L., RINDERER T.E., BEAMAN L.D., DANKA R.G., "Genetic detection and quantification of *Nosema apis* and *N. ceranae* in the honey bee", *Journal of Invertebrate Pathology,* 103, 2010, 53-58.

BOYAPALLE S., PAL N., MILLER W.A., BONNING B.C., "A glassy-winged sharpshooter cell line supports replication of Rhopalosiphum padi virus (Dicistroviridae)", *Journal of Invertebrate Pathology*, 94, 2006, 130-139.

BREED, M. D., COOK C. and KRASNEC, M. O. Cleptobiosis in social insects. Psyche 2012 :1-7.

BRØDSGAARD C.J., HANSEN H., RITTER W., "Progress of *Paenibacillus larvae larvae* infection in individually inoculated honey bee larvae reared single in vitro, in micro colonies, or in full-size colonies", *Journal of Apicultural Research*, 39 (1.2), 2000, 19-27.

BRONNER A., DAVAINE J.B., FRANCO S., « Bilan de la surveillance des maladies et troubles des abeilles sur l'année 2010 : un dispositif à faire évoluer », *Bulletin épidémiologique, santé animale et alimentation,* n° 46/Spécial MRC, 2011, 58-63.

BRUNEAU E. 2016. L'adultération des miels. Abeilles & cie 2- n° 171 : 30-33.

BUCHHOLZ S., SCHÄFER M.O., SPIEWOK S., PETTIS J.S., DUNCAN M., RITTER W., NEUMANN P., "Alternative food sources of Aethina tumida (Coleoptera : Nitidulidae)", *Journal of apicultural research*, 47 (3), 2008, 202-209.

BUDGE G. STAINTON K. Chronic Bee Paralysis : The History and Biology. 2016. National Bee Unit British Bee Journal 425 426

BUDGE GE., SIMCOCK NK. , HOLDER PJ., SHIRLEY MDF., BROWN MA., VAN WEYMERS PSM., EVANS DJ., RUSHTON SP. Chronic bee paralysis as a serious emerging threat to honey bees. Nature communication https://doi.org/10.1038/s41467-020-159190

BUENDÍA-ABAD M, GARCÍA-PALENCIA P, de PABLOS LM, ALUNDA JM, OSUNA A, MARTÍN-HERNÁNDEZ R, HIGES M, 2022. First description of Lotmaria passim and Crithidia mellificae haptomonad stages in the honeybee hindgut, International Journal for Parasitology, Volume 52, Issue 1, Pages 65-75.

BURGETT D.M. & KITPRASERT C., "Evaluation of ApistanTM as a control for *Tropilaelaps clareae* (Acari : Laelapidae), an Asian honey bee brood mite parasite", *American Bee Journal*, 130, 1990, 51-53.

BURNHAM, Phillip Alexander, et al. "Flowers as dirty doorknobs : Deformed wing virus transmitted between Apis mellifera and Bombus impatiens through shared flowers." Journal of Applied Ecology 58.10 (2021) : 2065-2074.

BÜSCHER T.H., PETERSEN D.S., BIJMA N.N., BÄUMLER B., PIRK C.W.W., BÜSSE S., HEEPE L., GORB S. The exceptional attachment ability of the ectoparasitic bee louse Braula coeca (Diptera, Braulidae) on the honeybee. Physiological Entomology. 2021 ; 47(2) 1-13.

BUSTIN S.A., BENES V., GARSON J.A., HELLEMANS J., HUGGETT J., KUBISTA M., MUELLER R., NOLAN T., PFAFFL M.W. *et al.*, "The MIQE guidelines :

minimum information for publication of quantitative real-time PCR experiment", *Clinical Chemistry*, 55, 2009, 611-622.

CARLETTO J., GAUTHIER A., REGNAULT J., BLANCHARD P., SCHURR F., RIBIERE-CHABERT M., « Détection des principaux agents pathogènes de l'abeille domestique par PCR Multiplex », *Eurofrance* n° 4, 2010.

CARRECK N.L., ANDREE M., BRENT C.S., COX-FOSTER D., DADE H.D., ELLIS J.D., HATJINA F. VANENGLESDORP D., "Standard methods for Apis mellifera anatomy and dissection", *Journal of Apicultural Research*, 52 (4), 2013, 1-39.

CARRECK N.L., BALL B.V., MARTIN S.J., "*Honey bee colony collapse and changes in viral prevalence associated with* Varroa destructor", *Journal of apicultural research*, 49, 2010, 93-94.

CARRERA P., SOMMARAGUA A., VAILITI G., "The development of *Ascosphaera apis* within larvae of *Apis mellifera ligustica*", *Journal of apicultural research*, 26, 1987, 59-63.

CASAGRANDE-JALORETTO D.C., BUENO O.C., STORT A.C., "Numero de ovariolos em rainhas de Apis mellifera", *Naturalia*, 9, 1984, 73-79.

Catalogue of Life : 2019 Annual Checklist. 2019. Species Details : *Vespa mandarinia* Smith, 1852. (26 June 2019)

CELLE O., BLANCHARD P., OLIVIER V., SCHURR F., COUGOULE N. Detection of Chronic bee paralysis virus (CBPV) genome and its replicative RNA form in various hosts and possible ways of spread. 2008, Virus Research, Elsevier, 133 (2), pp.280-4.

CHANTAWANNAKUL P., WARD L., BOONHAM N., BROWN M., "A scientific note on the detection of honeybee viruses using real-time PCR (TaqMan) in *Varroa* mites collected from a Thai honeybee (*Apis mellifera*) apiary", *Journal of Invertebrete Pathology*, 91, 2006, 69-73.

CHAUVIN R., *L'énigme des abeilles*, Monaco : Éditions du Rocher, 1999, 208 p.

CHAUZAT M.P., FRANCO S., DUQUESNE V., RIVIÈRE M.P., THIÉRY R., MEZIANI F., MUTINELLI F., « Première détection du petit coléoptère des ruches (*Aethina tumida*) en Italie », *Bulletin épidémiologique santé animale et alimentation*, n° 65, 2014, pp. 1-5.

CHAUZAT M.P., CAUQUIL L., FRANCO S., RIVIERE M.P., MARTEL A.C., BLANCHARD P., RIBIERE, M., « Santé des abeilles, surveillance des colonies apicoles européennes », *Phytoma-La santé des végétaux*, 658, 2012, 11-14.

CHAUZAT M.P., MARTEL A.C., COUGOULE N., PORTA P., LACHAIZE J., ZEGGANE S., AUBERT M., CARPENTIER P., FAUCON J.P., "An assessment of honeybee colony matrices, *Apis mellifera* (Hymenoptera : Apidae) to monitor pesticide presence in continental France", *Environmental Toxicology and Chemistry*, 30 (1), 2011, 103-111.

CHAUZAT M.P., MARTEL A.C., COUGOULE N., PORTA P., LACHAIZE J., ZEGGANE S., AUBERT M., CARPENTIER P., FAUCON J.P., "An assessment of honeybee colony matrices, *Apis mellifera* (Hymenoptera : apidae) to monitor pesticide presence in continental France", *Environmental Toxicology and Chemistry*, 30, 2011, 1-9.

CHAUZAT M.P., CARPENTIER P., MARTEL A.C., Bougeard, S., cougoule, N., PORTA P., LACHAIZE J., MADEC F., AUBERT M., FAUCON J. P, "Influence of pesticide residues on honey bee (Hymenoptera : Apidae) colony health in France", *Environmental Toxicology*, 38, 2009, 514-523.

CHAUZAT M.P., HIGES M., MARTIN-HERNANDEZ R., MEANA A., COUGOULE N., FAUCON J.P., "Presence of *Nosema ceranae* in French honey bee colonies", *Journal of Apicultural Research*, 46 (2), 2007, 127-128.

CHAUZAT M.P. & FAUCON J.P., "Pesticide residues in beeswax samples collected from honey bee colonies (Apis mellifera L.) in France", *Pest Management Science*, 63 (11), 2007, 1100-1106.

CHAUZAT M.P., FAUCON J., MARTEL A.C., LACHAIZE J., COUGOULE N., AUBERT M., "A survey of pesticide residues in pollen loads collected by honeybees in France", *Journal of Economic Entomology*, 99, 2006, 253-262.

CHEN Y., EVANS J.D., SMITH I.B., PETTIS J.S., "*Nosema ceranae* is a long-present and wide-spread microsporidian infection of the European honey bee (*Apis mellifera*) in the United States", *Journal of Invertebrate Pathology*, 97, 2008, 186-188.

CHEN Y.P., J.-S. PETTIS, A. COLLINS, M.F. FELDAUFER, "Prevalence and Transmission of Honeybee Viruses", *Applied and Environmental Microbiology*, 72.1, 2006, 606-611.

CHEN Y.P., HIGGINS J.A., FELDLAUFER M.F., "Quantitative Real-Time Reverse Transcription- PCR analysis of deformed wing virus infection in honeybee (*Apis mellifera* L.)", *Applied and En- vironmental Microbiology*, 71, 2005, 436-441.

CHEN Y.P., ZHAO Y., HAMMOND J., HSU H.T., EVANS J., FELDLAUFER M., "Multiple virus infections in the honey bee and genome divergence of honey bee viruses", *Journal of Invertebrate Pathology*, 87, 2004, 84-93.

CHORBI´NSKI P., RYPUŁA K., "Studies on the morphology of strains *Ascosphaera apis* isolated from chalkbrood disease oof the honey bees", *Electronic Journal of Polish Agricultural Universities*, Veterinary Medicine, Volume 6, Issue 2, 2003, 1-10.

CHRISTIAN P.D., SCOTTI P.D., "Picorna-like viruses of insects", in : Miller LK, Ball LA, eds. *The Insect viruses*, New York : Plenum Publishing Corporation, 1998.

CLARK T.B., "Another virus in honey bees", *American Bee Journal*, 117, 1977, 340-1.

CLEMENT H., *Créer son rucher*, Paris : Éditions Rustica, 2000, 111 p.

CLEMENT H., *L'abeille sentinelle de l'environnement*, Paris : Éditions Alternatives. 2009, 144 p.

CLEMENT H., *Une vie pour les abeilles*, Paris : Éditions Rue de l'échiquier, 2012, 96 p.

COLIN M.E., Marchand P, BONMATIN J.M., « Valeur et limite d'une analyse toxicologique, approche simplifiée », *Abeilles & cie*, n° 105, 2005, 19-21.

COLIN M.E., BONMATIN J.M., MOINEAU I., GAIMON C., BRUN S., VERMANDERE J.P., "A method to quantify and analyze the foraging activity of honeybees : Relevance to the sublethal effects induced by systemic insecticides",

Environmental Contamination and Toxicology, 47 (3), 2004, 387-395.

COLIN M.E., "Factors Affecting Disease Outbreaks and Seriousness", in : Colin M.E., Ball B.V. and Kilani M. eds. *Bee Disease Diagnosis*, Options Méditerranéennes, Series B : Etudes et Recherches, n° 25, Zaragoza : CIHEAM Publications, 1999, 25-29.

COLIN M.E., "Intoxications", in : Colin M.E., Ball B.V. and Kilani M. eds. *Bee Disease Diagnosis*, Options Méditerranéennes, Series B : Etudes et Recherches, n° 25, Zaragoza : CIHEAM Publications, 1999, pp. 167-175.

COLLECTIF (F. JEANNE directeur Publication), *Guide pratique de l'apiculture*, Éditions OPIDA, 2006.

Collectif Service sanitaire apicole suisse Apiservice : https://www.abeilles.ch/index.php?id=840

COLLECTIF, Cours du DIE d'Apiculture et pathologie apicole 2013.

COLLECTIF, *Le Guide technique du producteur de gelée royale*, Éditions OPIDA, 2004, 117 p.

COLLECTIF, *Traité Rustica de l'Apiculture*, Paris : Éditions Rustica, 2011, 528 p.

COLWELL, MEGAN J. and PERNAL, STEPHEN F. and CURRIE, ROBERT W. Detection of Honey Bee (Apis mellifera L.) Viruses in the Inquiline Braula coeca and Comparison with Viruses in the Ectoparasite Varroa destructor. 2023 https://ssrn.com/abstract=4314517

COPLEY T.R., JABAJI S.H., "Honeybee glands as possible infection reservoirs of *Nosema ceranae* and *Nosema apis* in naturally infected forager bees", *Journal of Applied Microbiology*, 112, 2011, 15-24.

CORNMAN RS, TARPY DR, CHEN Y, JEFFREYS L, LOPEZ D, PETTIS JS, et al. (2012) Pathogen Webs in Collapsing Honey Bee Colonies. PLoS ONE 7 (8): e43562.

CURRIE R.W., PERNAL S., GUZMAN-NOVOA E., "Honey bee colony losses in Canada", *Journal of Apicultural Research*, 49 (1), 2010, 104-106.

CUTLER G.C., SCOTT-DUPREE C.D., "Exposure to clothianidin seed-treated canola has no long-term impact on honey bees", *Journal of Economic Entomology*, 100 (3), 2007, 765-72.

DADE H.A., "Anatomy and dissection of the honey bee", *International Bee Research Association*, Cardiff, 2009, 196 p.

DAINAT B, EVANS JD, CHEN YP, GAUTHIER L, NEUMANN P (2012) Predictive Markers of Honey Bee Colony Collapse. PLoS ONE 7 (2): e32151. doi :10.1371/

DAINAT B., EVANS J.D., CHEN Y.P., GAUTHIER L., NEUMANN P., "Dead or alive : Deformed Wing Virus and varroa destructor Reduce the Life Span of Winter Honeybees", *Applied and Environmental Microbiology*, 78 (4), 2012, 981-7

DALNAT B., KEN T., BERTHOUD H., NEUMANN P., « Tropilaelaps : un autre acarien vecteur de virus de l'abeille », *Revue Suisse d'apiculture*, 131 (9), 2010, pp. 16-18.

DARCHEN B., « Faut-il chasser le frelon asiatique ? », *Abeilles et Fleurs*, n° 728, 2011, pp. 30-33.

DARCHEN B., « La chasse au frelon asiatique, un gibier inépuisable », *La Santé de l'Abeille*, n° 236, 2010, pp. 135-143.

DARCHEN B., « Le cycle annuel du frelon asiatique *Vespa velutina*. Ce qu'on peut en tirer pour essayer de le juguler », *La Santé de l'Abeille*, n° 238, 2010, pp. 311-349.

DARCHEN B., « Le frelon asiatique. Mieux connaître son ennemi pour mieux le combattre », *Abeilles et Fleurs*, 2011, n° 723, pp. 24-26 et n° 724, pp. 22-25.

DARCHEN B., « Éléments de la biologie de *Vespa velutina* », *La Santé de l'Abeille*, n° 228, 2008, pp. 417-432.

DARROUZET E., MILLERAND L., CHRISTIDES J.P., VILLEMANT C., BAGNÈRES A.G., « Étude de la signature chimique chez le frelon asiatique *Vespa velutina* », Colloque de l'Union Internationale pour l'Étude des Insectes Sociaux, Section francophone, Centre IRD France-Nord, 2-4 septembre 2009.

DAUPHIN P, THOMAS. H 2009. Quelques données sur le contenu des pièges à Frelons asiatiques (Hymenoptera, Vespidae) posés à Bordeaux (Gironde) en 2009 [archive], *Bulletin de la Société linnéenne de Bordeaux*, tome 144, n° 37 (3) : 287-297.

DE GRAAF D.C., VANDEKERCHOVE D., DOBBELAERE W., PEETERS J.E., JACOBS F.J., "Influence of the proximity of American foulbrood cases and apicultural management on the prevalence of *Paenibacillus larvae* spores in Belgian honey". *Apidologie*, 32, 2001, 587-599.

DECANTE D. 2014. Lutte contre le frelon asiatique Vespa velutina. Évaluation comparative des modalités de piégeage de protection du rucher. Rapport ITSAP-Institut de l'abeille

DECOURTYE A, DEVILLERS J, GENECQUE E, MENACH K, BUDZINSKI H, CLUZEAU S, PHAM-DELÈGUE MH., "Comparative sublethal toxicity of nine pesticides on olfactory learning performances of the honeybee *Apis mellifera*", *Archives of Environmental Contamination and Toxicology*, 48, 2005, 242-250.

DEFFREIX L., BUTON E., « Ressources en eau pour une colonie d'abeilles, impact sur la colonie en termes d'élevage, production, survie », JNGTV Nantes 18 mai 2016, pp. 277-283.

DELFINADO & BAKER, "*Tropilaelaps*, a new genus of mite from the Philippines", *Fieldiana Zoology*, 44, 1962, 53-56.

DELFINADO-BAKER M. & BAKER E.W., "A new species of *Tropilaelaps* parasitic on honey bees", *American Bee Journal*, 122, 1982, 416-417.

DEMAGNY P., « Viroses de l'abeille », Thèse de doctorat vétérinaire ENVA, 1970.

DEOM P., « Le Journal de la reine des frelons », *La Hulotte*, n° 94, 2010, 39 p.

DEOM P., « Spécial mouches à miel », *La Hulotte*, n° 28/29, 2010, 66 p.

DEOM P., « Le Journal de la reine des frelons », *La Hulotte*, n° 92, 2009, 39 p.

DERECKA K., BLYTHE M.J., MALLA S., GENEREUX D.P., GUFFANTI A. *et al.*, "Transient Exposure to Low Levels of Insecticide Affects Metabolic Networks of Honeybee Larvae", *Plos one*, 9 (3), 2013.

DESNEUX N., DECOURTYE A., DELPUECH J.M., "The sublethal effects of pesticides on beneficial arthropods", *Annual Review of Entomology*, 52, 2007, 81-106.

Di PRISCO G., CAVALIERE V., ANNOSCIA D., VARRICCHIO P., CAPRIO E., NAZZI

F., GARGIULO G., PENNACCHIOA F., "Neonicotinoid clothianidin adversely affects insect immunity and promotes replication of a viral pathogen in honey bees", *Proceedings of the National Academy of Science USA*, 110 (46), 2013, 18466-18471.

DICKEL F, BOS NMP, HUGHES H, MARTÍN-HERNÁNDEZ R, HIGES M, KLEISER A, FREITAK D. 2022. The oral vaccination with *Paenibacillus larvae* bacterin can decrease susceptibility to American Foulbrood infection in honey bees-A safety and efficacy study. Front Vet Sci. Oct 17. Vol 9.

DINGMANN D.W. & STAHLY D.P., "Medium promoting sporulation of *Bacillus larvae* and metabolism of medium components", *Applied and Environmental Microbiology*, 46 (4), 1983, 860-869.

DJORDJEVIC S.P., NOONE K., SMITH L., HORNITZKY M.A.Z, "Development of a semi-nested PCR assay for the specific detection of *Melissococcus pluton*", *Journal of Apicultural Research*, 37, 1998, 165-174.

DOBSON, J. R. A 'bee-louse' *Braula schmitzi* Örösi-Pál (Diptera : Braulidae) new to the British Isles, and the status of *Braula* spp. *In* England and Wales. Br J Ent Nat Hist 1999- 11 :139-148.

DOMINGUEZ M., FRANCO S., ORLOWSKI M., PAPIN E., DAVAINE J. B., ROY C., *et al.*, « Surveillance de la santé des abeilles en France : résultats du programme pilote conduit dans le département de la Drôme en 2011-2012 », *Bulletin Épidémiologique Santé Animale Alimentation*, 56, 2013, 23-29.

DOUBLET V., LABARUSSIAS M., DE MIRANDA J.R., MORITZ R.F.A., PAXTON R.J., "Bees under stress : sublethal doses of a neonicotinoid pesticide and pathogens interact to elevate honey bee mortality across the life cycle", *Environmental Microbiology*, in press. doi :10.1111/1462-2920.12426, 2014.

DUBOIS E., REIS C., SCHURR F., COUGOULE N., RIBIÈRE-CHABERT M. Effect of pollen traps on the relapse of chronic bee paralysis virus in honeybee (Apis mellifera) colonies. 2018. Apidologie, 49 (2):235-242.

DURRER, S., and SCHMID-HEMPEL, P. (1994). Shared use of flowers leads to horizontal pathogen transmission. Proc. R. Soc. Lond. Ser. B *258*, 299-302.

DUSSAUBAT C., SAGASTUME S., GOMEZ-MORACHO T., BOTIAS C., GARCIA-PALENCIA P., MARTIN-HERNANDEZ R., LECONTE Y., HIGES M., "Comparative study of *Nosema ceranae* (Microsporidia) isolates from two different geographic origins", *Veterinary Microbiology*, 162, 2013, 670-678.

ECKERT JE, SHAW FR. Beekeeping. 1960. Macmillan, New York.

EFSA, "Polycyclic aromatic hydrocarbons in food scientific opinion of the panel on contaminants in food chain", *The EFSA Journal*, 724, 2008, 1-114.

EGELIE AA, MORTENSEN AN, GILLETT-KAUFMAN JL, ELLIS JD. 2015. *Apis cerana* Fabricius (Insecta : Hymenoptera : Apidae). University of Florida, IFAS, Entomology and Nematology Department. Featured Creatures, EENY 616. (29 September 2019)

ELLIS, J. D. Bee louse, bee fly, Braulid, Braula coeca Nitzsch (Diptera : Braulidae). IN J. L. Capinera (Ed.) Encyclopaedia of entomology 2008 pp. 417-419. Berlin, Germany : Springer.

ELLIS J.D., HEPBURN H.R., "An ecological digest of the small hive beetle (*Aethina tumida*), a symbiont in honey bee colonies (*Apis mellifera*)", *Insectes Sociaux*, 53, 2006, 8-19.

ELLIS J.D., "Reviewing the confinement of small hive beetles (Aethina tumida) by western honey bees (Apis mellifera)", *Bee world*, 86 (3), 2005, 56-62.

ELLIS JD., MUNN PA. The worldwide health status of Honney bees. Bee World 2005 - 86 (4) : 88-101.

ELLIS J.D., RICHARDS C.S., HEPBURN H.R., ELZEN P.J., "Oviposition by small hive beetles elicits hygienic responses from Cape honeybees", *Naturwissenschaften*, 90, 2003, 532-535.

ELLIS J.D., HEPBURN R., DELAPLANE K.S., NEUMANN P., ELZEN P.J., "The effects of adult small hive beetles, Aethina tumida (Coleoptera : Nitidulidae), on nests and flight activity of Cape and European honey bees (Apis mellifera)", *Apidologie*, 34 (4), 2003, 399-408.

ELLIS J.D., PIRK C.W.W., HEPBURN H.R., KASTBERGER G., ELLZEN P.J., "Small hive beetles survive in honeybee prisons by behavioural mimicry", *Naturwissenschaften*, 89, 2002, 326-328.

ELZEN P.J., BAXTER J.R., WESTERVELT D., RANDALL C., DELAPLANE K.S., CUTTS L. & WILSON W.T., "Field control and biology studies of a new pest species, *Aethina tumida* Murray (Coleoptera, Nitidulidae) attacking European honey bees in the Western hemisphere", *Apidologie*, 30, 1999, 361-366.

ENGEL P. et col. 2016.The Bee Microbiome : Impact on Bee Health and Model for Evolution and Ecology of Host-Microbe Interactions mBio Apr 2016, 7 (2) e02164-15.

EYER M., CHEN Y.P., SCHÄFER M.O., PETTIS J., NEUMANN P. 2009. Honey bee sacbrood virus infects adult small hive beetles, Aethina tumida (Coleoptera : Nitidulidae). Journal of Apicultural Research and Bee Word. 48 (4) : 296-297.

EYER M., CHENG Y.P., SCHÄFER M.O., PETTIS J., NEUMANN P., 2009. Small hive beetle, *Aethina tumida*, as a potential biological vector of honeybee viruses. Apidologie 40. 419-428.

FARJI-BRENER A.G. & CORLEY J.C., "Successful invasions of hymenopteran insects into NW Patagonia", *Ecología austral*, 8, 1998, 237-249.

FAUCON J.P., AURIÈRES C., DRAJNUDEL P., MATHIEU L., RIBIERE M., Martel, A.C. *et al.*, "Experimental study on the toxicity of imidacloprid given in syrup to honey bee (Apis mellifera) colonies", *Pest management science*, 61 (2), 2005, 111-125.

FAUCON J.P., « La question sanitaire : connaissances pour la qualité des colonies », CNEVA FNOSAD, 1996, 87 p.

FAUQUET C.M., MAYO M.A., MANILOFF J., DESSELBERGER U., BALL L.A., *Virus taxonomy. 8th report of the international committee on taxonomy of viruses*, London : Elsevier Academic Press, 2005.

FAYET A. Les pirates de l'abeille. Abeilles & cie 1-2016 n° 170 37.

FENOY S., RUEDA C., HIGES M., MARTIN-HERNANDEZ R., DEL AGUILA C., "High-Level Resistance of *Nosema ceranae*, a Parasite of the Honeybee, to Temperature and Desiccation", *Applied and Environmental Microbiology*, 2009, 6886-6889.

FERLAND J. 2023. Vivre avec le petit coléoptère de la Ruche. Conférence pour GDS France, 20 décembre.

FERNANDEZ J.M., PUERTA F., COUSINOU M., DIOS-PALOMARES R., CAMPANO F., REDONDO L., "Asymptomatic presence of *Nosema* spp. in Spanish commercial apiaries", *Journal of Invertebrate Pathology*, 111, 2012, 106-110.

FERNANDEZ N., COINEAU Y., *Maladies, parasites et autres ennemis de l'abeille mellifère*, Biarritz : Éditions Atlantica, 2007, 498 p.

FERNANDEZ N., COINEAU Y., *Varroa tueur d'abeilles*, Biarritz : Éditions Atlantica, 2002, 237 p.

FERROGLIO E., ZANET S., PERALDO N., TACHIS E., TRISCIUOGLIO A., LAURINO D., PORPORAT M., "*Nosema ceranae* has been infecting honey bees *Apis mellifera* in Italy since at least 1993", *Journal of Apicultural Research*, 52 (2), 2012, 60-61.

FERT G., *L'élevage des reines*, Paris : Éditions Rustica, 2014, 128 p.

FERT G., *L'élevage des reines*, Éditions Opida, 1999, 108 p.

FLORES J.M., RUIZ J.A., RUZ J.M., PUERTA F., BUSTOS M., PADILLA F., CAMPANO F., "Effect of temperature and humidity of sealed brood on chalkbrood development under controled conditions", *Apidologie*, 27, 1996, 185-192.

FONTBONNE R., GARNERY L., VIDAU C., AUFAUVRE J., TEXIER C., TCHAMITCHIAN S., EL ALAOUI H., BRUNET J.L., DELBAC F., BIRON D., "Comparative susceptibility of three Western honeybee taxa to the microsporidian parasite *Nosema ceranae*", *Infection, Genetics and Evolution*, 17, 2013, 188-194.

FORSGREEN E, FRIES I., "Temporal study of *Nosema* spp. in a cold climate", *Environmental Microbiology Report*, 5 (1), 2013, 78-82.

FORSGREEN E., FRIES I., "Comparative virulence of *Nosema ceranae* and *Nosema apis* in individual European honey bees", *Veterinary Parasitology*, 170, 2010, 212-217.

FORSGREN E., LAUGEN A.T., "Prognostic value of using bee and hive debris samples for the detection of American foolbrood disease in honey bee colonies", *Apidologie*, 45, 2014, 10-20.

FRANCO S., « Appréciation des qualités des emplacements », *La Santé de l'Abeille*, n° 255, 2013, 249-260.

FRANCO S., MARTEL A.C., CHAUZAT M.P., BLANCHARD P.H., THIERY R., « Les analyses de laboratoire en apiculture », Journées Nationales GTV, Nantes, 2012.

FRAZIER M., MULLIN C., FRAZIER J., ASHCRAFT S., "What have pesticides got to do with it ?", *American Bee Journal*, 148, 2008, 521-523.

FRESNAY J., *Biométrie de l'abeille*, Éditions OPIDA, 1981, 55 p.

FRIES I., "*Nosema ceranae* in European Honey bees (*Apis mellifera*)", *Journal of Invertebrate Pathology*, 103, 2010, 73-79.

FRIES I., CHAUZAT M.P., CHEN Y.P., DOUBLET V., GENERSCH E. GISDER S., HIGES M., MCMAHON D.P., *et al.*, "Standard methods for nosema research", in :

V Dietemann ; J D Ellis ; P Neumann (Eds), *The Coloss Beebook*, Volume II : Standard methods for Apis mellifera pest and pathogen research, *Journal of Apicultural Research*, 52 (1), 2013.

FRIES I., "Protozoa", in : Morse, R.A., Flottum, K. (Eds.), *Honey Bee Pests, Predators and Diseases*, third ed. A.I. Root Company, Medina, Ohio, USA, 1997, 59-76.

FRIES I., FENG F., DA SILVA A., SLEMENDA S.B., PIENIAZEK N.J., "*Nosema ceranae* n. sp. (Microspora, Nosematidae), morphological and molecular characterization of a Microsporidian parasite of the Asian honey bee *Apis cerana* (Hymenoptera, Apidae)", *European Journal Protistology*, 32, 1996, 356-365.

FRIES I., FENG F., "Crossinfectivity of *Nosema apis* in *Apis mellifera* and *Apis cerana*", in : Proceedings of the Apimondia 34th International Apicultural Congress. Bucharest, Romania, 1995, 151-155.

FRISCH K., *Vie et mœurs des abeilles*, Paris : Éditions Albin Michel, 2011, 251 p.

FUENTEALBA V.E., "Inéd. Presencia y niveles de infección de los protozoos *Nosema apis* Zander y *Malpighamoeba mellificae* Prell en apiarios asociados a Apicoop Ltda. en la X Región de Chile", Tesis, Valdivia, Universidad Austral de Chile, 2009, 79 p.

FUJIYUKI T., TAKEUCHI H., ONO M., *et al.*, "Novel insect picorna-like virus identified in the brains of aggressive worker honeybees", *Journal of General Virology*, 78, 2004, 1093-100.

GAUTHIER L., COLIN M.E., TOURNAIRE M., « Étude de *Paenibacillus larvae*, l'agent de la loque américaine, à l'échelle d'un département français », *La Santé de l'Abeille*, n° 223, janvier-février 2008, pp. 31-36.

GAUTHIER L., TENTCHEVA D., TOURNAIRE M., DAINAT B., COUSSERANS F., COLIN M.E., BERGOIN M., "Viral load estimation in asymptomatic honey bee colonies using the quantitative RT-PCR technique", *Apidologie*, 38, 2007, 426-435.

GAUTHIER L., TENTCHEVA D., TOURNAIRE M., DAINAT B., COUSSERANS F., COLIN M.E., BERGOIN M., "Viral load estmation in asymptomatic honey bee colonies using the quantitative RT-PCR", *Apidologie*, 38, 2007, 426-435.

GENERSCH E., ASHIRALIEVA A., FRIES I., "Strain- and genotype-specific differences in virulence of *Paenibacillus larvae subsp. larvae*, a bacterial pathogen causing American foulbrood disease in honey bees", *Applied Environmental Microbiology*, 71, 2005.

GEREYS BRUNO, COACHE ALAIN, FILIPPI GERARD, 2021. Présence en France métropolitaine d'un frelon allochtone : Vespa orientalis Linnaeus, 1771 (Le Frelon oriental) (Hymenoptera, Vespidae, Vespinae). Faunitaxys, 9 (32), 2021 : 1-5.

GERSTER F., « Plan de développement durable de l'apiculture », Conseil général de l'alimentation, de l'agriculture et des espaces ruraux (CGAAER), n° 11, 2012, 74-01.

GETTERT L., *Agenda de l'Apiculteur*, Paris : Éditions Ulmer, 1996, 176 p.

GHOSH R.C., BALL B.V., WILLCOCKS M.M., CARTER M.J., "The nucleotide sequence of sacbrood virus of the honey bee : an insect picornalike virus", *Journal of General Virology*, 1999, 1541-9.

GIAUFFRET, A., DUTHOIT, J. L., CAUCAT, M. J. Etude histologique du tissu nerveux de l'abeille atteinte de maladie noire. 1966. Bulletin Apicole, IX, pp. 221-228.

GIDEY, A., MULUGETA, S. and FROMSA, A. Prevalence of bee lice *Braula coeca* (Diptera : Braulidae) and other perceived constraints to honey bee production in Wukro Woreda, Tigray Region, Ethiopia. Glob Vet 2012 - 8:6, 631-635.

GILLIAM, M., TABER, S., III, LORENZ, B.J., and PREST, D.B. (1988). Factors affecting development of chalkbrood disease in colonies of honey bees, *Apis mellifera*, fed pollen contaminated with *Ascosphaera apis*. J. Inv. Pathol. *52*, 314-325.

GIORDANI G., "Amoeba Disease of the Honey Bee, *Apis mellifera* Linnaeus, and an Attempt at its Chemical Control", *Journal of Insect Pathology*, 1, 1959, 245-269.

GIRAUD F. BARBANÇON J-M. 2014. Méthodes de désinfection utilisables en apiculture. La Santé de l'Abeille N° 263, 9-10.

GIRAUD F. 2014. « Aethina tumida, le petit coléoptère de la ruche », *La Santé de l'Abeille*, n° 264, p 479-492.

GISDER S., HEDTKE K., MOCKEL N., FRIELITZ M.C., LINDE A., GENERSCH E., "Five-Year Cohort Study of *Nosema* spp. in Germany : Does Climate Shape Virulence and Assertiveness of Nosema ceranae ?", *Applied and Environmental Microbiology*, 2010, 3032-3038.

GOCHNAUER T.A. & CORNER J., "Detection and identification of Bacillus larvae in a commercial pollen sample", *Journal of Apicultural Research*, 13, 1887, 264-267.

GOCHNAUER T.A., "Growth, protease formation, and sporulation of *Bacillus larvae* in aerated broth culture". 1973, *Journal of Invertebate Pathology*, 22, 1973, 251-257.

GOODMAN W.G., CUSSON M., "The juvenile hormones", in : GILBERT L.I. (Ed.), *Insect Endocrinology*, Academic Press ; Oxford, UK, 2012, 310-365.

GOULPIE M.C., « La Nosemose des abeilles », Thèse de doctorat vétérinaire ENVT, 1975.

GOVAN V.A., LEAT N., ALLSOPP M., DAVISON S., "Analysis of the complete genome sequence of acute bee paralysis virus shows that it belongs to the novel group of insect-infecting RNA viruses", *Virology*, 277, 2000, 457-63.

GOVAN V.A., BROZEL V., ALLSOPP M.H., DAVISON S., "A PCR detection method for rapid identification of *Melissococcus pluton* in honeybee larvae", *Applied and Environmental Microbiology*, 64, 1998, 1983-1985.

GRABENSTEINER E., RITTER W., CARTER M.J., *et al.*, "Sacbrood virus of the honeybee (*Apis mellifera*) : rapid identification and phylogenetic analysis using reverse transcription-PCR", *Clinical and Diagnostic Laboratory Immunology*, 8, 2001, 93-104.

GRAS PD., NOIRETERRE P., « Le laboratoire apicole au cabinet vétérinaire », Abstracts des JNGTV Reims 21 mai 2014, pp. 261-265.

GRAYSTOCK P., YATES K., DARVILL B., GOULSON D., HUGHES W.O.H., "Emerging dangers : Deadly effects of an emergent parasite in a new pollinator host", *Journal of Invertebrate Pathology*, 2013, 114-119.

GREGORC A., SILVA-ZACARIN E.C.M., NOCELLI R. C, "Cellular response in Honey Bees to Non-Pathogenic Effects of Pesticides", in : Sammatara D. and Yoder J.A. (ed.) *Honey Bee Colony Health Challenges and Sustainable Solutions*, CRC PRess, Boca Raton, Florida, USA, 2012, pp. 161-180.

GRIMALDI D, UNDERWOOD BA. Megabraula a new genus for two new species of Braulidae (diptera) and a discussion of braulid evolution. Systematic entomology 1986 - 11 : 427-438.

GROSS J.P., « L'ascosphérose de l'abeille domestique », Thèse de doctorat vétérinaire ENVA, 1983.

GUÉRIAUX D. FÉDIAEVSKY A. FERREIRA B. 2017. La biosécurité : investissement d'avenir pour les élevages français. Bull. Acad. Vét. France – 2017 – Tome 170, 112-117 – N° 2 http://www.academie-veterinaire-defrance.org

GUERRAT H., *Être performant en apiculture*, Daussois : Éditions Rucher du Tilleul, 1997, 416 p.

GUZMAN (de) L.I., FRAKE A.M. 2007. Temperature affects *Aethina tumida* (*Coleoptera* : *Nitidulidae*) Development. *Journal of Apicultural Research* 46 (2) : 88-93.

HAINZL D., COLE L.M., CASIDA J.E., "Mechanisms for Selective Toxicity of Fipronil Insecticide and Its Sulfone Metabolite and Desulfinyl Photoproduct", *Chemical Research in Toxicology,* 11, 1998, 1529-1535.

HANAN B.B., "Studies of the retrocerebral complex in the honey bee", Part I : Anatomy and histology, *Annals of the Entomological Society of America*, 48, 1955, 315-320.

HANDWERK B. 2002. « Hornets from Hell » Offer Real-Life Fright. National Geographic News. (11 January 2020)

HARWOOD, G., AMDAM, G. Vitellogenin in the honey bee midgut. *Apidologie* **52**, 837-847 (2021).

HAWTHORNE D.J., DIVELY G.P., "Killing Them with Kindness ? In-Hive Medications May Inhibit Xenobiotic Efflux Transporters and Endanger Honey Bees", *Plos one*, 6 (11), 2011.

HAXAIRE J., « Frelon asiatique : les fantasmes et la réalité », *La Santé de l'Abeille*, n° 237, 2010, pp. 223-234.

HAXAIRE J, BOUGUET JP et TAMISIER JP (2006). « *Vespa velutina* Lepeletier, 1836, une redoutable nouveauté pour la faune de France (Hym., Vespidae) » [archive], *Bulletin de la Société entomologique de France*, 111 (2) : 194.

HEMMERLÉ M. 2013. Détergence et désinfection des matériels apicoles du rucher. Les grands principes. Mémoire de fin d'étude. CFPPA d'Obernai, 13 p.

HENDRIKX P., SAUSSAC M., MEZIANI F., WENDLING S., FRANCO S., CHAUZAT M.P., « Résabeilles : résultats de deux campagnes de surveillance programmée de la mortalité des abeilles en France », *Bulletin Épidémiologique Santé animale Alimentation*, 70, 2015, 19-23.

HENRY M. *et al.*, "A Common Pesticide Decreases Foraging Success and Survival in Honey Bees", *Science*, 336 (6079), 2012, 348-350.

HEPBURN, H. R. . The bee louse. South African Bee Journal, 1978 - 50, 11-12.

HIGES M., MARTIN-FERNANDEZ R., MEANA A., "*Nosema ceranae* in Europe :

an emergent type C nosemosis", *Apidologie*, 41, 2010, 375-392.

HIGES M., MARTIN R., MEANA A., "*Nosema ceranae*, a new microsporidian parasite in honeybees in Europe. *Journal of Invertebrate Pathology*", 92, 2006, 93-95.

HOOD W.M., "The small hive beetle, *Aethina tumida* : a review", *Bee World*, 85, 2004, 51-59.

HOOD W.M., "Overview of the small hive beetle *Aethina tumida* in North America", *Bee World*, 81, 2000, 129-137.

HORNITZKY M.A.Z. & WILSON S.C., "A system for the diagnosis of the major bacterial brood diseases of honeybees", *Journal of Apicultural Research*, 28, 1989, 191-195.

HORNITZKY M.A.Z., "Prevalence of virus infections of honey bees in Eastern Australia", *Journal of Apicultural Research*, 26, 1987, 181-187.

HOSTEING S., « Une étude épidémiologique sur les effets des produits biocide : colonies d'abeilles », *Bulletin des GTV*, n° 79, 2012, pp. 12.

HUANG W.F., SOLTER L., "Comparative development and tissue tropism of *Nosema apis* and *Nosema ceranae*", *Journal of Invertebrate Pathology*, 113, 2013, 35-41.

IAN TSIN-HE, « Les particularités biologiques de l'acarien Varroa jacobsoni (Oudemans) », *Kounchong Zhishi* 9, 1965, 40-41 (In Chinese) (Colin 90, JAE 110 : 25).

IMDORF A., RUOFF K., FLURI P., « Le développement des colonies chez l'abeille mellifera », ALP Forum n° 68, 2010.

IMMS, A.D. On *Braula coeca* Nitzsch and its affinities. Parasitology 1942 34 : 88-100.

ITSAP et INTERAPI 2023. Frelon à pattes jaunes, Vespa velutina, piégeage des fondatrices au printemps : attractivité et sélectivité de dispositifs de piégeage – dynamique de capture.

ITSAP, *Guide des bonnes pratiques apicoles*, 2014.

JABOT C., VULLIET E., GIROUD B., VAUCHEZ A., FIEU M., WIEST L., BULETÉ A., « Mise au point d'outils analytiques pour la recherche et la quantification de pesticides et leurs métabolites dans l'abeille et deux produits de la ruche : la cire et le pain d'abeille », in Jean-Marie Barbançon, Monique L'Hostis, Dorothée Ordonneau, Ed., Journée scientifique apicole, Aix-les-bains, 11 octobre 2013, 100.

JACKSON J.T., TARPY D.R., FAHRBACH S.E., "Histological estimates of ovariole number in honey bee queens, Apis mellifera, reveal lack of correlation with other queen quality measures", *Journal of Insect Science*, 11, 2011, 82.

JEANNE F., « Les papillons parasites des rayons », *Bulletin Technique Apicole*, 25 (3), 1998, 141.

JEAN-PROST P, LE CONTE Y. Apiculture. Technique et documentation Ed. Paris. 2005 - p. 205-206.

JOHNSON R.M., DAHLGREN L., SIEGFRIED B.D., ELLIS M.D., "Acaricide, Fungicide and Drug Interactions in Honey Bees (*Apis mellifera*)", *Plos One* 8 (1), 2013.

JOHNSON R.M., POLLOCK H.S., BERENBAUM M.R., "Mediation of pyrethroid insecticide toxicity to honey bees

(Hymenoptera : Apidae) by cytochrome P450 monooxygenases", *Journal of Economic Entomology*, 99, 2009, 1046-1050.

JOLY C. 2018. La contamination des cires : quelles conséquences dans les pratiques apicoles ? JNGTV Nantes. 429-431.

JONES D., "A numerical taxonomic study of Coryneform and related bacteria", *Journal of General Microbiology*, 87, 1975, 52-96.

KANAMORI Y., NAKASHIMA N., "A tertiary structure model of the internal ribosome entry site (IRES) for methionine-independent initiation of translation", *RNA*, 7, 2001, 266-74.

KIEVITS J., DERMINE M., LORTSCH J.A., MOURET C., SIMON-DELSO N., "Assessment of pesticides risk for bees : methods for PNEC measurements", *Julius-Kühn-Archiv*, 437, 2012, 45.

KLEE J., BESANA A.M., GENERSCH E., GISDER S., NANETTI A., TAM D.Q., CHINH T.X., PUERTA F., RUZ J.M., KRYGER P., MESSAGE D., HATJINA F., KORPELA S., FRIES I., PAXTON R.J., "Widespread dispersal of the microsporidian *Nosema ceranae*, an emergent pathogen of the western honey bee, *Apis mellifera*", *Journal of Invertebrate Pathology*, 96, 2007, 1-10.

KOTRBA M. Setting the records straight II : "single spermatheca" of Braula coeca (Diptera : Braulidae) is really the ventral receptacle. Organisms Diversity & Evolution 2019 - 20 (3).

KULINCEVIC, J. M., RINDERER, T. E., & MLADJAN, V. J. Effects of fluvalinate and amitraz on bee louse (Braula coeca Nitzsch) in honey bee (Apis mellifera L) colonies in, Yugoslavia. Apidologie, 1991 - 22, 43-47.

KUMAR R., KUMAR N.R., BHALLA O.P., "Studies on the development biology of *Tropilaelaps clareae* Delfinado and Baker (Acarina : Laelapidae) *vis a vis* the threshold stage in the life cycle of *Apis mellifera* Linn (Hymenoptera : Apidae), *Experimental and Applied Acarology*, 17 (8), 1993, 621-625.

L'HOSTIS M., BARBANÇON J.M., « La santé des abeilles ne doit pas nous échapper », *La Semaine Vétérinaire,* n° 1199, 22/10/2005.

L'HOSTIS M., « Les dangers parasitaires de l'Abeille mellifère *(Apis mellifera* Linné 1758). Situation française avant 1982 : équilibre de l'écosystème colonial, notion d'évolution/coévolution », Abstracts des JNGTV Nantes, 20 mai 2015, pp. 449- 459.

LAGADIC L., CAQUET T., AMIARD J.C., RAMADE F., *Utilisation de biomarqueurs pour la surveillance de la qualité de l'environnement,* Paris : Éditions Lavoisier, « Tec & Doc », 1998, 320 p.

LAMBERT O., PIROUX M., PUYO S., THORIN C., L'HOSTIS M., WIEST L., *et al.*, "Widespread occurrence of chemical residues in beehive matrices from apiaries located in different landscapes of western France", *Plos One*, 8 (6), 2013.

LAMBERT O., PIROUX M., PUYO S., THORIN C., LARHANTEC M., DELBAC F., POULIQUEN H., "Bees, honey and pollen as sentinels for lead environmental contamination", *Environmental Pollution*, 170, 2012, 254-259.

LAMBERT O., PIROUX M., PUYO S., THORIN C., LARHANTEC M., DELBAC F., POULIQUEN, H. "Polycyclic aromatic hydrocarbons : Bees, honey and pollen as sentinels for environmental chemical contaminants", *Chemosphere*, 86, 2012, 98-104.

LANGE C.E., "La amebiasis debilitativa de los ortópteros y su potencial para el control biológico de acridios (Orthoptera : Acridoidea) en la Argentina", *Rev. Inv. Agrop.* 31 (3), 2002, 25-38.

LANGE C.E. & HENRY J.E., "Métodos de estudio y producción de protistas entomopatógenos", *in* : LECUONA R. (ed.), *Microorganismos patógenos empleados en el control microbiano de insectos plaga*, Mariano Mas, Argentina, 1996, 169-176.

LANGE C.E., "Protistas patógenos de insectos terrestres", *in* : LECUONA R. (ed.), *Microorganismos patógenos empleados en el control microbiano de insectos plaga*, Mariano Mas, Argentina, 1996, 87-104.

LANZI G., DE MIRANDA J.R., BONIOTTI M.B., CAMERON C.E., LAVAZZA A., CAPUCCI L., CAMAZINE S.M., ROSSI C., "*Molecular and biological characterization of deformed wing virus of honeybees (Apis mellifera)*", *Journal of General Virology*, 80, 2006, 4998-5009.

LAURO F.M., FAVARETTO M., COVOLO L., RASSU M., BERTOLONI G., "Rapid detection of *Paenibacillus larvae* from honey and hive samples with a novel nested PCR protocol", *International Journal of Food Microbiology*, 81, 2003, 195-201.

LAYENS G., BONNIER G., *Cours complet d'Apiculture*, Paris : Éditions Belin, 458 p.

LE CONTE Y., ELLIS M., RITTER W., "*Varroa* mites and honey bee health : can *Varroa* explain part of the colony losses ?", *Apidologie*, 41, 2010, 353-363.

LE CONTE Y., DE VAUBLANC G., CRAUSER D., JEANNE F., ROUSSELLE J.C., BÉCARD J.M., "Honey bee colonies that have survived Varroa destructor", *Apidologie*, 38 (6), 2007, 566-572.

LE CONTE Y., « L'eau et la colonie d'abeilles », *Abeilles et Fleurs*, n° 641, 2003, pp. 29-30.

LEAT N., BALL B., GOVAN V.A., DAVISON S., "Analysis of the complete genome sequence of black queen-cell virus, a picorna-like virus of honey bees", *Journal of General Virology*, 81, 2000, 2111-9.

LI B, HOU C, DENG S, ZHANG X, CHU Y, YUAN C, DIAO Q. First complete genome sequence of chronic bee paralysis virus isolated from honey bees (Apis mellifera) in China. 2016. Genome Announc 4 (4).

LILJAS L., TATE J., LIN T., CHRISTIAN P., JOHNSON J.E., "Evolutionary and taxonomic implications of conserved structural motifs between picornaviruses and insect picorna-like viruses", Archives of Virology, 147, 2002, 59-84.

LINDSTRÔM A., FRIES I., "Sampling of adult bees for detection of American foul-brood *(Paenibacillus larvae subsp.)* spores in honey bee *(Apis mellifera)* colonies", *Journal of Apicultural Research*, 44 (2), 2005, pp. 82-86.

LINDSTRÔM A., KORPELA S., FRIES I., "Horizontal transmission of Paenibacillus larvae spores between honey bee *(Apis mellifera)* colonies through robbing", Apidologie n° 39, 2008, pp. 515-522.

LINDSTRÔM A., KORPELA S., FRIES I., "The distribution of *Paenibacillus larvae* spores in adult bees and honey and larval mortality, following the addition of American foulbrood diseased brood or spore-contaminated honey in honey bee *(Apis mellifera)* colonies", *Journal of Invertebrate Pathology*, 99, 2008, pp. 82-86.

LIU T.P., "Scanning electron microscope observations on the pathological changes of Malpighian tubules in the worker honeybee, *Apis mellifera*, infected by *Malpighamoeba mellificae*". *Journal of Invertebrate Pathology,* 46, 1985, 125-132.

LIU Z, LI X, GUO B, LI Y, ZHAO M, SHEN H, ZHAI Y, WANG X, LIU T. 2016. Acute interstitial nephritis, toxic hepatitis and toxic myocarditis following multiple Asian giant hornet stings in Shaanxi Province, China. Environmental and Preventative Medicine 21 : 231-236.

LOCKE, Barbara, et al. "Persistence of subclinical deformed wing virus infections in honeybees following Varroa mite removal and a bee population turnover." PloS one 12.7 (2017) : e0180910.

LÓRIGA PEÑA W., FONTE CARBALLO L., DEMEDIO LORENZO J., "Reporte de Aethina tumida Murray (Coleoptera, Nitidulidae) en colonias de la abeja sin aguijón Melipona beecheii Bennett de Matanzas y Mayabeque", *Revista de Salud Animal*, 36 (3), 2014, 201-204.

LOUNSBERRY Z. SPIEWOK S., PERNAL S.F., SONSTEGARD T.S., HOOD M.W., PETTIS J., NEUMANN P., EVANS J.D. 2010. Worldwide Diaspora of *Aethina tumida* (*Coleoptera : Nitidulidae*), a Nest Parasite of Honey Bees. Ann. Entomol. Soc. Am. 103 (4) : 671-677.

LUNDIE A.E., "The small hive beetle, Aethina tumida", *Science Bulletin, Department of Agriculture and Forestry*, Union of South Africa, 220, 1940.

MAC MENAMIN, A. J. and GENERSCH, E. Honey bee colony losses and associated viruses. Curr Opin Insect Sci 8 :121-129.Morse RA, Flottum K, 2013. Honey bee pests, predators and diseases. Al Root Company, 3e éd. 2015 718 p.

MAETERLINCK M., *La Vie des Abeilles*, Coyote éditions, 2008, 187 p.

MAIRE E., LAFFLY D., *Abeilles et paysages*, Versailles : éditions Quae, 2015, 192 p.

MAKINO S. 2016. Post-hibernation ovary development in queens of the Japanese giant hornet *Vespa mandarinia* (Hymenoptera : Vespidae). Entomological Science 19 : 440-443.

MARKOSYAN AA, TUMASYAN A, MARKOSYAN ZK. Bbiological characteristics of Braula and its control. Veterinariia Jun ; 1973- 49 (6):68-9.

MARTIN S.J., BAYFIELD J., "Is the bee louse Braula coeca (Diptera) using chemical camouflage to survive within honeybee colonies ?" *Chemoecology*, 24, 2014, 165-169.

MARTIN S.J., HOGARTH A., VAN BREDA J., PERRETT J. "*A scientific note on* Varroa jacobsoni *Oudemans and the collapse of* Apis mellifera *colonies in the United Kingdom*", *Apidologie* (Celle), 29, 1998, 369-370.

MARTÍNEZ J., SIMON V., GONZALEZ B., CONGET P., "A real-time PCR-based strategy for the detection of *Paenibacillus larvae* vegetative cells and spores to improve the diagnosis and the screening of American foulbrood", *Letters in Applied Microbiology,* 50, 2010, 603-610.

MARTIN-HERNANDEZ R., MEANA A., GARCIA-PALENCIA P., MARIN P., BOTIAS

C., GARRIDO-BAILON E., BARRIOS L., HIGES M., 2009. "Effect of Temperature on the Biotic Potential of Honeybee Microsporidia", *Applied and Environmental Microbiology*, 2009, 2554-2557.

MARTIN-HERNANDEZ R., MEANA A., PRIETO L., MARTINEZ-SALVADOR A., GARRIDO-BAILON E., HIGES M., "Outcome of Colonization of *Apis mellifera* by *Nosema ceranae*", *Applied and Environmental Microbiology*, 2007, 6331-6338.

MATHESON A., "World bee health report", *Bee World*, 74, 1993, 176-212.

MATSUURA M, YAMANE S. 1990. Biology of the Vespine Wasps. Berlin. Springer-Verlag. pp. 1-323.

MATSUURA M, SAKAGAMI SF. 1973. A bionomic sketch of the giant hornet *Vespa mandarinia*, a serious pest for Japanese apiculture. Journal Faculty of Science 19 : 125-162.

MAYO M.A., "A summary of taxonomic changes recently approved by ICTV", *Archives of Virology*, 147, 2002, 1655-6.

MAYO M.A., "Virus taxonomy : Houston", *Archives of Virology,* 147, 2002, 1071-6.

MAZAN J., *Les faux bourdons*, Aix en Provence : Edisud, 1994, 39 p.

MCKEE B.A., DJORDJEVIC S.P., GOODMAN R.D., HORNITZKY M.A., "The detection of *Melissococcus pluton* in honey bees (*Apis mellifera*) and their products using a hemi-nested PCR", *Apidologie*, 34, 2003, 19-27.

MESQUIDA J., *Notions de génétique appliquées à l'abeille*, Éditions OPIDA, 1981, 97 p.

MEZIANI F., « Mortalités aiguës d'abeilles bilan officiel 2013 en France », *Phytoma-La Défense des végétaux*, 676, 2014, 15-16.

MEZIANI F., WENDLING S., HENDRIKX P., FRANCO S., « Maladies et troubles des abeilles », Bulletin épidémiologique *Santé animale Alimentation*, 71, 2015.

MIRANDA J.R. & GENERSCH E., "Deformed wing virus", *Journal of Invertebrate Pathololy,* 103, 2010, 48-61.

MIRANDA J.R., CORDONI G., Budge, G., "The acute bee paralysis virus-Kashmir bee virus-Israeli acute paralysis virus complex", *Journal of Invertebrate Pathololy,* 103 (1), 2010, S30-S47.

MIRANDA J.R., DREBOT M., TYLER S., SHEN M., CAMERON C.E., STOLTZ D.B., CAMAZINE S.M. 2004., "Complete nucleotide sequence of Kashmir bee virus and comparison with acute bee paralysis", *Journal of General Virology*, 85, 2004, 2263-2270.

MIRANDA J.R., SHEN M.Q., CAMAZINE S.M., "Molecular characterization of deformed wing virus Proceedings of the 2nd Conference on Africanized Honey Bee and Bee Mites", 10-12 April 2000, 1, 265-70.

MOLLET, T & DE LA TORRE, C. 2007. Fiche Technique Apicole. Vespa velutina - frelon asiatique [archive], *Bull. Tech. Apic.* 33 (4), 2006, 203-208.

MONCEAU K, BONNARD O, THIÉRY D. 2014. *Vespa velutina* : A new invasive predator of honeybees in Europe. Journal of Pest Science 87 : 1-16.

MOON J.S., DOMIER L.L., McCOPPIN N.K., D'ARCY C.J., JIN H. "Nucleotide sequence analysis shows that Rhopalosiphum padi virus is a member of a novel group of insect-infecting RNA viruses", *Virology,* 243, 1998, 54-65.

MORET S., PURCARO G., CONTE L.S., "Polycyclic aromatic hydrocarbons (PAHs) levels in propolis ans propolis-based dietary supplements from the Italian market". *Food Chemistry*, 122, 2010, 333-338.

MORÉTEAU B., « Étude de certains aspects de la physiotoxicologie d'insecticides de synthèse chez le Criquet migrateur », Locusta migra-toria R. & F, in : Aupelf-uref, ed. *La Lutte Anti-acridienne*, Paris : John Libbey Eurotext, 1991, pp. 167-178.

MORGANO M.A., TEIXEIRA MARTINS M.C., RABONATO L.C., MILANI R.F., YOTSUYANAGI K., RODRIGUEZ-AMAYA B., "Inorganic contaminants in bee pollen from Southeasterne Brazil", *Journal of Agricultural and Food Chemistry*, 58, 2010, 6876-6883.

MOSES CHEMUROT & DE GRAAF D.C. The first detection of *Braula coeca* in honey bee colonies in Uganda, Journal of Apicultural Research, 2019 https://doi.org/10.1080/00218839.2019.1702326

MOURET C., LAMBERT O., PIROUX M., BEAUDEAU F., PROVOST B., BENET P., COLIN M.E., L'HOSTIS M., "Prevalence of 12 infectious agents in field colonies of 18 apiaries in western France", *Revue Médecine Vétérinaire*, 164 (12), 2010, 577-582.

MULLIN C.A., FRAZIER M., FRAZIER J.L., ASHCRAFT S., SIMONDS RO., VANENGELSDORP D., PETTIS J.S., "High levels of miticides and agrochemicals in North American apiaries : implications for honey bee health", *Plos One*, 2010.

MUÑOZ I., CEPERO A., PINTO M.A., MARTIN-HERNANDEZ R., HIGES M., DE LA RUA P., "Presence of *Nosema ceranae* associated with honeybee queen introductions", *Infection, Genetics and Evolution*, 23, 2014, 161-168.

MÜRRLE T., NEUMANN P.2004. Mass production of small hive beetles (*Aethina tumida, Coleoptera : Nitidulidae*). *Journal of Apicultural Research* 43 (2) : 144-145.

MUTINELLI F., MONTARS F., FEDERICO G., GRANATO A., PONTI A.M., GRANDINETTI G, *et al.*, "Detection of Aethina tumida Murray (Coleoptera : Nitidulidae.) in Italy : outbreaks and early reaction measures", *Journal of Apicultural Research*, 53 (5), 2014, 569-575.

NEUENDORF S., HEDTKE K., TANGEN G., GENERSCH E., "Biochemical characterization of different genotypes of *Paenibacillus larvae subsp. larvae*, a honey bee bacterial pathogen", *Microbiology SGM*, 150, 2004, 2381-2390.

NEUMANN P., PETTIS J.S., SCHÄFER M.O. 2016. Quo vadis *Aethina tumida* ? Biology and control of small hive beetles. Apidologie. 47 : 427-466.

NEUMANN P., EVANS J.D., PETTIS J.S., PIRK C.W.W., SCHÄFER M.O., TANNER G., ELLIS J.D. 2013. Standard methods for small hive beetle research. Journal of Apicultural Research, 52 : 4, 1-32.

NEUMANN P. & CARRECK N.L., "Honey bee colony losses", *Journal of Apicultural Research*, 49 (1), 2010, 1-6.

NEUMANN P., ELLIS J.D., "The small hive beetle (Aethina tumida Murray, Coleoptera : Nitidulidae) : distribution, biology and control of an invasive species", *Journal of Apicultural Research*, 47 (3), 2008, 181-183.

NEUMANN P., ELZEN P.J., "The biology of the small hive beetle (*Aethina tumida*,

Coleoptera : Nitidulidae) : Gaps in our knowledge of an invasive species", *Apidologie*, 35, 2004, 229-247.

NITZSCH, C. L. (1818). Die Familien und Gattungen der Thierinsekten (insecta epizoica) ; als Prodromus einer Naturgeschichte derselben. Magazin der Entomologie 3, 261-316.

NOIRETERRE P., WENDLING S., « Varroose, gestion raisonnée du parasitisme de la ruche », *Bulletin des GTV*, n° 78, 2015, pp. 89-99.

NOIRETERRE P., « Biologie et pathogénie de *Varroa destructor* », *Bulletin des GTV*, n° 62, 2011, pp. 101-106.

NORDSTRÖM S., FRIES I., AARHUS A., HANSEN H., KORPELA S., "Virus infections in nordic honey bee colonies with no, low or severe *Varroa jacobsoni* infections", *Apidologie (Celle)*, 30, 1999, 475-484.

OIE, « Infestation de l'abeille par tropilaelaps » (*Tropilaelaps clareae, T. koenigerum*), *Manuel terrestre de l'OIE*, 2005, pp. 1089-1092.

OIE, « Infestation par le petit coléoptère des ruches (*Aethina tumida*) », *Manuel terrestre de l'OIE*, 2008, pp. 454-457.

OIE, « Loque américaine des abeilles mellifères », Manuel terrestre de l'OIE, 2008, pp. 433-442.

OLIVIER V., BLANCHARD P., CHAOUCH, S., LALLEMAND P., SCHURR F., CELLE O., DUBOIS E., TORDO N., THIÉRY R. ; HOULGATTE R., RIBIÈRE M. "Molecular characterisation and phylogenetic analysis of chronic bee paralysis virus, a honey bee virus". 2008. Virus Research. 132 (1-2): 59-68.

OLIVIER V., MASSOU I., CELLE O., BLANCHARD P., SCHURR F., RIBIÈRE M., GAUTHIER M. *In* situ hybridization assays for localization of the chronic bee paralysis virus in the honey bee (Apis mellifera) brain. 2008. Journal of Virological Methods, 153, Issue 2, 232-237.

ONGUS J.R., ROODE E.C., PLEIJ C.W.A., VLAK J.M., VAN OERS M.M., "The 5'nontranslated region of *Varroa destructor* virus 1 (genus *Iflavirus*) : structure prediction and IRES activity in *Lymantria dispar* cells", *Journal of General Virology*, 87, 2005, 3397-3407.

ONGUS J.R., PETERS D., BONMATIN J.M., BENGSCH E., VLAK J.M., VAN OERS M.M., « Complete sequence of a picorna-like virus of the genus Iflavirus replicating in the mite Varroa destructor », *Journal of General Virology*, 85, 2004, 3747-55.

ONO M, IGARASHI T, OHNO E, SASAKI M. 1995. Unusual thermal defense by a honeybee against mass attack by hornets. Nature 377 : 334-336.

ORDONNEAU D., BARBANÇON J.M., « La Loque européenne », *La Santé de l'Abeille*, n° 253, 2013, pp. 31-51.

OVERTON H.A., BUCK K.W., BAILEY L., BALL B.V., "Relationships between the RNA components of chronic bee-paralysis virus and those of chronic bee-paralysis virus associate". 1982. *Journal of General Virology*, 63, 171.

OVERTON H.A., BUCK K.W., BAILEY L., BALL B.V., "Relationships between the RNA components of chronic bee-paralysis virus and those of chronic bee-paralysis virus associate", *Journal of General Virology*, 63, 1982, 171.

PARAÏSO, A., DAOUDA, I., AGASSOUNON, M., & AMEVOIN, K. First record of Braula coeca nitzsch (Diptera : Braulidae), a parasite of Apis mellifera adansonnii in Benin. International Journal of Science and Advanced Technology, 2012 - 2), 24-30.

PATERSON P.D., *L'apiculture*, Versailles : éditions Quae, 2008, 158 p.

PAXTON, ROBERT J., et al. "Epidemiology of a major honey bee pathogen, deformed wing virus : potential worldwide replacement of genotype A by genotype B." International Journal for Parasitology : Parasites and Wildlife 18 (2022) : 157-171.

PAXTON RJ., "Does infection by *Nosema ceranae* cause 'Colony Collapse Disorde'in honey bees (*Apis mellifera*) ?", *Journal of Apicultural Research*, 49 (1), 2010, 80-84.

PAXTON R.J., KLEE J., KORPELA S., FRIES I., "*Nosema ceranae* has infected *Apis mellifera* in Europe since at least 1998 and may be more virulent than *Nosema apis*", *Apidologie*, 38, 2007, 558-565.

PERRARD A., MULLER F., ROME Q., VILLEMANT C., « Observations sur le Frelon asiatique à pattes jaunes, Vespa velutina Lepeletier, 1836 (Hymenoptera, Vespidae) », *Bull de la Société Entomololique de France*, 116, 2011, 159-164.

PERRET-MAISONNEUVE. Le pou des abeilles. L'apiculture 1925 - IXIX (2) : 34-37.

PETTIS J., VANENGELSDORP D., JOHNSON J., DIVELY G., "Pesticide exposure in honey bees results in increased levels of the gut pathogen *Nosema*", *Naturwissenschaften*, 99, 2012, 153-158.

PHAM DELEGUE M., *Les abeilles*, Paris : éditions de la Martinière, 1998, 47 p.

PHILIPPE J.M., *Le guide de l'apiculteur*, Aix en Provence : éditions Edisud, 1993, 347 p.

PIQUEE J., *Les plantes Mellifères mois par mois*, Paris : éditions Ulmer, 2014, 176 p.

PIQUEE J., *Guide des plantes mellifères*, éditions Clerc, 2012, 188 p.

PIROUX M., « Ressources pollinifères et mellifères de l'Abeille domestique, Apis Mellifera, en paysage rural du nord-ouest de la France », Doctoral dissertation, Université Blaise Pascal-Clermont-Ferrand II, 2014.

PIROUX M., THORIN C., FARRERA I., L'hostis M., VIGUES B., LAMBERT O., "A Comparision between plant community composition ant botanical species gathered by honey bees in a cultivated landscape of western France", *International Journal of Current Research*, Vol. 6, 2014.

PLISCHUK S. & LANGE C.E., "Invasive *Bombus terrestris* (Hymenoptera : Apidae) parasitized by a flagellate (Euglenozoa : Kinetoplastea) and a neogregarine (Apicomplexa : Neogregarinorida)", *Journal of Invertebrate Pathololy,* 102, 2009, 263-265.

PLISCHUK S. & LANGE C.E., "Patógenos de himenópteros polinizadores en Argentina", *in* : *Libro de Memorias del XXI Congr. Venez. Entomol.*, Caracas, 6, 2009, p. 50.

PORRINI C., SABATINI A.G., GIROTTI S., GHINI S., MEDRZYCKI P., GRILLENZONI F., BORTOLOTTI L., GATTAVECCHIA E., CELLI G., "Honey bees and bee products as monitors of the environmental contamination", *Apiacta*, 38, 2003, 63-70.

POSADA-FLOREZ, FRANCISCO, et al. "Pupal cannibalism by worker honey bees contributes to the spread of deformed wing virus." Scientific Reports 11.1 (2021) : 1-12.

POUX S., « Contribution à l'étude des mycoses des abeilles essais de traitements », Thèse de doctorat vétérinaire ENVT, 1992.

PRELL H., "Beiträge zur Kenntnis der Amoebenseuche der erwachsenen Honigbiene", *Arch. Bieuenkd*, 1926, 113-121.

PROST J., LE COMTE Y., *Apiculture, connaître l'abeille, conduire le rucher*, Paris : éditions Lavoisier, 2005, 698 p.

PROVOST B., « Analyses virologiques en apiculture », Abstracts des JNGTV, Reims 21 mai 2014, pp. 265-267.

PUERTA F., FLORES J.M., BUSTOS M., PADILLA F., CAMPANO F., "Chalkbrood development in honeybee brood under controlled conditions", *Apidologie*, 25, 1994, 540-546.

RAMIREZ B.W., MALAVASI J. Conformation of the pretarsus of Braula coeca Nitzsch (Braulidae : diptera), the bee loose. Bee Science 1992 - 2 (2) : 106-107.

RATNIEKS F.L.W. & CARRECK N.L., "Clarity on Colony Bee Collapse ?" *Science*, January 2010, Vol 327.

RAVOET J, MAHARRAMOV J, MEEUS I, DE SMET L, WENSELEERS T, SMAGGHE G, DE GRAAF DC (2013) Comprehensive bee pathogen screening in Belgium reveals Crithidia mellificae as a new contributory factor to winter mortality. PLoS ONE 8 (8), e72443.

RAVOET J, SCHWARZ RS, DESCAMPS T, YAÑEZ O, TOZKAR CO, MARTIN-HERNANDEZ R, BARTOLOMÉ C, DE SMET L, HIGES M, WENSELEERS T, SCHMID-HEMPEL R, NEUMANN P, KADOWAKI T, EVANS JD, DE GRAAF DC. Differential diagnosis of the honey bee trypanosomatids Crithidia mellificae and Lotmaria passim. J Invertebr Pathol. 2015 Sep ;130:21-7.

REAUMUR, R.A.F. de. Mémoires pour servir à l'histoire des insectes, 5.1740 Paris.

REIDSMA P., TEKELENBURG T., VAN DEN BERG M., ALKEMADE R., "Impacts of land-use change on biodiversity : an assessment of agricultural biodiversity in the European Union", *Agriculture, Ecosystems and Environment*, 114, 2006, 86-102.

RETSCHNIG G., NEUMANN P., WILLIAMS G.R., "Thiacloprid – *Nosema ceranae* interactions in honey bees : Host survivorship but not parasite reproduction is dependent on pesticide dose", *Journal of Invertebrate Pathology*, 2014.

RIBIÈRE M., OLIVIER V., BLANCHARD P. "Chronic bee paralysis : A disease and a virus like no other ?". 2010. Journal of Invertebrate Pathology. 103 : 120-131.

RIBIÈRE M., BALL B.V., AUBERT M., "Natural history and geographic distribution of honey bee viruses", in *Virology and the Honey Bee,* 15-84, Edited by Aubert M., Ball B., Fries I., Moritz R., Milani N., Bernardinelli I., Luxembourg : European Communities Press, 2008.

RIBIÈRE M., OLIVIER V., BLANCHARD P., SCHURR F., CELLE O., DRAJNUDEL P., *et al.*, « Les effondrements de colonies d'abeilles : le cas du CCD ("colony collapse disorder") et du virus IAPV (Israeli acute paralysis virus) », *Virologie*, 12 (5), 2008, 319-322.

RIBIÈRE M., TRIBOULOT C., MATHIEU L., AURIÈRES C., FAUCON J.P., PÉPIN

M., "Molecular diagnosis of chronic bee paralysis virus infection". 2002. *Apidologie,* 33, 339-351.

RICHARD F.J., AUBERT A., GROZINGER C.M., "Modulation of social interactions by immune stimulation in honey bee, Apis mellifera, workers", *BMC Biology*, 6, 2008, 50.

RIONDET J., *Le rucher durable*, Paris : éditions Ulmer, 2013, 272 p.

RIONDET J., *L'apiculture mois par mois*, Paris : éditions Ulmer, 2010, 160 p.

RITTER W., "Early detection of American foulbrood by honey and wax analysis", *Apiacta*, 38, 2003, 125-130.

RITTER W. & SCHEIDER-RITTER U., "Differences in biology and means of controlling *Varroa jacobsoni* and *Tropilaelaps clareae*, two novel parasitic mites of *Apis mellifera*", *in : Africanized Honey Bees and Bee Mites*, Needham G.R., Page R.E. Jr., Delfinado-Baker, Bowman C.E., eds. Ellis Horwood, Chichester, UK, 1998, 387-395.

RITTER W. & KIEFER M.B., "A method for diagnosing *Bacillus larvae* in honey samples", *Animal Research and Development*, 42, 1995, 7-13.

RODRIGUES MARISA C. SERRANO FILIPE A. C : First detailed report of infestation of African honey bees (*Apismelliferascutellata*) in Angola by the bee lice *Braulacoeca* (Diptera : Braulidae), Journal of Apicultural Research 2019.

ROETSCHI A., BERTHOUD H., KUHN R., IMDORF A., "Infection rate based on quantitative real-time PCR of *Melissococcus plutonius*, the causal agent of European foulbrood, in honeybee colonies before and after apiary sanitation", *Apidologie*, 39, 2008, 362-371.

ROIG G., « Les infections virales de l'abeille domestique », Thèse de doctorat vétérinaire ENVA, 1997.

ROME Q, PERRARD A, MULLER M, VILLEMANT C, 2011. Monitoring and control modalities of a honeybee predator, the yellow-legged hornet *Vespa velutina nigrithorax* (Hymenoptera : Vespidae) *In* Aliens : The Invasive Species Bulletin N° 31.

ROME Q., MULLER F., THÉRY T., ANDRIVOT J., HAUBOIS S., ROSENSTIEHL E., VILLEMANT C., « Impact sur l'entomofaune des pièges à bière et à jus de cirier utilisés dans la lutte contre le frelon asiatique », Journée Scientifique Apicole, 11 février 2011, Arles (France).

ROME Q., & VILLENNANT M., « Fiche d'aide à l'identification du frelon asiatique », MNHN, 2011.

ROME Q, MULLER F, GARGOMINY O & VILLEMANT C. 2009. Bilan 2008 de l'invasion de Vespa velutina Lepeletier en France (Hymenoptera, Vespidae) [archive], *Bulletin de la Société entomologique de France*, 114 (3) : 297-302.

ROME Q., GARGOINY O., JIGNET F., MULLER F., VILLEMANT C., "Using Maximum Entropy (MAXENT) Models to Predict the Expansion of the Invasive Alien Species *Vespa velutina* var. nigrithorax Du Buysson, 1905 (Hym : Vespidae), the Asian Hornet, in Europe", Apimondia, Montpellier, France. 15-20, September 2009.

ROSERO-MAYANQUER JH, MALDONADO G, REYNALDI FJ. Honey bee louse (Braula schmitzi) as a honey bee virus vector? Journal of Apicultural Research 2019 - 58 (3):1-3).

ROSSINI G., *Mémoires du miel et des abeilles*, éditions Equinoxe, 2002, 166 p.

ROY C., BEAUVAIS C. 2018. Notions de biosécurité en élevage apicole. JNGTV Nantes. 409-414.

ROY Christophe, L'Hostis Monique. La nosémose des abeilles : chronique de sa disparition prochaine en France. *In* : Bulletin de l'Académie Vétérinaire de France tome 170 n°1, 2017. pp. 43-50.

ROY C., « Évolution des microsporidies du genre *Nosema (Nosema apis, Nosema ceranae)* chez l'Abeille ; synergies avec les substances chimiques », Abstracts des JNGTV Nantes 20 mai 2015, pp. 469-477.

ROY C., « La lutte contre les maladies vectorielles des ruminants, quels enjeux pour l'abeille domestique ? », *Bulletin des GTV* n° 6, 2012.

ROY C., « Un réseau d'épidémiosurveillance pour les abeilles », *Bulletin des GTV*, n° 66, 2012, pp. 12-13.

ROY C., « Le déclin des colonies d'abeilles en partie élucidé ? », *Bulletin des GTV*, n° 62, 2011, p. 14.

ROY C., VILLAGINES L., « Les différentes races d'abeilles et la sélection en apiculture », *Bulletin des GTV*, n° 80, 2015, pp. 87-94.

RUNCKEL C, DERISI J, FLENNIKEN ML (2014) A Draft Genome of the Honey Bee Trypanosomatid Parasite Crithidia mellificae. PLoS ONE 9 (4): e95057.

RYBA S., *et coll.*, "A PCR method of detecting American Foulbrood (*Paenibacillus larvae*) in winter beehive wax debris", *Veterinary Microbiology*, 2009.

SALLA CHAGAS S., ALMEIDA VAUCHER R., BRANDELLI A, "Detection of *Paenibacillus larvae* by real-time PCR", *Acta Scientiae Vetrinariae*. 38 (3), 2010, 251-256.

SANTILLÁN-GALICIA M.T., BALL B.V., CLARK S.J., ALDERSON P.G., "Transmission of deformed wing virus and slow paralysis virus to adult bees (*Apis mellifera* L.) by *Varroa destructor*", *Journal of Apicultural Research*, 49, 2010, 141-148.

SASAKI J., NAKASHIMA N., "Translation initiation at the CUU codon is mediated by the internal ribosome entry site of an insect picorna-like virus in vitro", *Journal of Virology*, 73, 1999, 219-26.

SASAKI J., NAKASHIMA N., SAITO H., NODA H., "An insect picorna-like virus, Plautia stali intestine virus, has genes of capsid proteins in the 3'part of the genome", *Virology*, 244, 1998, 50-8.

SCHÄFER M.O., RITTER W., PETTIS J., NEUMANN P. 2010. Small hive beetles, *Aethina tumida*, are vectors of *Paenibacillus larvae*. Apidologie 41 (2010) 14-20.

SCHAUB GA, 1992. The Effects of Trypanosomatids on Insects. Advances in Parasitology.

SCHMID-HEMPEL, P. (1998). Parasites in Social Insects (Princeton, New Jersey : Princeton University Press).

SCHMOLKE M.D. "A study of Aethina tumida : the small hive beetle", Project Report, University of Rhodesia, Zimbabwe, 1974, p. 178.

SCHUCH D.M.T., MADDEN R.H., SATTLER A., "An improved method for the detection and presumptive identification of *Paenibacillus larvae subsp. larvae* spores in honey", *Journal of Apicultural Research*, 40 (2), 2001, 59-64.

SCHUSTER F.L., "Phylum Rhizopoda", *in* : Margulis L., Corliss J.O., Melkonian M., Chapman D.J. (eds.), *Handbook of Protoctista*, Jones and Bartlett, Boston, 2001, pp. 3-18.

SCHWANTES U. & EICHELBERG D., "Elektronenmikroskopische untersuchungen zum parasitenbefall der malpighischen gefässe von *A. mellifera* durch *M. mellificae* (Rhizopoda)", *Apidologie,* 15, 1984, 435-450.

SCHWARZ RS, BAUCHAN GR, MURPHY CA, RAVOET J, DE GRAAF DC, EVANS JD. Characterization of Two Species of Trypanosomatidae from the Honey Bee Apis mellifera : Crithidia mellificae Langridge and McGhee, and Lotmaria passim n. gen., n. sp. J Eukaryot Microbiol. 2015 Sep-Oct ;62(5):567-83.

SEITZ K., BUCZOLICH K., DIKUNOVÁ A., PLEVKA P., POWER K., RÜMENAPF T., LAMP B. A molecular clone of Chronic Bee Paralysis Virus (CBPV) causes mortality in honey bee pupae (Apis mellifera). 2019. Nature research 9 :16274.

SHEN M., CUI L., OSTIGUY N., COX-FOSTER D., "Intricate transmission routes and interactions between picorna-like viruses (Kashmir bee virus and sacbrood virus) with the honeybee host and the parasitic varroa mite", *Journal of General Virology,* 86 2005, 2281-2289.

SHIMANUKI H. & KNOX D.A., "Improved method for the detection of *Bacillus larvae* spores in honey", *American Bee Journal*, 128, 1988, 353-354.

SKAIFE, S.H. (1922). On Braula Coeca, Nitzsch, a Dipterous parasite of the honey bee. Trans. R. Soc. S. Afr. 10, 41-48.

SMITH I.B. The Bee Louse, Braula Coeca Nitzsch, Its Distribution and Biology on Honey Bees Maryland, 1978 - 222 pages.

SMITH, I. B. J. and CARON, D. M. Distribution of the bee louse, *Braula coeca*, in Maryland and worldwide. Am Bee J 1985 - 125 :294-296.

SMITH M.L., "The Honey Bee Parasite *Nosema ceranae* : transmissible via Food Exchange ?", *Plos One,* 7 (8), 2012.

SMITH, I. B. J. and CARON, D. M. Distribution of the bee louse *Braula coeca* Nitzsch in honeybee colonies and its preferences among workers queens and drones. J Apic Res 1984 - 23 :3, 171-176.

SMITH-PARDO A. 2018. Invasive Hornets, USDA APHIS PPQ, Bugwood.org. (27 October 2019).

SNODGRASS R.E., *Anatomy of the honey bee,* Cornell University Press, Ithica (USA), 1956, 334 p.

SNODGRASS R.E., *Anatomy of the honey bee,* Northern BeeBooks, Mytholmroyd (UK), 2004, 334 p.

SOLIGNAC M., CORNUET J.M., VAUTRIN D., Le CONTE Y., ANDERSON D., EVANS J., NAVAJAS M., "The invasive Korea and Japan types of Varroa destructor, ectoparasitic mites of the Western honeybee (Apis mellifera), are two partly isolated clones", *Proceedings of the Royal Society of London B : Biological Sciences*, 272 (1561), 2005, 411-419.

SOMMERVILLE D. Braula coeca. Primefacts 2007 - 649.

SPAHN C.M., JAN E., MULDER A., GRASSUCCI R.A., SARNOW P., FRANK J., "Cryo-EM visualization of a viral internal ribosome entry site bound to human ribosomes : the IRES functions as an RNA-based translation factor", Cell 118, 2004, 465-75.

SPIEWOK S., PETTIS J.S., DUNCAN M., SPOONER-HART R., WESTERVELT D., NEUMANN P., "Small hive beetle, Aethina tumida, populations I : Infestation levels of honeybee colonies, apiaries and regions", *Apidologie*, 38 (6), 2007, 595-605.

SPRAGUE V., BECNEL J.J., HAZARD E.I., "Taxonomy of Phylum Microspora", *Critcal Reviews in Microbiology,* 18, 1992, 285-395.

STARKS, P.T., BLACKIE, C.A., and SEELEY, T.D. (2000). Fever in honey bee colonies. Naturwissenschaften *87*, 229-231.

STAVELEY J.P., *et al.*, "A causal analysis of observed declines in managed honey bees (*Apis mellifera*)", *Human and Ecological Risk Assessment*, 20, 2013, 566-591.

STELL I., *Understanding bee anatomy : a full colour guide*, The Catford Press, Catford (UK), 2012, 200 p.

STEVANOVIC J., STANIMIROVIC Z., GENERSCH E., KOVACEVIC S.R., LJUBENKOVIC J., RADAKOVIC M., ALEKSIC N., "Dominance of *Nosema ceranae* in honey bees in the Balkan countries in the absence of symptoms of colony collapse disorder", *Apidologie*, 2010.

STOATE C., BALDI A., BEJA P., boatman N.D., HERZON I., VAN DOORN A., de SNOO G.R., RAKOSY L., RAMWELL C., "Ecological impacts of early 21st century agricultural change in Europe – A review", *Journal of Environmental Management*, 91, 2009, 22-46.

STRAUSS U, PIRK CWW, DIETEMANN, ROBIN V, CREWE M and HUMAN H. Infestation rates of Varroa destructor and Braula coeca in the savannah honey bee (Apis mellifera scutellata). Journal of Apicultural Research 2014 - 53(4): 475-477.

SUCHAIL S., GUEZ D., BELZUNCES L.P., "Discrepancy between acute and chronic toxicity induced by imidacloprid and its metabolites in Apis mellifera", *Environmental Toxicology and Chemistry*, 20 (11), 2001, 2482-2486.

SZYMAŚ B, JĘDRUSZUK A (2003) The influence of different diets on haemocytes of adult worker honey bees, *Apis mellifera*. Apidologie 34 : 97-102.

TAKAHASHI J, AKIMOTO S, MARTIN SJ, TAMUKAE M, HASEGAWA E. 2004. Mating structure and male production in the giant hornet *Vespa mandarinia* (Hymenoptera : Vespidae). Applied Entomology Zoology 39 : 343-349.

TAKEUCHI H., YASUDA A., YASUDA-KAMATANI Y., KUBO T., NAKAJIMA T., "Identification of a tachykinin-related neuropeptide from the honey bee brain using direct MALDI-TOF MS and its gene expression in worker, queen and drone heads", *Insect Molecular Biology*, 12, 2003, 291-298.

TANGKANASING P., WONGSIRI S., VONGSAMANODE S., "Integrated control of *Varroa jacobsoni* and *Tropilaelaps clareae* in beehives in Thailand", in : *Africanized Honey Bees and Bee Mites,* Needham G.R., Page R.E., Delfinado-Baker M., Bowman, C.E. (eds), EllisHorwood Ltd, Chichester, 1988, 409-412.

TAPPARO A., GIORIO C., MARZARO M., MARTON D., LIDIA SOLDÀ L., GIROLAMI V., "Rapid analysis of neonicotinoid insecticides in guttation drops of corn seedlings obtained from coated seeds", *Journal of Environmental Monitoring,* 13, 2011, 1564-1568.

TARPY D.R., KELLER J.J., CAREN J.R., DELANEY D. À, "Experimentally induced variation in the physical reproductive potential and mating success in honey bee queens", *Insectes Sociaux*, 58 (4), 2011, 569-574.

TENTCHEVA D., GAUTHIER L., JOUVE S., CANABADY-ROCHELLE L., DAINAT B., COUSSERANS F., COLIN M.E., BALL B.V., BERGOIN M., "Polymerase Chain Reaction detection of deformed wing virus (DWV) in *Apis mellifera* and *Varroa destructor*", *Apidologie*, 35, 2004, 431-439.

TENTCHEVA D., GAUTHIER L., ZAPPULLA N., DAINAT B., COUSSERANS F., COLIN M.E., BERGOIN M., "Prevalence and Seasonal Variations of Six Bee Viruses in *Apis mellifera* L. and *Varroa destructor* Mite Populations in France", *Applied and Environmental Microbiology*, Dec. 2004, 7185-7191.

THERVILLE TONDREAU G., « La colonie d'abeilles domestiques *Apis mellifera* et ses besoins en pollen », JNGTV Nantes 18 mai 2016, pp. 283-295.

TITERA D. & HAKLOVA M., "Detection method of *Paenibacillus larvae larvae* from beehive winter debris", *Apiacta*, 38, 2003, 131-133.

TODD J.H., DE MIRANDA J.R., BALL B.V., "Incidence and molecular characterization of viruses found in dying New Zealand honey bee (*Apis mellifera*) colonies infested with *Varroa destructor*", *Apidologie (Celle), 38*, 2007, 354-367.

TOPLAK I., JAMMIKAR CIGLENECKI U., ARONSTEIN K., GREGORC A., "Chronic Bee Paralysis Virus and *Nosema ceranae* Experimental Co-Infection of Winter Honey Bee Workers (*Apis mellifera* L.)". 2013. *Viruses*, 5, 2282-2297.

TOPLAK I., JAMNIKAR CIGLENECKI U., ARONSTEIN K., GREGORC A., "Chronic Bee Paralysis Virus and *Nosema ceranae* Experimental Co-Infection of Winter Honey Bee Workers (*Apis mellifera* L.)", *Viruses*, 5, 2013, 2282-2297.

TORTO B., BOUCIAS D.G., ARBOGAST R.T., TUMLINSON J.H., TEAL P.E.A. 2007. Multitrophic interaction facilitates parasite – host relationship between an invasive beetle and the honey bee. PNAS. 104, 20 : 8374-8378.

TOUMANOFF C., *Les maladies des abeilles*, Paris : Éditions Vigot Frères, 1930.

TOURNERET R., *Le people des abeilles*. Paris : Éditions Rustica. 2007, 213 p.

Tripodi A, HARDIN T. 2020. New Pest Response Guidelines. *Vespa mandarinia* Asian Giant Hornet. United States Department of Agriculture. (13 April 2020)

Ugajin A, Kiya T, Kunieda T, Ono M, Yoshida T, KUNO T. 2012. Detection of neural activity in the brains of Japanese honeybee workers during the formation of a "Hot Defensive Bee Ball". PLoS One 7 : e32902.

UNDEEN H.H. & VÁVRA J., "Research methods for entomopathogenic Protozoa", *in* : Lacey L. (ed.), *Manual of Techniques in Insect Pathology*, Academic Press, San Diego, 1997, pp. 117-151.

VALLES S.M., STRONG C.A., DANG P.M., *et al.*, "A picorna-like virus from the red imported fire ant, Solenopsis invicta : initial discovery, genome sequence, and characterization", *Virology*, 328, 2004, 151-7.

VAN REGENMORTEL M.H.V., FAUQUET C.M., BISHOP D.H.L., *et al.*, *Virus taxonomy : classification and nomenclature of viruses. 7th Report of the International*

Committee on Taxonomy of Viruses, New York : Elsevier Academic Press, 2000, 678-83.

VANDAME J., BARBANÇON J.M., LAYEC Y., « Suivi efficacité 2008 », *La Santé de l'Abeille*, 231, 2009, 171-182.

VANDENBERG J.D., STEPHEN W.P., "Pathogenesis of chalkbrood in the alfaalfa leafcutting bee, *Megachile rotundata*", *Apidologie*, 14, 333-341.

VANENGELSDORP D., EVANS D.E., SAEGERMAN C., MULLIN C., HAUBRUGE E., NGUYEN B.K., FRAZIER M., FRAZIER J., COX-FOSTER D.L., CHEN Y., UNDERWOOD R., TARPY D.R., PETTIS J.S., "Colony collapse disorder : A descriptive study", *Plos One* 4 (8), 2009.

VASQUEZ A., OLOFSSON T.C., SAMMATARO D., "A scientific note on the lactic acid bacterial flora in honeybees in the USA – A comparison with bees from Sweden", *Apidologie*, 40, 2009, 26-28.

VIDAL-NAQUET N., L'HOSTIS M., « La santé de l'abeille domestique et le vétérinaire », *Supplément de la Dépêche vétérinaire*, n° 139, 2015, 63 p.

VIDAL-NAQUET N., *Honeybee Veterinary Medecine : Apis mellifera L.*, 5M Publishing, 2015, 260 p. Vidal-Naquet N., "Diseases of the reared honeybee *Apis mellifera L.*", *Bulletin de l'Académie vétérinaire de France*, 165 (4), 2012, 307-316.

VIDAL-NAQUET Nicolas. Les maladies de l'abeille domestique d'élevage, Apis mellifera l. In : Bulletin de l'Académie Vétérinaire de France tome 165 n°4, 2012. pp. 307-316.

VIDAL-NAQUET N., *Honeybees, in Invertebrate Medicine*, Second Edition, ed. G.A. Lewbart, Chap.16, 2011.

VIDAL-NAQUET N., « L'abeille *Apis mellifera* ses castes et ses cycles », *Bulletin des GTV*, n° 51, 2009, pp. 86-90.

VIDAL-NAQUET N., BOUCHER S., « La loque américaine : épidémiologie et méthodes de lutte », *Bulletin des GTV*, 2009, n° 68 pp. 101-108.

VIDAU C., DIOGON M., AUFAUVRE J., FONTBONNE R., VIGUÈS B., BRUNET J.L., TEXIER C., BIRON D.G., BLOT N., El ALAOUI H., BELZUNCES L.P., DELBAC F., "Exposure to sublethal doses of fipronil and thiacloprid highly increases mortality of honeybees previously infected by Nosema ceranae", *Plos One*, 6 (6), 2011 Jun 28.

VILLAGINES L., « Intérêt et limites de l'analyse de laboratoire en apiculture », Abstracts des JNGTV Reims 21 mai 2014, pp. 283-288.

VILLEMANT C., « Biologie du frelon asiatique *Vespa velutina* et perspectives de lutte », *La Santé de l'Abeille*, n° 242, 2011, pp. 150-151.

VILLEMANT C., MULLER F., HAUBOIS S., PERRARD A., DARROUZET E., ROME Q., « Bilan des travaux (MNHN et IRBI) sur l'invasion en France de *Vespa velutina*, le frelon asiatique prédateur d'abeilles », Journée Scientifique Apicole, Arles (France), ONIRIS-FNOSAD, Nantes, 11 février 2011, pp. 3-12.

VILLEMANT C., ROME Q., MULLER F., ARCA M., MAHER N., DARROUZET E. 2009. Etude de la biologie, du comportement et de l'impact de *Vespa velutina* sur les abeilles en vue d'un contrôle spécifique. Rapport communautaire pour l'apiculture. Rapport intermédiaire de fin de seconde année (septembre 2008-août 2009).

VILLEMANT C, HAXAIRE J et STREITO JC (2006). La découverte du Frelon asiatique *Vespa velutina*, en France. *Insectes*, 143 : 3-7.

VILLEMANT C, HAXAIRE J et STREITO JC (2006). Premier bilan de l'invasion de *Vespa velutina* Lepeletier en France (Hymenoptera, Vespidae) [archive]. *Bulletin de la Société entomologique de France*, 111 : 447-450. [1] [archive]

VINCKIER D., « Morphologie de l'abeille », *Santé de l'abeille*, 1982, 14 p.

VON DER OHE W. & DUSTMANN J.H. 1997. "*Efficient prophylactic measures against American foulbrood by bacteriological analysis of honey for spore contamination*", *American Bee Journal*, 137 (8), 1997, 603-606.

WADDINGTON, K.D., and ROTHENBUHLER, W.C. (1976). Behaviour asso- ciated with hairless-black syndrome of adult honeybees. J. Apicult. Res. *15*, 35-41.

WANG, D.I., and MOELLER, F.E. (1970). The division of labor and queen attendance behavior of *Nosema*-infected worker honey bees. J. Econ. Entomol. *63*, 1539-1541.

WARRE A., *L'Apiculture pour tous*, éditions Coyotte, 11e édition, 235 p.

WEEMS HV Jr. BEELOUSE, Braula coeca Nitzsxh (Diptera : Braulidae). Entomology circular, division of plant industry, Florida Department of agriculture and consumer services 1983 - N° 252 : 2pp

WEISS K., *Pratique de l'élevage en apiculture Questions et réponses*, éditions Européennes apicoles, Bruxelles, 2005, 213 p.

WENDLING S., « Varroa destructor (ANDERSON et TRUEMAN, 2000), un acarien ectoparasite de l'abeille domestique Apis mellifera Linnaeus, 1758 », *Revue bibliographique et contribution à l'étude de sa reproduction* (Doctoral dissertation), 2012.

WENDLING S., « Année 1982, arrivée de Varroa destructor en France : franchissement de la barrière d'espèce et conséquences sur l'individu et la colonie », Abstracts des JNGTV Nantes, 20 mai 2015, p. 459-465.

WENDLING S., « Enjeux et conséquences de la lutte contre Varroa destructor : déséquilibre de l'écosystème "colonie" », Abstracts des JNGTV Nantes 20 mai 2015, p. 465-469.

WIEST L., BULETÉ A., GIROUD B., FRATTA C., AMIC S., LAMBERT O., POULIQUEN H., ARNAUDGUILHEM C., "Multi-residue analysis of 80 envrionmental contaminants in honeys, honeybees and pollen by one extraction procedure followed by liquid and gas chromatography coupled with mass spectrometric detection", *Journal of* Chromatography A., 218, 2012, 5743-5756.

WILDE J., WOYKE J., NEUPANE K. R, WILDE M., "Comparative evaluation tests of different methods to control Tropilaelaps clareae, a mite parasite in Nepal", Fifth Asian Apic. Assoc. Conf., 2005, pp. 249-251.

WILSON J.E., POWELL M.J., HOOVER S.E., SARNOW P., "Naturally occurring dicistronic cricket paralysis virus RNA is regulated by two internal ribosome entry sites", Molecular and Cellular Biology, 20, 2000, 4990-9.

WILSON, E.O. (1971). The Insect Societies (Cambridge, Massachussetts : Harvard University Press).

WINSTON M.L., *Biologie de l'abeille*, éditions Frison Roche, 1993, 276 p.

WOODRING J., DAS S., GÄDE G., "Hypertrehalosemic factors from the corpora cardiaca of the honey bee (Apis mellifera) and the paper wasp (Polistes exclamans)", *Journal of Insect Physiology*, 40, 1994, 685-692.

WOYKE J., "Length of stay of the parasitic mite *Tropilaelaps clareae* outside sealed honeybee brood cells as a basis for its effective control", *Journal of Apicultural Research*, 26, 1987, 104-109.

XU G, PALMER-YOUNG E, SKYRM K, DALY T, SYLVIA M, AVERILL A, RICH S. Triplex real-time PCR for detection of Crithidia mellificae and Lotmaria passim in honey bees. Parasitol Res. 2018 Feb ; 117 (2):623-628.

YANAGAWA Y, MORITA K, SUGIURA T, OKADA Y. 2007. Cutaneous hemorrhage or necrosis finding after *Vespa mandarinia* (wasp) stings may predict the occurrence of multiple organ injury : A case report and review of literature. Clinical Toxicology 45 : 803-807.

YAÑEZ O, PIOT M, DALMON A, de MIRANDA JR, CHANTAWANNAKUL P, PANZIERA D, AMIRI E, SMAGGHE G, SCHROEDER D and CHEJANOVSKY N. Bee Viruses : Routes of Infection in Hymenoptera. 2020. Front. Microbiol. 11 :943.

ZAPATA D., E., CHAVEZ-LARREA MA., SAEGERMAN C., RON-ROMÁN J. First report of the bee louse, Braula coeca (Diptera : Braulidae), in apiaries of 'Los Chillos' Valley, Province of Pichincha, Ecuador. Conference : XXV International Congress of Entomology (ICE-sept 2016) Orlando, Florida – US.

INDEX

LISTE DES FIGURES

LISTE DES PHOTOS

LISTE DES TABLEAUX

CRÉDITS PHOTO

Toutes les photographies sont de Samuel Boucher sauf :

Anses Sophia Antipolis : 102 – 115 – 131 – 139 – 146 – 176 – 261 – 262 – 266 – 270

Association Robida : 232

Nicolas Parrington : 141 – 142 – 143 – 144

Philippe Noireterre : 175

Antoine Franck Cirad : 178 – 179 – 180

Marie-Noelle Garandeau : 237 – 238

Yasunori Koide : 239 – 250 – 252 – 254

Allan H. Smith-Pardo : 240 – 241 – 242 – 243 – 244 – 245 – 246 – 247 – 248

Scott Camaldine : 249

Masato Ono : 253

Bee Informed Partnership et Rob Snyder : 137

Yves Pidou : 234 – 236

Mehdi Hakimi : 43

Kaspar Ruoff : 130

Gerald Therville : 138

Agnes Menage : 177 – 181 – 184

Monique l'Hostis : 183

Gerard Filipi : 257 – 258

Bruno Gereys : 259

Banque images Adobe stock : 192 – 193

Quentin Rome : 256

Achevé d'imprimer en janvier 2025 par GAMBOA
Dépôt légal : février 2025